本著作得到以下项目经费支持：
- 中南大学研究生教育教学改革研究项目（编号：2020JGB117）
- 中南大学研究生案例库建设项目（编号：2020ALK100）
- 湖南省创新型省份建设专项科普专题项目（2021ZK4216）

老年护理学

主编 ◎ 杨晔琴　张京慧

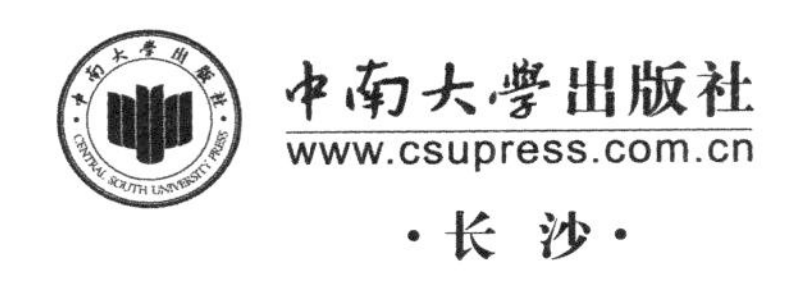

·长沙·

编委会

主　编　杨晔琴(温州医科大学护理学院)
张京慧(中南大学湘雅医院)

副主编　陈文凤(中南大学湘雅医院)
董超群(温州医科大学护理学院)

秘　书　潘艳(温州医科大学护理学院)
师正坤(中南大学湘雅医院)

参　编　(以姓氏拼音为序)

曹晓霞　曹　盈　陈　华　陈江艳　陈秀芳
谌　静　戴旻晖　邓桂元　樊玉花　范　颖
符丽燕　付霖芝　高晨晨　谷学荣　管祥云
郭　娟　何彩南　侯剑媚　胡元萍　吉　莉
姜佳慧　蒋慧敏　匡雪春　赖　娟　李兵发
李继佳　李婷萱　李　霞　李艳玲　李　育
李　云　李　珍　廖竹君　刘安琪　刘　晶
刘　景　刘　琼　刘艳辉　刘　窈　刘一苇
刘云婷　柳　琼　卢灿华　罗　超　罗文催
聂　倩　欧阳玉燕　潘　艳　师正坤　石　琳
苏　靓　孙玲钰　孙慢艺　唐湘伊　王国妃
王思诗　魏蓓佳　温　明　吴俊娇　吴辽芳
夏园园　谢常宁　闫　城　杨玉婷　于轶群
袁莉晴　曾慧娴　曾巧苗　曾育峰　张彩兰
张　思　张　玮　张小莉　赵雅琴　郑晓凤
钟　静　周芳意　周建辉　周金平　周　玲
周晓熙

百校千课共享联盟组织结构

理事会

专家委员会

秘书处

百校千课共享联盟护理学专业融媒体教材丛书编委会

丛书序一

20 世纪早期，熊彼特提出著名的“创造性毁灭”理论：一旦现有的技术受到竞争对手更新更快、效率更高的技术产品的猛烈冲击，创新就会毁灭现有的生产技术，改变传统的工作、生活和学习方式。今天，网络技术的影响波及全球，各种教育资源通过网络可以跨越时间、空间距离的限制，使学校教育成为超出校园向更广泛的地区辐射的开放式教育。而融媒体教材，正在以一种新型的出版形式影响着教育和教学。

随着社会的进步，人民大众对享有高质量的卫生保健需求日益增加，特别是目前国内外对高层次护理人才的需求增加，要求学校护理专业教育更快、更多地培育出高质量的护理人才。为加强高校优质课程资源共享，实现优势互补，共建共享高质量融媒体课程，推动我国护理专业教育质量的提升，针对远程教育的教学特点，我们组织全国三十余所高等院校有丰富教学经验的专家编写了这套“百校千课联盟护理专业融媒体教材”。

融媒体教材建设的实质就是将纸质图书与多媒体资源进行链接，使资源的获取变得更加容易，使读者能高效、广泛地获取知识。在本套教材中，我们以纸质教材为载体和切入口，综合利用数字化技术，将纸质教材与数字服务相融合。学生可以随时随地利用电脑和手机等多个终端进行学习。纸质教材的权威性、视频的直观性以及教材设计的互动性，可以让学习更生动有效。

另外，本套教材在编写中根据《国家中长期教育改革和发展规划纲要(2010—2020年)》《全国护理事业发展规划(2016—2020 年)》提出的“坚持以岗位需求为导向”“大力培养临床实用型人才”“注重护理实践能力的提高”“增强人文关怀意识”的要求，注重理论与实践相结合、人文社科学与护理学相结合，侧重培养学生的实践能力、独立分析问题和解决问题的评判性思维能力。各章前后分别列有“阅读音频”“学习目标”“预习案例”“本章小结”“学习检测”等项目，便于学生掌握重点，巩固所学知识。能切实满足从事临床护理、社区护理、护理教育、护理科研及护理管理等工作的人才培养需求。

由于书中涉及内容广泛，加之编者水平有限，不当之处在所难免，恳请专家、学者和广大师生批评指正，以便再版时修订完善。

唐四元

2020年6月

丛书序二

教材是学生学习一门功课最基本的工具，也是最权威的学习资源。过去如此，“互联网+”时代的今天也不例外。国家教材委员会认为“课程教材是学校教育工作的核心内容，集中体现了教育思想和理念、人才培养的目标和内容”。习近平总书记在2016年全国高校思想政治工作会议上明确提出“教材建设是育人育才的重要依托”，在2018年全国教育大会上更是明确地指出“要把立德树人融入思想道德教育、文化知识教育、社会实践教育各环节，贯穿基础教育、职业教育、高等教育各领域，学科体系、教学体系、教材体系、管理体系要围绕这个目标来设计”。足见教材在回答教育“培养什么人”“如何培养人”“为谁培养人”这三个根本问题时体现出的重要价值。

教材之于高等教育(无论是全日制高等教育，还是非全日制高等教育、高等学历继续教育)同样意义重大。2016年10月15日，教育部陈宝生部长在武汉高等学校工作座谈会上首次提出高等教育要实现“四个回归”，分别是“回归常识”“回归本分”“回归初心”“回归梦想”。当谈到“回归常识”时，他首先阐述的内涵就是“教育的常识就是读书”。当然，这里的“书”不仅仅是教材，还包括其他类型的“书”，甚至“社会书”“国情书”“基层书”，但首选是“教材”！这是毫无疑问的。

在高等学历继续教育领域，特别是师生多处于分离状态的远程高等教育领域，教材肩负着更加重要的使命——它不仅要呈现教的内容，而且要承担部分施教的职能，也就是让学习者通过阅读教材产生“对话”，就仿佛学习者在与教师(编者)进行双向交流。这在远程教育领域叫作“有指导的教学会谈”。过去，由于教材受到表现形式的束缚，要实现这类“对话”，只能通过编写指导性文字教材的方式来实现。伴随以互联网为主的现代信息技术的发展，传统印刷教材可以通过二维码、配套学习卡等方式，与网络上的在线学习平台、微信小程序、多媒体资源、在线学习服务等建立链接。这不仅弥补了传统图书内容封闭、无法更新的不足，还使学习者能通过教材获得相应的资源，服务更加高效、便捷，获取的知识更具个性化，且更有深度。我们称这样的教材为“融媒体教材”。

显然，融媒体教材的编写不是一件简单的事情，编者既需要掌握扎实的学科专业知识，做到深入浅出；又需要丰富的媒体技术运用能力，尤其是要掌握在线学习资源的设计能力。融媒体教材已经不是简单的图文著述，而是变成了一个相对完整的教学资源系统的开发。除了传统教材所需要的文字、图表等内容外，还需要作者配套相应的授课微视频、测试题、学习活动(如投票、讨论等)、拓展学习资料等辅助项目。根据课程特点，还可以制作动画、音频、VR(AR、MR)等更加富有表现力的素材。因此，开发高质量的融媒体教材，需要专业化的团队合作。

2018年，为贯彻落实党的十九大提出的“办好继续教育”的要求，推动我国远程与继续教育事业健康、可持续发展，由全国高校现代远程教育协作组发起，在全国范围内力邀了一大批志同道合的高水平大学、出版社，与北京网梯(技术支持)共同组建了“百校千课共享联盟”。很荣幸，我任联盟理事长。我们成立这个“联盟”的初心就是以开发融媒体教材为突破口，加强高校优质课程资源的共建共享，避免低水平重复建设，打破高校、出版社、企业的合作壁垒，实现优势互补，共建共享高质量课程，推动我国在线教育质量的提升。可喜的是，“联盟”得到了会员单位，以及各方面的大力支持，迅速发展壮大，已经有不少学科专业组建了专业编委会，成立了教材研发团队，启动了相关教材编写、资源制作工作，将传统图书与网络资源融合成新型立体化融媒体教材。这套丛书有如下特点。

一是立德树人，育人为本。丛书注重知识、技能与价值观的综合，将学科知识与人文知识、人文精神有机融合，坚持以文化人、以文育人。丛书编写注重增进文化自信，在具体内容的取舍上，既瞄准世界前沿，又紧密结合国情，坚持古为今用，推陈出新。

二是语言活泼，对话风格。丛书改变传统教科书刻板、艰涩的语言风格，倡导使用轻松活泼的语言，以对话的方式，深入浅出地将要教给学生的知识点、技能点呈现出来，帮助图书使用者更好地学习。

三是既有内容，也有活动。丛书绝不是知识点的简单罗列，而是将要教的内容与教学活动在技术的支持下有机组合，以实现印刷教材与网络资源、学习平台的有效结合，实现学习者“学—练—测—评”一体化。

四是版面新颖，模块设计。丛书版面设计灵活，在适应读者阅读习惯基础上，注重提升读者的阅读舒适度和使用教材的便捷度(如可以方便地做笔记、扫码等)。此外，模块化的栏目设计让读者更容易区分不同内容的价值，有利于提升阅读水平。

五是链接资源，开放灵活。丛书通过二维码、学习卡等方式，实现了传统教材与在线学习课程、微信学习小程序的无缝链接。通过扫描教材内页的资源码，学习者能够轻松地访问配套学习资源。

该丛书是多方面共同努力的结果和集体智慧的结晶。每一本融媒体教材的诞生，都有着至少4支队伍的共同贡献。第一支队伍是由主编带领的学科专业编写团队，这支团队基本由国内同领域多个大学的老师组成，共同编写、共同审校；第二支队伍是协助完成图书配套视频、动画、测试等资源建设的多媒体资源开发团队和北京网梯科技发展有限公司的平台、小程序研发团队，他们是立体化资源的建设者和技术研发者；第三支队伍是负责教材设计和图文资源审校的出版社工作团队，他们从出版的专业角度，为丛书的每一个细节进行把关；第四支队伍是“百校千课联盟”的所有成员单位及专家委员会，他们参与了需求研判、丛书设计、标准拟定、制作开发、推广应用等全过程。在此，一并表示衷心的感谢！

是以为序。

严继昌

2018年12月于清华园

前　言

我国已进入快速老龄化阶段，高龄和失能是我国老龄化的显著特点。我国老年护理人才严重缺乏，在今后很长一段时间内不能满足老龄化的现实需求，培养大量老年护理人才已是当务之急。教材是人才培养的基石，《老年护理学》融媒体教材是在“百校千课”融媒体教材办公室的直接领导下编写的培养护理本科人才的系列教材之一，全书紧扣护理学本科教育培养目标和要求，突出老年护理特色，全书以“健康—疾病—临终”和“预防护理—临床护理—康复护理”为轴线，以整体护理观为指导，以满足老年群体健康需求为重点，以案例引入、思政贯穿、电子化拓展学习为特点进行编写，期望最终能达到培养学生的实践能力、创新能力和终身自主学习能力的目的。

本教材共有六章，内容按老年人“健康—疾病—临终”三种健康状态，沿着“预防—临床—康复”的轴线进行编写。第一章绪论主要介绍老年学和老年护理学的相关概念，我国及世界其他国家老龄化的特征以及对护理的要求，老化的相关护理理论以及老年护理的发展历程；第二章老年人的健康评估主要从“生理—心理—社会”三个维度评估老年人健康状态；第三章老年人的健康保健与养老照顾主要介绍如何保持和促进老年人健康；第四章老年人的日常生活护理主要介绍老化对老年人日常生活的影响，以及如何运用相关护理措施减少老化的影响；第五章老年人常见健康问题与护理按不同系统介绍老年人的常见疾病，按护理程序编写各常见病的临床护理内容；第六章老年人的临终护理主要介绍临终老年人的心理和生理特点以及护理要点。

本教材凸显老年护理学课程的个性，避免与其他相关教材不必要的重复或遗漏；突出了老年护理特色，可操作性强；运用信息化手段展示国内外老年护理学领域的新知识、新成果和新进展，扩展了教材的外延。本书主要供专升本护理学类专业使用，也可作为临床护理人员继续教育、老年护理岗位培训及老年护理机构工作人员的参考书。

本书在编写过程中，各位编者所在单位给予了大力支持和鼓励，在此一并表示诚挚的谢意！由于编写时间有限，且编者的知识水平和能力有限，难免存在错误与疏漏，敬请护理同仁、专家、各位读者及使用本教材的师生和同行斧正。

杨晔琴　张京慧

2021 年 9 月 10 日

目录

第一章 绪 论

绪论 PPT

课程思政

中国自古以来受儒家孝道文化的影响，就有敬老、爱老、养老的优良传统。老年人曾为社会做出过巨大贡献，有很多老年人进入老年期后还在继续为家庭和社会贡献力量，如分担家庭劳动、做社区志愿者、为社会提供自己的宝贵经验等，所以从社会公平的角度来看，老年人有权利得到更好的照顾。老年人生活质量的高低从某种程度上呈现了护理人员是服务全人类健康的本质，为了更好地服务于老年人的健康，护理人员有责任也有义务全面学习老年护理学的相关知识。

学习目标

1. 识记：老年学、老年医学、老年护理学、老化、寿命的概念。

2. 理解：主要老化理论的核心观念，常见的关于衰老的误解及其对老年歧视的影响，老年护理学的范畴，国内外老年护理学的发展历史、现状及发展差异，以及老年护理工作者的角色要求；理解并解释世界和我国老年人口的社会学特征及其带来的影响。

3. 运用：用老化理论指导老年护理实践。

老年护理人才是指具备老年人健康知识和照顾技能的专业人才，人口老龄化引起社会对老年人健康照顾的巨大需求，因此社会对老年护理人才的需求尤为突出。护理人员在为老年人提供护理时既要考虑老年人健康特点，又要考虑每个老年人的特性，为其提供个性化的护理，这就要求护理人员在为老年人提供护理时需要综合运用生理、心理、社会以及政治、经济和艺术等多学科的知识。老年护理人员首先需要了解老年学、老年医学和老年护理学相关概念。

老年学(gerontology)是指对老年人和老化过程的整体研究，包括研究老年人的生理、心理以及老化规律，分析老年人口带来的社会变化，并运用以上知识制定相关政策。鉴于老年学是综合性学科，常常将研究老年学的学者称为老年学者，其中也包括护士。

老年医学(geriatrics)主要研究老年人的健康与疾病，老年人的综合健康照护和老年照顾者的健康。

老年护理学(gerontological nursing)是综合多学科知识，研究有关老年期预防保健、疾病治疗及康复过程中的护理理论、知识和技能的学科。从事老年护理工作的护士称为老年病学护士或者老年护理专科护士，她们在不同的机构如医院、康复中心、养老院、社区等为老年人提供专业的护理。老年护理的工作范畴主要包括健康促进，健康维护，健康保护，疾病预防。

第一节　老化与老年人口特征

预习案例

据国家统计局提供的数据，截至2018年底，我国总人口为139538万人，其中60周岁及以上人口为24949万人，占总人口的17.9%，65岁及以上人口为16658万人，占总人口的11.9%。与2017年末相比，60岁及以上人口增加859万人，比例增加0.6%，65岁及以上人口增加827万人，比例增加0.6%。预计，到2025年我国60岁以上人口比例将超过20%，到2050年将达到32.8%。联合国发布的《世界人口展望》(2017年修订版)报告指出2017年中国人口出生预期寿命为76.5岁，到2030年出生预期寿命将是78.1岁，到2050年出生预期寿命将是81.1岁。我国已经进入老龄化社会并且即将进入老龄化快速发展阶段。

思考

1. 我国人口老龄化有哪些特点？
2. 人口老龄化会给我国医疗卫生事业带来哪些挑战？
3. 应对人口老龄化，护士将充当哪些角色？

一、老化与老年人

（一）老化

老化(aging)是指机体形态和功能发生进行性衰退的过程，老化贯穿整个生命过程，是不可避免的。我们人为地将老化过程分为胎儿期、婴儿期、幼儿期、童年期、青少年期、青年期、中年期和老年期。老化在生殖成熟后开始加速，具有累积性、普遍性、渐进性、内生性和危害性的特点。

1. 累积性(cumulative)

机体形态和功能的微小衰退变化会日复一日、年复一年地累积，一旦表现出来，是不可逆转的。

2. 普遍性(universal)

老化是多细胞生物共同的特征，同种生物会在大致相同的时间范围内表现出来相似的现象。

3. 渐进性(progressive)

老化是一个循序渐进的演变过程，往往在不知不觉的过程中表现出来衰老的征象，而且此征象会逐步加重。

4. 内生性(intrinsic)

老化源于生物固有的特性(如遗传)，是不能阻止的。老化不是由于环境造成的，但是环境能加速或延缓老化过程。

5. 危害性(deleterious)

老化过程中，由于机体的形态和功能进行性衰退，机体容易感染各种疾病，最终导致死亡。

（二）寿命

老年期是生命的最后一个阶段，所以了解老年及老年人需要了解寿命的概念。寿命是指生物生存的年限，通常以从出生到死亡的年数即年龄来表示。平均预期寿命、最高寿命、健康期望寿命是人类最常用的衡量寿命的指标。

1. 平均预期寿命(average life expectancy)

平均预期寿命是指在当前各年龄阶段的人群死亡率不变的情况下，同一时期出生的人能够继续生存的平均年数，简称平均寿命或预期寿命。平均预期寿命代表一个国家或地区人口的平均存活年龄，能反映该地区或国家的人口寿命长短。一般用出生时的平均预期寿命作为衡量一个地区或国家的老化程度的重要指标。

据联合国2017年统计结果显示，2015—2020年世界人口出生时平均预期寿命为71.9岁，我国人口出生时平均预期寿命为76.5岁，接近发达国家水平，这不仅仅反映了我国人民生活水平和生活质量的提高，也反映了我国医疗卫生服务水平的提高。

寿命相关概念

2. 最大寿限(maximum life-span of human)

最大寿限也称最高寿命，是指在不受外界环境影响的条件下，从遗传学角度分析，人类能存活的最高年龄。科学家们用不同的方法来推测人类的最高寿限，目前推测出的人类最高寿限为110~175岁。

人类寿命与最大寿限之间的差距在逐渐缩小，随着科学的发展，人们生活水平的提高，人类的平均寿命将逐渐接近并有望达到最大寿限。

3. 健康期望寿命(active life expectancy)

健康期望寿命是指老年人身体健康状态良好，能维持良好的生活活动功能的年限。健康期望寿命是以日常生活能力丧失为终点，日常生活能力丧失后，就进入了临终前的依赖期。所以，“寿命=健康期望寿命+依赖期”。健康期望寿命是评价居民健康状况的重要指标，健康期望寿命为平均预期寿命的80%~90%。

(三)老年人

人的寿命长短不同，不同国家和地区对老年人的界定也不同。世界卫生组织(WHO)规定，在发展中国家年龄在60岁以上的人群被定义为老年人，而发达国家老年人是指年龄在65岁以上的人群，我国将年龄大于60岁的人群定义为老年人，还可以对老年期进行更具体的划分。

社会对老年人的常见偏见

社会上有很多关于老化和老年人的固有观念和主观臆断，人们常常对老年人也有一些刻板印象，这种因为年龄原因而对老年人群产生歧视和偏见现象称为年龄歧视。最常见的歧视和偏见是认为老年人必须依赖他人而成为社会负担。这些偏见和认知往往限制了护理人员的认识和解决问题的能力，护理人员要首先树立正确的老龄化与健康的观念，这有利于促进老年人群的健康，促进社会和谐。

二、人口老龄化

(一)人口老龄化与老龄化社会

人口老龄化(aging of population)是指老年人口占社会总人口比例增加的动态过程，标志着老年人口增多和人类平均寿命的延长。老年人口占总人口的百分比称为老年人口系数(oldpopulation coefficient)，是评价人口老龄化的重要指标。人口老龄化是人类文明进步和生命科学发展的标志，同时人口老龄化也带来了一系列社会和经济问题，比如老年疾病的发病率增加、残障人数增多、家庭和社会的照顾负担加重、社会医疗费用支出增加等。

人口老龄化评价的常用指标

WHO对老龄化社会的划分按发展中国家和发达国家有两种标准，见表1-1。发展中国家老年人口系数大于10%、发达国家老年人口系数大于7%称为老龄化社会(老龄化国家和地区)。

表 1-1　老龄化社会的划分标准

指标	青年人口型社会	成年人口型社会	老年人口型社会
≥60 岁人口占比(发展中国家)	<8%	8%~10%	>10%
≥65 岁人口占比(发达国家)	<4%	4%~7%	>7%

(二)人口老龄化的现状与趋势

人口老龄化是全球人口发展的趋势。工业革命前，人口出生率和死亡率都高，人口增长缓慢；工业革命后，人民生活水平提高，医疗卫生条件也有了极大改善，出现了人口出生率高、死亡率低的特点，人口增长迅速；迅速增长的人口首先引起了发达国家的注意，各个国家纷纷采取节制生育的相关政策，人口又出现了低出生率和低死亡率的新平衡。人口学家将这种人口由早期的高出生率、高死亡率演变至现在的低出生率、低死亡率的过程称为人口转型。低出生率和低死亡率是人口老化的重要原因。18 世纪 60 年代，法国成为世界上第一个老龄化国家，接着瑞典、挪威、英国、德国等一些发达国家相继成为老龄化国家或进入老龄化国家。我国于 1999 年进入老龄化社会。

1. 世界人口老龄化的趋势与特点

(1)人口老龄化速度加快。

世界人口老龄化的趋势与特点

据联合国预测，1990—2020 年世界老龄人口平均年增长速度为 2.5%。据《世界人口展望 2017》数据显示，全球 60 岁以上人口约 9.62 亿，占全球人口 13%，且每年以 3%左右的速度增长。欧洲 60 岁以上的人口所占比例最高，为 25%。快速老龄化是全球的问题，预计到 2050 年，全球除非洲以外所有地区 60 岁以上人口将接近甚至超出总人口的四分之一。全球老龄人口数量预计在 2030 年将达 14 亿，2050 年达 21 亿，2100 年达 31 亿。

(2)高龄老年人增长速度快。

80 岁以上的老年人是老年人口数量增长最快的人群。2017 年全球 80 岁以上的老年人为 1.37 亿，预计到 2050 年全球 80 岁以上人口数量将增长至 4.25 亿；到 2100 年将增长至 9.09 亿，大约是 2017 年的 7 倍。2020—2025 年间，80 岁以上的老年人将以每年 2.5%的速度增长，2030—2035 年间，80 岁以上的老人将以每年 4.6%的速度增长。

(3)高收入国家老龄化最严重，中等收入国家老龄化增长速度最快。

2015 年，60 岁以上人口在高收入国家占比为 22.1%，在中上收入国家占比为 13.4%，在中下收入国家占比为 8.1%，在低收入国家占比为 5%。日本老龄化最严重(60 岁以上老年人口占比为 33.1%)，其次是意大利(28.6%)、德国(27.6%)。在欧洲一些中高收入国家和地区，老年人口超过总人口数 20%的也很多，如保加利亚(26.9%)和罗马尼亚(22%)。在所有低收入国家和 85%的中低收入国家中，其老年人口占比均小于 10%。

2015—2030 年，预计很多中上收入国家的老龄化状态将与目前的高收入国家相似。预计中国的老年人口比例将达到 24%，古巴将达到 32%，泰国将达到 27%。

(4)女性老年人口平均寿命高于男性。

据《世界卫生统计 2017》显示，2016 年全球的平均期望寿命是 72 岁，男性平均期望寿命是 69.8 岁，女性平均期望寿命是 74.2 岁，女性平均期望寿命比男性高 4.4 岁。这种差异导致全球的女性人口数目高于男性人口数目。《世界人口前景 2015》显示，女性占 60 岁以上老年人口的 54%，占 80 岁以上老年人口的 61%。到 2050 年，女性将占 60 岁以上老年人口的 53%，占 80 岁以上老年人口的 58%。

2. 我国人口老龄化的现状与特点

我国人口老龄化的现状与特点

自 1999 年进入老龄化社会以来，我国老龄化可分为三个阶段：快速老龄化阶段(2001—2020 年)、加速老龄化阶段(2021—2050 年)、稳定重度老龄化阶段(2051—2100 年)。与其他国家相比，目前，我国老龄化有以下特点：

(1)老年人口规模大。我国是世界上人口最多的国家，也是世界上老年人口最多的国家。截至 2017 年底，我国 60 岁以上人口为 2.41 亿人，占总人口的 17.3%。据联合国发布的《世界人口展望 2017》报告显示，全世界 60 岁以上的老年人为 9.62 亿，也就是说全世界 4 个老人中就有一个是中国人。

(2)老年人口发展速度迅猛。我国从成年型社会转向老龄化社会仅仅用了 18 年，而法国用了 115 年，瑞士用了 85 年，美国用了 60 年，日本用了 25 年。2000 年，我国 60 岁以上老年人口比例为 10.3%，截至 2018 年，我国 60 岁以上老年人口比例为 17.9%，平均每年增长近 0.8%。

(3)各区域发展速度不同。从 2000 年第五次人口普查数据来看，我国人口老龄化的地域分布不平衡，其中长三角地区省份和几个直辖市的人口老龄化尤为突出。受经济发展和人口流动等因素的影响，到 2010 年，第六次人口普查数据显示，除西藏、青海、宁夏、新疆外，西部地区各省都迅速进入老龄化社会。

(4)与社会经济水平不相适应。社会经济水平是老年人口医疗保健和供养的基本保障。发达国家进入老龄化社会时，人均国民生产总值基本都在 5000～10000 美元之间，目前平均达到 20000 美元。我国进入老龄化社会时，人均国民生产总值不足 1000 美元。据统计，2017 年我国人均国民生产总值约为 8665 美元，2018 年约为 9377 美元，和发达国家相比，差距仍然较大。老龄化进程与社会经济水平不相适应，给我国应对老龄化危机带来了很多挑战。

(5)高龄老年人和失能老年人比重加大。据 2010 年第六次人口普查数据显示，我国 80 岁以上的老年人占老年人口总数的 11.68%，也就是说每 10 位老年人中就有 1 位高龄老年人。1982—1990 年，我国 80 岁以上高龄老年人口年平均增长速度达到 5%，1990—2010 年 80 岁以上高龄老年人口年平均增长速度为 4.1%。随着平均预期寿命的延长，我国老年人高龄化程度将有进一步上升的趋势。随着年龄的不断增长，老年人的生理机能日趋衰退，抵抗力不断下降，健康状况也会不断变差，失能、失智的可能性也逐渐加大。我国失能老年人的数量和占比不断上升，2010 年我国失能老年人大约为 3300 万人，占 60 岁以上老年人口的 18.54%，到 2014 年，我国失能老人大约为 4000 万，占 60 岁以上老年人口的 19.05%。

（三）人口老龄化的经济、社会影响

人口老龄化是人类社会发展到一定阶段的产物。人口老龄化不仅对老年人产生影响，也对经济、社会产生了一系列影响。

我国老年人口抚养比的变化

（1）劳动人口负担加重。第六次人口普查数据显示，我国15~59岁劳动人口数量为9.4亿，60岁以上人口数量为1.8亿，老年人口抚养比为19%，也就是说每5个劳动年龄人口就要负担1个老人。

（2）社会保障费用增高。老年人口数量和社会保障费用之间存在高度相关性，老年人口数量增加，用于老年人的社会保障费用如医疗保健费用、养老金、社会救助金等就会增高。目前，我国养老金缺口较大，难以应对老龄化风险。据人力资源和社会保障部的统计，若剔除3548亿元的财政补贴，2014年我国企业基本养老保险基金收支缺口达1231亿元。自2001年以来，我国企业参保人数平均增速为4.04%，而离退休职工人数平均增速为6.64%，这意味着养老金收支缺口会越来越大。

（3）社会养老服务资源不足。我国的老龄化伴随着失能化和少子化，家庭承担赡养老人的功能越来越弱，这就意味着养老的负担日趋社会化。国家民政部统计数据显示，截至2017年底，全国各类养老服务机构和设施有15.5万个，各类养老床位合计744.8万张，每1000名老年人拥有养老床位30.9张。在2010年发达国家每1000名老人拥有养老床位50~70张。另外，我国老年护理与管理人才匮乏，截至2017年底全国取得养老护理员资格证者仅30万人，而我国开设老年服务与管理专业的院校仅30余所，每年培养人才仅千余人，与民政部提出的到2020年养老护理员的数量要达到600万相差甚远。

三、人口老龄化的护理对策

根据人口学家预测，2030年我国将迎来人口老龄化高峰，我国应对人口老龄化危机的时间紧迫，压力巨大。作为护理人员，要解决老龄化问题，不仅需要专业知识，还需要有一定的战略性和前瞻性。在充分借鉴国际上老龄人口护理经验的同时，还要从我国实际出发，探索具有我国特色的老龄人口护理专业化途径。

（一）动态了解我国人口老龄化特点，大量培养老年护理人才

我国进入老龄化社会已有30年，但是我国老年护理人才的培养才刚刚起步，教育部护理学科的本科专业设置中尚未有老年护理专业。滞后的老年护理人才培养与迫切的老年护理人才社会需求之间的差异，让我们清晰地认识到大量培养老年护理人才迫在眉睫。

（二）制定老年护理行业标准

美国在1900年就将老年护理确定为独立的专业，美国护士协会和加拿大老年护理协会分别编写了《老年护理学实践范围与标准》和《老年护理能力与实践标准》，有效地保证了老年护理的安全性、有效性和专业性。我国目前尚未有成体系的、规范的老年护理行业标准，护理人员在从事老年护理工作时没有相关的标准，无法确保老年护理质量。

（三）积极参与老年相关政策的制定

护理人员是老年人健康的保护者，护理人员既掌握了老年人的健康特点和健康需求等第一手资料，也能从健康服务角度去思考如何解决老年人健康问题，作为老年政策制定的利益相关者，应该积极参与老年相关政策制定，以提高老年人的相关利益，促进每个老年人成功老龄化和整个社会的健康老龄化和积极老龄化。

（杨晔琴）

第二节　老化相关理论

预习案例

患者，女，73岁，是一位退休的中学物理教师。因在家中卫生间跌倒致髋关节骨折送至我院就诊。在进行X射线检查时发现患者有骨质疏松及骨关节炎。

患者的丈夫两年前因病去世后，她便开始独居，其独生女儿住在同一个城市的不同小区。女儿每周回来两次帮助她打扫卫生并购买一些生活必需品。

患者既往健康状况良好，自述近两年视力减退明显，关节活动逐渐不灵活。其女儿描述母亲经常一个人发呆，回答问题时也出现过好几次答非所问的情况。

思考

1. 根据上述信息，判断患者有哪些老化的现象？
2. 如何根据相关老化理论对患者女儿进行健康教育？
3. 患者跌倒的原因如何评估？

有关老化的研究越来越多，老年科学每一天都有新的发现。人们一直希望能够找到一种能解释所有老化现象的理论，但现在人们已经认识到，老化是受多种因素影响的复杂过程，不能用某一种理论解释。从细胞水平到蛋白质，从组织到器官，这些不同水平的因素相互作用，相互影响，共同促进了老化的过程。一些人的衰老是从表象开始的，比如头发出现花白、皮肤出现皱纹，而另一些人的衰老却表现为疾病和失能的危险增加，比如动脉粥样硬化。老年学家习惯用衰老(senescence)来表示老化的过程，衰老被定义为个体随着年龄增加，身体的机能逐渐衰退以致趋向死亡的过程。

衰老的个体差异很大，即使是同卵双胞胎，他们的衰老过程也会不同。设想如果每个人的衰老速度和方式是一样的，那么在变老时每个人会很像。而事实却并非如此。当一群老年人聚集在一起时，我们会发现他们很不一样，他们有着不一样的外表、不一样的生活态度、参与不一样的社会活动、有着不一样的健康问题。

总体说来，身体的每个系统都会老化。一些系统的老化过程从二三十岁就开始了，但有一些老化是可以通过锻炼、合理膳食等一些健康的生活方式来延缓的，比如，不抽烟和尽量避免二手烟就可以减少肺部疾病的发病率。衰老性疾病和正常的老化过程是有区别的，正常的老化过程是所有人都有的普遍改变，比如老年人各器官系统的储备功能下降就是正常的老化过程。了解老化过程，有助于我们区别实际年龄(从出生到现在的年数)和生理年龄(机体各系统老化的程度)。

机体各系统的正常老化过程

微课：生物老化理论与护理

所有正常老化过程的最终结果是各系统和器官的储备功能丢失，换言之，是快速有效的生理应急能力的丢失。年轻时，人们在运动时心输出量可以达到平时输出量的6倍，肾单位损伤达到80%以上，肾脏排泄功能还能保持有效。因此，手术切除一侧肺或者切除四分之三肝，人们还能保持器官基本功能而存活。机体各组织器官功能相互作用、相互协调，从而维持机体的体温平稳、酸碱电解质等平衡，我们称之为内稳态(homeostasis)。随着年龄的增长，器官储备功能消失会导致内稳态失衡，机体会对微小的环境变化更加敏感。比如一个老年人可以死于肺炎或流感，而对于年轻人这些只是很小的疾病。

老化理论有助于指导老年护理实践，老年护理实践有助于验证相关理论并促进理论发展。随着生物技术的更新和有关老化知识的发展，老化相关的理论越来越多，基本可以分为三类，即生物学理论、心理学理论和社会学理论。

一、生物学理论

生物学理论主要研究和解释人类在老化过程中的生理改变的特性和原因，目前没有一种生物学理论可以全面解释人体老化的机制，但是相关的生物学老化理论在以下几个方面已经达成共识：老化是每个人都不可避免的、渐进的、不可逆的过程；老化过程不是病理过程，老化会增加机体对疾病的敏感性，疾病也可以加速老化；不同个体或者同一个体的不同器官老化速度均不相同；老化受非生物因素的影响。护士了解生物学老化理论，有助于护士正确认识老化机制，在护理实践过程中帮助自己理解各种老年人健康状况的特殊性并向老年人及其家属做好合理的健康教育。如血压120/90 mmHg，对于青年人要警惕高血压，但对于80岁的老年人，该血压值一般认为是较为良好的状态。生物学老化理论也能帮助护士采取相关的措施延缓衰老的进程。

生物老化理论又分为两大类，一类是程序理论(programmed theories)，另一类是失误理论(error theories)。基因理论主张老化会遵循生物学时间表，老化是儿童时期生长发育调节的延续。失误理论强调老化是环境引起的各系统的累积性错误发展。

1. 程序理论

程序理论假设机体的基因编码含有调节细胞再生和死亡的指令。以下是比较流行的几种程序理论。

(1)基因控制理论(programmed longevity)：老化是特定基因按一定顺序进行编码和失活的结果，衰老则被定义为以功能缺失为主要表现的时间点。主张长寿程序理论者多对基因和染色体的研究感兴趣。

(2)内分泌理论(endocrine theory)：生物钟通过调节荷尔蒙来控制老化速度。主张该理论的学者认为各种天然的或者合成的激素，比如睾酮、雌激素、生长激素等可以延缓老化进程。

(3)免疫学理论(immunological theory)：免疫系统功能的进行性退化会导致人们易患感染性疾病、衰老甚至死亡。免疫系统功能减退可以导致患者治愈后的各种疾病的发生如术后感染、糖尿病、泌尿系统感染以及肺部感染等。人们普遍认为健康的饮食和生活方式加上适当的预防措施(每年流感疫苗接种，减少接触病原体)可以增强老年人的免疫力。

2. 失误理论

失误理论是指环境刺激、机体能量的持续产生和一系列新陈代谢活动会产生并蓄积毒素，这些毒素会损害机体的正常功能或细胞的修复活动。以下是最常见的几种失误理论。

(1)细胞损耗理论(wear-and-tear theory)：细胞和器官的重要部分在一定年限后被损耗将不能再用。该理论的主张者将人体视为机器，他们相信机体在一定的时间内能正常工作，当超过一定的时限后加上环境作用会导致机体的某些“零部件”损害，早期这些损害的零部件可以修复或替换，当损耗到一定程度时这些零部件将无法继续工作。某个器官过度使用或者完全不用都容易导致早衰或者疾病，比如过度饮酒容易导致肝脏疾病。

(2)串联理论(cross-link theory)：体内糖和蛋白质在有氧环境下的结合形成的蛋白串联会引起很多问题。一旦糖和蛋白质发生结合，蛋白质的缺失会引起白内障、皱纹和皮肤老化等问题。现代饮食中有许多含有高糖和高碳水化合物的食物，一些营养学家认为低糖饮食会延缓蛋白串联。

(3)自由基理论(free radical theory)：氧自由基持续伤害会引起细胞或器官功能或储备功能丧失。运用抗氧化剂或维生素可以减缓这种伤害。

(4)基因突变理论(genetic mutation theory)：随着年龄的增长，基因突变开始发生并逐渐增多，基因突变会引起体细胞功能发生障碍。该理论的支持者认为，基因的控制与改造可以延缓老化速度。

新兴生物学理论(emerging biological theories)：研究表明很多基因与老化密切相关。

这些基因可以被特定的生物酶、环境因素、毒素、生活压力、特定的生活方式等激活。这些是现在的研究热点，老化的过程会越来越清晰，科学家们将有望解释为什么每个人的老化过程会不同。

二、心理学理论

心理学老化理论认为心理因素是影响老化进程或者成功老龄化的重要因素，这提示护理人员在对老年人进行护理时不仅要关注生物学因素对老化的影响，还需要正确判断和评估心理学因素。掌握心理学老化理论不仅可以帮助护理人员解释老年人的相关行为，还可以帮助护理人员采取正确的护理措施帮助老年人调适从而促进成功老龄化。

很多老化的心理学理论都主张成功的老年期离不开各种调适和应对的策略。诱发调适和应对的事件可能是身体的老化、退休、配偶的去世，或者仅仅是健康状态不佳。典型的老化理论包括荣格(Jung)的个人主义理论和埃里克森(Erikson)的人格发展理论。

荣格的个人主义理论(theory of individualism)假设，随着年龄的增长，个体的关注点将从外部世界逐渐转为内部体验。在老年期，人们会尽力去诠释什么是真正的自我。一个成功的老年人会坦然接受自己过去的成功与失败。赞成荣格理论的老年人一般会花大量的时间去进行思考和内省。

埃里克森的人格发展理论(developmental theory)认为人的一生可以分为八个阶段即婴儿期、幼儿期、学龄前期、学龄期、少年期、青年期、成年期和老年期，每个阶段都有其特定的发展任务，老年期的发展任务是进行自我整合。人在老年期会努力达到一种整合感，努力以成熟的心灵和威严以及不畏惧死亡的心态来接纳自己，也就是说对自己以往的生命过程不心存懊悔，对将来的生命历程保持积极乐观的心态。老年人一旦无法达到自我整合，他们会对人生经历不满意、失望，对他们曾经的作为或者失败感到生气。

三、社会学理论

社会学老化理论倾向于研究人在老年时的角色以及人际关系。社会学老化理论帮助护理人员理解每一个老年人都是社会的老年人，他们的健康受社会各种因素的影响，在护理人员照护老年人时，这些理论可以有效地指导他们充分考虑老年人的社会角色及生活的社会环境，从而帮助老年人成功老龄化。每一种社会学老化理论都要充分考虑其形成的时代和环境。主要的社会学老化理论有隐退理论、活跃理论以及持续理论。

(1)隐退理论(disengagement theory)：该理论是由卡明(E. Cumming)和亨利(W. Henry)在1961年提出的。该理论认为人到老年期会逐渐从社会隐退，这种隐退对老年人和社会来讲都有利。因此当老年人死亡时，社会还会继续保持平衡和稳定。有时候非自愿的退休迫使一些老年人从工作角色中退出，这会加速老年人的隐退过程。隐退理论容易使人将老年人视为无权、无能、无力的人，所以该理论存在一定的争议。在某些特殊的文化背景下，老年人可以一直不隐退并保持积极参与社会活动的角色。

(2)活跃理论(active theory)：该理论和隐退理论的主张正好相反，该理论认为一个成功的老年期，老年人应当继续积极参与社会活动。老年期是中年期的延伸，如果老年人继续保持积极的社会参与度，他们将更有机会获得幸福的晚年，因为幸福和对生活的满意被认为与高度的社会参与密切相关。根据该理论，当老年人退休时，可以用其他的社会活动来替代他们以往的工作，从而使老年人的晚年更加幸福。当然，该理论忽略了个体差异性，比如高龄老人相对年轻老人其社会活动参与的能力和意愿不高。

（3）持续理论（continuity theory）：该理论提出成功老龄化需要延续中年期的爱好、习惯、价值观、家庭关系以及各种形成成年期生活方式的基本要素，如果老年人可以寻找到其他积极有益的活动去代替已经失去的工作或角色也可以获得成功的老年期。老年期不应该被看作是调整生活方式的一个起点，更应该被看成过去生活的延续。人们可能在进入老年期后决定放弃早年间一些不能带来满足感和幸福感的活动，也有些老年人认为从过去繁重的生活和工作压力中解脱出来是老年期的一个优势。

（杨晔琴）

第三节　老年护理学的发展

预习案例

在我国人口老龄化日益突出的背景下，老年护理学日益受到重视。2016年，国务院印发了《“健康中国2030”发展规划纲要》，其中，老年人被列为健康照护的重点人群之一。由此，对老年护理学学科发展、人才培养、教育实践等提出了更多更高的要求。老年护理学是培养老年护理人才的重要课程，落实老年护理教育是老年护理事业发展的基础。因此，我国目前已从理论及实践等方面针对老年护理开展了大量研究，通过培养专业的老年护理工作者以更好地适应我国人口老龄化的国情，提高老年人的生活质量。

思考

1. 从哪些方面可以推进老年护理学的发展？

2. 在老年护理学的发展过程中，作为一名护生/护士可发挥怎么样的作用？

因经济、政治、历史、文化等多因素的影响，世界各国在老年护理学上的发展情况不尽相同，各有特点。受到人口老龄化浪潮影响，各国都日益重视老年护理学的学科发展，为老年护理人才培养、临床实践及老年病人整体护理的发展提供方向指引与科学支撑。了解并比较各国老年护理学的发展，有利于相互借鉴，取长补短，促进老年护理学事业的发展，更好应对人口老龄化挑战。

一、国内外老年护理学的发展

老年专科护士的发展

（一）国外老年护理学的发展

1. 老年护理实践的发展

老年护理学最早在美国作为一门学科发展起来，这引起了世界其他国家对老年护理的重视，纷纷加入到研究队伍中来，推动了学科的发展。1900年，老年护理学正式被确定为一个独立的专业；之后经过五六十年的发展，逐渐形成较为成熟的老年护理学专业。美国通过设立“老年病护理分会”及老年病护理执业标准，使老年护理工作有了科学规范的管理。与此同时，随着老年护理事业的不断发展，人们逐渐关注到了老年护理专科护士的培养，以适应不断增加的老年护理需求。

在美国，老年护理实践标准主要分为基础与高级两个水平。针对这两个标准，在培养老年护理实践专科护士过程中也相应地制定了不同的培养方案，使护士在标准培养下具有与实际需求相符的知识储备与技能要求。随着护理理念的改变及老年人自身健康需求的改变，各国重视发展高级水平的老年专科护士，壮大高素质老年护理人才队伍；又以人才带动学科发展，形成“实践—教学—实践”的良性循环。

近年来，基于临床依据的循证护理为老年护理的开展提供了强有力的科学依据，成为老年护理实践的一大热点。例如美国哈特福德老年护理基金会（Hartford Institute for Geriatric Nursing，HIGN）管理的网站提供了大规模的老年护理循证数据，可为老年临床护理实践提供数据参考及实践指南。网站的运用使得信息突破了时间和空间的限制，有利实现资源共享，促进各国各地区老年临床实践工作质量的提升。但循证护理发展起步较晚，需要今后更多的临床实践和科学研究验证发展。

基于老年人生理、心理等多方面的特殊性，为老年人提供满意的专科护理服务的人员必须是经过专业培训，掌握一定专科知识和技能的护士，因此，老年护理实践专科护士的队伍在不断壮大。随着延续性护理的开展，社区、居家、养老机构也成为老年护理专科护士的工作场所，这意味着老年专科护理逐渐拓展到医院以外地方。

2. 老年护理教育的发展

AACN在老年医学领域的实践

老年护理教育是老年护理事业发展的基础，是培养老年专科护理人员的关键途径。只有在教育过程中不断革新老年护理理念，完善老年护理教育课程与体系，明确老年护理教育的目标，才能培养出具备专科护理职业素养的专业护士。老年护理发展较早的美国就非常重视老年护理教育。由美国护理院校联合会（American Association of Critical Nurses，AACN）和美国约翰·哈特福德基金会共同制定发布的《本科生老年护理技能和课程指南》中详细介绍了本科生应学习的老年护理学专科知识及技能，使得老年护理教育有了规范的教学目标。老年护理教育总体上从理论和实践两大内容出发，强调理论与实践相结合才能更好地发挥各自作用，让学生在实践中通过进一步与老年人接触，了解老年人需求，从而更好地为老年人服务，培养出全面发展的老年护理专科人才。其他国家如加拿大、瑞典等国亦在各层次院校中将老年护理课程作为护士的必修科目，将理论和临床实践都纳入学习考核当中。同时，在护理学硕士和博士研究生的培养过程中，部分院校也已将老年护理学纳入学习课程，解决老年护理高级专业人才严重不足的问题。此外，老年护理教育也成为老年护理研究领域的热点问题。

3. 老年护理研究的发展

部分老年学术杂志

科学研究的进步使得老年护理发展迅速，能够顺应时代发展，解决实际问题。目前以老年护理学为专题的同行评审期刊已有一定规模，肯定了老年护理学的学术地位和研究价值。其中，以临床护理为导向的研究占多数，注重探讨预防或管理老年综合征和老年常见疾病的临床护理措施，以改善老年人健康结局、提高老年人对护理服务的满意度等作为最终目标。结合时代背景及新信息技术的发展，护理的理念、模式及措施需要不断创新，才能不断提升老年护理服务的质量。例如在护理模式上，延续性护理日益得到行业内研究者的关注。该模式中护理场所的扩展延伸是一大亮点，患者从医院转移到家庭或社区，护士根据患者需求，在家庭或社区为其提供一些护理服务，如一些慢性病的常规宣教，健康保健等。这种模式可有效缓解综合性医疗机构的资源紧张问题，并为老年人提供更为方便的照护服务。在技术手段的研究上，信息化电子技术起到关键作用，给老年护理各种创新服务的实施提供了技术可能，多款智能产品的运用如基于智能手机的移动医疗 APP、个人健康管理系统、线上医疗平台方便老年患者远程就诊等途径进一步保障了老年人的健康维护。

（二）中国老年护理学的发展

1. 发展历程

长期以来我国的老年护理一直被列为成人护理学的一个分支，严重制约了其发展。但随着人口老龄化问题的日益突出，相关政府部门、机构开始积极倡导并支持老年护理服务事业，使其取得迅速的成长与进步。

我国政府从 20 世纪 80 年代开始关注老龄事业，先后发布了《关于加强老龄工作的决定》《中国老龄事业发展“十五”计划纲要（2001—2005 年）》等文件，推动了我国老龄事业的发展。1988 年，我国第一所老年护理医院在上海成立。此后，一些综合性医院建立了老年病专科病房，有的城市还成立了老年护理中心、护理医院，为社区内的高龄、残疾等特殊老人提供上门护理等便捷服务。20 世纪 90 年代，我国高等护理教育在这一时期得到了飞速发展。老年护理学被列为护理专业必修课程，大量的老年护理专著、教材、科普读物相继出版，有关老年护理的研究也在学术界引起关注。目前，老年护理学已成为绝大多数护理本、专科院校的必修课程。国内外老年护理方面的学术交流逐步开展起来，部分院校间还建立了长期友好的教学科研合作关系，促进相互学习，取长补短。但是，在与老年护理有关的家庭、社区护理，养老机构护理模式等方面的实践中仍存在一些问题，需要在学习实践中不断思考解决。

2. 发展现状

(1)老年护理人才匮乏。

老年护理专科人才的培养起步较晚，尚不能满足庞大的老年照护需求。培养一大批合格的老年护理人才迫在眉睫。但我国目前在老年护理人才培养方面尚未形成规范成熟的体系。与老年护理发展较为成熟的国家和地区相比，还需要多方面的努力。

(2)服务领域和内容需要继续延伸。

“家庭—社区—医院”三方协作的模式是近年来基于我国国情，政府大力倡导的养老护理的主要方式。社区居家养老是指将老年护理服务延伸至社区和家庭，建立以居家为基础、社区为依托、机构为支撑的养老服务体系，为广大老年群体提供更为便利的持续性健康照护。但目前，我国的养老服务资源还主要集中在医院，尚未很好地延伸至家庭、社区和机构；已形成的社区、机构养老服务尚不成熟，还需要大力发展。

(3)相关科学研究还需不断深入。

老年护理需求的日益增长急需老年护理工作者跟上时代步伐，深入探讨如何提供全面、系统、规范、完善的老年护理服务，更好地维护老年人健康，提高老年人生活质量。老年群体的特殊性导致的护理问题也相对复杂，常需考虑经济、文化等多方面因素。因此基于实践问题的研究可以了解现状，借助开展多学科合作、运用跨领域理论模型等手段促进老年护理学研究的发展以及科研与学科建设的良性互动，更好地解决实际问题。

二、老年护理学的实践范畴

老年护理学起源于现有的护理理论，并融合了社会学、生物学、心理学、健康政策等学科理论。老年护理学的护理范畴广泛，从护理程序上包括评估、诊断、计划、实施、评价；从内容上包括潜在的、现存的及未来的疾病照护与预防等。

(一)老年护理的目标

1. 增强老年人自我照顾能力

全面系统地评估老年人的健康状况，以健康教育为干预手段，尽量维持老年人的自我护理能力，促进老年人身体功能发挥，充分发掘老年人自我照顾的资源，增强老年人的尊严感和社会存在感，促进其身心健康，减轻社会照顾负担。

2. 延缓老年人身体衰退、防止疾病恶化

通过三级预防策略对老年人进行健康管理，可有效减缓机体老化。如改变不良的生活方式，制订积极的健康计划。对相关疾病做到早发现、早诊断、早治疗，同时做好老年慢性病相关宣教工作，可帮助老年人了解自身情况，及时接受治疗，防止病情恶化，减小疾病康复的难度。

3. 提高老年人生活质量

不仅要为老年人提供生理上的精心护理，达到寿命延长的目的，还应帮助其达到心理、社会需求的满足，早日适应由于身体变化所带来的角色功能改变以提高老年人的生活质量。

4. 让老年人安享生命晚年

老年人因罹患多种疾病，需应对各种复杂的健康问题，并遭受疾病折磨。因此，需通过针对性护理，运用老年护理专业知识和技能帮助老年人减轻痛苦。此外，在老年人生命终期提供心理上的陪伴和精神慰藉，识别、预测并满足其需求，减少老年人痛苦，助其舒适、安详地度过生命最后阶段，并给予家属以支持和安慰。

（二）不同场所老年护理学的实践内容

1. 老年临床护理

老年临床护理的根本目的是帮助老年人达到现存条件下的健康最佳状态，发挥老年人最大限度的健康自理能力。在对老年患者进行临床护理时，首先应对老年人的整体情况进行全面综合评估，收集基本资料、现病史、既往史、家族史及心理社会资料，在有一定了解后进行针对性的体格检查。当然，在老年人临床护理过程中，还要注重老年人的生活护理，尊重老年人，根据其个性特点引导老年人自主参与自身健康管理，提高其生活自理能力，以最大限度地发挥老年人的残存功能。

2. 老年社区保健护理

老年社区保健护理是适合我国人口和医疗现状的、是提升老年人生活质量的有效途径。社区老年人的健康需求主要在于疾病的早期预防与发现以及慢性疾病的护理。社区护理服务可包括获取健康知识、帮助老年人形成健康理念、能够预防各种常见疾病等。护士在社区中应注重保健指导，通过普及健康知识，在饮食、工作、休息、运动、健康体检等方面帮助老年人养成良好的生活方式，做好疾病预防，尽量减少疾病的发生或恶化。慢性病治疗逐渐成为社区护理工作的重点内容。在高血压、糖尿病患者的监测管理、健康宣教及健康档案管理中，社区发挥着日益重要的作用。

3. 老年家庭护理

国外实践证明开展老年家庭护理可以缓解老年照护需求与护理机构之间长期供需不平衡的矛盾，也能减少医疗费用的支出。受到传统观念的影响，国内大部分老年人更喜欢“居家养老”。在家庭中发展老年家庭护理，可帮助老年人适应老年生活，满足其与家人生活的精神需求。老年人在心理需求满足的情况下，也易配合相关的健康护理，解决一些健康问题，比如将一些老年康复护理、慢性病的调养转移到家庭中进行等。

国外老年家庭护理模式

除上述养老模式外，我国也在积极发展智慧养老护理模式，充分利用信息传媒技术如微信、应用程序（application，APP）等手段实现医院、家庭、社区多方的医疗信息资源共享。

三、老年护理工作者的角色

（一）老年护理工作者的素质要求

1. 沟通素质

语言是护士与老年人进行信息和思想情感交流的重要工具。良好的沟通可引导老年人产生愉悦、积极的情绪，在和谐的护患关系中，调动其对生活的积极性；相反地，不恰当的语言会使老年人心情受挫，消极应对生活。亲切的微笑、温和的眼神，都是一次良好的沟通。因此，护士要善于运用语言和非语言沟通技巧，稳定与老年人之间的情感，增进彼此之间的信任。

2. 心理素质

健康的心理素质是应对老年人护理工作的必要前提，以充分应对老年人照料的各种难题。积极向上、乐观自信的生活态度，有助于护士勇敢面对工作过程中遇到的挫折，化解不愉快的情绪，避免与老年人发生矛盾。

3. 道德素质

责任心、爱心、细心、耐心与奉献精神是护士应具备的职业道德品质。鉴于老年人群的特殊性及社会弱势地位，护士更应努力提高职业道德修养，多理解关心老年人，从老年人的立场考虑问题，尽量满足老年人的合理需求，提高其生活质量。

（二）老年护理工作者的职能

1. 健康管理者

促进老年人健康是老年护理工作者最基本的一项职能。护士需要对老年人的健康状况进行整体而正确的评估，准确实施个性化的老年整体护理。护士还应该通过对老化过程的认识，预见性地对老年人可能发生的不良健康状况做出适当的干预，做到预防在先，减轻老年人患病痛苦。

2. 沟通交流者

老年护理工作者的延伸角色决定了其需要在实施老年保健、医疗和护理时，充分考虑老年人心理和社会方面的需求。这就要求老年护理工作者在日常生活中能与老年人及相关人员如老年人家属、社会工作者等进行良好沟通，以满足老年人健康需求。

3. 信息传递者

一部分老年人长期与子女分开居住，独居或仅与老伴居住容易导致他们对自身健康问题的疏忽，或是出于减少子女麻烦的目的，而选择将一些自身健康的信息隐瞒，在医院看病时不如实报告医生。因此，作为与老年人直接接触的护士，可通过对其日常生活的观察、护理及与老年人的良好沟通，发现到一些细节问题，在尊重老人不侵犯其隐私权利的情况下，向老年人的子女或是医生反映，以便老年人接受早期准确治疗。

（杨晔琴　吉莉）

本章小结

老龄化是全球面临的问题，目前所有发达国家和大部分发展中国家都已进入老龄化社会。

我国老龄化发展速度快，与社会经济水平的发展不相适应，高龄老人和失能老人比重大。

护理工作者在老龄化进程中的角色非常重要，可以促进老年人甚至全社会的健康。

老年护理在我国起步晚，需求迫切。

老年护理学的发展起步较晚，但随着人口老龄化的发展，老年护理相关服务需求日益加大，需要在学科建设、人才培养、科学研究等多方面努力。

随着老年人健康需求的多样化发展，老年护理的发展模式需要符合发展实际。

在信息化时代下，老年护理学可借助多媒体技术朝着智能化发展，以促进老年护理的整体进步。

老年专科护士应不断提升自身素质，发挥好一个专业护理人的作用。

客观题测验

主观题测验

第二章

老年人健康评估

老年人健康评估 PPT

学习目标

1. 识记：非典型性临床表现、老年综合征、日常生活能力、功能性日常生活能力、高级日常生活能力，抑郁、抑郁障碍、焦虑和焦虑障碍，以及认知功能减退、老年人文化休克的定义。

2. 理解：老年人健康评估的原则、注意事项、常用方法及评估内容；退行性改变及疾病对老年人身体健康评估结果的影响，以及功能状态评估的内容和常用评估工具；老年认知评估的作用、时机、方法及注意事项；老年人文化休克的分期和老年人文化评估的内容；老年抑郁障碍的临床表现和老年焦虑障碍的类型；老年人角色转变的主要形式。

3. 运用：运用合适的方法对老年人进行身体状况评估；运用老年抑郁障碍和老年焦虑障碍的评估工具；运用老年人认知评估和社会健康状况评估的方法。

健康评估是指系统地收集和分析老年人身体、心理、社会等方面的健康资料，以明确其健康状况、所存在的健康问题及其可能的原因，评估其护理需求，制订全面的护理与随访保健计划，促进其身心健康，提高其生活质量。健康评估是识别老年人健康需求、制订护理与随访保健计划的基础。

第一节　概述

预习案例

李大爷，63岁，3年前从行政管理岗位退休，现一个人居住。一儿一女都在外地工作，老伴也在外地帮忙带孙子，偶尔回家看望他。退休后李大爷喜欢上网，每天除了买菜，基本不愿意外出。近半年自觉视力下降，字稍微小点都看不清楚；近3个月出现排尿次数增多，晚上要上2~3次厕所；晚上睡眠不好，白天经常打瞌睡。经常闷闷不乐，唉声叹气；常常感叹人老了不中用了。

思考

1. 请对李大爷进行健康评估，确定其目前存在的护理问题。

2. 对李大爷进行健康评估时，应该注意哪些事项？

随着年龄的增长，机体发生退行性改变，代偿能力减弱、反应性及敏感性降低，因此老年人患病率高，常多病共存且疾病的临床症状不典型、隐匿或缺如，不同个体之间疾病的临床表现差异性较大。为了减轻疾病及退行性改变引起的不舒适感，老年人常服用多种药物。生理改变、疾病和药物影响、家庭及社会角色改变等因素单独或者共同作用，损害老年人生理、心理及社会健康。生理病理等因素导致的视听觉障碍、记忆力减退、认知能力减退等将影响老年人健康资料的收集质量。因此为老年人进行健康评估时，护士应以整体观念为指导，运用多种资料收集方法，全面、系统、准确、动态地收集、分析和整理老年人的健康相关资料。

一、老年人健康评估的原则

微课：老年人健康评估的原则

（一）了解老年人身心变化特点

老年人身心变化不同步，在身体方面，增龄导致的退行性改变与疾病引起的病理性改变常在老年人身上同时存在。退行性改变是生理性改变，属于正常的变化；而疾病引起的病理性改变是异常的变化。在心理方面，心理发展具有潜能和可塑性，个体差异性大；在智力方面，老年人在限定的时间内学习新知识、接受新事物的能力较年轻人低；在记忆方面，老年人记忆能力下降，以有意识记忆为主、无意识记忆为辅；在思维方面，个体差异性较大；在特性或个性方面，老年人性格变得孤僻、任性，因把握不住现状而产生怀旧、焦虑、烦躁等情绪；老年人的情感与意志变化相对稳定。

（二）正确解读辅助检查结果

老年人辅助检查结果的异常可能由三种原因引起：①正常的老年期生理性变化；②疾病引起的异常改变；③服用的药物引起的改变。目前关于老年人辅助检查结果参考值的资料较少，可通过年龄校正可信区间或参照范围的方法确定，但对每位老年人都应区别看待。护士应通过长期观察和反复检查，结合老年人的具体情况，正确分析、解读其辅助检查数据。

（三）注意老年人疾病的非典型性表现

非典型性临床表现是指老年人发病后缺乏典型的症状和体征，仅表现为非特异性症状或无任何症状。非典型性临床表现与老年人反应性、敏感性及感受性降低，和（或）患有多种疾病有关。例如，部分患有肺炎的老年人早期仅有食欲不振、腹胀、腹泻等消化系统症状，而缺乏呼吸系统症状；部分患有甲亢的老年人仅有淡漠、心悸、乏力等症状，而无突眼和甲状腺肿大等特征性表现；阑尾炎穿孔的老年人，可能没有明显的腹膜炎体征，或仅有轻微的疼痛。

二、老年人健康评估方法及注意事项

（一）老年人健康评估方法

1. 交谈

交谈是收集老年人健康相关资料的重要手段。通过与老年人及其亲友或照顾者、相关医护人员进行谈话沟通，了解老年人主观感觉的异常或不适，了解疾病的发生、发展、诊治和护理经过，既往健康状况、曾患疾病的情况，以及由此产生的生理、心理、社会等方面的反应。

2. 体格检查

体格检查是指护士运用自己的感官以及借助体温计、血压计、听诊器、叩诊锤等简便的检查工具对老年人进行有目的的全面检查。检查方法包括视诊、触诊、叩诊、听诊、嗅诊、测量等。

3. 其他检查方法

（1）观察：运用感觉器官对老年人的精神状态、言语、表情、动作、身体姿势、服饰及其所处环境等进行观察，以便发现现存或潜在的健康问题。

（2）阅读：通过阅读病历、医疗及护理记录、辅助检查结果等资料，获取老年人的健康信息。

（3）测试：运用标准化的量表或问卷，测量老年人的健康状况。应根据老年人的情况选择合适的、信度及效度好的量表或问卷。

(二)老年人健康评估的注意事项

1. 选择适宜的环境

健康评估环境尽可能安静、无干扰。温度适宜，以22℃~24℃为宜。环境光线柔和，灯光不要太集中、太亮，避免光线直接照射老年人。附近最好有随时可用的洗手间，以方便尿频或尿急的老年人如厕。对老年人进行身体评估时，注意保护隐私并注意保暖，必要时准备毛毯和外套。

2. 合理安排评估时间

对老年人进行健康评估时，每次时间不宜过长，以不超过30分钟为宜。护士可根据老年人的精神、体力等情况分次进行健康评估，这样不仅可以避免老年人疲劳，还让其有充裕的时间回忆过去发生的事件，以获得详尽、准确的健康史。

3. 选择合适的体位

对老年人进行躯体评估时，应根据评估要求选择合适的体位。有条件时准备可调节或特殊的检查床，以便有移动障碍的老年人取合适体位。检查口腔和耳部时，应取下义齿和助听器。

4. 充分运用沟通技巧

可为听觉、视觉功能障碍者提供助听器、眼镜等辅助工具，并运用恰当的语言及非语言沟通技巧促进沟通效果。语言沟通时，一次只提一个问题且问题应简单清楚。提问时使用通俗易懂的语言，采用关心、体贴的语气，语音应清晰，语速宜缓慢；提问后适时停顿，使老年人有足够的时间来理解和思考问题；对老年人不理解的问题应进行重复。交谈过程中应认真倾听老年人的谈话并对其做出必要的回应，如点头、轻微地应答等。交谈时配合目光交流、面部表情、手势等非语言交流方式，达到有效沟通。此外，交谈过程中应注意观察老年人的非语言信息，准确理解其所表达的内容与情感。必要时可由其家属或照顾者协助提供资料，以便收集到完整而准确的资料。

5. 注意保护老年人安全

在老年人改变体位或上、下床时，要做好保护措施，预防老年人跌倒或坠床。进行皮肤检查时动作应轻柔，避免老年人皮肤损伤。有些老年人部分触觉功能消失，需要较强的刺激才能感应，在进行感知觉检查，特别是痛觉和温觉检查时，注意不要损伤老年人。

6. 多种资料收集方法相结合，以获得全面准确的信息

老年人健康评估资料的准确性受到多种因素影响：

(1)收集的资料时间跨度大。

(2)老年人记忆力下降，对健康信息记忆不确切；认知水平或语言表达能力减退，对收集的资料内容表述不清楚。

(3)有些老年人因为不服老、不愿意让家人担心、害怕住院等原因刻意隐瞒症状，而有些老年人为了获得家人的关注而夸大自己的症状。

(4)老年人及其家属对其健康状况的估计不准确。

(5)霍桑效应，即老年人知道自己在被关注或者被观察时，刻意改变自己的行为，从而掩盖了平时的行为状态。

(6)护士对老年人健康状况的主观判断出现偏差。

因此护士在对老年人进行健康评估时应通过多种渠道、运用多种资料收集方法，将主观资料与客观资料相结合，在全面收集老年人健康信息资料的基础上，对资料进行客观、准确的分析，从而对老年人健康状况作出全面、准确的判断。

（符丽燕）

第二节　老年人身体健康状况评估

预习案例

王奶奶，72岁，丧偶，与儿子同住。因急性脑出血，住院治疗10天后回到家里。王奶奶说话吐词不清，左侧肢体偏瘫，进食需要帮助。

思考

1. 如果你是社区护士，怎样对王奶奶进行身体健康状况评估？

2. 如果对王奶奶进行功能状况评估，包括哪些内容？可以使用哪些评估工具？

身体健康状况的评估是对老年人躯体健康状况、日常功能状态进行全面评估。老年人身体健康评估的内容主要包括健康史、体格检查、功能状态评估和辅助检查四个方面。

一、健康史

健康史是关于老年人目前及既往健康状况及其影响因素的主观资料。护士通过对老年人或知情者进行有目的、有计划的系统询问，可获取老年人的健康史资料。老年人健康史信息内容时间跨度大，容易出现回忆偏倚。应从多种渠道，如老年人、家属、照顾者、医护人员、病历等采集健康史相关资料，以确保健康史的全面性和准确性。

(一)基本情况

主要包括老年人的姓名、性别、出生日期、民族、婚姻状况、职业、籍贯、文化程度、宗教信仰、经济状况、医疗费用支付方式、家庭住址与联系方式、入院时间、入院诊断、入院类型、入院方式、资料来源及资料收集时间等。

（二）健康状况

1. 目前的健康状况

目前的健康状况包括目前有无急慢性疾病、起病情况及发生时间、病因与诱因、主要症状的特点及有无加重、伴随症状、病情的发展与演变、诊疗和护理经过、恢复程度、疾病的严重程度、对日常生活活动能力和社会活动的影响等。

2. 既往的健康状况

既往的健康状况是指老年人过去存在的健康问题、求医经验及其对自身健康的态度，包括既往疾病史、手术史、外伤史、预防接种史、食物及药物过敏史、药物使用情况、参与日常生活活动和社会活动的能力。对于患有糖尿病、高血压、冠心病等慢性病的老年人应询问其自我管理行为及疾病控制情况。

3. 家族健康状况

了解老年人直系亲属的健康状况及患病情况，有无遗传性、传染性及精神方面疾病。了解家庭成员尤其是配偶对其健康关心照顾情况。了解个人及家庭健康生活方式如饮食习惯、身体锻炼，有无吸烟、酗酒、药物依赖等不良嗜好。

4. 老年综合征（geriatric syndrome，GS）

老年综合征是指老年人因多种疾病或多种原因导致的同一种临床表现或问题症候群。目前国际上对于老年综合征包含的种类尚无统一的界定。常见的老年综合征包括跌倒、痴呆、尿失禁、谵妄、晕厥、帕金森综合征、骨质疏松、听力受损、视力受损、肌肉减少症、营养不良、衰弱、慢性疼痛、睡眠障碍、多重用药和压力性损伤等。老年综合征的评估可根据需要采用单个老年综合征评估量表对某个综合征进行评估，亦可采用整体评估量表进行评估，如由美国哈特福德老年护理研究所、纽约大学护理系 Terry Fulmer 博士设计的 SPICES 评估工具。

SPICES评估

二、体格检查

通过体格检查可以进一步验证问诊过程中有意义的临床症状，发现老年人疾病存在的体征，了解老年人身体健康状况及存在的健康问题。老年人体格检查的方法及内容与中青年相同，护士要注意辨别增龄引起的生理变化和疾病引起的病理变化。

（一）全身状态

1. 生命体征

①体温：老年人基础代谢率降低，基础体温稍低于青壮年，一般在 36.0℃～37.0℃。70 岁以上的老年人感染后体温常无升高或升高不明显，如果午后体温比清晨高 1℃ 以上，应视为发热。②脉搏：评估脉搏的频率、节律、强弱、紧张度与动脉壁状态。随着年龄增长，老年人静息心率稍有下降，容易发生心律失常，老年人每次测量脉搏的时间不少于 30 秒。③呼吸：评估呼吸的类型、频率、深度、节律以及有无呼吸困难。老年人正

常呼吸频率为16~25次/分。④血压：老年人收缩压随增龄升高，舒张压在60岁以后呈降低趋势，脉压增大；血压波动大；易发生直立性低血压。应对老年人卧位、直立位及双上肢血压进行测量并比较，了解有无直立性低血压及双上肢血压有无差异。直立性低血压，亦称体位性低血压，是指从卧位改变为直立体位（或至少60°的直立倾斜试验）3分钟内，收缩压下降超过20 mmHg和（或）舒张压下降超过10 mmHg，同时伴有头晕或晕厥等脑循环灌注不足的症状。

2. 意识状态

意识状态是大脑高级神经中枢功能活动的综合表现，主要反映老年人对周围环境与自身状况的认知与觉察能力。凡能影响大脑活动的疾病都可引起不同程度的意识改变。

3. 营养状态

营养状态可依据皮肤、毛发、皮下脂肪和肌肉情况，结合年龄、身高、体重进行综合评估。体质指数（body massive index，BMI）= 体重（kg）/身高（m）^{2}，是衡量营养状况的常用指标。按照世界卫生组织（WHO）标准，BMI正常范围为18.5~24.9，小于18.5为体重过低，25~29.9为超重，大于30为肥胖。按照我国成人标准，BMI正常范围为18.5~23.9，小于18.5为体重过低，24~27.9为超重，大于28为肥胖。

4. 体型

体型是身体各部发育的外观表现，包括骨骼、肌肉的成长与脂肪分布的状态。老年人体型分为3种类型：无力型，亦称瘦长型；正力型，亦称匀称型；超力型，亦称矮胖型。

5. 体位

体位是指老年人身体所处的位置及其活动状态。常见的体位有主动体位、被动体位及强迫体位。强迫体位是老年人为了减轻疾病痛苦而被迫采取的某种特殊体位。如心、肺功能不全的老年人取强迫坐位，或称端坐卧位，以增加肺通气量、减少回心血量，减轻呼吸困难；患急性腹膜炎的老年人取强迫仰卧位，双腿蜷曲，以减轻腹肌紧张。

6. 步态

步态是指走动时所表现的姿态。步态的维系有赖于运动、感觉和小脑功能。老年人步态变慢，跨步变小。关节炎或关节疼痛可影响老年人的步态，某些疾病可出现特征性步态改变：慌张步态见于帕金森病；酒醉步态见于酒精或巴比妥中毒以及小脑病变；共济失调步态见于脊髓疾病；剪刀步态见于脑性瘫痪或截瘫者；蹒跚步态见于佝偻病、大骨节病、进行性肌营养不良或双侧先天性髋关节脱位等；间歇性跛行常见于动脉硬化性闭塞症等。

（二）皮肤及浅表淋巴结

皮肤评估的内容包括皮肤颜色、湿度、温度、弹性、完整性与特殊感觉，有无癌前/癌病变。老年人皮肤变薄、干燥、弹性降低、感觉迟钝、浅表毛细血管扩张、出现皱纹、常伴有皮损，常见的皮损有老年色素斑、老年疣、老年性白斑、老年血管瘤等。长期卧床的老年人应重点检查易发生皮肤破损的部位，如躯体受压部位、皮肤皱褶处等。

正常浅表淋巴结体积较小，直径多为0.2~0.5 cm，质地柔软，表面光滑，无压痛，与毗邻组织无粘连，不易被触及。触及肿大的淋巴结时，应注意其部位、大小、数目、硬度、活动度、界限是否清楚、有无粘连、有无压痛，局部皮肤有无红肿、瘢痕和瘘管等，同时寻找引起淋巴结肿大的原发病灶。

（三）头面部与颈部

1. 头面部

（1）头发、头皮和头颅：观察头发的颜色、疏密度、有无脱发及其特点，头皮的颜色，有无头皮屑、头癣、疖痈、外伤、缺损及瘢痕，头颅的大小、外形；触诊头皮有无肿块。随着年龄的增长，头发毛囊萎缩、色素脱失，老年人头发的颜色变成灰白，发丝变细，头发稀疏，并有脱发。

（2）眼睛：评估内容包括眼睑、结膜、眼球、角膜、巩膜、虹膜、瞳孔、眼底、眼压及视功能。老年人眼睑皮肤松弛，上眼睑下垂，下眼睑发生脂肪袋状膨出，即眼袋。角膜表面液体减少，失去光泽；类脂质在角膜周边沉积形成灰白色老年环。瞳孔直径缩小，反应变慢，瞳孔对光反射稍迟钝。晶体的调节和聚焦能力减退，视近物困难，出现老花眼。晶体中非水溶性蛋白增多，晶体出现混浊、透光度减弱，易发生老年性白内障。晶体悬韧带张力减低，晶体前移使前房角关闭影响房水回流，致眼压增高而发生青光眼。因瞳孔缩小、视网膜合成色素能力下降，老年人暗适应能力、区分色彩的能力下降。老年人常见眼部病变有青光眼、老年性白内障、眼底动脉硬化、眼底出血等，这些病变均可引起老年人视力下降。

（3）耳：评估耳郭的外形、大小、位置和对称性；外耳道皮肤是否正常，有无溢液；中耳有无鼓膜穿孔及穿孔位置；乳突表面有无红肿、压痛；有无听力减退。老年人耳郭增大，凹窝变浅，收集声波和辨别声音方向的能力降低。老年人听力下降，以高音听力损失为主，常伴有耳鸣。

（4）鼻：观察鼻的外形及颜色，有无鼻翼扇动，鼻黏膜的颜色、有无肿胀或萎缩；鼻甲大小，鼻腔是否通畅、有无分泌物或出血，鼻中隔有无偏曲及穿孔，鼻窦区有无压痛，嗅觉有无异常。老年人鼻腔黏膜萎缩变薄、干燥，易发生鼻出血。嗅神经数量减少、萎缩，嗅觉功能减退，对气味分辨能力下降。

（5）口：评估口唇、口腔黏膜、牙齿与牙龈、舌、咽及扁桃体、腮腺、口腔气味。由于毛细血管血流减少，老年人唇周失去红色，口腔黏膜及牙龈显得苍白。老年人口唇黏膜的色素沉着易与缺氧发绀相混淆，应注意鉴别。唾液分泌减少，口腔黏膜干燥。口腔黏膜上皮萎缩，表面过度角化而增厚，失去对有害物质刺激的反应，容易引起慢性炎症。牙槽骨和牙龈退化萎缩，牙根暴露，牙齿出现不同程度的松动、脱落，容易发生龋齿、牙龈炎。老年人舌部味蕾萎缩，数量减少，功能退化，对酸甜苦辣咸的敏感性下降，特别是对咸味感觉迟钝。

2. 颈部

观察颈部外形、姿势、活动范围，颈静脉充盈度、颈动脉搏动情况，听诊颈部血管有无杂音；检查甲状腺的大小、硬度、对称性、表面是否光滑、有无结节、压痛及震颤，气管有无偏移等。患有颈椎病、颈部肌肉损伤、帕金森病的老年人可出现颈部活动受限。患有大量胸腔积液的老年人气管向健侧移位，患有肺不张者气管向患侧移位。

（四）胸部

胸部检查内容包括胸廓外形、胸壁、乳房、纵隔、气管、支气管、肺、胸膜、心脏、淋巴结等。重点检查肺和心脏。老年人胸腔前后径增大、横径缩小，胸腔扩张受限，呼吸音强度减轻。由于生理性无效腔增多，肺部叩诊多为过清音。老年人因驼背或脊柱侧弯引起心脏下移，心尖搏动在锁骨中线旁，胸廓坚硬，使得心尖搏动幅度减小。心脏听诊第一及第二心音减弱，心室顺应性减低可闻及第四心音。主动脉瓣、二尖瓣的钙化、纤维化，脂质堆积，导致瓣膜僵硬和关闭不全，听诊时可闻及异常的舒张期杂音，并可传播到颈动脉。老年女性乳腺组织减少，乳房扁平、松弛。

（五）腹部

腹部检查内容包括腹部外形、腹壁、胃、肠、肝、脾、胆囊、肾、膀胱等。老年人腹部皮下脂肪堆积，腹壁肌肉松弛，常常会掩盖一些腹部体征。肺扩张使膈肌下降致肋缘下可触及肝脏。肠功能减退，老年人肠鸣音减少或减弱。老年人膀胱容量减少，较难触诊到充盈的膀胱。

（六）肛门、直肠和生殖器

检查内容包括肛门及周围皮肤、肛门指检及生殖器。老年人性激素水平降低，性器官萎缩。老年女性阴毛稀疏，呈灰色；阴唇皱褶增多，阴蒂变小；阴道变窄，阴道壁干燥、苍白，皱褶不明显；子宫颈变短，子宫及卵巢缩小。男性阴毛变稀、变灰，阴茎、睾丸变小，阴囊皱褶不明显；可触及增生的前列腺。

（七）脊柱与四肢

检查内容包括脊柱弯曲度、颈椎和腰椎活动度、脊柱压痛和叩击痛、四肢外形和运动功能。老年人肌张力下降、腰脊变平，导致颈部脊柱和头部前倾；椎间盘退行性变化可使脊柱后凸，身高降低。老年人常出现肌肉萎缩、关节活动受限、骨关节触痛、运动障碍等。

（八）神经系统

检查内容包括脑神经、感觉功能、运动功能、神经反射及自主神经功能。老年人神经冲动传导减慢，反应迟钝，平衡能力降低，动作协调能力下降。踝反射可能减弱，其他深反射及肌力也可能减弱。

三、辅助检查

辅助检查是指通过医疗仪器设备了解人体解剖与生理功能状况和病理变化，帮助判断老年人健康状况的方法。老年人机体形态和功能的退行性改变，以及服用的药物可不同程度地影响实验室等辅助检查的结果，护士在解读和分析老年人的辅助检查结果时应注意其特殊性，对此予以正确的解读和分析。

（一）实验室检查

1. 常规检查

（1）血常规：血液中红细胞数量、血红蛋白和血细胞比容随年龄增加而降低，老年期比成年期低 10%左右。老年人贫血标准为：外周血中红细胞计数<3.5×10^12/L、血红蛋白<110 g/L，血细胞比容<0.35。多数学者认为白细胞和血小板计数无增龄性变化。白细胞计数的参考值为(3.0~8.9)×10^9/L；白细胞分类中，T 淋巴细胞减少，B 淋巴细胞无增龄性变化。

（2）尿常规：老年人尿蛋白、尿胆原与成年人相比无明显差异。老年人肾排糖阈值升高，可出现血糖升高而尿糖阴性的现象。但也有少数老年人肾排糖阈值降低，在同样血糖水平更容易出现尿糖，或即使糖尿病得到控制后仍可有尿糖。随着年龄的增长，老年人泌尿系统感染的防御功能降低，尿中出现白细胞或病原菌的比例增多。尿沉渣白细胞计数>20 个/HP 才有意义。老年男性中段尿培养菌落数≥10^3/mL、女性≥10^4/mL 为判断真性菌尿的界限。

（3）血沉：健康老年人血沉变化范围较大。血沉为 30~40 mm/h 时无病理意义，血沉≥65 mm/h 才有病理意义，应考虑感染、肿瘤或结缔组织病。

2. 生化检查

（1）电解质：男性血清钙随年龄增长逐渐下降，女性血清钙则逐年升高。老年人血清铁和不饱和铁结合力比成年人降低 5%~10%或无变化。

（2）血脂：血清总胆固醇、甘油三酯和低密度脂蛋白随着年龄增长而增高，60~70 岁达到高峰，随后逐渐降低；高密度脂蛋白 60 岁后稍升高，70 岁后开始降低。

（3）血糖：随着年龄增长，空腹血糖逐渐升高，葡萄糖耐量则逐渐下降。多数老年糖尿病患者以餐后血糖增高为主，空腹血糖往往正常或在正常高限内，所以老年人应同时检测空腹血糖和餐后血糖。

3. 老年人实验室检查中常见的生理变化

老年人实验室检查中常见的生理变化，见表 2-1。

表 2-1　老年人实验室检查中常见的生理变化

检验内容	成人正常值范围	老年期生理变化
空腹静脉血糖	3.9~6.1 mmol/L	轻度升高
肌酐清除率	80~100 mL/min	降低
血尿酸	120~240 umol/L	轻度升高
乳酸脱氢酶	50~150 U/L	轻度升高
碱性磷酸酶	20~110 U/L	轻度升高
总蛋白	60~80 g/L	轻度升高
总胆固醇	2.8~6.0 mmol/L	60~70 岁达高峰，随后逐渐降低

续表2-1

检验内容	成人正常值范围	老年期生理变化
低密度脂蛋白	<3.1 mmol/L	60~70岁达高峰，随后逐渐降低
高密度脂蛋白	1.1~1.7 mmol/L	60岁后稍升高，70岁后开始降低
三酰甘油（甘油三酯）	0.23~1.24 mmol/L	轻度升高
甲状腺激素T3	1.08~3.08 nmol/L	降低
甲状腺激素T4	63.2~157.4 nmol/L	降低
促甲状腺素	(2.21±1.1)mU/L	轻度升高或无变化

（二）心电图检查

老年人的心电图常有轻度非特异性改变，包括P波振幅减低、P-R间期轻度延长、QRS波群时限延长、QT间期延长、T波振幅减低、ST-T段非特异性改变、电轴左偏倾向和低电压等。这些改变均为老年人组织学、代谢改变和心脏电激动系统传导速度减慢所致，临床意义不大。

（三）影像学及内镜检查

影像学检查已广泛应用于老年疾病的诊治，如CT、MRI对急性脑血管病、肿瘤的诊断有很大的价值。内镜检查对老年人消化系统、呼吸系统及泌尿系统疾病的诊断具有重要意义。

四、功能状态评估

功能状态是指老年人完成日常生活、社交、娱乐和工作等活动的能力。功能状态是判断老年人是否需要医疗和社会服务的重要指标；功能状态较疾病更能准确预测老年人对医疗和社会服务的需求，是健康受损最直接、最重要的线索。功能状态的完好与否影响老年人的生活质量及幸福指数。功能状态评估可以明确老年人日常生活所具备的能力和存在的问题，判断老年人功能缺失状况，并能作为制定护理措施的依据。

（一）评估内容

功能状态的评估包括日常生活能力、功能性日常生活能力、高级日常生活能力三个层次。

1. 日常生活能力（activities of daily living，ADL）

老年人最基本的自理能力，是老年人自我照顾、完成每天必需的日常生活事务的能力，包括衣（穿脱衣、鞋、帽，修饰打扮）、食（进餐）、行（行走、变换体位、上下楼）、个人卫生（洗漱、沐浴、如厕、控制大小便）等。日常生活能力中最早丧失的功能为沐浴，最后丧失的功能是进食。这一层次功能的丧失意味着失去了生活自理的能力，需要别人提供护理和照顾。ADL不仅是评估老年人功能状态的指标，也是评估老年人是否需要补偿服务的指标。

2. 功能性日常生活能力(instrumental activities of daily living, IADL)

老年人在家中、住所进行自我护理活动的能力，这些活动常常需要借助一些工具，包括做饭、洗衣、家庭清洁和整理、使用电话、购物、付账单及旅游等。具备这一层次的功能表明老年人能独立生活并具有良好的日常生活能力。如这一层次的功能丧失，则需要提供相应的生活服务如送餐服务、代购物品等，才能维持老年人独立生活能力。

3. 高级日常生活能力(advanced activities of daily living, AADL)

反映老年人的智能能动性和社会角色功能，包括主动参加社交、娱乐、职业活动等，是反映老年人整体健康状况的指标。高级日常生活能力的缺失比日常生活能力和功能性日常生活能力的缺失出现早，一旦发生就预示着更严重的功能下降，需要进一步进行日常生活能力和功能性日常生活能力的评估。

(二)评估工具

目前有多种评估工具可用于评估老年人的功能状况。每一种评估工具都有相应的评估目的、评估对象及评估内容，护士可根据评估对象的特点、评估目的及评估内容选择合适的评估工具。使用最广泛的评估工具包括 Katz 指数、ADL、Barthel 指数和 Lawton IADL 量表等。

1. Katz 指数(Katz index of ADL)

Katz 指数又称日常生活功能指数，由 Katz 等人编制。Katz 指数是目前应用最广泛的日常生活功能评价量表。该量表可用于测定老年慢性疾病的严重程度与治疗效果，还可用于预测某些疾病的发展。

(1)量表的结构和内容：包括日常生活能力的 6 项功能，即洗澡、更衣、如厕、转移、控制大小便、进食。

Katz日常生活功能指数评价表

(2)评定方法：量表可用作自评或他评，根据老年人各项功能完成的独立程度选择相应的选项。每项功能按照自理能力分为 3 级：能独立完成计 2 分、需要部分帮助计 1 分、需要帮助计 0 分。计算各项功能得分及量表总分。

(3)量表结果分析：

1)单项得分范围为 0~2，总分得分范围 0~12 分，分值越高，表示被评估者日常生活能力越高。

2)Katz 将每项评定结果分为自理和依赖，据此将功能状态分为 A、B、C、D、E、F、G 7 个等级，A 级为完全独立，G 级为完全依赖。其分级标准如下：

A 级：6 项完全自理。

B 级：仅 1 项依赖。

C 级：仅洗澡和其余 5 项之一依赖。

D 级：洗澡、更衣和其余 4 项之一依赖。

E 级：洗澡、更衣、如厕和其余 3 项之一依赖。

F 级：前 4 项及其余 2 项之一依赖。

G 级：6 项完全依赖。

其他：至少有2项完全依赖，但不能用C、D、E、F的分类法来区分。

2. 日常生活能力量表(activity of daily living scale，ADL)

日常生活能力量表是由美国的Lawton和Brody于1969年编制的。主要通过14项日常生活状态来评定被评估者的日常生活能力。

(1)量表的结构和内容：ADL共有14个条目，包括两部分内容：一是基本生活自理情况，共6项，包括上厕所、进食、穿衣、梳洗、行走和洗澡；二是功能性日常生活能力情况，共8项，包括打电话、购物、备餐、做家务、洗衣、使用交通工具、服药和自理经济。

日常生活能力量表(ADL)

(2)评定方法：可用于自评及他评。评定时按表格逐项询问，如被评估者因故不能回答或不能正确回答(如痴呆或失语)，家属、护理人员等知情人可通过观察评定。每个条目按照自理程度分为4级：可独立完成计1分；完成有些困难计2分；需要帮助才能完成计3分；完全不能完成计4分。计算各条目得分及量表总分。

(3)量表结果分析：评定结果可按总分和单项分分别进行分析。总分得分范围14~56分，单项得分范围1~4分。总分≤14分为完全正常，>14分提示有不同程度的功能下降，≥22分提示功能有明显障碍。单项1分为正常，2~4分为功能下降，有2项或2项以上得分大于等于3分提示功能有明显障碍。

3. Barthel指数(Barthel index，BI)

Barthel指数用于评估老年人的自理能力和行走能力。该量表评定简单、可信度高、灵敏度高，应用广泛，不仅可用于评定老年人治疗前后功能状况的变化，而且可以预测治疗效果、住院时间及预后。

(1)量表的结构和内容：将功能状况分为10个方面，包括进食、转移、修饰、如厕、沐浴、平地行走、上下楼梯、穿衣、大小便控制。

Barthel指数计分法

(2)评定方法：根据老年人每个方面的自理程度选择相应得分，其中修饰和洗澡分为2个等级，其中独立完成计5分、依赖他人计0分；移动及活动分为4个等级，其中独立完成计15分、需少量帮助计10分、需大量帮助计5分、依赖他人计0分；其他6个选项分为3个等级，其中独立完成计10分、需要帮助计5分、依赖他人计0分。计算10个方面的合计得分即量表总分。

(3)量表结果分析：量表总分得分范围为0~100分，总分越高，被评定者独立性越强，依赖性越小。小于20分为完全残疾，生活完全依赖；20~40分，为重度残疾，生活依赖明显；41~60分，为中度残疾，生活需要帮助；大于60分，自理能力为良，虽有轻度残疾，但生活基本能自理；100分，提示能自理。

4. Lawton功能性日常生活能力量表(Lawton instrumental activities of daily living scale，Lawton IADL Scale)

Lawton功能性日常生活能力量表由Lawton等人设计，主要用于评定被评估者的功能性日常生活能力。

（1）量表的结构和内容：此量表将 IADL 分为 7 个方面，即做饭、做家务、服药、步行、购物、理财、打电话，主要用于评定被评估者的功能性日常生活能力。

Lawton功能性日常生活能力量表

（2）评定方法：与被评估者、照顾者交流或被评估者自填问卷，评定老年人每个方面的自理能力分值，无需帮助计 2 分，需要一些帮助计 1 分，本人无法完成计 0 分。计算量表总分。

（3）量表结果分析：量表每项得分 0~2 分，总分得分范围 0~14 分，得分越高，提示被评估者功能性日常生活能力越高。

5. Pfeffer 功能活动问卷（functional activities questionnaire，FAQ）

Pfeffer 功能活动问卷由 Pfeffer 等人于 1982 年编制，用于测定老年人独立生活的能力，以发现功能障碍不太严重的老年患者，可用于识别早期或轻度痴呆患者。该量表常在社区调查或门诊工作中应用。

（1）量表的结构和内容：FAQ 将功能分为 10 个方面，包括使用票证、按时支付票据、购物、参加游戏或活动、使用炉子、做饭、关心和了解新鲜事物、注意力集中、记得重要约定、独自外出活动。

Pfeffer功能活动问卷(FAQ)

（2）评定方法：该问卷属于他评问卷，由被评估对象的亲属选择最适合老年人活动能力的评分。采用 3 级评分法：没有任何困难，能独立完成，不需要他人指导或帮助计 0 分；有些困难，需要他人指导或帮助计 1 分；本人无法完成，完全或几乎完全由他人代替完成计 2 分；如项目不适用，例如老年人一向不从事这项活动，记 9 分，不计入总分。计算量表总分。

（3）量表结果分析：总分得分范围为 0~20 分。得分越高，表明老年人功能活动能力越差。FAQ<5 分为正常，FAQ≥ 5 分提示老年人在家庭或社区中不能独立生活，说明老年人日常生活功能有损害，需进一步确定损害发生的时间及原因，如这种损害是新近发生还是已经持续一段时间，是因为智力减退还是其他原因如年龄、视力缺陷、运动障碍等引起。

课程思政

老年人是最容易被疾病困扰的人群，护理人员通过细致、详尽的健康评估能及时识别及发现老年人的健康问题，提高老年人的生活质量，减轻疾病对老年人个人、家庭、社会的影响，是实现健康老龄化的重要措施之一。护理人员应运用自己的专业知识，秉承自己的职业素养，弘扬尊老、敬老、爱老、助老美德。

（符丽燕）

第三节　老年人心理健康状况评估

预习案例

朱奶奶，80 岁，住在老年公寓，有一个女儿，平常由保姆和女儿照顾，并且经常会与家人及朋友们一起参与一些社会活动。朱奶奶患有多种慢性疾病，包括Ⅱ型糖尿病、高血压、黄斑变性、失眠和轻度抑郁。几年前，曾有一次心肌梗死发作，并进行了冠脉支架植入术。

最近，朱奶奶开始向医生和护士抱怨楼上邻居家地板一到晚上就发出各种响声，并向公寓管理员投诉此事。之后，朱奶奶觉得邻居不再搭理她了，并且认为公寓其他朋友因邻居添油加醋的描述都不理她了。护士注意到朱奶奶的血压和血糖有所升高，通常朱奶奶是比较注意形象且衣着整洁的，但最近看上去有些邋遢。朱奶奶最近服用降血压药物也不积极，并且提到“我为什么要吃那么多药物，我整天都坐在公寓里，根本没有人关心我”。

思考

1. 朱奶奶存在哪些心理问题？
2. 如何对朱奶奶的心理健康状况进行评估？
3. 对朱奶奶进行心理健康评估时应注意哪些事项？

一、认知评估

认知是人们对事物进行认识、推理、判断的过程。认知功能减退是老化的一个重要标志，包括病理性和非病理性的认知功能减退。非病理性改变的功能包括学习复杂信息的能力减退、反应时间延长、近期记忆的轻微丧失等，这些改变在执行多步骤、复杂任务时表现得较为显著。与老化相关的病理性认知功能受损包括谵妄、痴呆和抑郁。若缺乏系统评估，则无法识别这些病理性的变化，个体将会面临更为严重的、长期的认知功能减退，甚至死亡。认知评估是预防、逆转、阻止、减少认知减退最为关键的第一步。

（一）认知评估的作用

老年认知评估具有筛查和监测两个重要作用。

1. 筛查

认知筛查可以确定老年人是否存在认知障碍以及早期识别认知障碍，从而有助于临床适时、准确地介入治疗，以实现减缓、阻止甚至是逆转认知受损进程的目的。

2. 监测

认知评估可用以追踪认知功能随着时间而产生的变化，从而监测老年人在服药之后认知功能的进展和转归。

（二）认知评估内容

认知评估的内容包括思维评估、语言能力评估和定向力评估。

1. 思维评估

思维评估包括对抽象思维能力、洞察力和判断力三个方面的评估。

（1）抽象思维能力评估：包括对记忆、注意力、概念、理解力和推理的评估。

抽象思维能力评估

（2）洞察力评估：洞察力是识别与理解客观事物真实性的能力。可通过让老人描述所处的情形，再与实际情形做比较看有无差异，从而判断老人有无精确的自我感知。

（3）判断力评估：判断力是指人们比较和评价客观事物及其相互关系并作出结论的能力。因为判断力受个体情绪、智力、教育水平、文化背景等因素影响，评估时应尽量排除并考虑这些因素的干扰。

2. 语言能力评估

语言能力评估可通过提问、阅读、书写、复述、自发性语言等形式来检测老人的语言和文字表达能力。如果发现异常，应进一步明确语言障碍的类型。可要求老年人说一些简单的词句，或者诵读一段文字，或者写几个简单的字句来检查老人的言语表达和对文字符号理解的能力。

3. 定向力评估

定向力评估可通过依次提问有关时间、地点、空间和人物的问题进行评估。如评估时间定向力时，可以询问“今年是哪一年？今天是几号？今天是星期几？”。评估地点定向力时，可询问“您现在住在哪里？您现在在哪里？”。评估空间定向力时，可询问“床旁桌是放在床的左边还是右边？呼叫器在哪里？”。评估任务定向力时，可询问“您叫什么名字？您知道我是谁吗？”。

（三）认知评估的方法

1. 简易精神状态检查表（mini-mental state examination，MMSE）

MMSE 是 1975 年由 Folstein 编制的，是使用最为广泛的认知评估工具之一。该量表共 19 项，30 个小项，评估时间定向、地点定向、语言即刻记忆、注意和计算能力、短期记忆、物品命名、重复能力、阅读理解、语言理解、语言表达、绘画能力等 11 个方面。MMSE 完成时间为 7～10 分钟。回答正确计 1 分，回答错误计 5 分，回答不会计 7 分，拒绝回答计 9 分，统计所有计“1”分的项目的总和，总分为 30 分。测试分数的正常值受教育程度的影响：若未受过教育的文盲得分<17 分，小学学历者得分<20 分，中学以上学历者得

简易精神状态检查表(MMSE)

分<24 分，则提示可能存在认知功能障碍。但 MMSE 也存在一定局限性，如比较适用于语言运动功能正常者，缺乏对执行功能和视空间能力的评估，实施时间过长等。

2. 迷你认知量表（Mini-Cog）

迷你认知量表由 Borson 于 2000 年构建，且为美国老年医学会所推荐使用于老年人的认知功能评估。该问卷由“对 3 个单词的记忆—回忆”和“画钟测试”两部分组成，测试老人短期记忆、组织、空间概念等能力。首先请被试者仔细听 3 个不相关的词语，复述一次并记住。然后请被试者在纸上的圆圈内画 11:10 的时钟，被试者需要在合适的位置填写数字，并画出长短针（被试者的座位看不到时钟，也不能看手表）。最后请被试者复述之前的 3 个词语。若被试者符合以下其中 1 个条件，可怀疑有认知障碍：①3 个单词记忆全错或皆不能复述；②答错 1~2 个单词，且不能正确画出时钟或拒绝画钟。

3. 简易操作智力状态问卷（short portable mental status questionnaire，SPMSQ）

简易操作智力状态问卷由 Pfeiffer 于 1975 年编制，共 10 题，包括时间、地点、定向感、记忆、时事、计算等。该问卷总分为 10 分，评估如下：答错 0~2 项者，表示认知功能完整；答错 3~4 项者，表示轻度认知功能障碍；答错 5~7 项者，表示中度认知功能障碍；答错 8~10 项，表示重度认知功能障碍。教育程度会对 SPMSQ 产生影响，若受试者的教育程度为小学或以下，则允许多错一项；若受过高等教育，则最多错一项。

简易操作智力状态问卷（SPMSQ）

4. 其他评估工具

（1）Sweet 16 认知评估问卷（Sweet 16 cognitive screen test，Sweet16）：由 Fong 等最近研制的认知评估工具，可弥补 MMSE 仅适用于语言运动功能正常、评估时间较长等缺陷。该量表完成时间为 2~3 分钟，总分为 16 分，≥14 分为正常。该问卷测评不需要纸笔，简单易行，比较适用于急诊虚弱老人或肢体受限老人的评估。

（2）蒙特利尔认知评估量表（Montreal cognitive assessment scale，MoCA）：包括注意与集中、执行功能、记忆、语言、视空间技能、抽象思维、计算和定向力等 8 个认知领域 11 个检查项目，可用于对轻度认知功能异常者进行快速筛查。该量表完成时间约为 10 分钟，总分为 30 分，大于等于 26 分为正常。MoCA 的敏感度较高，但受到被评估者教育程度的影响较大。

上述认知功能评估工具通常被建议作为床旁认知筛查工具，可用以判断老人是否存在认知障碍，而并非确切诊断。因此这些评估工具若筛查出老人存在认知障碍，需医生进一步确诊。

（四）认知评估的时机

英国老年协会临床指南指出需使用信效度较高的认知评估工具，在老年人入院、转院、出院后 6 星期内、在制定需老人知情同意的重要决策、药物治疗做出重要调整、新的医生接手治疗、老人做出不正常或不合适的行为举措时，进行认知功能评估。

（五）认知评估的注意事项

1. 充分考虑外部物理环境因素

充分考虑外部物理环境因素对评估结果造成的可能影响，从而确保评估结果能准确反映个人的认知功能。理想的评估环境应光线适中，温湿度适宜，尽可能使评估者及被评估者感觉舒适，并确保被评估者个人隐私安全。应尽可能避免外来的噪音、凌乱的评估材料、评估者的花哨衣着和耀眼首饰等可能干扰被评估者注意力的因素。

2. 充分解释，减少老人的焦虑感

评估前向被评估者解释清楚评估过程中需要做的事情、评估可能需要的时间，从而减少被评估者的焦虑，进而创造一个安全的评估环境以及良好的护患关系。老年人对他们可能存在记忆障碍这样的暗示比较敏感，因此评估者在介绍评估重要性的时候要特别注意不要增加老人的焦虑感。

3. 注意评估地点和时间的选择

评估时应避免他人在场，以免其他人分散评估者的注意力。避免在老人刚睡醒的时候进行评估，若老人刚睡醒，则至少等待 30 分钟后再评估。同时，也需要避免在饭前、饭后、正在做治疗以及患者感到疼痛或不适的时候进行评估。

二、情绪与情感评估

预习案例

秦某，女性，64 岁，和老伴从外地来杭州照顾孙子。来杭州两年多的秦某睡眠一直不好，往往凌晨一两点才能入睡，有时凌晨突然醒来睁眼到天亮。她时常头晕、心悸，去医院做了全身检查，又什么毛病都没有检查出来。近来由于流感高发，秦某忘记给孙子喝板蓝根，被儿子问了一句，她的心里便有了疙瘩，做事更加谨小慎微，但越紧张越出错。老伴发现秦某最近经常忘事，平时家务做得很有条理，但突然什么事都做不好了。

思考

1. 你认为秦某出现了什么问题？
2. 如何客观地评估秦某的这一问题及严重程度？
3. 从社会支持的角度出发，如何帮助秦某从中康复？

（一）老年抑郁障碍

微课：老年抑郁障碍

1. 抑郁障碍

抑郁障碍（depression）是由失落感或愧疚感引发的，以情绪低落、思维迟缓和躯体改变为特征的一组临床综合征。抑郁障碍是一种常见的心境障碍，可由多种原因引起，以显著而持久的心境低落为主要临床特征，且心境低落与其处境不相称。临床表现可以从闷闷不乐到悲痛欲绝，甚至发生木僵；部分病例有明显的焦虑和运动性激越；严重者可出现幻觉、妄想等精神病症状。多数病例有反复发作的倾向，每次发作大多数可以缓解，部分可有残留症状或转为慢性。

抑郁是老年人群中最常发生的重大的心理健康问题。WHO 的数据显示，普通老年人单相抑郁的发生率为 7%。美国国立精神卫生研究所预计，社区老年人重性抑郁发生率为 1%~5%，需要居家养老照护的老年人重性抑郁发生率将升至 13.5%，住院老年人则将升至 11.5%。我国目前尚无全国范围取样的老年抑郁流行病学调查报道，但从我国不同地区的调查数据显示，从 20 世纪 80 年代至今老年抑郁发病率呈增高趋势。老年人抑郁症状因常与其他问题同时出现而经常被忽视或未得到治疗。抑郁会增加其他疾病的发病风险，进而损害老年人的功能状态。相较于慢性疾病，抑郁症状比肺部疾病、高血压或糖尿病等的功能更差，同时也增加了老年人对健康不佳的感知，造成医疗资源的使用和医疗费用大幅增加。

2. 老年抑郁障碍的临床表现

(1)抑郁心境：存在抑郁心境，丧失兴趣或愉悦感是抑郁发作的核心症状。重性抑郁障碍的老年人几乎每天，或每天中大部分时间都存在抑郁心境，表现为悲伤、无望、泄气或心情低落。一些老年人一开始不承认悲伤，但在访谈中其悲伤的情绪可被诱发出来；一些老年人表现出激惹性增加，如倾向于对一些事情以爆发愤怒来回应，或对他人多加指责，在小事上有夸大的挫折感。多项研究表明，老年抑郁患者主诉情绪低落的发生率要低于年轻抑郁患者。在一定程度上，老年人还会表现出兴趣或愉悦感的丧失，如兴趣爱好减退，出现社交退缩。

(2)躯体症状：老年抑郁患者大多数以躯体症状为主要表现形式。常见的躯体症状有睡眠紊乱、食欲改变、胃肠道不适、心血管症状等。老年人常主诉失眠或疲劳，当失眠存在时通常入睡困难，睡眠不深，或是早醒；而过度睡眠的老年人则是夜里睡眠时间延长，或白天睡眠时间增加。精力不足、倦怠和疲劳感常见，但并未经历强体力活动。食欲变化包括食欲减退或增加，当食欲严重改变时可能存在明显的体重减轻或增加。此外，有常见躯体疾病的老年人，其主诉的症状和体征与常见躯体疾病的症状相同，临床医护人员应予以特别关注。

(3)无价值感或内疚感：老年抑郁患者会感到自己毫无价值，或过分、不适当地感到内疚，例如误读中性或琐碎的日常事件，把它们当成个人缺点，同时在感受上夸大对不顺利事件应承担的责任。有时无价值感或内疚感可能达到妄想的程度。

(4)精神运动性改变：精神运动性改变包括激越或迟滞，前者常表现为不能静坐，来回踱步，搓手，拉扯或摩擦皮肤、衣服或其他东西等；后者常表现为说话、思考或身体活动变得缓慢，回答问题之前停顿拉长，说话音量降低，音调改变，话语减少，说话内容范围变窄，或是沉默无语等。

(5)注意力、记忆力下降：老年抑郁患者常主诉思考问题、或做最小决定的能力受损，常表现为注意力不集中或记忆困难，有时记忆困难可能被误解为早期智障的征兆(假性痴呆)。

(6)自杀观念：老年抑郁患者会出现死亡的想法、自杀倾向，或有自杀企图。自杀动机包括可能不愿再面对个体视为不可克服的障碍，强烈地希望结束无休止而痛苦无比的情绪状态，无法预见生活中还有任何快乐，或希望不要成为他人的负担等。

3. 老年抑郁障碍的风险因素

老年抑郁障碍的发生与生物、心理和社会因素有关，认识老年抑郁障碍的风险因素有助于开展对老年抑郁障碍的预防和早期识别，同时有助于制定有针对性的治疗措施。

(1)病理生理因素：慢性或致残的躯体疾病会提高老年抑郁障碍的发病风险，常见的疾病如代谢性疾病和内分泌疾病(如糖尿病、甲状腺功能减退等)、心血管疾病(如冠状动脉粥样硬化性心脏病、风湿性心脏病等)、神经系统疾病(如帕金森病、癫痫等)、恶性肿瘤等。而治疗这些疾病的药物可能会引发或加重抑郁症状，因此，针对这部分老年人应该咨询他们的医生是否继续使用该药物或改用其他无此不良反应的药物。

引发或加重抑郁症状的药物

(2)社会心理因素：应激性生活事件往往被看作是抑郁发作的促成因素，在老年阶段更为常见的应激源表现为在能力方面显著且持续的弱化和在功能状态方面的减退。例如老年人可能经历行走能力减退、慢性疼痛、衰弱或其他需要不同形式长期照护的健康问题。有研究发现，相比具体疾病本身而言，老年人对于健康的主观认识和感知的功能状况与抑郁的关系更加密切。步入老年，老年人需要面对并适应晚年生活的角色变化，例如退休可能导致老年人感觉他们在对家庭及社会奉献方面的价值和重要性降低。由于子女离家、丧偶等，社会关系减少，也可能引起亲密关系疏离，并可导致老年人有社会孤立和孤独感。因此，为抑郁老年人提供充分的社会支持被证明是预防抑郁的有效因素。许多老年人收入较低，贫穷也可能被认为是抑郁的促成因素。此外，遭遇虐待的老年人将可能长期存在严重的心理问题，包括抑郁和焦虑。

(3)人格与遗传因素：神经质(消极情感)已被确立是抑郁障碍起病的风险因素。老年抑郁的发生与个体的人格因素有关，高水平的神经质令个体在面对生活应激性事件时更可能导致抑郁发作。此外，现在研究普遍认为，老年抑郁有一定的遗传背景，重性抑郁障碍老年人的一级亲属患重性抑郁障碍的风险比一般人群高2~4倍，早期起病和反复发作的相对风险更高，遗传可能性约为40%。

4. 老年抑郁障碍的后果

老年抑郁患者如没有严重的躯体疾病或痴呆，并接受了较好治疗，则超过80%的患者能康复，且在整个随访过程中都能保持健康。相反，如果缺乏医疗机构或社会支持，患者自我健康评价状态较差，则可能需要更长时间的康复。但需要注意的是，很多老年抑郁患者不认为他们患上了抑郁，而是抱怨更多的躯体症状，或认为被诊断或承认自己患心理或精神疾病是一件耻辱的事情，因此很少主动就医，极容易被忽视。

老年抑郁会引起医疗合并症，使躯体功能和认知功能受损。例如，抑郁会加重很多慢性疾病(如心肌梗死、心力衰竭、骨质疏松等)，并使病情复杂化。抑郁会增加日常生活能力和步行能力降低的风险，其中重性抑郁障碍也可能导致老年人完全失能，以至于无法进行基本的生活自理，在躯体、社会和角色功能上表现为更严重的减退。抑郁也会进一步使阿尔兹海默病的病程复杂化，使得医疗费用大幅增加。更重要的是，老年抑郁患者的自杀倾向比普通老年人明显增加，给家庭及社会带来较大压力。

5. 老年抑郁障碍的评估

常用老年人抑郁评估量表

临床医护人员应评估老年人的病史，包括发病年龄、躯体疾病、既往发作的临床表现、发作的频率、既往治疗方法及疗效、家族史、心理社会因素等，对怀疑患抑郁障碍的老年人应做全面的体格检查、辅助检查、实验室检查和精神检查。

心理测评量表是评估老年抑郁障碍的重要辅助工具，包括成年人通用的一般抑郁量表和适用于老年人特异性抑郁量表，根据评估者的不同又可分为自评和他评两类。

（1）汉密尔顿抑郁量表（Hamilton depression scale，HAMD）由 Hamilton 于 1960 年编制，后经过多次修订，是最经典、也是目前临床上应用最广泛的抑郁症状他评量表，用于评定抑郁严重程度及治疗效果。该量表有 17 项、21 项和 24 项等 3 种版本，大部分项目采用 0~4 分 5 级评分法：0 为无症状；1 为轻度；2 为中度；3 为重度；4 为极重度；少数项目采用 0~2 分 3 级评分法：0 为无症状；1 为轻—中度；2 为重度。

评定应由经过培训的专业人员进行，一般采用交谈与观察相结合的方式，按量表内容对被测者进行检查后评分，个别项目尚需从家属或病房工作人员处获得资料。两名评定者分别独立评分。该量表有 7 个因子：焦虑或躯体化、体重、认知障碍、日夜变化、阻滞、睡眠障碍、绝望感。总分越高提示病情越严重，HAMD 24 项版本总分超过 35 分提示严重抑郁；超过 20 分提示肯定有抑郁；超过 8 分提示可能有抑郁；小于 8 分则无抑郁症状。

（2）老年抑郁量表（geriatric depression scale，GDS）由美国学者 Brink 和 Yesavage 等于 1982 年编制，是专门用于评估老年人抑郁的筛查量表，评估老年人是否有空虚、担心未来、哭泣、无望感等情感与行为方面的抑郁症状，适用于健康、有躯体疾病、轻中度认知受损的老年人，其被广泛地用于社区、急性病照护和长期照护医疗机构中。长版量表共 30 个条目，总分 30 分，老年人需要根据过去一周的感受回答“是”或“否”。30 个条目中 1、5、7、9、15、19、21、27、29、30 用反序计分，即回答“是”得 0 分，回答“否”得 1 分；其余条目回答“是”得 1 分，回答“否”得 0 分。0~9 分可视为正常范围，即无抑郁，10~19 分为轻度抑郁，20~30 分为中重度抑郁。

Sheikh 和 Yesavage 于 1986 年重新编制 GDS-15 量表，共 15 个条目，所有条目均来自长版的 GDS 量表，且被证明与抑郁症状有较高的相关性。完成 GDS-15 需要 5~7 分钟，适用于有躯体疾病、轻中度痴呆及只有较短的注意力或很容易感到疲乏的老年人。15 个条目中 1、5、7、11、13 用反序计分，即回答“是”得 0 分，回答“否”得 1 分；其余条目回答“是”得 1 分，回答“否”得 0 分。得分为 0~4 分可视为正常范围，即无抑郁；得分为5~9分提示有轻度抑郁，需进一步随访全面评估；得分大于等于10分，提示有中度抑郁。

（二）老年焦虑障碍

1. 焦虑障碍

焦虑（anxiety）是指人们对环境中即将面临的、可能会造成危险和威胁的重大事件，或预示要做出重大努力进行适应时，出现的紧张、焦灼的期待等情绪反应。当焦虑的严重程度与客观的事件或处境不相称或持续时间过长时则为病理性焦虑，临床上称为焦虑症状，可表现为精神症状和躯体症状。前者是指一种提心吊胆、恐惧和忧虑的内心体验伴有紧张不安；后者是在精神症状基础上伴有自主神经系统功能亢进症状，如心悸、气短、胸闷、口干、出汗、肌紧张性震颤、颤抖或颜面潮红、苍白等。

焦虑是老年人常见的心理症状之一，焦虑障碍在患病老年人身上更为常见。焦虑障碍包括那些共享过度害怕和焦虑，以及有相关行为紊乱特征的障碍。

由于研究老年人焦虑障碍发病率的方法学和诊断标准存在差异，世界不同研究机构报道的老年人焦虑障碍发病率差异较大。一项针对我国老年人焦虑障碍的Meta分析发现，我国老年人焦虑症的患病率为6.79%，焦虑障碍的患病率为22.11%，可见焦虑症和焦虑障碍在中国老年人群中患病率较高。另有证据显示，社区老年人中患焦虑障碍比抑郁障碍更为常见，如合并焦虑和抑郁障碍，则愈后更差。老年焦虑障碍患者中女性多于男性，城市多于农村。

焦虑与害怕的区别

老年人的焦虑障碍会增加老年人的死亡风险，即使在高功能状态的老年人中，焦虑障碍也能引发失能，降低生活满意度，带来显著的主观痛苦。

2. 老年人常见焦虑障碍类型

根据美国《精神障碍诊断与统计手册（第5版）》（diagnostic and statistical manual of mental disorders-5th edition，DSM-5），由于导致害怕、焦虑或回避行为以及伴随的认知观念、物体或情境类型有所不同，焦虑障碍的类型多样，其中在老年人中发生的焦虑障碍有特定恐怖症、广泛性焦虑障碍、社交焦虑障碍/社交恐惧症以及惊恐障碍。

（1）特定恐怖症（specific phobia，SP）：是老年人中经历的最普遍焦虑障碍之一。患有特定恐怖症的老年人可能罹患自然环境型特定恐怖症，也会害怕跌倒，其中害怕跌倒的过度回避行为在特定恐怖症老年人中较为常见。害怕跌倒也可能导致行动缓慢和躯体及社交功能的减弱，降低生活质量。如同所有焦虑障碍一样，患特定恐怖症的老年人倾向于与躯体疾病同时发生，包括冠心病和慢性阻塞性肺疾病，他们更可能将其焦虑症状归因于躯体疾病。此外，患特定恐怖症的老年人更可能以非典型的方式表达焦虑，例如同时包含焦虑和抑郁的症状，因而也可能被诊断为未特定的焦虑障碍。

（2）广泛性焦虑障碍（generalized anxiety disorder，GAD）：也是老年人中常见的焦虑

障碍之一。广泛性焦虑障碍的症状倾向于慢性焦虑障碍，表现为对诸多事件或活动的过分焦虑和担心（焦虑性期待），且难以控制这种担心，导致注意力不集中，无法专注于手头上的工作，例如慢性躯体疾病的出现可以成为老年人过度担心的严重问题；在衰弱的老年人中，因为担心跌倒可能会限制他们的活动；那些早期认知受损的个体，似乎会出现更过度地担忧。老年患者可能会出现坐立不安或感到激动或紧张，容易疲倦，注意力难以集中或头脑一片空白、易激惹、肌肉紧张，睡眠障碍等症状。这种焦虑、担心或躯体症状会引起有临床意义的痛苦，或导致社交障碍或其他重要功能的损害。患广泛性焦虑障碍的老年人被更多地报道有高血压，角色功能、社会功能、角色情感功能低下，躯体疼痛，较差的健康自评状态，缺乏活力等问题。

（3）社交焦虑障碍/社交恐惧症（social anxiety disorder，SAD / social phobia，SOP）：在老年人中较为常见，其基本特征是一种对社交情境的显著或强烈的害怕或焦虑，在这种情境下个体可能被他人品评。老年人由于感觉功能（听力、视觉）降低所致的残障，或因自己的表现（例如帕金森病的颤抖症状），或是由于躯体疾病所致的功能障碍、失禁或认知受损（例如忘记他人的名字）等而表现出不同于年轻人的低水平社交焦虑，出现回避社交情况，还可表现为躯体疾病的症状加重，例如颤抖加剧或心动过速等。

（4）惊恐障碍（panic disorder，PD）：是指反复出现的、不可预期的惊恐发作，而惊恐发作是突然涌现而来的、强烈的害怕或不适，在几分钟内达到顶峰，表现出心悸、心慌或心跳加速，出汗，震颤或发抖，气短或窒息，哽咽感，胸痛或胸部不适，恶心或腹部不适，感到头昏、脚步不稳、头重脚轻或昏厥，发冷或发热感，皮肤感觉异常（麻木或针刺感），现实解体（感觉不真实）或人格解体（感觉脱离了自己），害怕失去控制或“发疯”，濒死感等躯体和认知症状。

在老年人中，惊恐障碍的患病率低，可归因于与年龄有关的自主神经系统反应的“减弱”。许多有“惊恐感受”的老年人被观察到有一种有限症状的惊恐发作和广泛性焦虑的“混合”。老年人也倾向于将他们的惊恐发作归因于特定的应激性情境，例如医疗程序或社交环境。老年人可能会回顾性地支持惊恐发作的解释（哪怕他们曾经否认惊恐障碍的诊断），即使当时的发作实际上可能是不可预期的（因此符合惊恐障碍的诊断）。这种现象可能导致不可预期的惊恐发作在老年人中报告不足。因此，需要对老年患者仔细问诊，以评估在压力情境之前是否预期到了惊恐发作，以防忽略不可预期的惊恐发作和惊恐障碍的诊断。

（5）由躯体疾病和物质/药物所致的焦虑障碍：步入老年后，老年人可能经历了慢性躯体疾病，然后发展出继发于慢性躯体疾病的独立的焦虑障碍，例如内分泌疾病（如甲状腺功能亢进、嗜铬细胞瘤、低血糖和肾上腺皮质功能亢进等），心血管疾病（如充血性心力衰竭、肺栓塞、心律失常等），呼吸系统疾病（如慢性阻塞性肺疾病、哮喘、肺炎等）等，其基本特征是临床显著的焦虑，被认为能更好地用其他躯体疾病的生理效应来解释。另外，警惕老年人可能使用的物质和药物，如酒精、咖啡因、大麻、苯环利定、镇痛药、催眠药或抗焦虑药、可卡因、苯丙胺等。

3. 老年焦虑障碍的评估

量化工具的应用是评估老年焦虑障碍的重要辅助手段，其中症状量表用于测量症状的严重程度，包括成年人通用的一般焦虑量表和适用于老年人特异性焦虑量表，根据评估者的不同又可分为自评和他评两类。

常用老年人焦虑评估量表

（1）汉密尔顿焦虑量表（Hamilton anxiety scale，HAMA）由Hamilton于1959年编制，是评定焦虑症状最经典，也是最常用的他评量表，特别适用于焦虑性神经症的严重程度评定（表2-2）。HAMA有14个项目，采用0~4分5级评分法：0为无症状；1为症状轻微；2为有肯定的症状，但不影响生活与活动；3为症状重，需加以处理，或已影响生活与活动；4为症状极重，严重影响生活。

评定由经过培训的专业人员进行，除第14项需结合观察外，所有项目都根据被测者的口头叙述进行评分，同时特别强调被测者的主观体验。结果分为总分和躯体性、精神性两大因子分。躯体性焦虑因子由第7~第13项组成，其余7项则组成精神性焦虑因子。一般以HAMA 14项总分14分为分界值，总分超过29分可能为严重焦虑，超过21分肯定有明显焦虑，超过14分肯定有焦虑，超过7分可能有焦虑，小于等于7分没有焦虑。

表2-2　汉密尔顿焦虑量表的内容

项目	主要表现
1. 焦虑心境	担心、担忧，感到最坏的事情将要发生，容易激惹
2. 紧张	心情紧张、身体疲劳、不能放松，情绪反应大，易哭、颤抖、感到不安
3. 害怕	害怕黑暗、陌生人、一人独处、动物、乘车或旅游、公共场合
4. 失眠	难以入眠、易醒，睡眠浅、多梦、夜惊、醒后感觉疲倦
5. 认知功能	注意力不能集中、注意障碍、记忆力差
6. 抑郁心境	丧失兴趣、抑郁、对以往爱好缺乏快感
7. 躯体性焦虑（肌肉系统）	肌肉酸痛、活动不灵活、肌肉和肢体抽动、牙齿打战、声音发抖
8. 躯体性焦虑（感觉系统）	视物模糊、发愣、发热、浑身软弱无力、刺痛
9. 心血管系统症状	心动过速、心悸、胸痛、血管跳动感、昏倒感、心搏脱漏
10. 呼吸系统症状	胸闷、窒息感、叹息、呼吸困难
11. 胃肠道症状	吞咽困难、嗳气、消化不良（进食后腹痛、腹胀、恶心、胃部饱感）、肠动感、肠鸣、腹泻、体重减轻、便秘

续表2-2

项目	主要表现
12. 生殖泌尿系统症状	尿频、尿急、性冷淡、早泄、阳痿
13. 自主神经系统症状	口干、潮红、苍白、易出汗、紧张性头痛、毛发竖起
14. 会谈时行为表现	①一般表现：紧张、不能松弛、忐忑不安、咬手指、紧握拳、面肌抽动、手发抖、皱眉、表情僵硬、肌张力高、叹息样呼吸、面色苍白 ②生理表现：吞咽、打嗝、安静时心率快、呼吸快、腱反射亢进、震颤、瞳孔放大、眼睑跳动、易出汗、眼球突出

(2) 老年焦虑量表(geriatric anxiety scale，GAS)由美国学者 Segal 等人在 2010 年编制，该量表共 30 个条目，是专门用于筛查老年人广泛焦虑症状的自评量表，涵盖三大常见焦虑症状，即躯体维度(如心率增加、睡眠困扰)，认知维度(如担忧难以掌控的事)和情感维度(如感觉紧张或处于边缘状态)。要求被测者根据过去一周(包括测试当天)的感受回答，所有条目采用 0~3 分的 4 级评分法(0 表示几乎没有，1 表示有时，2 表示经常，3 表示几乎总是如此)。

条目 1~25 是可评分项，其得分范围为 0~3 分，得分越高说明焦虑水平越高。条目 26~30 的得分并不用于计算量表的总分或子量表的得分，而是用于帮助临床医护人员确定被测者焦虑的对象。

(3) 老年焦虑问卷(geriatric anxiety inventory，GAI)由澳大利亚学者 Panchana 等人于 2007 年编制，该量表在语言表述上考虑到各类认知水平老年人的适用性，并将躯体症状排除在外，可用于被测者自评或临床专业人员他评。GAI 包括 20 个条目，要求被测者根据自己一周以来的感受以“是”或“否”作答，“是”计 1 分，“否”计 0 分，总分为 0~20 分，分数越高，说明焦虑症状越严重。

(董超群、高晨晨)

第四节　老年人社会健康状况评估

老年人社会健康状况是指老年人的人际关系的数量和质量及其参与社会活动的程度和能力。老年人社会健康状况的评估包括角色和角色适应、物理和社会环境、文化背景、家庭及社会支持系统等多方面的综合情况。

预习案例

李某，男，61岁，去年办理了退休手续，告别工作岗位的他心情一直很郁闷，总是有一种失落感，特别是再回到原单位时，有的同事没有以前那样热情，甚至有人装作未看见，以前社会上很多称兄道弟的朋友，现在好像一下子全部消失了。回到家中，想安排儿子、老婆做点事，却经常遭到家人的顶撞。最近李某的状况变得更加糟糕，无端地发脾气、骂人，甚至整宿地睡不着。

思考

1. 你认为李某存在哪些健康问题？这些问题是由哪些因素导致的？

2. 可以从哪些方面帮助李某及面临退休的人应对和避免产生这类健康问题？

一、角色功能评估

老年人角色功能评估的目的是明确老年人对自身角色的感知、对角色是否适应、对所要承担的角色是否满意，以便采取措施进行干预，尽量避免给老年人带来生理和心理上的不良后果。

（一）角色

角色是社会心理学借用喜剧舞台上的专用名词来表示对具有某种特定社会职位的个体所规定的标准和期望。角色是社会对个体在特定场合下职能的划分，代表了个体在社会中的地位和社会期望，个体表现出符合其地位的行为。角色不能单独存在，需要存在于和他人的关系之中。

（二）老年角色的转变

社会角色是指与人的社会地位、身份相一致的一整套权利、义务和行为模式。随着年龄的增长，个体社会地位的不断变化，老年人的社会角色也会发生相应变化，主要表现为：

1. 从工作角色转变为休闲角色

绝大多数城市老年人在退休后，伴随着权利的丧失，即从工作角色进入休闲角色，农村老年人由于其经济条件和劳动习惯的限制，处于工作角色和休闲角色双重角色中，但最终仍要进入完全的休闲角色。转变为休闲角色的老年人可能出现精神空虚、无所事事、频繁看钟（表）等症状，并产生度日如年的感觉。

2. 从主要角色转变为次要角色

主要角色为具有独立的思想和行动力，能对自己的思想和行为负责，且能够不断地认识和改造世界的一种角色。次要角色则为上述能力减弱或缺失的一种角色。转变为次要角色的老年人可能出现精神沮丧、情绪低落，对未来失去信心和出现失落感等精神症状。

3. 从配偶角色转变为单身角色

随着配偶的离世，剩下的一方即进入单身角色。转变为单身角色的老年人易出现心情悲伤、以泪洗面、睹物思人等症状，并产生“干脆也死了算了”等消极心理。

4. 从居家角色转变为集体角色

居家角色是居住在家中，与家庭成员朝夕相处，相互依存，并享有一定权利和义务的一种角色。集体角色则为丧失居家角色而住进老年集体机构，过上集体生活的一种角色。转变为集体角色的老年人，性格内向者可能会出现自闭、郁郁寡欢等症状；性格外向者可能因与他人生活习惯等的不同产生冲突。

（三）老年角色的评估

对老年人进行角色评估可以采取交谈和观察两种方法，交谈法常采用开放式提问进行评估，观察法主要观察老年人有无因角色改变、角色不适应而产生不良的身心行为反应，如疲乏、头痛、心悸、焦虑等。评估的内容包括：

1. 角色承担、认知和适应情况

了解老年人过去从事的职业、担任的职务以及目前所担任的角色。要让其描述对自己承担的角色是否满意，与自己的角色期望是否相符，有无角色适应不良，评估有无不良的身心行为反应，如头痛、头晕、睡眠障碍、焦虑、抑郁等；同时还要询问别人对他们的角色期望以及角色改变对他们生活方式、人际关系的影响，如询问老年人：退休后您的生活发生了哪些改变？您最近做了哪些事情？哪些事占了您大部分时间？对您而言什么最重要？什么事情对您来说很困难？您希望做什么事情？您身边的人希望您做些什么事情？等等。

2. 家庭情况

了解老年人与家人相处的情况，夫妻关系、性生活情况，以及老伴去世后角色的交换，家庭地位的变更和角色的变化等的影响。在对老年人进行性生活评估时，评估者要持科学、尊重的态度。

我国老年人退休适应及影响因素

3. 社会关系情况

对老年人社会关系形态的评估有助于获得有关自我概念和社会支持资源的信息。询问老年人每天的日常活动，是否有参与到社会活动中，是否了解自己的角色权利和义务，是否有良好的社会人际关系。如果被评估者对每日活动不能明确表述，提示社会角色缺失或不能融合到社会中去；不明确的反应，也可提示是否有认知或其他精神功能障碍。

二、家庭、社区、社会环境评估

预习案例

何先生，73 岁，文盲，东北人，现随儿子居住在南方，因洗澡时不慎滑倒后骨折入院治疗。何先生平日吃素，住院后不适应病房的环境和饮食，对医护人员的治疗和护理配合欠佳。儿子儿媳因平日工作较忙，雇佣了护工对其照顾，工作之余会前来探望，何先生住院期间，与他人沟通较少，心情较为低沉。

思考

1. 现阶段，需要对何先生进行重点评估的内容有哪些?

2. 有无必要对何先生的家庭进行评估，需要评估哪些方面?

3. 作为护士，你认为何先生在住院期间可能发生什么问题?

（一）家庭评估

家庭的环境及健康状况直接影响老年人的身心健康、功能状态及生活质量。完整的家庭结构、和睦的家庭氛围有助于老年人身心健康，否则老年人则会面临精神压力大、孤独焦虑等不利局面。因此，家庭评估有助于及时发现老年人家庭中影响健康的相关因素，从而制定出更有针对性的护理措施以促进老年人的健康。家庭评估包括对老年人家庭基本信息、家庭类型与结构、家庭资源与功能、家庭压力与危机的评估。

1. 家庭基本信息

家庭基本信息包括老年人家庭成员的姓名、性别、年龄、受教育程度、职业、健康状况及家族史。

2. 家庭类型

家庭成员的数量、性别和年龄决定家庭的结构类型。我国的家庭类型包括核心家庭、主干家庭、单亲家庭、重组家庭、无子女家庭、同居家庭、老年家庭 7 种类型。

家庭结构的评估

3. 家庭结构

家庭结构是指家庭成员间相互关系和相互作用的性质，包括权利结构、角色结构、沟通过程和价值观 4 个方面。

4. 家庭功能

家庭功能是指家庭本身所固有的性能和作用，以满足家庭成员的需要和社会期望，维持家庭的正常运作。家庭功能关系到每个家庭成员的身心健康及疾病预后，家庭功能的评估常用 APGAR 家庭功能评估表。

5. 家庭资源

APGAR家庭功能评估表

家庭资源是指家庭为了维持其功能、应对压力与危机事件所需要的精神、物质和信息等方面的支持。家庭资源包括内部资源和外部资源。内部资源包括经济支持（如医疗费用的分担）、精神和情感支持（如家人的关心、爱护与支持）、信息支持（如提供医疗服务信息、保健知识）和结构支持（如创造有利于老年人生活的家庭环境和设施）。外部资源包括社会支持（如亲友的支持）、文化支持（提供可陶冶老人情操的文化环境）、医疗支持（提供方便老人就医的医疗条件）和宗教支持（如宗教团体）等。

6. 家庭压力和危机

家庭压力和危机是指可引起家庭生活发生重大改变、家庭功能失衡的各种压力性事件或应激性事件，包括家庭成员关系的改变、家庭成员角色的冲突、家庭成员患病或死亡等。

（二）社区评估

社区的居住环境、疾病状况以及卫生服务状况均可影响老年人的身心健康。由于社区评估的内容较为广泛，因此可根据老年人具体情况有重点地去获取相关资料，集中人力物力解决老年人主要问题。

1. 社区基本状况

社区基本状况主要包括：①社区人口状况：包括社区人口数量增长和减少比例、人口密度、人口性别比、人口年龄构成、老年人口系数等；同时需评估人口的职业、文化、婚姻、宗教及民族等构成。②社区环境及居民居住情况：包括社区地理特征、气候条件、居住环境、社区服务设施、社区交通、邻里关系、附近的医疗服务机构等地理环境和社会环境。③社区经济状况：包括居民人均收入水平、家庭收入水平、社区居民就业率和失业率、居民消费水平等。④社区卫生条件：包括社区基本卫生设施、社区污染情况、社区劳动保护措施、职业病发病情况等。⑤生活质量指数：包括婴幼儿死亡指数、1岁预期寿命指数、识字率指数等。

2. 社区健康和疾病状况

评估社区人群平均预期寿命、死因构成及死因顺位；评估社区人群吸烟、喝酒、高盐饮食等不良行为情况；评估发病率、现患率、病死率、伤残率等衡量社区疾病状况的指标。

3. 社区卫生服务情况

主要评估社区医疗卫生服务需要量和社区医疗卫生资源利用情况。①医疗卫生服务需要量：主要了解社区内居民疾病患病情况，尤其是老年人相关疾病患病情况（如健康人占总人口的百分数，每千人慢性病患者人数等）、疾病严重程度（如每千人患严重疾病人数、每千人患两种以上疾病患者人数等）、因病丧失劳动力的主要指标等；②医疗卫生服务利用度：包括门诊量、住院率、每千人床位数、每千人医护人员数等。

（三）社会环境评估

社会环境评估就是对老年人所处的社会政治环境、经济和法治环境、科技和文化环境等宏观因素进行评估。老年人群的社会关系与社会支持，是老年人群社会评估的重要内容。通过对老年人群的社会关系与社会支持的评估，可开展更为有效的老年护理和健康管理。

1. 教育背景

老年人的教育背景决定其思想观念。教育背景可影响老年人对疾病、自我保健水平、利用卫生服务的认识。评估时可直接与老年人或其家属进行交谈，了解老年人及其家庭成员的受教育程度以及是否具备健康照顾所需要的知识和技能。

2. 经济状况

经济状况可影响老人在患病时能否得到应有的及时治疗。经济状况低下时，老人在住院期间容易发生角色适应不良。评估时可询问老人家庭经济来源有哪些？医疗费用支付方式是什么？有何困难？

3. 生活方式

生活方式与个人的喜好和习惯有关。评估时，可观察老年人在饮食、睡眠、日常活动、娱乐等方面的习惯与爱好以及有无不良嗜好。

4. 社会关系

个体的社会关系网包括与之有直接或间接关系的所有人和人群，包括家人、朋友、同事、宗教和自救团体、病友、医护人员等。良好的社会关系和社会支持力度与老年人的身心健康、生活质量和治疗护理的依从性显著相关，通过国家与政府、社区与家庭四个层面的社会支持，可满足老年人多类别、多层次的需求。社会支持包括两大类，一类为客观的、可见的或实际的支持，包括物质援助、社会网络或团体关系的存在和参与，这类支持是独立于老年人主观感受而客观存在的现实。另一类为主观体验到的情感上的支持，包括个体在社会中受尊重、被支持、被理解的情感体验和满意程度。可通过社会关系量表和社会支持量表对老年社会关系和社会支持进行评估，从而更好地帮助老年人适应社会环境，提高其身心健康水平。

三、文化评估

文化与老年人的身心健康息息相关，决定着老年人对健康、疾病、老化和死亡的看法及信念，其中价值观、信念、信仰及习俗是老年人文化评估的核心要素。不同文化背景在健康观念、求医方式、治疗态度等方面都存在较大的差异。文化评估的目的是了解老年人的文化差异，以便从老年人的文化立场出发，理解其认识和行为，从而制定出符合老年人文化特征的护理措施。

（一）价值观评估

价值观是指个体对生活目标和生活方式的看法和思想意识，是个体在长期社会化过程中所逐步形成的，包括个体所认同的生活目标以及目标指导下的个体行为方式。评估老年人的价值观可采用以下问题："您认为您自己健康吗？""您是如何看待您的疾病的呢？""您认为疾病对您的生活产生影响了吗？"。

（二）信念评估

信念是指个体认为自己可以确信的看法，是个体在自身经历中所积累的知识、见解、认识观。健康与信念密切相关，健康的信念是产生健康行为的前提，因此老年人信念的评估主要是评估健康和疾病相关的信念。可采用克莱曼信念评估模式，共包括10个问题。

克莱曼信念评估模式

（三）风俗习惯评估

风俗习惯是人们在长期的社会实践中所形成的、并历代沿袭相传的、程式化的生活行为方式，具有一定的区域性和继承性。风俗习惯具体指人们在生产、居住、衣着与饮食、沟通、医药、节日庆典、礼仪、婚姻家庭等文化生活方式上的共同喜好和禁忌。与健康相关的风俗习惯包括饮食习俗、生活习俗、运动习俗、民间治病习俗等，要注意评估老人有无存在不利健康的风俗习惯。

（四）宗教信仰评估

信仰是指对神或者圣贤主张、主义的信服和尊崇，并将之奉为自己的行为准则。可通过评估以下问题了解老人的宗教信仰情况："您有没有因为您的宗教信仰禁止做的事情？""您有没有因为您的宗教信仰不能吃的食物？""您的家庭中还有谁跟您有相同的宗教信仰？""住院期间，您参加宗教活动是否受到影响？需要何种帮助以继续参与宗教活动？""您的宗教信仰对您在住院期间的检查、治疗、饮食、用药等有哪些特殊的要求？"。

（五）文化休克评估

文化休克是指当个体进入不熟悉的文化环境时，因失去与自己所熟悉文化相关的社会交流手段和符号（如沟通障碍、日常活动改变、风俗习惯差异等）而产生的一种迷惘、疑惑、排斥情绪甚至是恐惧感。对住院患者来说医院是一个完全陌生的环境，与家人分离、缺乏沟通、日常生活习惯改变、对治疗和疾病的恐惧等，容易导致患者发生文化休克，而老年人住院期间相较于年轻人更容易发生"文化休克"。

文化休克的分期

（董超群　高晨晨）

本章小结

老年人的身心改变有其独特的特点，对老年人健康评估应遵循一定的原则，根据老年人的身心特点运用合适的健康资料收集方法，从多种途径收集老年人的健康资料，以便对老年人的健康状况做出全面、准确的评估。

临床医护人员应评估老年人的病史，包括发病年龄、躯体疾病、既往发作的临床表现、发作的频率、既往治疗方法及疗效、家族史、心理社会因素等，对怀疑有抑郁障碍的老年患者应做全面的体格检查、辅助检查、实验室检查和精神检查。老年人体格检查的方法及内容与青壮年相同，但是要注意辨别增龄引起的生理变化和疾病引起的病理变化。

老年人辅助检查结果受到多种因素影响，护士在解读和分析老年人的辅助检查结果时应注意其特殊性，对结果予以正确的解读和分析。

功能状态是判断老年人是否需要医疗和社会服务的重要指标；功能状态的评估包括日常生活能力、功能性日常生活能力、高级日常生活能力三个层次。评估功能状态应根据评估对象的特点及评估内容选择合适的评估工具。

认知评估具有筛查和监测的作用，包括思维评估、言语能力评估和定向力评估。认知评估工具包括简易智力状态检查表、迷你认知量表、简易操作智力状态问卷、sweet 16、蒙特利尔认知量表等。评估时要注重评估时机、地点、环境等对评估者所造成的影响。

抑郁是老年人群中最常发生的重大的心理健康问题，老年人抑郁症状因常与其他问题同时出现而经常被忽视或未得到治疗。

焦虑是老年人常见的心理症状之一，焦虑障碍在患病的老年人身上更为常见。量化工具的应用是评估老年焦虑的重要辅助手段，其中症状量表用于测量症状的严重程度。

老年人社会健康的评估包括角色和角色适应、物理和社会环境、文化背景、家庭及社会支持系统等多方面的综合情况。

社会角色变化是老年期重大变化之一。老年角色的评估内容包括：角色承担、认知和适应情况，家庭情况和社会关系情况。

老年人家庭评估包括家庭基本信息、家庭类型、家庭结构、家庭功能、家庭资源、家庭压力和危机。

社区评估包括社区基本状况、社区健康和疾病状况和社区卫生服务情况。

社会关系与社会支持评估是老年人群社会评估的重要内容。

文化评估包括价值观、信念、风俗习惯、宗教信仰和文化休克评估。老年人住院期间较容易发生“文化休克”。

客观题测验

主观题测验

第三章 老年人健康保健与养老照顾

老年人健康保健与养老照顾PPT

学习目标

1. 识记：老年保健、老年健康促进、养老与照顾的概念。

2. 理解：老年保健的原则、任务及保健策略；老年健康促进的基本环节和老年人健康促进的行为；社会发展对养老护理员的影响。

3. 运用：针对老年保健服务对象的特点，运用护理程序制定老年保健重点人群的健康保健计划。

人口老龄化是21世纪最重要的全球人口发展趋势之一，建立有效与完善的老年保健组织、养老照顾体系及养老机构，做好老年保健工作，为老年人提供满意的医疗保健服务和养老照顾，不仅有利于老年人健康长寿，延长其生活自理能力的年限，也能促进社会的稳定和发展。

第一节 老年人保健

世界卫生组织(WHO)老年卫生规划项目提出，老年保健(health care in elder)是指在平等享用卫生资源的基础上，充分利用现有人力、物力，以维护和促进老年人健康为目的发展老年保健事业，使老年人得到基本的医疗、护理、康复、保健等服务。

老年保健事业旨在最大限度地延长老年期独立生活自理的时间，缩短功能丧失和生活上依赖他人的时间，提高老年人生命质量。同时，促进老年保健和老年福利事业的发展，例如健康咨询、健康指导、健康教育、定期体检、功能训练、访问指导、建立健康手册档案等保健活动都属于老年保健事业范畴。

一、国内外老年保健的发展

世界各国老年保健事业的发展状况不尽相同，各有特点，这与各国人口老龄化的程度、国家经济发展水平、社会制度等有关。欧美等国家进入老龄化社会比较早，已经建立了规范、完善的老年保健制度和方法，而我国由于经济发展与人口老龄化进程的不平衡以及老年人口众多等原因，老年保健工作起步晚，发展缓慢，老年保健及服务体系面临严峻的挑战，还需要逐步建立正规、全面、系统的老年保健模式。

(一)国外老年保健的发展

以英国、美国、荷兰、日本等发达国家老年保健制度的建立和发展为例，介绍国外老年保健事业的发展情况。

1. 英国的老年保健

老年保健最初源于英国。英国卫生服务体系的基本特征是全民免费的国家保健服务制度和社区卫生服务。英国的老年保健分为医院和社区两个部分，医院设有老年病科及老年病床，并且有老年病专科医生。医院与社区在老年保健方面有广泛的联系。英国按照一级预防原则，以社区保健为重点，采取了一系列的老年保健措施。

(1)社区老年家庭访视。

社区护士定期对社区内65岁以上的老年人进行家庭访视调查，对老年人进行健康生活指导，发现问题及时处理或报告全科医生。有专门机构为老年人讲授工艺、兴趣培养、戏剧与音乐欣赏、养花等提升生活情趣的课程，以促进老年人身心健康，减少疾病的发生。

(2)社区之家或护理之家。

孤寡老年人交付一定费用后可以来社区之家或护理之家长期居住。对患病老年人，先由社区护士进行调查，根据不同情况进行不同处理：病情严重者送往专科医院，一般患者在社区医院治疗，可以不住院者则在日间医院或家里接受保健服务。

2. 美国的老年保健

美国的老龄化问题最为突出，因此，美国对于老年人的社区护理十分重视。美国的老年社区护理已形成体系，除了拥有先进的医疗设备与技术，老年人的心理护理也成为重要课题。

(1)美国的老年保障制度。

1965年，老年健康保险被写进《社会保障法》，从1966年7月开始美国老年人开始享有老年健康保险：A类保险(强制性的住院保险)，用于支付住院治疗费用、家庭保健治疗费用和临终关怀医院的费用；B类保险(附加医疗保险)用于支付医生的服务费用和医院门诊服务费。

美国的老年护理体系

(2)美国的老年护理体系。

形成“联邦—州—地方”的模式，通过对社区内老年人个体差异的调查，将其划分为不同的类别，分别给予不同的医疗保健护理。

(3)家庭式护理中心。

家庭式护理中心(Nursing Home)为公寓式护理院，亦称为老年公寓。护理中心有运动场所，备有健身器材，条件好的还有篮球场、游泳池等；医疗设备较简单，有少量的兼职医生和少数专业护士，主要是护理助手及社会工作者等。对象为需要特别护理的老年人，其中65.7%是阿尔茨海默病。

(4)社区服务中心。

社区服务中心是提供家庭护理和生活照顾的专门机构，一般没有专职医生，主要由社区护士上门为患者提供专业护理，由护士助手上门为患者提供生活照顾。从医院出院而需继续治疗和康复的患者，医院将联系患者的家庭医生和社区卫生服务中心，转告病情并提出继续治疗和康复的具体建议，由家庭医生制订治疗和康复方案，社区护士执行。

(5)长期护理。

长期护理是指在社区和家庭进行的医疗和生活照顾，主要护理对象是不需要在医院治疗的老年患者和残疾人。除专业护理项目外，长期护理的费用不属医疗报销范围，患者必须自己负担费用或购买专门的医疗保险。长期护理的服务内容广泛，从购物、送饭、洗澡等生活照顾到查体、给药、注射等专业护理。长期护理有家庭护理和社区护理两种形式。

3. 荷兰的老年保健

(1)居家照料体系。

在老年人家中，由专业居家照料人员为病患、残疾人士或生活不能完全自理者提供生活照料、治疗、护理及必要的帮助，目的是帮助老年人尽可能长久地在家里生活，并尽可能增加他们独立自我料理的能力。

(2)居家照料的内容。

居家照料包括老年人日常生活照料、医学照料、健康咨询，提供有关疾病方面的资料、预防保健及健康教育，与疗养、疾病及死亡等有关的护理、咨询服务。

(3)居家照料人员的要求。

社区护士：需要进行4年高等培训或3年半内部培训加2年中等职业培训。

辅助社区护士：需要进行3年医院护理中心工作培训加6个月社区护理课程培训，或3年中等护理职业培训。

4. 日本的老年保健

日本是一个经济高度发达的国家，同时也是世界第一长寿国，重视老年保健是日本社区卫生服务的主要特点。其卫生保健制度的显著特征是以形式多样的健康保险构成全民社会健康保险体系。

(1)日本的老年保障制度。

1)健康保险制度：除法律规定的日本全民健康保险制度外，日本于1983年和1984年分别建立了老年人健康保险制度和退休者健康保险制度。日本的老年人保健法规定：老年人健康保险制度的享受对象为70岁以上或65岁以上卧床的老年人，同时，这些人必须已经加入了某种健康保险。

2)长期护理保险制度：长期护理保险的目标是让受益人在家中通过接受必要的医疗和康复服务，尽快回到生活自理的状态中来。长期护理机构尽可能地提供24小时上门的家庭护理服务，使生活不能自理的老年人仍然能够舒适地生活在他们所熟悉的社区和家庭当中。

(2)日本的老年护理体系。

日本老年护理按照老年人所处的场所不同，分为临床护理和社区护理。

老年人保健福利法与黄金计划

1)临床护理对老年患者的评估非常全面，一般采用问卷调查或评定量表的方式进行评估，如日常生活自理程度、卧床不起程度判断标准、痴呆老年人智能评价等。护士根据老年人住院过程中情况的变化随时修改护理计划。护士通过与老年人交流，了解其需求，并对他们进行健康教育，使老年人在住院期间不仅能得到良好的治疗和护理，同时能获得许多保健知识。

2)社区护理从1992年开始，为完善居家卧床老年人的照顾体制，将社区护理方式制度化。社区护理的主要类型和服务方式如下：①福利院护理，老年人生活福利中心如老年人特别护养之家、老年人短期入托处、低收费老年人护理院等。老年人可以在生活福利中心进行各种交流，接受心理指导、就业劳动指导、生活护理指导和功能恢复训练等，多为无偿服务。②长期护理，主要给患者提供康复(如物理疗法、作业疗法，以及穿衣、进食、排泄、洗澡等日常生活能力恢复功能锻炼等)、休养(如组织娱乐活动、趣味活动等)、谈心(心理护理)、协调(如调整家庭关系、人际关系等)等服务。③短期护理，短期护理对象主要是不需要继续住院但不宜回到家中的患者，例如骨折术后老年患者，其目的是使患者尽快恢复健康，回归家庭生活。服务内容主要是身体功能和日常生活能力恢复训练，如离床训练、步行训练、排便训练，等等。④日间护理，日间护理对象多为老年人、精神患者、身体运动功能障碍者等，可由社区卫生服务机构派车，早上接患者到设施内活动，晚饭后将患者送回家。⑤家庭访问护理，由访问护理中心派遣护士到老年人家庭进行护理。家庭访问护理的职责主要是护理指导、症状控制、日常生活援助、患者家属精神护理。目前，家庭访问护理已成为日本国家的一项政策和制度。⑥老年人保健咨询，其主要工作内容包括发放健康手册及患者系统管理，开办老年人保健室、举办健康教育，健康咨询等讲演会，定期健康检查，开展社区康复等功能训练，对因病、因伤等原因长期卧床在家的老年人以及社区卫生服务机构人员，派人进行康复和保健的上门指导。

(3)多元化、标准化的养老服务。

日本的老年病医院和养老机构内设有多种服务项目，使用功能上突出多元化、标准化，根据专业评估和本人意愿选择适合自己的服务类型，如设施型养老服务和窗口型养老服务，享受全方位的护理。

设施型养老服务和窗口型养老服务

（二）我国老年保健的发展

为了加速发展我国老年医疗保健事业，国家颁布和实施了一系列的法律法规和政策，从我国基本国情出发，建立有中国特色的老年社会保障制度和社会互助制度，建立以家庭养老为基础、社区服务为依托、社会养老为补充，以老年福利、生活照料、医疗保健、体育健身、文化教育和法律服务为主要内容的较为完善的老年服务体系和老年保健模式。

1. 老年医疗保健纳入三级预防保健网的工作任务

三级医疗预防保健网是指城乡医疗预防保健机构，及按照各自功能构建的医疗、预防、保健服务网络。农村为县、乡、村三级医疗预防保健网，城市为街道卫生院、区、市医院。城市、农村的三级医疗预防保健网都把老年医疗保健纳入工作任务之中；省、市二三级医院对社区老年医疗保健工作进行技术指导；有条件的医院创建老年病科（房）、老年门诊和老年家庭病床。

2. 医疗单位与社会保健、福利机构协作

医务人员走出医院，到社会保健、福利机构中指导，进行老年常见病、慢性病、多发病的研究和防治工作，并开展老年人健康教育及健康体检。

3. 开展老年人社区、家庭医疗护理服务

各级医院开展了方便老年人的医疗护理、家庭护理和社区康复工作。

4. 建立院外保健福利机构，开展服务项目

开办老年日间医院等，为社会、为家庭排忧解难。目前老年保健机构有：敬老院、养老院、社会福利院、老年公寓、托老所（包括日托、全托和临时托 3 种形式）。

5. 举办各种文娱活动

鼓励老年人参加各种形式的文化娱乐、体育健身等活动，以增强体质，减少疾病，延缓衰老。

6. 加强老年医疗保健的科学研究

中国老年保健医学研究会，是在中央组织部、中央保健委员会、国家卫健委以及吴阶平院士等许多著名医学专家的关心支持下，由国家卫健委主管、民政部批准的国家一级学会。中国老年保健医学研究会在我国迅速进入老龄社会、面临老年健康问题严峻挑战的新形势下，以加强老年医学领域学术交流、推动老年重大慢病防控工程、促进老年健康服务和老年健康产业发展为主要任务。近年来，中国老年保健医学研究会持续推动了“全国银龄一二一工程”老年健康促进行动，倡导和发起了全国规模的“脑卒中筛查与防控工程”，得到各级卫生部门和业界专家的大力支持，受到广大群众的热烈欢迎，力度巨大，影响深远。

7. 加强对老年医学保健人才的培训

医学院校开设老年医学和老年护理等专业课程，培养专门从事老年医疗和护理工作的人才。

二、老年保健的原则与任务

（一）老年保健的基本原则

1. 全面性原则

老年人健康包括身体、心理和社会三方面的健康，故老年保健也必须是多维度、多层次的，既包括老年人的躯体、心理及社会适应能力和生活质量等方面的服务，也包括疾病和功能障碍的治疗、预防、康复及健康促进。因此，制订一个全面系统的老年保健计划是有必要的。

2. 区域化原则

老年保健的区域化原则是指为了使老年人能方便、快捷地获得保健服务，提供以社区为基础的老年保健。社区老年保健的重点是针对老年人独特的需要，确保在要求的时间、地点为真正需要服务的老年人提供社会援助。主要体现在通过家庭、邻里与社区建立医疗保健和生活照料服务体系，帮助老年人克服苦难，更好地生活。

3. 费用分担原则

由于日益增长的老年保健需求和紧缺的财政支持，老年保健的费用应采取多渠道筹集社会保障基金的办法，即政府承担一部分，老年人自己承担一部分，保险公司的保险金补偿一部分。政府承担的一部分主要来源于税收。保险公司的保险金是老年人在有劳动能力时交纳的一定数量的信托基金，退休后则可以享有的医疗保障，还可以通过参加其他保险得到更多补偿。

4. 功能分化原则

随着老年保健的需求增加，在对老年保健的多层次性有充分认识的基础上，老年保健的功能分化体现在老年保健计划，组织和实施及评价等方面。如，由于老年人的疾病有其特征和特殊的发展规律，老年护理院和老年医院的建立就成了功能的最初分化；再如，老年人可能会存在特殊的生理、心理和社会问题，不仅需要从事老年医学研究的医护人员，还需要有精神病学家、心理学家和社会工作者参与老年保健，因此，在老年保健的人力配备上也显示明确的功能分化原则。

（二）联合国的老年政策原则

1. 独立性原则

（1）老年人应通过收入、家庭和社会支持以及自我储备去满足自己的衣、食、住、行和保健需求。

微课：联合国老年人原则

（2）老年人应有机会继续参加工作或其他有收入的事业。

（3）老年人应参与决定退出劳动力队伍的时间和方式。

（4）老年人应有机会获得适宜的教育和培训。

（5）老年人应生活在安全和与个人爱好及能力变化相适应以及丰富多彩的环境中。

（6）老年人应尽可能长时间生活在家中。

2. 参与性原则

(1)老年人应主动融入社会，积极参与制定、实施与其健康直接相关的政策和措施，并与年轻人分享他们的知识和技能。

(2)老年人应寻找和创造为社区服务的机会，在适合他们兴趣和能力的位置做志愿服务。

(3)老年人应形成自己的协会或组织。

3. 保健与照顾原则

(1)老年人应享有与其社会文化背景相适应的家庭及社区照顾和保护。

(2)老年人应享有卫生保健护理服务，以维持或重新获得最佳的生理、心理与情绪健康水平，预防或推迟疾病的发生。

(3)老年人应享有社会和法律服务，以加强其自治性、权益保障和照顾。

(4)老年人应利用适宜的服务机构，在一个充满温暖和安全的环境中获得政府提供的保障、康复、心理和社会性服务及精神支持。

(5)老年人居住在任何住所，均应享受人权和基本自由，包括充分尊重他们的尊严、信仰、利益、需求、隐私，以及对其自身保健和生活质量的决定权。

4. 自我实现或自我成就原则

(1)老年人应能够追求充分发展他们潜力的机会。

(2)老年人应能够享受社会中的教育、文化、精神和娱乐资源。

5. 尊严性原则

(1)老年人生活应有尊严和保障，避免受到剥削和身心虐待。

(2)所有老年人都应被公正对待，并应独立评价他们对社会的贡献。

(三)老年保健的任务

老年保健的任务，就是用老年医学、老年护理学知识做好老年病防治工作和健康教育工作，为老年人提供良好的医疗保健服务。通过老年保健，监测和控制老年病的发生和发展，指导老年人日常生活及健康锻炼，提高其自我保健能力、健康意识、生活质量，延长其健康期望寿命。老年保健服务的开展，有赖于一个完善的医疗保健服务体系，即需要在老年医院或老年病房、中心服务机构、社区家庭中充分利用社会资源，做好老年保健工作。

1. 医院内的保健护理工作

目前各三级综合医院、专科医院和老年院等都可提供老年病急性期的医疗服务。医院内医护人员应掌握老年患者的临床特征，运用老年医学和护理知识配合医师有针对性地做好住院老年患者的治疗、护理和健康教育工作。

2. 养老服务机构的保健护理工作

老年服务机构是指介于医院和社区家庭中间的老年服务保健机构，如老年人护理院、老年疗养院、日间老年护理站、养(敬)老院、老年公寓等。这些机构所提供的老年保健护理，可以增加老年人对所面临健康问题的了解和调节能力，如指导老年人每日按时服药、康复训练，帮助老年人解决日常生活问题及心理问题。

3. 社区卫生服务中心的医疗保健护理工作

社区卫生服务中心是老年医疗保健和护理的重要工作场所，是为老年人提供方便的医疗护理服务的主要形式，是社会老年保健工作的重要内容之一。它可以满足老年人基本的医疗、护理、健康保健、康复服务等需求，降低社会的医疗负担，满足老年人不脱离社区和家庭环境的心理需求。

三、老年保健的重点人群

（一）高龄老年人

高龄老年人在国外界定为90岁以上的长寿老年人，我国享受高龄津贴的是80岁以上的老年人。随着人们生活水平的改善，高龄老人比例会逐渐增加。高龄老人是身心脆弱的人群，其中60%~70%有慢性疾病，常有多种疾病并存，易出现多系统功能衰竭。老年人的健康状况随年龄增长不断下降，因增龄而引起的退行性疾病易导致活动受限、生活不能自理，甚至残疾。同时高龄老人的心理健康状况也令人担忧。因此，高龄老年人对医疗、护理、健康保健等的需求较大。

微课：老年保健的重点人群

（二）独居的老年人

我国以往推行的计划生育政策和人口老龄化加速，导致家庭结构发生变化和子女数减少，家庭趋于小型化，只有老年人组成的家庭比例逐渐增高。农村老年人单独生活现象比城市更为普遍。独居老人外出看病困难较多，对医疗保健和社区服务需求更加迫切。因此，帮助老人购置生活必需品，定期巡诊，送医送药上门，提供健康咨询和开展社区老年保健服务具有重要意义。

（三）丧偶的老年人

丧偶老人比例随年龄增高而增加，女性丧偶的概率高于男性。丧偶对老年人的生活和心理影响很大。丧偶打破既往夫妻生活所形成的互相关爱、互相支持的平衡状态，使夫妻中的一方失去了关爱和照顾，常会使丧偶老人对生活感到无望、乏味，甚至积郁成疾。丧偶老人的孤独感和心理问题发生率均高于有配偶者。丧偶严重影响老年人健康，尤其是近期丧偶者，常导致疾病发生或原有疾病复发。

（四）患病的老年人

老年人患病后，生活自理能力下降，需要全面系统的治疗，因而加重其经济负担。为缓解经济压力，部分老年人会自行购药、服药，延误病情的诊断和治疗。因此，应做好老年人健康检查、健康教育和保健咨询工作，鼓励其配合医生治疗，促进康复。

（五）新近出院的老年人

近期出院的老年人因身体未完全康复，常需要继续治疗和及时调整治疗方案，如遇到各种不利因素，疾病易复发甚至恶化导致死亡。因此，社区医疗保健人员应定期随访，根据老年人身体情况及时调整治疗方案，提供健康指导等。

（六）精神障碍的老年人

精神障碍的老年人主要是指痴呆老人，包括阿尔茨海默病、脑血管性痴呆和其他疾病的痴呆。随着老年人口和高龄老人的增多，痴呆老人也会增加。老年人因为失智，生活失去规律，严重时生活不能自理，常伴有营养障碍，从而加重原有的躯体疾病。因此，精神障碍的老年人需要的医疗和护理服务明显高于其他人群，应引起全社会的重视。

四、我国老年保健策略

我国老年保健的总体战略部署是构建完善的多渠道、多层次、全方位的（包括政府、社区、家庭和个人）老年保障体系，进一步形成老年人口寿命延长、生活质量提高、人际关系和谐、社会保障有力的健康老龄化社会的老年服务保健网络。根据老年保健目标，针对我国国情和老年保健体系，可将我国的老年保健策略归纳为六个“有所”，即“老有所医”“老有所养”“老有所乐”“老有所学”“老有所为”和“老有所教”。

（一）老有所医——老年人的医疗保健

大多数老年人的健康状况随年龄增长而下降，健康问题和疾病逐渐增多，可以说“老有所医”关系到老年人的生活质量。在我国，老年人口的医疗保健状况受经济发展总体水平的影响，在医疗保健资源方面存在着不同地区间不平衡。通过医疗保健制度的改革，逐步实现社会化的医疗保险，运用立法的手段和国家、集体、个人合理分担的原则，将大多数的公民纳入这一体系当中，改变目前支付医疗费用的被动局面，真正实现“老有所医”。

（二）老有所养——老年人的生活保障

家庭养老仍然是我国老年人养老的主要方式，但是由于家庭养老功能的逐渐弱化，社会养老逐步取代家庭养老，特别是社会福利保健机构。建立完善的社区老年服务设施和机构，增加养老资金的投入，确保老年人的基本生活和服务保障，将成为“老有所养”的重要保证。

（三）老有所乐——老年人的文化生活

老年人在生产岗位上奉献了自己的一生，此时应该是他们享受晚年生活乐趣的时候。政府、社会团体和社区都有责任为老年人的“所乐”提供条件，要积极引导老年人正确和科学地参与社会文化活动，提高身心健康水平和文化修养。“老有所乐”的内容十分广泛，如社区内可建立老年活动中心，开展琴棋书画、阅读欣赏，体育健身，饲养鱼虫花草、组织观光旅游等娱乐活动。

（四）老有所学和老有所为——老年人的发展与成就

老年人虽然在体力和精力上不如青年人和中年人，但老年人在人生岁月中积累了丰富的经验和广博的知识，是社会的宝贵财富，是社会主义物质文明和精神文明的创造者、继承者和传扬者。不少老年人仍然在不同岗位上发挥特长，老骥伏枥，壮心不已。因此，老年人仍然存在如何继续发展的问题。“老有所学”和“老有所为”是两个彼此相关的不同问题，随着社会发展，老年人健康水平逐步提高，这两个问题也就越加显得重要。

1. 老有所学

老有所学在我国最常见的形式是老年大学。自 1983 年第一所老年大学创立以来，老年大学为老年人提供了一个再学习的机会，也为老年人的社会交往创造了有利的条件。老年人可根据自己的兴趣爱好，选择学习内容，如医疗保健、少儿教育、绘画、缝纫等，这些知识又给“老有所为”创造了条件，或有助于其潜能的发挥。

2. 老有所为

（1）直接参与社会发展，将自己的知识和经验直接用于社会活动中，如从事各种技术咨询服务、医疗保健服务、人才培养等。

（2）间接参与社会发展，如为社会发展献计献策、参与社会公益活动、编史或写回忆录、参加家务劳动、支持子女工作等。

在人口老化日益加剧的今天，“老有所为”将在一定程度上缓和劳动力缺乏的矛盾；同时，“老有所为”也为老年人增加了个人收入，对提高老年人在社会和家庭中的地位，及进一步改善自身生活质量具有积极作用。

（五）老有所教——老年人的教育及精神生活

一般来说，老年群体是相对脆弱的群体，经济脆弱、身体脆弱、心理脆弱。由于经济上分配不公、政治上忽视老人、情感上淡漠老人、观念上歧视老人等，都可能造成老年人的心理不平衡，从而不利于人际关系的协调。科学的、良好的教育和精神文化生活是老年人生活质量和健康状况的保证。因此，社会有责任对老年人进行科学的心理教育，帮助老年人建立健康的、丰富的、高品位的精神文化生活。

（潘艳）

第二节 老年人自我保健与健康促进

预习案例

王老师，65 岁，已退休，患有高血压、冠心病 15 年。在社区义诊活动时，向护士咨询自我保健知识。

思考

1. 老年人自我保健环节有哪些？

2. 结合自我保健各环节，如何为王老师提供自我保健指导？

一、老年自我保健与健康促进的概念

（一）自我保健

微课：自我保健

WHO指出，“自我保健是个人、家庭、亲友、同事和邻里之间进行的卫生活动”，其核心是建立健康、文明、科学的生活方式。自我保健属于保健医学范畴，许多人将它称为“第四医学”。

老年自我保健是指健康的或患病的老年人利用自己掌握的医学知识、简单易行的康复手段以及养生保健方法，在不住院、不依靠医护人员的情况下，依靠自己和家庭的力量对自身的健康问题进行自我观察和积极预防。

（二）健康促进

1986年，在加拿大渥太华召开的世界第一届健康促进大会明确提出了健康促进的概念：健康促进（health promotion）是增强个人和社区控制影响健康的危险因素的能力，从而改善个人和社区人群健康。1995年，世界卫生组织亚太地区办事处发表《健康新视野》指出：“健康促进是指个人与其家庭、社区和国家一起采取措施鼓励健康的行为，增强人们改进和处理自身健康问题的能力。”

二、老年自我保健的基本环节

自我保健是将医疗、预防、保健、康复合为一体，利用医学知识和科学的方法，同危害人们身心健康的不良习惯、疾病、衰老进行斗争，利用简便易行的治疗和康复手段，调整和恢复机体和心理的平衡，达到身心健康、延年益寿的目的。自我保健活动应包括两部分：①个体不断获得自我保健知识，并形成机体内在的自我保健机制；②利用学习和掌握的保健知识，根据自己的健康保健需求，自觉、主动地进行自我保健活动。具体措施包括以下几个方面：

1. 自我检测

自我检测的内容

自我检测主要是观察自觉症状和所能看到的体征变化，包括自我观察和自我检查两部分。自我观察是通过“视、听、嗅、触”等方法观察自己的健康情况；自我检查，即通过自己所能掌握的试剂、仪器、器械等工具，进行身体检查。

2. 自我诊断

老年人根据自我监测到的症状与体征，对自己的疾病作出初步判断。应当指出，由于老年人自己掌握了一般常见病的有关医学知识或自己曾经患过同样或类似疾病而积累了一定的临床经验，对发生的典型症状或体征，常可作出正确判断。而对一些偶发的或以前从未见过的症状或体征，一般难以判断，则应尽量去医院检查，否则会影响、延误疾病的诊断和治疗。

3. 自我治疗

自我治疗是指轻微伤病和慢性病患者，根据自己的患病情况，利用家庭常备的药物、器械，采用运动、饮食、生活调理等手段进行处理。如老年人可在家中使用氧气袋或小氧气瓶缓解呼吸困难，利用灌肠解决便秘，自行皮下注射胰岛素控制血糖等。针对慢性病还可以辅以非药物疗法（包括冷热敷、电疗、磁疗、保健按摩等物理疗法）。此外，还有饮食疗法、行为疗法、精神疗法及医疗体育疗法等。

4. 自我护理

自我护理包括自我照料、自我保护、自我参与和自我调节等。具体应注意以下几个方面：①起居有常，生活规律；②保持室内空气新鲜，温湿度适宜；③注意安全防护，活动时动作宜慢，防止跌倒；④注意个人卫生，勤刷牙、勤洗手、勤换衣；⑤保证充足睡眠；⑥保持心理平衡，知足常乐；⑦适当户外活动和晒太阳。

5. 自我预防

自我预防的特点为无病防病、预防为主。存在高危因素（如肥胖症、高血压、高脂血症等）的老年人，自我预防更为重要。具体方法为：①养成良好的生活习惯，不吸烟，少饮酒，合理膳食和均衡营养，少吃糖盐多吃醋，保持大便通畅，防止便秘；②注意心理卫生，保持精神乐观、豁达大度的心态，不生气、不激动、不大喜大悲，努力去除孤独、抑郁、自卑等消极情绪；③坚持运动与锻炼，持之以恒，掌握恰当的运动量，不进行剧烈运动；④控制体重，防止肥胖；⑤定期进行健康体检，以做到早期发现、早期诊断与治疗；⑥适当进补或服用抗衰老药物，遵循“因人而异，因病而异，因时而异，因地而异”的进补原则。

6. 自我急救

老年人及家属应具有一定的急救常识，才能最大限度提高治疗效果，挽救患者生命。主要包括：①熟知急救电话；②外出时随身携带自制急救卡，写明姓名、联系电话、血型及主要疾病诊断等关键内容，以便发生意外时路人和急救人员按急救卡内容及时救治；③患有心绞痛的老年人应随身携带硝酸甘油等扩血管药物或急救药盒；④患有心肺疾患的患者要学会给氧操作。

综上，老年自我保健的重点应放在自我监测、自我诊断与自我治疗上，这是早期发现疾病的重要方法之一。

三、老年人健康促进的行为

不良生活方式和不良饮食习惯是诸多慢性疾病的罪魁祸首，如吸烟、酗酒、赌博、不良用药行为、缺乏体育锻炼和不良饮食习惯等因素长期累积，是老年人肿瘤、糖尿病、心脑血管疾病等慢性疾病高发的主要原因。老年人健康促进的行为干预措施包括以下几个方面。

（一）膳食营养保健法

随着年龄的增长，身体器官功能衰退，良好的饮食习惯及饮食质量能够让老人保持健康。具体可遵循以下原则：

1. 平衡膳食

老年人要保持营养均衡，适当限制热量摄入，保证足够的优质蛋白的摄取，选择低脂肪、低糖、低盐、富含维生素和适量的含钙、铁的食物。

老年人的膳食营养保健

2. 饮食易于消化吸收

食物应细、软、松，利于消化吸收。

3. 食物温度适宜

老年人消化道对食物的温度较为敏感，饮食宜温偏热。

4. 良好的饮食习惯

根据老年人的生理特点，少吃多餐的饮食习惯较为合适，避免暴饮暴食或过饥过饱，膳食内容改变不宜过快，两餐之间可适当增加点心，晚餐不宜过饱。

（二）保健疗法

1. 物理保健疗法

指利用自然界和各种人工物理因子作用于人体以防治疾病。利用自然的物理疗法主要有空气浴、冷水浴、日光浴、温泉及矿泉浴疗法；人工物理因子疗法主要有电疗、光疗、磁疗、超声波、冰冻、水疗、冷热敷和生物反馈等。

2. 药物保健法

进入老年期后，适当辅以药物调养，可防病健身、抗老防衰、延年益寿。药物选择应根据自身健康状况，在医生指导下以养血、益气、滋阴、补阳、补肾和健脾为主。

3. 传统医学保健法

主要有保健按摩、针灸、拔火罐及足底按摩等，对防治疾病有一定作用。

（三）适量锻炼和运动

运动是健康的第二基石。适度运动的要诀是“三、五、七”：“三”指每次步行约3千米，时间在30分钟以上；“五”指每周运动5次以上，只有规律地运动才能有效；“七”指运动后心率加年龄约为170次/分，这样的运动量属中等。运动还有减肥和调整神经系统功能的作用。中老年人一般不提倡举重、角力、百米赛这种无氧代谢运动，而提倡以大肌群运动为特征的有氧代谢运动，如步行、慢跑、游泳、骑车、登山、球类、健身操、太极拳、八段锦等。

八段锦(视频)

（四）心理卫生教育

情志调摄法

保持心理平衡要做到“三个三”：第一是“三个正确”，即正确对待自己，正确对待他人，正确对待社会环境。第二是“三个快乐”，顺境时助人为乐，知足常乐，逆境中自得其乐不气馁。第三是“三个既要”，既要全心全意奉献社会，又要尽情享受健康人生；既要有事业心，又要在生活上甘于平淡；既要坚持学习获得新知识，又要有多姿多彩的休闲爱好。总之，老年人的心境和情绪、认知和感觉要有深度和广度，“不以物喜，不以己悲”，从而健康、快乐地生活。

（潘艳）

第三节 养老与照顾

预习案例

李奶奶，80岁，独居。近2年来逐渐出现记忆力减退的症状，起初表现为新近发生的事容易遗忘，如经常找不到刚用过的东西，看书读报后不能回忆其内容等。近2个月来症状持续加重，表现为出门不知归家，忘记家属姓名；个人生活不能自理，日间昏昏欲睡，有情绪不稳和吵闹行为，夜间睡眠2~3小时。CT检查提示为轻度脑萎缩，临床诊断为阿尔茨海默病。

思考

1. 请为该老人选择一种最佳的养老照顾模式。
2. 简要说明该种养老模式的优缺点。

21世纪之初，联合国郑重向全世界宣告：21世纪人类的主题是“健康与长寿”。国际老龄联合会提出了21世纪全球养老新理念：①养老的概念从满足物质需求向满足精神需求方向发展。21世纪，随着物质条件极大改善，精神和文化健康目标会成为老年人的主要需求。②养老的方式从经验养生向科学养生发展。③养老的目标从追求生活质量向追求生命质量转化。养老的目标是一个从最初、最古老的目标“长寿”，到现在的目标“健康”，再到21世纪老龄化社会的目标“尊严”的动态变化过程。④养老的意义从安身立命之本向情感心理依托转变。进入21世纪，养老将彻底摆脱功利色彩，走向情感联络和心理依托的殿堂。

一、养老照顾模式

（一）养老与照顾的含义

1. 养老

养老是指老年人随着年龄的增长，躯体功能衰退，退出生产领域后日常生活自理能力减弱，需要外界提供经济、生活和心理情感等方面的支持。

（1）经济支持：包括养老金、医疗费用和衣食住行等物质方面的支持。

（2）生活支持：包括日常生活支持和社会生活支持。日常生活支持，即生活照料，包括做饭、洗衣服、清洁卫生、采购物品、外出、管理钱物等。

(3)心理情感支持：即精神慰藉，包括多种方式，如倾听、诉说、交谈、陪伴、咨询、关心、宽慰、尊敬、性爱等。

2. 照顾

照顾也称照护，或全面、全方位照料和护理，是一个综合概念，是指对因高龄、患病等身心功能存在或可能存在障碍的老年人提供医疗、保健、护理、康复、心理、营养及生活服务等全面的照顾。广义的“照护”概念不仅指因生理疾病所需要的照护，还包括因健康所引起的心理和社会适应性等方面疾患和受损所需要的照护。照顾旨在增进或维持老年人身心功能，锻炼老年人自我照顾及独立生活自理能力，保持老年人正常生活状态。

由于疾病和身体自然衰老等原因，部分老年人在相当长时间内将伴随疾病和生活不能自理的状况。为让老年人能够恢复或保持一定的健康状态，直至以尽可能少的痛苦走完人生，往往需要提供一系列长期的服务，包括医疗、护理和生活帮助等，这在国际上称为长期照护(long term care，LTC)。长期照护是“在持续的一段时间内给丧失活动能力或从未有过活动能力或从未有过某种程度活动能力的人提供的一系列健康护理、个人照护和社会服务项目”。主要是为了提高生活质量而非解决特定医疗问题，用于满足基本需求而非特殊需求。其服务最显著的特点是由专业性机构，如医院、护理院等提供长期性和连续性的照护；而以家庭为场所的长期照护服务则需要由有组织和经过培训的居家照护服务者来提供。

老年长期照护是介于老年养老服务与医疗服务之间的一种中间照料服务，一般可长达半年或数年以上，甚至在生命存续期内都需要他人给予各种帮助。最基本的照护服务内容有护理服务、生活照料服务、物资援助服务和特殊服务。

基于中国庞大的老年人口，我国建立了“以居家养老为基础、社区养老为依托、机构养老为补充”的社会化养老服务体系。其中居家养老是我国主要采取的养老模式，也是学者最为推荐的一种养老模式。

(二)居家养老照顾模式

1. 含义

居家养老照顾模式是指以家庭为核心、以社区为依托、以专业化服务为保障，由专业人员或社区志愿者及家人为居家老年人提供以日常生活照料和照顾为主要内容的社会化服务。居家养老照顾是体现家庭养老和社会养老双重优势的一种养老照顾模式，尤其强调社区照顾在居家养老照顾中的重要作用。该模式注重对老年人心理和情感的关怀，使老年人尽可能过上正常化的生活，具有投资少、成本低、服务广、收益大、收费低、服务方式灵活等特点，是老年人及其家属最愿意接受的养老照顾方式，也是我国养老照顾的主流。

目前，大部分城市在社区建立养老护理服务中心，服务中心按照约定安排服务人员或志愿者到老人家中为老人提供服务。服务内容主要包括：基本生活照料、烹调、清洁等家政服务，陪护老人、倾听老人诉说等亲情服务，精神慰藉和休闲娱乐设施支持等。居家养老服务的提供者主要有居家养老服务机构、老年社区、老年公寓、老年人日间服务中心、托老所的医疗保健、护理、家政服务等人员和社会志愿者等。

2. 主要优点

(1)居家养老符合多数老年人的传统观念，老年人居住在所熟悉的家中，可以享受到家庭的温暖，精神愉悦，有利于身心健康。

(2)居家养老相对于社会机构养老所需费用低，减轻了家庭经济负担，有利于解决中低收入家庭养老的后顾之忧。

(3)可以减轻机构养老服务的压力，解决养老机构不足的难题。

(4)有利于推动和谐社区的发展和建设，在社区内形成尊老、助老的优良风气，提高社会道德风尚。

(三)机构养老照顾模式

1. 含义

机构养老照顾模式是指老年人居住在专业的养老机构中，由养老机构中的服务人员提供全方位、专业化服务的养老照顾，适合于高龄多病和无人照料的老年人。机构养老照顾模式主要是以各种养老机构为载体，包括福利院、养老院、敬老院、老年公寓、托老所、老年护理院、临终关怀院等，实现社会化的养老功能。这些养老照顾机构具有专业化、社会化、市场化的特征，为老年人提供高水准的生活照顾服务及健康护理。养老机构除有医疗设施外，还设置有活动室和阅览室，还会举办文化建设活动，以丰富老年人的娱乐生活和精神生活，提升老年人的生活质量。

西方发达国家对入住养老机构的老年人实行分级管理，即根据老年人的身体健康状态、生活自理程度及社会交往能力，分为自理型、半自理型和完全不能自理型三级。不同级别的老年人入住不同类型的养老机构。我国作为发展中国家骤然进入老龄化社会，目前的社会保障、服务系统和资金支持都不能完全解决老年人的生活服务、护理照顾等养老问题，机构养老尚难满足众多老年人的需求。

2. 主要优点

(1)养老机构采用集中管理的方式，能够使老年人得到全面的、专业化的照顾和医疗护理服务；良好的生活环境、无障碍的居住条件、配套设施齐全的养老机构能使老年人的生活更加便利和安全。

(2)养老机构中各种社会活动和丰富的文化生活有助于解除或减轻老人的孤独感，从而提高其生活品质。

(3)可以减轻家庭的照顾负担。老年人的子女可以从繁杂的日常照料中解脱出来，减轻压力，使他们有更多的时间与精力投入到工作和学习中。

(4)可以充分发挥专业分工的优势，创造就业机会，从而缓解就业压力。

3. 主要不足

(1)家庭和社会经济负担加重：生活环境和居住条件好的养老机构收费过高，只有经济收入高、家庭较富有的老人才有能力在此颐养天年。有关数据表明，预计到2030年每4个中国人中就会有一位老年人，如果要满足社会所有老人机构养老的需求，国家就必须耗巨资兴建大批养老院，这将会增加社会的经济负担。

(2)养老机构管理体制和运营机制不能完全满足老年人的需求：国家投入的环境和

居住条件较好的养老机构数量不足；而民办养老机构由于实力不足，大多数养老机构生活环境条件较差，设备设施不齐全、服务内容不丰富、服务队伍人员不足、服务专业化水平较低等，没有达到《老年人福利机构基本规范》和《养老护理员国家职业标准》等法规的要求，难以满足老年人的需求。

(3)削弱原有社会支持和家庭支持系统：机构养老容易造成老人与子女、亲朋好友间情感的缺失。子女们会因放心机构的照顾、自身工作忙等原因而减少对居住在养老机构的老人的探望，使老年人生活在一个与亲情、天伦之乐相距遥远的环境当中，造成亲情的淡化和缺失。

我国人口老龄化超前于社会经济的发展，养老照顾需要承受巨大财政负担和人力资源缺乏的双重压力，这就要求我国既不能单纯实行“居家养老”，也不能大范围推广“机构养老”，而必须创新养老照顾模式，走多元化养老照顾之路，建立以“居家养老”模式为主、以“机构养老”模式为辅的养老照顾服务体系。

(四)“医养结合”养老照顾模式

1. 含义

“医养结合”养老照顾模式是指将医疗资源与养老资源相结合，养老机构和医院功能相结合，即集医疗、护理、康复、养生、养老于一体，实现社会资源利用最大化，为老年人提供生活照料和医疗、康复护理服务的新型养老照顾模式。“医养结合”是在传统生活护理服务、精神慰藉服务、健康咨询、健康体检、疾病诊治、老年文化服务基础上，更加注重医疗、康复保健服务，涵盖医疗、健康咨询、健康体检、疾病诊治、护理服务以及临终关怀服务等，是对传统养老服务的延伸和补充。

微课：“医养结合”养老照顾模式

“医”不等同于医院，它主要包含三个部分：一是急性医疗，可以在养老项目中设置医疗室，设置急救设施或是120急救车，与医院合作开通急救通道，让老人在身体出现异样时得到及时的救助和治疗。二是健康管理，也是医养结合服务模式的核心价值所在，是针对老年慢性疾病进行健康管理。三是康复和护理，以养老机构为主体，主要对老年人进行康复锻炼指导和生活护理。与一般养老机构相比，“医养结合”服务对象重点面向患有慢性病、易复发病、大病恢复期、残障、失能以及绝症晚期老人，为其提供养老和医疗服务。

目前，我国的医疗机构和养老机构功能相互独立，医疗和养老机构场所分离。“空巢”老人及居住养老机构老人的常见病、多发病的治疗、护理问题及失能和半失能老人的照顾问题常常困扰着养老机构和家庭。

2013年国务院印发的《关于促进健康服务业发展的若干意见》提出：鼓励医疗机构与养老机构加强合作；在养老服务中充分融入健康理念，加强医疗卫生服务支撑，推行“医养结合”养老照顾模式。

2. 主要优点

(1)可以有效整合现有的医疗和养老资源，拓展养老机构的功能，为老年人提供健康教育、生活照护、医疗保健、康复护理、文化娱乐等服务，体现老有所养、老有所医、老有所乐。

(2)在传统的老年人基本生活需求保障、日常照顾基础上，能对老年人特别是“空巢”老人和失能、半失能老人开展医疗护理、康复训练，健康保健等服务。

(3)在老年人日常生活、医疗需求、慢病管理、康复锻炼、健康体检及临终关怀服务中实现一站式服务，可以提高老年人的生活品质、提高生命质量。

(五)其他养老照顾模式

1. 智慧养老模式

智慧养老模式是利用新一代先进的信息技术手段(如互联网，云计算、可穿戴设备等)，为老年人提供便捷、高效、灵活、个性化、高质量的生活照料、健康管理、精神慰藉、医疗护理、康复训练、安全监管与应急救助等服务。

智慧养老模式，将信息技术、人工智能和互联网思维与居家养老服务机制相互融合，尤其强调社区的智能化服务功能在居家养老中的重要作用。依托社区智慧养老服务信息化平台的智慧化服务功能，实现实时远程监测。老人通过可穿戴设备将血糖、体温、血压、脉搏等相关数据传送到社区服务中心，医疗护理专业人员可随时监测老年人的身体变化情况，对监测数据进行分析，并根据养老个性化需求，提供高质量的养老照顾服务。先进的互联网设备，使老人与儿女之间、朋友之间、社区服务中心、医院的沟通也更加便捷，可以减轻社会和家庭的照顾负担，提升老人的幸福感和生活质量。智慧养老又可促进老龄化产业的发展，如智能产品、健身设备的制造销售等，拓展了养老服务市场，促进老龄化产业发展。

2. 互助养老照顾模式

互助养老照顾模式是指老人与家庭外的其他人或同龄人，在自愿的基础上相互结合、相互扶持、相互照顾的一种模式。

3. 以房养老模式

以房养老模式是指老年人为养老将自己购买的房屋出租、出售、抵押，以获取一定数额养老金来维持自己的生活或养老服务的一种养老模式。

4. 旅游养老模式

国外很多老人退休后，喜欢到各地去欣赏秀美景色，体会不同的风俗民情，从而在旅游过程中实现养老。旅游机构通过与各地的养老机构合作，为老年人提供医、食、住、行、玩等一系列的服务。

5. 候鸟式养老模式

候鸟式养老模式是指老年人像候鸟一样随着季节和时令的变化而变换生活地点的养老方式。这种养老方式总能使老年人享受到最好的气候条件和最优美的生活环境。

6. 异地养老模式

利用移入地和移出地不同地域的房价、生活费用标准等差异或利用环境、气候等条件的差别，以移居并适度集中的方式养老。

7. 乡村田园养老

乡村的空气新鲜、生态环境优越、生活成本低廉。一些喜欢大自然的老年人退休后可能会选择在乡村的田园、牧场、小镇等地养老，颐养天年。

课程思政

《黄帝内经·素问》提出“圣人不治已病治未病”，《国语·晋语八》亦提出“上医医国，其次疾人”。在我国人口老龄化加速推进的现实情况下，“医养结合”中的大健康概念，即为“健康融入所有政策”的具体体现。党的十八届五中全会明确将建设“健康中国”正式上升为国家战略，党的十九大全面部署了实施健康中国战略，指出“人民健康是民族昌盛和国家富强的重要标志”。建设“健康中国”是习近平新时代中国特色社会主义思想的重要组成部分。“医养结合”思想内涵强调“天、地、人”整体观，并将中华文化、医护服务与养老服务结合起来，促进中华优秀传统文化的发扬，践行“文化养老”与“生态养老”理念，为中国特色社会主义事业增添新的文化内涵。

二、社会发展对养老护理员的影响

养老护理员作为新兴职业，将伴随全球老龄化社会的到来，呈现需求大于供给的总趋势。养老护理员的职责包括直接为老年人提供护理服务，管理和发展护理人员和其他护理人员，评估老年人的护理和服务。老年护理服务人员的培养和人才队伍建设是养老事业中的支撑环节，被看作是养老事业发展的重点。

（一）养老护理员的职业化

2002 年国务院人力资源和社会保障部颁布了《养老护理员国家职业技能标准》，2011 年进行了修订，明确养老护理员的职业定义是：对老年人生活进行照料、护理的服务人员。

养老护理员

《养老护理员国家职业技能标准》规定，养老护理员职业共设四个等级，分别为：初级（国家职业资格五级）、中级（国家职业资格四级）、高级（国家职业资格三级）、技师（国家职业资格二级）。

（二）养老护理员培训

《养老护理员国家职业技能标准》为养老护理员的职业技能鉴定、职业教育培训活动提供了相应的依据，标志着养老护理员在我国正式成为国家认可的职业。各地民政部门与劳动和社会保障部门密切协作，出版了《养老护理员职业技能培训计划和培训大纲》，编写了一批国家职业资格培训教程和考试指导手册等。

目前养老护理员的培训模式有政府培训模式、社会培训模式和市场培训模式。政府培训模式主要包括学校教育，如中等职业学校、高等职业学校、专业养老护理员培训学校以及医学院校等；社会培训模式主要是各级社会养老机构提供的岗前培训，主要包括上岗前进行必要的实际操作培训、职业道德和必备的职业知识培训，培训后经考核合格的，颁发职业技能培训结业证书；市场培训模式主要通过养老护理服务公司、家政服务公司等提供，除了岗前培训还包括职业资格培训，按照护理员的职业标准分等级进行理论和实际操作培训后，经过理论考试和职业技能鉴定后，合格的颁发相应等级的护理专业《国家职业资格证书》。

（三）养老护理员资格认证

2010年，国务院办公厅印发了《社会养老服务体系建设规划(2011—2015年)》，明确我国实行养老护理员职业资格考试认证制度。目前出台的政策侧重强调：养老机构的养老护理员和老年人应有相应的配置比例，对养老护理员应进行岗前培训，必须持证上岗。

（四）养老护理员的工作要求

《养老护理员国家职业技能标准》对初级、中级、高级和技师的技能提出了具体要求，其要求依次递进，高级别包括低级别的要求。

（五）我国养老护理员队伍现状

尽管《养老护理员国家职业技能标准》颁布以来，我国养老护理员开始有了官方的职业标准，但现实中的这一职业发展依然较为混乱，研究显示我国养老护理员来源复杂、年龄结构不合理、文化程度低、技能水平差、流动性大，给养老机构的管理工作带来一定难度。养老护理员的基本状况如下：

1. 文化素质低下

目前我国的养老服务隶属于家政服务，养老护理员文化素质低是最为突出的特点。这些人员多来自农村，还有一部分为城市下岗人员，文化素质亟待提高。

2. 缺乏系统培训，专业技能水平欠缺

《养老护理员国家职业技能标准》，明确规定养老护理员必须持国家劳动保障部门颁发的资格证上岗，然而大部分地区基本未实行养老护理员持证上岗制度，即使有部分城市实施推广了持证上岗制度，但是持证率并不高。大部分养老护理员缺乏系统的培训，即使一些地方推行了岗前培训制度，但其培训却很不规范，培训形式单一，缺乏职业道德和老年人心理护理方面的专业知识，远远不能达到培训的要求，我国老年护理员专业化程度不够，专业技能水平缺乏。

3. 流动性强

养老护理工作烦琐劳累，收入不高，缺乏必要社会保障，大部分养老护理员一旦找到其他工作，就会离开养老护理行业，养老护理员流失严重。

（六）对养老护理员培养工作的建议

1. 在中高等职业院校开设独立养老护理员专业

各级中高等医学护理院校面对我国养老护理员缺乏的现状，应该有紧迫感和责任感，应抓住机遇，调整培养方向，向社会输送紧缺型专业人才。中高等职业教育机构应该开设养老护理专业，面向社会招生，突出学生理论知识与实践技能的培训，以培养应用型、技能型的养老护理人才为目标，使养老护理人员熟练掌握老年人的一般护理常规方法、突发疾病的急救措施，注重老年人的康复护理以及慢性病的保健护理，熟悉解决一般心理问题的护理方法。

2. 提倡中高等医学院校采取“双证”教育模式

在一些中高等职业院校，对护理专业的学生，调整课程设置，加入老年病护理、康复护理等课程，并利用业余时间，对学生进行养老护理理论知识和技能的培训，使学生在毕业后取得护士职业资格证的同时，参加国家劳动保障部门的养老护理员职业资格考试。通过这种“双证”教育模式，拓宽护士的知识面，扩大毕业生就业范围，为以后从事养老护理工作打下基础。

3. 加大政府扶持力度

国家劳动部门可以在城市下岗职工中以及城镇农村选择一批有志于从事养老护理的适龄人员，对他们进行统一正规的免费培训，并给予一定补贴，培训合格后可以从事养老护理工作。这既扩充了养老护理队伍，又可以扩大再就业，同时规范从业人员职业资格，建立持证上岗制度并推行职业技能等级资质待遇，提高从业人员职业道德水平和服务意识。拓展培训，能起到不断提高培训的针对性、实用性和有效性的作用。人力资源与社会保障部门则应按照护理员的工作强度和资格证书设立合理的工资标准，制定最低工资制度。通过广播、媒体等传播途径，不断宣传养老护理员职业的必要性，培养全社会尊重养老护理员的良好风气，降低养老护理员的流失。

（潘艳）

本章小结

做好老年保健工作有利于老人健康长寿，尤其是老年重点保健人群。我国老年保健工作起步晚，发展缓慢，需逐步建立正规、全面、系统的老年保健模式。

老年保健原则是开展老年保健工作的行动准则，为老年保健工作提供指导。

自我保健是健康意识、健康需要及健康质量观念不断升华的具体表现，老年自我保健对提高老年人生活质量和健康水平具有十分重要的意义。

我国老年人的养老照顾模式逐渐从传统的家庭养老向现代的居家养老和社会养老的方向转变，各种形式的老年服务方式和养老机构迅速增加。

客观题测验

主观题测验

第四章

老年人日常生活护理

老年人日常生活护理PPT

学习目标

1. 识记：老年人生活环境的调整原则、营养评估的内容；老年人睡眠障碍的类型和特点、不同的疼痛评定方法；老年人跌倒坠床的概念、压力性损伤的预防方法；老年人误吸的相关因素、不同类型误吸的临床特征，以及预防误吸的护理方法；老年人相关的认知功能改变及其影响因素；老年精神障碍的定义、病因、分类及老年人常见的精神障碍类型；老年抑郁与居丧反应的关系；老年人用药的影响因素及药物代谢的变化特点；老年人虐待相关的评估工具。

2. 理解：老年人生活自理能力现状；老年人文化护理的内涵；老年人的营养问题；老年人便秘、大小便失禁的类型；老年人睡眠的特点及休息与睡眠的生理特征。疼痛评估工具的适用对象。跌倒的评估内容和方法。老年人误吸所导致的一系列健康问题。老化对压力和应对的影响。老年人精神心理评估的基本原则。什么是老年期抑郁症。老年期抑郁症的临床症状特点。老年人用药的特点及易发生药物不良反应的原因。老年人虐待发生的影响因素。老年人虐待相关护理及干预措施。

3. 运用：运用相关知识识别老年人常见安全问题并进行针对性护理；运用沟通技巧与老年人进行良好沟通；根据老年人生活环境的调整原则为老年人调整生活环境；运用护理程序对大小便失禁老人做好护理和健康指导；运用有效和个性化的护理对有睡眠障碍的老年人进行干预；正确运用疼痛评估方法对老年人进行疼痛评估，并为老年患者实施非药物治疗干预措施；运用个体化的方案对跌倒高危人群进行护理干预；运用健康教育提高老年人压力性损伤的识别能力；运用老年精神心理护理相关知识为老年人提供合适的护理；运用评估方法评估老年人的居丧风险；运用心理干预的措施为老年抑郁症患者提供心理干预。

第一节　概述

预习案例

王大爷，81岁，农民，常年有高血压病、糖尿病，一直服用药物控制。与老伴一起居住，日常生活可以自理，有一儿一女，经济条件尚可。一月前，老伴因病突然去世，王大爷茶饭不思，忧伤不已，经常对着老伴旧物自语。前日夜里，儿子过来探望老人，发现其晕倒在地，连忙叫救护车将其送往医院。经医生诊治，王大爷是因高血压发作加上营养不良、睡眠不足导致晕厥。后经儿子与王大爷交谈，发现原来近一段时间王大爷都没有规律服用降压药，且因为伤心连日失眠。儿子女儿向医生了解了病情，商量后决定今后将父亲接到各自家中轮流照顾。王大爷不愿离开自己和老伴居住的房子，但在子女的再三劝说下，为了不让他们担心，勉强同意到他们家中居住。

思考

1. 老年人在日常生活中有什么特殊的需求？
2. 在照顾老人过程中应尤其注意哪些问题？
3. 与老人沟通过程中遇到问题应当怎样解决？如何维持良好的沟通？

随着年龄的增加，老年人身体机能逐渐衰退，其日常生活需要不同程度的护理。在对老年人进行日常生活护理时要充分发挥老年人的自理能力、确保老年人安全，注意运用正确的沟通技巧以维持和促进老年人的健康。

一、鼓励老年人充分发挥其自理能力

积极老龄化

随着人口老龄化问题在全球范围内的日益严重，人们越来越关注老年人自身的参与与能力的发挥，同时开始思考对老年人更有益的照护模式。继“健康老龄化”之后，“积极老龄化”概念在1997年的丹佛会议上首次被提出，并在2002年

马德里国际大会上被充分阐释及肯定。该理论强调了老年人主体参与的必要性，提倡鼓励老年人积极面对老年生活，继续多做有益贡献。随着年龄的增长，老年人身体各系统机能开始衰退，许多活动不能自理，不可避免地需要他人的帮助，而一些老年人会因此形成过度依赖；更有甚者因为心理落差较大，角色转换适应不良，会产生较多的负面情绪，认为自己是个负担，从而进一步影响了其应对日常生活的积极性，增加罹患抑郁的可能性。因此，对老年人进行个体化健康评估，在全面了解其身体状况的基础上，尊重老年人正常需求，根据其日常生活活动能力程度，提供不同程度的护理，有计划、有区别地照护老年人，有助于充分调动其自我主动性，建立积极的自我感知老化观念。

二、保护老年人安全

（一）针对相关心理进行护理

步入老龄阶段的人群将面临着重大的社会角色转换、身体机能衰退等一系列现实问题。老年人视力、听力、语言表达能力等不同程度下降，使其基本生活与社会交往受到影响，引起角色冲突，不能适应老年生活，从而影响生活质量，严重者危害身心健康。有两种常见的心理可能危及老年人的安全：一是不服老，高估自身能力水平，过分逞强地做一些超过能力范围的事。例如体能虚弱时拒绝搀扶行走，导致跌倒；二是不愿麻烦别人心理，自己强行承担后果。如在患病吃药时，自作决定服用药物，结果引起药物不良反应。现阶段高龄空巢老人不占少数，面对自身机能衰退以及子女不在身旁的孤寂感，这部分老年人群的生活安全问题及罹患抑郁的可能性也需要引起更多注意。因此，当护理对象是老年人时，护士更应具备耐心、细心、爱心和责任心，重视其心理状态，观察细微的心理变化，尤其是针对处于角色转换过渡期的老年人，理解其内心需求，给予充分的尊重。通过良好的沟通，改善、纠正老年人错误心理，以乐观向上的心态安全过渡到老年期，迎接美好的老年生活。

（二）针对常见健康问题进行护理

生理机能衰退所伴发的各种老年疾病以及生活环境中的不安全因素，导致了老年人安全问题突出。虽然很多危险因素自然存在，不可改变，但是只要护士意识到其危险性并积极采取预防措施，即可有效规避，保证老年人的安全。以下列举几大常见危险事件。

1. 跌倒

在我国65岁以上老年人的意外伤害原因中，跌倒居于前三位，并且随年龄的增长，跌倒的死亡率急剧上升。跌倒高发的原因主要与老年人自然的身体机能退化有关。一方面老年人肌肉减少，骨骼老化，易造成行动不稳；另一方面，老年人视听力水平下降明显，反应速度下降，对险情不能及时发现及应对。另外受到特殊心理的影响，一些老年人不能正确认识到自己的情况，思想比较固执，或是不愿麻烦别人，导致发生跌倒的概率明显高于其他人群。因此，护士要对老年人及其家属做好相关宣教工作，确定高危人群，及时发现安全隐患，将各项安全防范措施落实到位。同时给予老人更多的关心和照顾，有需要的情况下可反复有针对性地进行多次宣教，帮助老年人及家属建立起牢固的防范跌倒安全意识，坚决执行防范措施，避免意外伤害。

2. 噎呛

老年人易出现噎呛，原因可能是生理性的吞咽功能下降导致吞咽肌群不协调；或是疾病原因（如多发的脑血管疾病）造成的咽反射迟钝。发生噎呛严重时可导致窒息死亡。所以关注老年人饮食饮水等日常进食也是一护理重点。尽量为老年人提供易吞咽和消化的食物；进食前协助老人选取合适体位；进食时让老年人保持注意力集中，必要时专人守护，但不要随意与老年人讲话。若发现其有暴饮暴食或进食速度过快的不良习惯时应与其或家属沟通，及时纠正。

3. 坠床

老年人由于视力、听力及肌肉骨骼等的老化，出现运动不灵活，或由于某些病理改变处于昏迷，癫痫，躁动状态，而导致坠床意外的发生。因此，在巡视病房时要多加注意，及时将两边床栏拉起，并告知家属；同时在协助患者翻身时要注意动作轻柔缓慢，每次翻身都将对边床栏先拉起，在保证安全条件下进行。另外，一些老年人身形高大，应嘱其床上活动时动作要小心，翻身时拉床栏及时护挡。

4. 用错药

老年人多重用药

伴随着年龄的增长，老年人记忆力、认知和沟通能力会不同程度的减退，严重者影响其正常生活。同时，高血压、糖尿病、冠心病等慢性疾病在老年人中普遍存在，且常多病共存，造成老年人需要长期服用多种药物，再加上经济、社会支持缺乏等其他因素影响，易产生焦虑抑郁、恐惧疑虑等情绪，导致漏服、多服、误服药物情况频频发生，不仅降低药物疗效甚至加重病情。目前老年人用药问题主要存在盲目性、依赖性、依从性问题。因此，作为护士应重视用药老年人依从性问题，宣教护理到位。用药前，评估老年人用药情况及依从性程度；用药过程中，应密切观察有无出现药物不良反应；出院继续服药者，需对老年人强调服药重要性，进行有效的用药指导。加强与家属的沟通，共同探讨老年人用药问题，帮助构建有力的家庭社会支持系统，共同督促老年人正确用药，防止由药物问题造成的意外发生。

5. 交叉感染

老年人由于免疫系统功能下降，易受病菌侵袭，使得交叉感染发生的可能性比一般人高。尤其是在特殊时期如流感多发季节，更应注意对老年人进行保护性隔离，少去人多的公共场所，保持居家环境空气清新干燥。对于已明确患感染性疾病的患者应尽量避免互相接触。告知家属当老年人开始出现发热、咳嗽等感染症状时，应引起重视，及时做好预防措施，如避免去人多的公共场所，注意休息，做好清洁卫生工作。注意加强营养，适当安排体育活动，提高机体免疫力。

6. 用电安全

护士应告知老年人和家属用电安全的重要性及相关知识，避免意外伤害发生。如强调不要在电热器具旁放置易燃物品；作为家属，应当定期帮助检查用电器具，及时淘汰陈旧有安全隐患的电器；叮嘱老年人在不使用和离开时应关闭电源和熄灭火源。在购置新型的电炊具和电热器具时，应评估老年人是否能正确掌握使用方法，以消除安全隐患。尽量选择标志明显或具有语音提醒功能的电器，可减少因遗忘引发的意外。

三、注意文化护理

随着人们精神文化需求及医疗事业的发展，临床护理服务质量正日益朝着“以患者为中心”，全方位提供照护的目标发展。良好的精神状态有助于疾病恢复及维持健康。所以，精神文化层面的需求在日常护理工作中得以重视并贯彻于护理实践中。老年队伍日益庞大，受不同的生活背景、文化程度的差异等多因素影响，做好老年人文化护理工作任重而道远。其中，多元文化护理是人们在理论和实践中逐渐被认可的一种模式。尊重老年人的世界观、价值观及生活习惯等，尽量满足不同文化背景的老年人的健康需要是做好老年文化护理的必然要求。

护理人文关怀

（一）给予老年人充分的尊重

老年人身体上的衰老使其在处理日常生活方面可能力不从心。但是，老年人具备丰富的社会经验，长久以来已形成自己独特的价值观念，如果不能与老年人建立良好的关系，双方处于对立面，就难以在和谐的基础上为其提供优质护理。所以，做好老年人文化护理，首先就是要给予老年人充分的尊重。理解老年人，尊重其思想观念；尊重不同的生活习惯，满足其生活需求；尊重老年人隐私，安排足够的个人空间，日常生活中部分行为需要保证有一定的隐私环境，如排泄、沐浴等。护士在病房中执行各种暴露性操作时，应做好窗帘遮挡及解释工作。

（二）与老年人有效地沟通

由于年龄、性格、文化程度、疾病等多因素作用，护士与老年人沟通往往需要更多的耐心与精力。因此，在繁忙的护理工作中，如何协调做好与老年人的沟通，需要掌握一定的方法。首先，树立“以老年人为中心”，为老年人着想的理念。用通俗易懂的语言与老年人交流，建立起从入院到出院完整的良好沟通，减少陌生感和压力；其次，交流方式因人而异，通过掌握一定的沟通技巧，使得沟通在良好的氛围中进行，以利全面真实了解患者情况，促进护理工作顺利开展。

四、与老年人交流的沟通技巧

考虑到老年人听力、视力、理解力等方面的退化，在与老年人的沟通过程中常需借助非语言沟通的方式，帮助理解及表达，促进沟通的顺利进行。

（一）非语言沟通技巧

非语言沟通作为语言沟通的辅助工具，有时候可起到较语言沟通更为重要的信息传递作用，如在与认知障碍、语言表达能力缺失的老年人交流时，通过符号、手势等可以加深印象，也可使意思表达准确、有力、生动、具体。更为重要的是，非语言沟通可通过肢体动作、眼神交流等传递情感，给予老年人心灵上的理解和支持。所以，护士应充分合理运用非语言沟通技巧，同时也要避免不适宜或难以接受的动作；在尊重与了解老年人个性和社会文化背景基础上，予以强化和多加运用。

1. 倾注真情，用心沟通

老年人是比一般人感情更为敏感的弱势群体。当其生活工作重心逐渐转移，又遇到身体疾病、儿女不在身旁的情况时，内心会有孤寂、沮丧感，甚至由此产生抗拒、不配合等负性情绪。因此，在护士与老年人的沟通过程中，重视老年人内心情感流露及变化，以“情”动人；秉持耐心、爱心、细心、责任心“四心”与老年患者进行沟通，可有效拉近两者的“沟通距离”，消除陌生感，建立护患双方良好关系，在有效沟通中了解老年人真实想法，帮助护士在制订护理计划及落实护理措施过程中，实施针对性护理，提高患者治疗依从性。

2. 肢体动作

触摸、身体姿势等都属于肢体动作，这种无声的“语言”可表达对老年人的关爱，增进亲切感，帮助建立良好的护患关系。当然，在使用这些肢体语言过程中务必对老年人进行正确评估。因为在一些情况下，肢体语言使用不当也可能会触犯老年人的尊严，引起误会。因此在使用该沟通方式的过程中要掌握以下注意事项：

（1）尊重老年人，在充分了解其文化背景的基础上进行沟通；

（2）循序渐进，肢体动作根据沟通实际随时调整，例如沟通距离；

（3）因人而异，把握肢体动作的合理程度。部分老年人因为视、听力的逐渐丧失或心理问题，易受惊吓。

交流是双方互动的。护士在与老年患者积极交流时也要及时恰当地对老年人的肢体动作予以回应，使老年人感觉到自己被尊重。

3. 倾听与表情交流

老年人可能因为生活习惯和方式的转变以及生活内容的减少，而无法适应“清闲”生活。有研究表明老年人在听到自己的声音时会有安全感，故可能会喜欢一直说话。此时，耐心的倾听将起到关键作用。当老年人愿意多交流时，在条件允许的情况下，应保持乐于倾听的态度，可以增加老年人的存在感及被需要感和被尊重感。当然倾听不是简单地听，还需要融入情感，发自内心地予以回应。沟通过程中护士应保持脸部表情柔和，说话声音要略低沉、平稳且适度热情，说话时倾身向前以表示对话题有兴趣，但是不要让老年人有身体领域被侵犯的不适，必要时可适当夸大面部表情以传达惊喜、欢乐、担心、关怀等情绪。微笑，是最美好的语言。护士应给予老年人更多的耐心，通过恰当的面部表情等方式，向患者表达自己的善意，得到患者的信任，在良好的护患关系中促进各项护理工作的顺利进行，有益患者早日恢复健康。

（二）语言沟通技巧

1. 面对面的语言沟通

恰当的语言能抚平患者心理上的创伤。护士说话语调舒缓平和，可以增加亲切感，老年人愿意倾听；在说话态度上，护士应表达对老年人的尊重，避免趾高气扬和一味地发表自己的意见；交谈中护士使用通俗易懂的语言，有利于老年人的理解，让沟通顺利进行。由于老年患者的工作经历、性格、文化水平、家庭环境和疾病情况的不同，沟通时的语言要求也不同，护士应始终保持耐心、爱心、细心、责任心，才能促进护患间顺利沟通，形成良好的护患关系。

2. 多媒体技术下的交流

随着延续性护理及医疗水平的高质量发展，老年人出院后的护理日益受到重视。通过定期随访，可有效帮助了解老年人近期健康状况，及时给予正确指导和实时监督。但是现实医疗资源不能很好满足现状需求。因此，在互联网技术的支持下，电话随访结合网络平台交流的随访方式应运而生，并在各地不断推广。其优点是克服了时间和空间的限制，护士可根据自身工作合理安排随访时间，了解老年人病情，在时间允许的情况下提供详细咨询或心理疏导。老年人因此也可真正感受到被他人关爱，充分调动其参与自身健康管理的积极性。当然，电话或其他方式的网络交流时会遇到各种各样的访问对象，当老人有听力障碍、失语症或定向力混乱时，需要结合利用其他方法。

（杨晔琴　吉莉）

第二节　调整老年人生活环境

课程思政

护理人员对老年人居住环境的关心是从老年人的健康角度出发的，主要是让环境更有利于促进老年人的健康，保护老年人的居住安全，确保紧急情况下信息和转运通畅等。护理人员应理解环境、健康、人和护理这四个护理专业范畴的基本概念的内涵。护理能为老年人健康的居住环境提供专业性的建议和对策，护理人员应该有这方面的能力和自信。

预习案例

李大妈，62岁，平素体健，自理能力良好，目前独居。近日无明显诱因下感觉到左眼视力减退，但无红、肿、热、痛等感觉。医院眼科门诊检查后诊断为左眼白内障，尚无手术指征，予定期门诊复查随访。回家后李大妈出现焦虑状态。其女儿担心母亲的日常生活安全问题，但不知道应该采取怎样的措施去除潜在的安全隐患。

思考

1. 你认为在李大妈日常独居的生活环境中可能存在哪些安全隐患？

2. 请向李大妈及其女儿提供一些生活环境调整的建议。

环境(environment)是人类进行生产和生活活动的场所,是人类生存和发展的基础。按建筑学划分,可分为室内环境、室外环境;按环境性质划分,可分为物理环境、社会文化环境。老年人的生命健康与日常生活环境息息相关。不良的生活环境会对老年人生命健康造成影响,严重时可能会危及生命。根据老年人生理、心理、社会行为等需求,对老年人的生活环境进行调整,可有效地预防事故和疾病的发生,提高老年人独立生活和自理的能力,对保障老年人的生命健康、提高生活质量具有重要意义。

老年宜居环境

老年宜居环境(age-friendly environment)是指各种适合各年龄段人群(包括老年人)居住和生活的环境,不仅包含空间、设施等硬环境,也包含社会、文化等软环境。

目前,我国的养老照护模式以居家为主,社区服务为依托,养老机构为辅助。因此,我国老年人的生活环境主要包括:居家环境、社区养老服务中心和养老机构。在对上述生活环境进行宜居性调整时,遵循“以人为本,安全第一”的原则,以保障老年人的生命健康安全。改善的核心是维护老年人健康和预防各类疾病。此外,还应考虑兼顾老年人及照顾者的需求。通过适当调整,为老年人提供安全、适老、舒适的生活环境。

一、室内环境的调整

微课:调整老年人生活环境

居室是老年人日常活动的主要场所。随着年龄的增长,老年人对居室的依赖性增加,室内环境的适当改善显得尤为重要。适老化的室内生活环境应考虑以下因素。

(一)空间

室内空间的合理调整可使老年人的日常生活更加安全、舒适、便捷,从而会大大提升老年人的生活质量。首先要保证室内空间的安全性,如消除空间障碍,防止跌倒等意外损伤的发生。其次,老年人居住空间应根据老年人的习惯进行适当合理的调整。为保证基本功能空间,住宅使用面积要合理。居室空间过于狭小,会阻碍辅助用品如拐杖、助行器、轮椅等的正常使用;居室空间过大,会使老年人感到孤独。最后,居室内家具等物品的摆放布局要合理紧凑,在老年人伸手可及范围内配置可支撑的家具或扶手,提供良好的安全保障。

(二)温度

一般情况下,老年人的居室内温度应以22℃~24℃为宜;当老年人沐浴时,浴室内温度应保持在24℃~26℃。居室内应配置室温计,以便老年人能随时评估室内温度并及时进行调节,满足安全、舒适的需求。当室内外环境温差增大时,如条件允许应在室内配备冷暖设备。夏季气温较高时,可通过开窗通风以增加空气流通进行降温,也可使用电风扇或空调等。但应注意温度调节不能过低,同时避免冷风直吹。冬季气温较低时,除选用空调外,还可采用暖气、电暖炉、热水袋等设备,但在使用过程中要提高警惕,充分保障老年人的安全。具体来讲,使用暖气设备时,要注意室内保持一定的湿度,并经常通风换气；使用热水袋时，要避免引起烫伤；使用煤油炉或煤气炉时，要注意通风，避免煤气泄漏引起煤气中毒等。

（三）湿度

居室内环境湿度一般指相对湿度，即单位体积的空气中，一定温度条件下，空气中所含水蒸气的量与其达到饱和时含量的百分比。一般情况下，居室内适宜的湿度为50%~60%。室内湿度过高或过低都会影响老年人的舒适度。居室内应配置湿度计，以便老年人能随时评估室内湿度并及时进行调节，满足安全、舒适的需求。当室内空气湿度较高时，可通过开窗通风等自然方法来降低湿度，或使用除湿剂或除湿装置，如空调、换气扇等。当室内空气湿度较低时，可通过增加物体表面水分蒸发来提高湿度，如在地面洒水、使用湿拖布擦拭地面等。在条件允许的情况下，可选用加湿器，将更有效地提高室内空气湿度。若冬季使用暖气，可在暖气上安放水槽、水壶等增加水汽蒸发，从而进行湿度调节。

（四）通风

良好的老年人居室环境，要保证通风条件，尽量采取自然通风。一般情况下，通风30分钟即可达到置换室内空气的目的。即便是冬季天气寒冷，也要定时开窗通风保证室内空气清新。在家用燃料的使用过程中，要格外注重通风换气，以免造成居室内空气污染。此外，部分行动不便的老年人常在居室内进行排便，又因担心寒冷空气影响健康而拒绝开窗通风。此时，照护人员应及时清除排泄物更换衣物，给予心理疏导后及时开窗通风，从而保持室内空气清新。要综合考虑老年人自身的生理、心理特点，进行适当引导，保证室内的正常通风。

（五）照明

多数老年人对光的感知能力及视力出现下降，因此应注意居室内的照明调节，满足基本的日照需求，保证充足、稳定、分布均匀的人工照明，防止跌倒等意外的发生。室内日照指通过门窗进入室内的直接阳光照射，不仅可使老年人享受日照的温暖，消除与外界的隔离感，也使居室获得充足的光线，因此应保证适宜的室内日照。老年居室应尽量选择朝南向阳的房间，卧室窗户宜大，白天应经常拉开窗帘，使阳光可直接照射进室内。一般认为，北方较冷的地区冬季南向居室，每天至少应有3小时日照时间，其他朝向的居室还需多些。夏季则应尽量减少日照，防止室温过高。

日照需求

当夜间或白天自然光线不足时，要保证人工光线照明。注意人工照明的亮度调节，使光线明亮柔和接近日光，避免亮度不足造成视疲劳或光线刺眼导致眩晕，如长期卧床老年人可选择使用落地灯或可移动照明器具，防止屋顶照明灯造成的刺眼感。为保证光线的充足且分布均匀，在老年人经常活动的区域都应有照明设备，如卧室、走廊、卫生间等。此外，要考虑老年人使用的便捷性，如走廊、楼梯等处的照明开关可选用感光、声控、运动传感等开关，也可防止忘记关灯；在不妨碍睡觉的前提下可安装地灯，避免老年人起夜时发生意外。

（六）色彩

根据老年人不同的生理、心理状态需求，可进行室内色彩搭配以调节环境氛围。例如：情绪压抑、忧伤者，可选用如红、橙色等暖色调为主的颜色；情绪烦躁、兴奋者，可选用如蓝、绿色等冷色调为主的颜色。同时，可在居室内不同空间选择不同颜色进行搭配，如在客厅、餐厅等较大房间的部分墙面使用比较鲜艳的颜色；在厕所、洗漱间等较小房间可选择比较明亮的颜色。居室颜色的改变可选择墙壁、地板等，也可通过墙壁挂画，窗帘、桌布等物品进行颜色的改变。在同一房间内的地板应使用统一的颜色，避免老年人误将色差看成高度差。此外，也可选用绿色植物，如常青藤、绿萝等，不仅增添美感，还可净化空气，起到促进健康、防治疾病的作用。

（七）设备

老年人居室内的设备应尽量简便，配备床、柜、桌、椅等一般设备即可。家具宜全部采用圆角或安装防撞塑料软角等设计，降低跌倒、撞伤的风险。对床进行高度调整时，要方便老年人上下床及活动，同时兼顾照护者使用需求。对于能正常离床活动的老年人，适当调节床的高度，如在老年人膝盖下、与其小腿长基本相等，或使膝关节与床成近直角，使老年人坐在床沿时两脚足底能完全着地。对于卧床老年人，为便于照护者进行各项操作减轻负担，可将床适当调高。一般从床铺上面到地面为52~57 cm，但具体高度调节时应综合考虑老年人个体的身高、习惯、腿部力量等因素，满足老年人的个体化需求。避免使用太过柔软的床垫，床旁应配备床头灯及呼唤铃或电话。条件允许时，选择可抬高上身或能调节高度的床，且床的两边配置能活动的床挡以避免坠床。对座椅进行高度调整时，要根据老年人的生活习惯，保证坐姿舒适，易起坐、易清扫，同时综合考虑椅子的形状及稳定性、坐面的高度及硬度、有无扶手等因素。对桌子进行高度调整时，一般高度为35~42 cm，同时兼顾所匹配椅子的高度，还要使桌板厚度不会挡住椅子及轮椅的扶手，桌脚不挡住椅子与轮椅。

除一般室内设备外，还要保证扶手、地面等设备的安全性，以及紧急求助设备的便捷性。根据使用方法扶手可分为两类，一类是在走廊、楼梯等便于大范围移动身体位置时的扶手，将扶手直径调节为32~36 mm较为适宜，且保证两侧都安装扶手；另一类是在厕所、浴室等便于身体重心上下移动时的扶手，将抓杆扶手的直径调节为28~32 mm，易于抓握。扶手高度调节要综合考虑老年人的身高、习惯、臂部力量等因素。为降低摔倒风险，居室内地板材料应考虑防滑性和缓冲弹性，卫生间内还可配置洗浴椅、防滑垫等。此外，在居室及卫生间最好配备紧急求助报警系统，厨房内应安装能自动报警的燃气及火灾探测器。

（八）噪音

对老年人居室内环境噪音进行调整时，要综合考虑老年个体的性格、敏感性及耐受性、心理状态等因素。噪声的单位是分贝(dB)，一般将居室内环境的噪声强度调节至20 dB以下，厅堂内环境的噪音强度调节至30 dB以下。尽量调整说话、走路等活动产生的噪声，减少对老年人的刺激，避免因噪音造成的身心损害。除减少噪音的产生外，照护者可为老年人提供心理疏导，降低噪音在心理方面造成的影响。

二、室外环境的调整

室外环境是老年人生活环境的重要组成部分，老年人的许多日常活动都与室外环境有着密切的关系。为老年人提供安全、舒适、便捷、宜居的室外环境，可满足老年人医疗、娱乐、教育等日常生活需求，对提高老年人的参与度、获得感、幸福感及身心健康水平有重要的意义。

为营造出适合老年人居住的室外环境，应遵循“以人为本”的原则，综合考虑老年人在生理、心理、行为等方面的特征，充分满足老年人的特殊需求。

(一)出行环境

安全性是老年人生活环境调整的首要原则。为满足老年人出行的安全需求，需对住区通行、步行路网、公共交通等环境进行合理调整。为便于老年人的进出，保证无障碍通行，在住区通行方面主要对楼梯、电梯、单元门等公共环境设施进行改造。具体调整如下，为消除建筑出入口的高差，应采用缓步台阶或坡道过渡，出入口上方设置雨篷，深度大于1.2 m，做好排水设施；楼梯宽度至少满足两人搀扶可通过，踏步沿口不应突出；电梯轿厢尺寸要能满足担架或轮椅转身的空间。公共环境中应配置扶手，提供防眩光照明系统，地面应平整、防滑。此外出入口处可设置明确指引标识物，提高建筑物辨识度，帮助老年人明确自己的位置，不至于迷失方向。

步行是老年人日常出行的主要方式，步行路网与老年人的日常出行购物、锻炼等活动密切相关。为满足安全性需求，对步行路网中的路线、距离、高差等进行调整，清除步行道路障碍物。同时合理配置休憩设施、标识系统，以满足舒适性需求。为保障老年人在公共交通环境中的人身安全，需对城市道路、公共交通建筑等进行无障碍化改造。做好公共交通标志标线，强化视觉信息，尤其对大型交叉路口的安全岛、隔离带及信号灯进行适老化改造。条件允许的情况下，可在机场、火车站、汽车站等人流密集场所为老年人设立等候区域和绿色通道，提供友好交通服务，方便老年人出行。

(二)健康支持环境

良好的健康支持环境，既能提供医疗卫生服务，又能营造良好的体育健身环境，对老年人身心健康的改善和维持起到积极促进作用。为保证医疗卫生服务的可及性，需对老年医疗卫生服务网点进行合理分配。根据各级医疗卫生机构健康资源的需求，分级配置医疗资源。综合考虑老年人口分布、就医行为等因素，合理布局医疗服务网点，使健康需求与健康支持保持均衡性。此外，为促进医疗卫生与养老服务资源结合，推动医养结合模式的发展，需促进医疗卫生资源进入养老机构、社区和居民家庭，为老年人提供一体化的医疗卫生服务环境。在扩大医疗卫生服务覆盖面的同时，不断提高服务的内容及水平，整合医疗、养生、保健、康复等更专业化的服务内容，提升健康支持的质量。运用云计算、大数据等先进技术优化健康支持服务，逐步推动智能化健康支持服务的发展。

（三）生活服务环境

日常生活中，老年人常进行健身、娱乐等多种户外活动。为了满足老年人各种户外活动的需求，需从服务网点、公共服务设施、室外自然环境等方面进行调整。首先，健全生活服务网络，保证周边生活服务网点齐全，包括百货店、餐饮店、医院、银行、药房等各种服务网点，且保证生活服务网点在老年人步行可及的范围内，使生活服务更便捷。整合居家养老服务、睦邻互助养老服务、助老惠老志愿服务等多种服务形式，发挥各种服务组织的积极作用，为老年人群提供高质量的生活服务支持。其次，需对公共服务设施进行合理规划、无障碍改造，着重优化与老年人日常生活密切相关的公共设施，如商场、超市、公园、便民网点等。

为鼓励老年户外体育健身，需为老年人提供空间场所及器材设施。结合老年人健康需求，为老年人群提供便捷、舒适的健身空间及场所，如公园、广场、绿地等。配置适合老年人体育健身活动的设施和器材，尽可能符合老年人体工程学原理。通过营造舒适的健身环境，鼓励老年人积极进行户外锻炼，促进老年人的身心健康。此外，户外活动增加了老年人与大自然的接触，可通过对户外景观绿植的调整，发挥自然对人体健康的促进作用。园艺疗法目前已经作为一种辅助医学疗法，被广泛应用于环境建设。通过园艺观赏或参与等方式，对老年人视觉、嗅觉、味觉等感知功能起到刺激疗养作用，从而舒缓身心、减轻压力、缓解病情、促进健康。

园艺疗法

（四）社会文化环境

对社会文化环境进行适老化调节，为老年人提供社会参与环境支持，如老年大学、老年活动中心等。通过终身教育、就业、志愿活动等社会参与途径，鼓励老年人积极地参与到社会环境中，满足老年人的社会交往、自我实现等心理需求，使老年人“老有所教，老有所学，老有所乐，老有所为”，增加老年人的社会参与感，并在有效的社会参与活动中获得幸福感。

为老年人提供包容的社会氛围。通过报刊、广播、电视、网络等各种传播途径，向社会公众宣传和普及老年宜居环境相关理念，培养接纳、尊重、帮助老年人的关爱意识，营造敬老、养老、助老的社会氛围。同时，为老年人提供良好的家庭氛围，充分发挥经济供养、生活照料和精神慰藉的家庭养老功能，从而为老年人创造良好的家庭、社会生活氛围。此外，开展老龄法律法规普法宣传教育，增强全社会依法保护老年人合法权益的意识，同时为老年人提供法律服务，依法维护老年人的合理权益。

（杨晔琴　管祥云）

第三节　老年人的饮食与排泄

课程思政

老年人的营养和饮食需求随着年龄增长而降低，各生理机能减退，排泄功能随之受到影响，从而影响老年人的生活质量。护理人员要进行思考和研究，积极开展老年人健康知识的宣教和普及，让全社会参与和关注老年人健康事业。为老年人提供膳食合理、营养均衡、粗细搭配、适当运动的健康处方，改善老年人饮食和排泄问题，提升老年人幸福生活指数。

预习案例

王阿姨，76岁，退休大学老师，高血压、糖尿病病史20余年，尿失禁时间8年，生活能自理，可以完成简单家务，尿失禁症状逐年加重，8年前小便次数增多，咳嗽等增加腹压情况下尿湿内裤。近3年来，尿频、尿急，有尿意时上卫生间稍慢一点小便就无法憋住。近1年来，小便次数增加，约1小时就有尿意，而且大部分时间无法自控。因此王阿姨长期使用卫生垫，不敢出门，更不敢出远门。她非常苦恼，一直就医，寻求治疗方法，以减轻尿失禁带来的痛苦。

思考

1. 王阿姨的尿失禁属于哪一种类型？

2. 王阿姨就诊治疗同时，如何做好全面评估及相应护理措施？

3. 你作为她的责任护士怎样开展健康指导和心理辅导？

饮食与营养是维持健康和生命的基本需求。老年人生理代谢的改变影响食物的摄入、消化和吸收，可导致老年人发生营养风险和营养不良，在各种疾病状态下更容易发生营养风险和营养不良状况。因此老年人的饮食与营养也是日常生活护理中的一个重要环节。

微课：老年营养缺乏——消瘦

排泄是机体将新陈代谢的产物排出体外的生理过程，是维持生命和健康的必要条件。老年人随着年龄的增加，机体逐渐出现衰弱，其排泄功能也相应发生改变，出现排尿及排便障碍。排泄问题可以说是机体老化过程中无法避免的，常给老年人造成生理、心理上的压力，给家庭和社会带来困扰。做好老年人排泄的护理，有助于减轻老人生理和心理的压力，树立治疗信心，提高老年人的生活质量。

一、老年人的营养需求

（一）能量

人体能量的需求与消耗是相一致的。能量的需要=基础代谢+体力活动+食物特殊动力作用的能量消耗。老年人因基础代谢率降低、活动量减少及体内脂肪组织比例增加，所以所需能量较中青年人低。因此每日膳食总热量的摄入量应适当降低，以免过剩的热能转化为脂肪贮存体内引起肥胖。热能的摄入量应随年龄增长而逐步减少，如50~59岁较青年时期减少10%，60~69岁减少20%，70岁以上减少30%，但是如果活动量未减少可保持原来的能量摄入。一般每日热能摄入6.72~8.4 MJ(1600~2000 kcal)即可满足机体需要，体重55 kg的老年人每日只需摄入热能5.88~7.65 MJ(1400~1800 kcal)。老年人能量控制是否恰当，可看体重变化，将自己的体重控制在标准体重的±10%以内为正常。能量过多，易变成脂肪贮存在体内，引起肥胖，导致老年性疾病的发生，如高血压、动脉粥样硬化、冠心病、糖尿病等。但如果能量不足，会使体重下降、消瘦、免疫力下降，易患呼吸道感染等疾病。

（二）蛋白质

老年人每日每千克体重应摄入蛋白质1.0~1.5 g，蛋白质占总能15%~20%。体重60 kg的老人每日应摄入蛋白质60~90 g，平均每天75 g左右，到70岁后可适当减少。因蛋白质代谢后会产生一些有毒物质，老年人肝肾功能减退，清除这些有毒物质能力降低。如蛋白质摄入过多，代谢后的有毒产物不能及时排除，反而影响身体健康。因此蛋白质的摄入应该是量少而优质，应尽量保证优质蛋白质量的摄取，应该在蛋白质总量的50%以上，如豆类、鱼、肉类等。充足的膳食蛋白质可以在防止肌肉衰减中发挥重要作用，如果饮食中蛋白质供给量不足，会引起老年慢性营养不良综合征、贫血、肌少症等疾病。

（三）脂肪

脂肪是食物中产生能量最高的一种营养素，能促进维生素A、D、E等脂溶性维生素的吸收和利用，以及维持细胞膜和脑神经的功能。尤其是脂肪中的必需脂肪酸对人体有特殊生理意义。在膳食中，脂肪能改善食物的口味，增加食欲。

老年人由于胆汁、胰脂肪酶分泌减少，脂酶活力下降，对脂肪的消化吸收与合成降低，老年人体内脂肪组织所占比例随年龄增长而增加，高脂膳食易引起或加重老年性疾病，因此应当减少膳食中脂肪的摄入。脂肪供给能量应占总热能的20%~30%，应控制在下限值。在分类组成方面，以多不饱和脂肪酸、单不饱和脂肪酸、饱和脂肪酸提供的能量分别占每日总能量的8%~10%、10%、6%~8%为宜。应以不饱和脂肪酸为主，减少饱和脂肪酸的摄入。饱和脂肪酸含量高的食物可使血胆固醇增高，这类食物包括肥肉、猪皮、猪油等。不饱和脂肪酸不增加血胆固醇，这类食物包括花生油、豆油、橄榄油、玉米油等植物油。

（四）碳水化合物

碳水化合物供给能量应占总热能的59%~65%。碳水化合物是人类从膳食中取得能量的主要来源。除供给机体能量外，碳水化合物还参与细胞的多种代谢活动，并且是构成机体的重要物质。老年人由于体力活动减少，能量消耗减少，内分泌功能下降，胰腺分泌胰岛素减少，糖耐量减低，易发生高血糖。不宜多食蔗糖以及要限制糖果、精制甜点心的食用量。过多的碳水化合物摄入可能与动脉粥样硬化等心血管疾病的发病率有关，过多的糖会在体内转化为脂肪，使血脂升高。老年人的碳水化合物应选淀粉类为主食，且多选择粗粮和杂粮，不宜使用蔗糖等简单的糖类，而果糖易被吸收利用，宜多吃水果、蔬菜等富含膳食纤维的食物，防止老年人便秘。

（五）微量营养素

维生素作为一类微量营养素对老年人来说十分重要。维生素在维持身体健康、调节生理功能、延缓衰老过程中起着极其重要的作用。富含维生素 A、B_1、B、C 的饮食，可增强机体的抵抗力。维生素 E 有抗脂肪氧化作用，具有遏制脂褐质过早出现，增强免疫力、抗衰老等作用。对于老年人来说，维生素的供给应充足，膳食中应有丰富的新鲜蔬菜和水果。

老年人骨密度逐渐下降，出现不同程度的钙的负平衡，另外老年人钙吸收能力下降，如果膳食中钙的摄入不足，就容易发生骨质疏松和骨折，需要注意钙和维生素 D 的补充，注意多选择含钙高的食物，牛奶及奶制品是钙的最好来源，其次为大豆及豆制品、深绿色蔬菜、虾皮等。对进食量和品种偏少的高龄老年人，补充碳酸钙和维生素 D 制剂是必要的。维生素 D 帮助钙吸收，抗骨质疏松。

老年人胃肠道功能减退，对铁的吸收差，应多吃含铁高且吸收利用高的食物，含铁高的食物有动物肝脏、动物全血、瘦肉、鱼类、豆类、菠菜、韭菜等。铁的强化食品有酱油、盐、饼干等。

老年人的微量元素锌、硒、铜等也容易缺乏。锌是老年人维持和调节正常免疫功能所必需的，能提高机体抗氧化能力，与延缓衰老有关。适量的铬能使低密度脂蛋白水平降低，高密度脂蛋白水平升高，故老年人应注意摄入富含这些微量元素的食物，或者补充多种微量营养素的制剂，包括多种维生素和多种微量元素，对老年人是有益的。

（六）水和电解质

人体的构成中61%是水分，老年人随着年龄的增加，总体水分相对减少，又由于老年人肾功能会有不同程度的减弱，尿的浓缩功能和废物排泄的功能需要有足够的水分，才利于平衡人体的水电解质代谢与废物的排泄。但是如果有心肾功能不全的情况，则需要根据病情调节水的摄入量。如果水分不足，再加上老年人结、直肠肌肉萎缩，肠道中黏液分泌减少，很容易发生便秘。严重时还可发生电解质失衡、脱水现象等。因此老年人每日饮水量（除去饮食中的水）一般以每日每千克体重摄入水 30 mL 左右为宜。

电解质主要是控制食盐的量（NaCL），Na 离子过多影响副肾皮质激素等内分泌激素的调节作用，从而增加血管的抵抗力，导致高血压。实际上每日供给 NaCL 在 2 g~5 g 就可满足人体需要，最多不超过 10 g。

二、老年人常见的营养问题

（一）生理性的营养问题

1. 消化系统的老化

老年人消化功能减退，牙齿不健全，咀嚼能力减弱，唾液分泌下降，胃酸减少和消化功能衰退，肠蠕动减弱，消化吸收能力下降，排便能力降低等，直接影响了老年人对食物的摄取和消化，导致进食量减少。

2. 感官的变化

老年人嗅觉不灵敏，甚至消失，很难或者不能嗅到食物的香味。味觉功能减退，特别是苦味和咸味感觉功能明显丧失。视觉的迟钝，看到食物不能激起进食的欲望，这些因素直接影响老年人的食欲和食量。

3. 进食困难

随着年龄的增长，多数老年人握力下降，部分老年人还可能由于关节病变和脑血管障碍等引起关节挛缩、变形，以及肢体的麻痹、震颤而加重自行进食的困难。牙齿缺失以及咀嚼肌群的肌力低下可影响老年人的咀嚼功能，甚至严重限制其进食。

4. 易发生便秘

老年人运动量减少，饮水量减少，肠蠕动减慢，容易引起老年人便秘，便秘又会引起腹部饱胀感、食欲不振等，影响食物摄取的量。

5. 易误吸和窒息

老年人吞咽能力下降，咳嗽放射能力减弱，食物容易误吸而引起肺炎，甚至发生窒息。

（二）心理因素导致的营养问题

老年人的性格、行为会发生改变，当贫困或丧失亲人时，容易导致独居，并产生孤独感和压力感。老年人的心境对营养及膳食的影响比较大，在心理上会有正面或反面的影响。有认知障碍或者抑郁情绪，也会导致摄入量不足。排泄功能异常而又不能自理的老年人，有时考虑到照顾者的感受，往往自己控制饮食的摄入量。对于痴呆老年人，如果照顾者不加管理会导致饮食过量、过少或异食行为。

（三）社会因素导致的营养问题

老年人体力活动减少，以安静的生活方式为主，社交范围缩小，行动不便等也会减少运动量，最终的结果是能量消耗及摄入的减少，从而导致食物总摄入量及其营养素的减少。随着社会经济的发展，家庭结构也发生了根本性改变，大家庭转为小家庭，很多老年人很可能是独立地生活，从饮食上来说，其食物来源的多样性减少。老年人营养学知识的欠缺可引起偏食或饮食单调，导致营养失衡。

（四）疾病因素导致的营养问题

各种慢性疾病，老年人服用的很多药物会干扰营养物质的吸收，导致代谢的紊乱，包括常见慢性疾病和常见代谢性疾病的药物对食物的禁忌，如治疗痛风的药物以及食物的禁忌，就较明显地限制了食物的选择和营养的摄入。疾病影响食物消化吸收，如消化性溃疡、癌症、肾脏疾病、糖尿病等疾病。

各种原因导致的营养问题，都会造成老年人营养风险或营养不良，要进行营养风险筛查、评估，再根据结果进行营养的干预，改善和解决营养不良问题，提高老年人生活质量。

三、营养风险筛查

老年人营养风险和营养不良发生率高，后果严重，应尽早发现并进行营养干预。使用规范的营养学筛查工具对老年人进行营养筛查、评价，发现并消除造成营养不良的危险因素，针对存在营养风险和营养不良问题采取必要的营养支持干预，能够改善老年人营养状态，提高老年人生活质量。

营养风险筛查是指由临床医生、护士、营养医生等针对患者进行的一种是否需要制订和实施营养支持计划的快速、简便的筛查方法。

（一）微型营养评价

微型营养评价（mini nutritional assessment，MNA）是老年人特异性营养筛查与评价工具，适用于门诊、住院、养老机构的老年人群。新版 MNA 由两个部分构成，涵盖了整体评定、主观评定、人体测量、膳食调查等几个方面。新版 MNA 评分表（表 4–1）第一部分，由 6 个条目组成。临床分两步进行，对那些有高营养风险的老年人（得分≤11 分），可进行进一步的营养评价以确定营养不良的程度并有助于制订最佳的营养治疗方案。

表 4–1　新版 MNA 评分表（第一部分）

	筛查内容	分值
A	既往 3 个月内，是否因食欲下降、咀嚼或吞咽等消化问题导致食物摄入减少 严重的食欲减退计 0 分；中等程度食欲减退计 1 分；食欲减退计 2 分	
B	最近 3 个月内体重是否减轻 体重减轻超过 3 kg 计 0 分；不知道计 1 分；体重减轻 1~3 kg 计 2 分； 无体重下降计 3 分	
C	活动情况如何 卧床或长期坐着计 0 分；能离开床或椅子，但不能出门计 1 分； 能独立外出计 2 分	
D	在过去 3 个月内是否受过心理创伤或罹患急性疾病 是计 0 分；否计 1 分	

续表4-1

	筛查内容	分值
E	有否神经心理问题 严重认知障碍或抑郁计 0 分；轻度认知障碍计 1 分；无心理问题计 2 分；	
F	BMI(kg/m)是多少？ BMI<19 计 0 分；BMI 为 19~21 计 1 分；BMI 为 21~23 计 2 分；BMI≥23 计 3 分	
合计	筛查分值(14)	

结果说明：得分≥12 分，无营养不良的风险，不需要完成进一步的评价。得分≤11 分，可能存在营养不良，继续进行第二部分营养评估。微型营养评分表第二部分具体内容见表 4-2。

表 4-2　新版 MNA 评分表(第二部分)

	评价内容	分值
G	是否独立生活(不住在养老机构或医院) 否计 0 分；是计 1 分	
H	每日服用处方药是否超过三种 是计 0 分；否计 1 分	
I	有压力性痛或皮肤溃疡吗 是计 0 分；否计 1 分	
J	每日完成几餐？ 1 餐计 0 分；2 餐计 1 分；3 餐计 2 分	
K	蛋白质的摄入量是多少 * 每日是否至少饮 1 份奶制品(牛奶、奶、酸奶)　(A)是　(B)否 * 每周是否吃 2~3 份豆制品或鸡蛋　(A)是　(B)否 * 每日吃肉、鱼或家禽　(A)是　(B)否 0 或 1 个“是”计 0 分；2 个“是”计 0.5 分；3 个“是”计 1 分	
L	每日能吃 2 份以上的水果或蔬菜吗 否计 0 分；是计 1 分	
M	每日喝多少液体(水、果汁、咖啡、茶、奶等) 小于 3 杯计 0 分；3~5 杯计 0.5 分；大于 5 杯计 1 分	
N	进食方式 无法独立进食计 0 分；独立进食稍有困难计 1 分；完全独立进食计 2 分	
O	对营养状况的自我评价如何 营养不良计 0 分；不能确定计 1 分；营养良好计 2 分	

续表4-2

	评价内容	分值
P	与同龄人相比，你如何评价自己的健康状况 不太好计 0 分；不知道计 0.5 分；一样好计 1 分；更好计 2 分	
Q	中臂围(MAC)是多少 小于 21 cm 计 0 分；21~22 cm 计 0.5 分；大于等于 22 cm 计 1 分	
R	腓肠肌围(CC)是多少 小于 31 cm 计 0 分；大于等于 31 cm 计 1 分	
合计	(共计 16 分)	

评价结果：若得分=24 分，表示营养状况良好；若得分为 17~23.5 分，表示存在发生营养不良的危险；若得分<17 分，表示有确定的营养不良。

(二)营养风险评价

NRS 2002 营养风险评价(nutritional risk screening 2002，NRS 2002)是中华医学会肠外肠内营养学分会推荐使用的住院患者营养风险筛查的首选工具，该方法简便易行，适用于住院患者的营养风险筛查。2013 年《中华人民共和国卫生行业标准临床营养风险筛查(WTT)》规定 NHRS 2002 的适用对象为：年龄为 18~90 岁、住院过夜、入院次日 8 时上午前未行手术、神志清楚，愿意接受筛查的成年住院患者。适用对象在其入院 24 小时内进行临床营养风险筛查。首次筛查不存在营养风险的患者，可在入院一周后再次进行营养风险筛查。其内容包括初步筛查和最终筛查两个部分。

1. 初步筛查

初筛内容涉及体质指数(body mass index，BMD)、过去 3 个月体重减轻情况、过去 1 周内摄食情况以及疾病严重与否四个方面，具体内容见表 4-3。

表 4-3　NRS 2002 初步筛查表

筛查项目	是	否
1. 是否 BMI<20.5(18.5)		
2. 在过去 3 个月是否有体重下降		
3. 在过去 1 周内是否有摄食减少		
4. 是否有严重疾病		

说明：

(1)中国人 BMI 的下限为 18.5，对中国人进行筛查时应询问 BMI 是否小于 18.5。

(2)以上任一问题回答“是”，则直接进入第二步营养监测。若受试者对所有的问题均回答“否”，则每周重复筛查 1 次。

(3)即使是患者对以上所有问题回答均为“否”，如患者计划接受腹部大手术治疗，仍然可以制订预防性营养支持计划，以降低营养风险。

2. 最终筛查

NRS 2002 总评分包括疾病严重程度、营养受损状况、年龄三部分内容，见表 4-4。

表 4-4　NRS 2002 最终营养筛查

评分内容	0分	1分	2分	3分
营养状况	BMI≥18.5，近1~3个月内体重无变化，近1周摄食量无变化	3个月内体重下降超过5%或食物摄入比正常需要量低25%~50%	一般情况差或2个月内体重下降超过5%或食物摄入比正常需要量低50%~75%	BMI<18.5，且一般情况差或1个月内体重下降超过5%(或3个月体重下降15%)或前一周食物摄入比正常需要量低75%~100%
疾病严重程度		髋骨骨折、慢性疾病急性发作或有并发症者、慢性阻塞性肺疾病、血液透析、肝硬化、糖尿病、一般恶性肿瘤	腹部大手术、脑卒中、重症肺炎、血液恶性肿瘤	颅脑损伤、骨髓移植、APAC HE >10分的患者
年龄	18~69岁	≥70岁		

3. 评分结果及判定

(1)NRS 2002 总评分计算方法：将疾病严重程度评分、营养状态受损评分和年龄评分三项相加所得分值即为 NRS 2002 总评分。

(2)结果判定：NRS 2002 总评分≥3 分，表明患者有营养不良或有营养风险，应进行营养治疗，治疗后一周进行评价。NRS 2002 总评分<3 分，每周重复进行一次营养风险筛查。

四、老年人的饮食护理

(一)饮食要点

1. 均衡饮食

根据老年人生理特点，保持营养的平衡，保证足够的优质蛋白的摄入，摄入食物以低脂肪、低糖、低盐、富含维生素和含钙、铁食物为宜。热能的供给应以维持标准体重为原则，体重偏轻则适当增加热量的摄入，超标者应控制热量的摄入。

2. 食物多样化

老年人饮食以食物品种多样化为宜，切忌偏食，要注意粗细粮搭配，多吃蔬菜和鲜果，少吃油盐糖酒、咖啡、浓茶及添加剂较多的食物。老年人的膳食应尽量按一定比例进食，有利于健康。

3. 易消化食物

老年人牙齿不全，咀嚼能力差，烹饪加工的食物应软、烂、易嚼、易咽、易消化。烹饪时最大限度地保留食物的营养，烹饪温度不宜过高，浸泡时间不宜太长。

4. 食物温度

老年人消化道对食物的温度较为敏感，因此饮食宜温偏热。两餐之间或入睡前可饮用温热饮料，以解除疲劳，温暖身体而利于睡眠。

5. 饮食规律

老年人应规律饮食，即使正餐也应控制在七八分饱，忌暴饮暴食。膳食搭配应以素食为主，口味宜清淡。膳食内容的改变也不宜过快，要照顾到个人爱好。在两餐之间可适当增加点心。晚餐不宜过饱，以免影响睡眠。

（二）饮食护理

1. 一般护理

老年人就餐环境应通风、无异味，保持室内空气流通、新鲜，有家属陪同或者与他人一起进餐最好，鼓励自行进食，以增加食欲。如不能自行进餐，或因自己单独进餐而摄取量少，有疲劳感时，家人可陪伴一同进餐或和与他人一起用餐，必要时可协助喂饭。要尊重老年人的生活习惯，掌握适当的速度与其相互配合。

2. 食材准备

对于味觉、嗅觉等感觉功能低下的老年人，食物的色、香、味能够明显刺激食欲。老年人进餐时因感到食物味道太淡而没有胃口，烹调时可用醋、姜、蒜等调料来刺激食欲。咀嚼、消化吸收功能低下的老年人，蔬菜要切细，肉类制成肉末，烹制方法可采用煮或炖，必要时可捣碎，尽量使食物变松软而易于吞咽和消化。但应注意易咀嚼的食物对肠道的刺激作用减少而易引起便秘，因此应多选用富含纤维素的蔬菜类，如青菜、根菜类等食材烹制。有吞咽功能障碍的老年人，过碎的食物或液态食物易导致呛咳。固体食物可以做得尽量松软或做成糊状，而液态食物则可酌情选用食物调节剂（如凝胶、琼脂、淀粉等）或者加入增稠剂，将其变成糊状，临床上称之为免汤半流，以利于吞咽。还应注意一些黏稠度极高的食物（如汤圆、年糕、糍粑等）不容易吞咽，应尽量减少甚至避免选择。

3. 功能障碍者的护理

（1）上肢障碍者的护理：老年人可以选择各种特殊的餐具协助进食，如老年人专用的叉、勺，其柄很粗适用于无法握紧手的老人；亦可将普通勺把用纱布或布条缠上；可选用套筷或用绳子将两根筷子连在一起以维持老年人使用筷子的精细动作，并避免筷子滑落。

（2）视力障碍者的护理：就餐时照顾者一直要在旁边，事先告知老年人餐桌上食物的种类和位置，并帮助其用手触摸以便确认。热汤、茶水等易引起烫伤的食物要提醒用餐者注意，必要时协助其进食，鱼刺等要剔除干净以保证安全。有视力障碍的老年人可能因看不清食物而引起食欲减退，因此，食物的味道和香味更加重要，或者让老年人与他人一起进餐，营造良好的进餐气氛以增进食欲。

(3)吞咽功能障碍者：吞咽能力低下的老年人，尤其是卧床老年人，很容易将食物误咽入气管。因此进餐时老年人一般采取坐位或半坐位，偏瘫老年人可采取侧卧位，最好是卧于健侧。进食过程中应有照顾者在旁观察，以防发生事故。

微课：吞咽功能障碍老年人的进食护理

五、便秘

便秘是指在不使用通便剂的情况下排便困难或排便次数减少，粪便量减少，粪便干结，排便费力，便后无舒畅感。老年人便秘属于慢性便秘，慢性便秘通常使用罗马Ⅱ标准来诊断。在不用泻药的情况下，过去12个月中至少12周连续或间断出现以下2个或2个以上症状：①大于1/4的时间排便费力；②大于1/4的时间粪便是团块或硬结；③大于1/4的时间有排便不尽感；④大于1/4的时间有排便时肛门阻塞感或肛门梗阻；⑤大于1/4的时间排便需用手协助；⑥大于1/4的时间每周排便少于3次。

60岁以上老年人便秘的发病率为5%~30%，随年龄增长逐渐升高，其发生率为成年人的5倍，女性是男性的4倍以上。便秘病程可长达20~30年。便秘导致排便用力过度，易诱发老年人心脑血管意外、心绞痛等严重健康问题。老年人基础疾病较多，长期便秘会影响其他疾病，可导致大肠癌、痔疮、高血压等疾病，并影响心情，导致抑郁、焦虑情绪，严重影响老年人生活质量。

(一)便秘的原因

各种原因所致的粪便水分减少、粪便干结，直肠顺应性下降，感受性降低导致无法及时感知便意，都会导致便秘。影响因素有生理因素、饮食习惯、生活方式、疾病及药物、神经系统疾病和心理因素等。

1. 生理因素

随着年龄增加，老年人的食量和体力活动明显减少，胃肠道分泌消化液减少，肠管的张力和蠕动减弱，腹腔及盆底肌肉乏力、肛门内外括约肌减弱，结肠反射减弱，直肠敏感性下降，使食物在肠内停留过久，水分被过度吸收引起便秘。

2. 饮食习惯

老年人膳食纤维摄入不足，谷类食物摄入量减少，使得肠道蠕动缓慢、排便不畅而造成便秘。老年人饮水过少，口渴感觉迟钝，对体内高渗状态调节能力下降，易出现轻度脱水，增加便秘的危险。老年人的饮食习惯、饮食偏好，如喜食辛辣咸的食物、偏食、挑食等不良的饮食行为与便秘的发生也有关。

3. 活动减少

体力活动能促进肠道运动，有利于保持正常排便习惯。老年人运动量减少或者不运动，特别是慢性疾病或长期卧床的老年人，肠内容物长时间停留在肠腔，水分被过度吸收而造成粪便干结，排便困难。

4. 疾病和药物的原因

老年人由于各种基础疾病的影响，造成中枢和末梢神经病变而导致便秘。一些药物的影响，如抗胆碱能药、阿片类镇痛药、非甾体抗炎药物、利尿药、抗抑郁药、抗帕金森病药物，可抑制肠道运动。含铝和钙离子的制酸药、铋剂，可致肠内容物水分被过度吸收而引起便秘。

5. 神经系统疾病和心理因素

中枢和末梢神经病变可导致便秘，如帕金森病、糖尿病性自主神经病变。此外，抑郁、焦虑等心理障碍及老年性痴呆者，主动排便能力下降导致便秘。

(二)便秘的评估

1. 便秘的情况

了解便秘开始的时间，大便的次数、量、气味、颜色、形状与软硬度，老年人所属疾病、用药、饮食、活动等情况。

2. 便秘的伴随症状

观察排便是否伴有口渴、恶心、腹胀、腹痛等症状。配合直肠指检以排除直肠、肛门的疾病。

3. 解便的方式

对失能和半失能老年人床上解便的方式、患者接受程度、陪护者的能力等进行评估。

4. 便秘的并发症

(1)粪便嵌塞：粪便持久滞留堆积在直肠内，坚硬不能排出。

(2)粪瘤与粪石：粪质长期滞留在结肠形成坚硬的粪块称粪瘤，粪瘤钙化形成粪石。

(3)粪性溃疡：粪块的滞留、粪石的嵌塞，可刺激结肠黏膜而成溃疡，易发生在直肠、乙状结肠，其次为横结肠。

(4)大便失禁：持续便秘形成了粪块的阻塞，由于粪块不能继续运行，上段肠管内的静止粪便被肠管内微生物液化为粪水，这些粪水通过阻塞块而流到直肠末端，加之肛门内、外括约肌的舒缩功能下降，缺乏灵敏的调节，致使粪液从肛门流出，造成大便失禁。

(三)便秘的护理

1. 饮食干预

注意饮食规律，进食有度，戒烟酒、忌暴饮、暴食等不良生活习惯。多饮水，清晨空腹饮一杯约500 mL温开水，有助于保持肠道清洁和足够的水分，利于排便 。如无疾病限制饮水，保证每天的饮水量为2000~2500 mL。多食产气食物及富含维生素B的食物，如白薯、香蕉、生蒜、生葱、木耳、银耳、黄豆、玉米等，利用其发酵产气，促进肠蠕动。多吃水果和蔬菜等高纤维食物，帮助排便。少饮浓茶或含咖啡因的饮料，禁食生冷、辛辣及煎炸刺激性食物。

2. 生活习惯干预

指导老年人养成良好的排便习惯，定时排便，早餐后或临睡前按时如厕，培养便意。有便意则立即排便。排便时取坐位，勿用力过猛。注意力集中，避免排便时看书、看报。协助老年人选取最佳的排便姿势。改变静坐的生活方式，每天保持 30~60 分钟活动时间，卧床或坐轮椅的老年人可通过转动身体，挥动手臂等方式进行锻炼。同时养成在固定时间排便的习惯。指导老年人重视任何一次便意，尽量不留宿便。指导排便技巧，如身体前倾，心情放松，先深呼吸，后闭住声门，向肛门部位用力等方法。

3. 排便环境和器具要求

保证良好的排便环境，便器应清洁而温暖。指导老年人使用适合的辅助器，为体质虚弱的老年人提供便器椅或在老年人面前放置椅背，提供排便坐姿的依托，减轻排便不适感，并保证安全。排便时使用屏风或窗帘遮挡，给老年人私密空间。在确保老年人安全前提下，陪护者不要一直在旁守候，以免紧张而影响排便。

4. 协助法

可以在腹部按摩和热敷，促进胃肠蠕动，有助于排便。老年人便秘易发生粪便嵌顿无法自行排出时，需采取人工取便法。向患者做好解释，操作者戴上手套，让老年人取左侧卧位，用涂上皂液的示指伸入肛门，慢慢将粪便掏出。收缩腹部与肛门肌肉 10 秒后放松，重复训练数次，以提高排便辅助肌的收缩力，增强排便能力。

5. 生物反馈疗法

生物反馈疗法是将特制的肛门直肠测压器插入肛门内，通过观察显示器获得相关信息，包括肛门括约肌压力，直肠顺应性，肛门直肠处的敏感性，使患者能感觉到何时有排便反应，然后再次尝试这种反应，启发排便感觉，达到排便目的。

6. 心理护理

耐心听取老年人的倾诉，取得信任，向其说明便秘的可治性，以增加治疗的信心。和老年人及家属进行有效沟通，了解患者的心理状态和饮食生活情况，讲解便秘发生的原因，调节老年人的情绪，使其精神放松，避免因精神紧张刺激而引发便秘，同时提高治疗依从性 。

7. 用药护理

(1)口服泻药：原则是指导老年人勿长期服用泻药，防止药物依赖性。宜用液状石蜡、麻仁丸等作用温和的药物，此类药物不易引起剧烈腹泻，适用于年老体弱、高血压、心力衰竭等患者。大黄、番泻叶等刺激性泻药，由于作用强，易引起剧烈腹泻，应尽量少用，必须根据医嘱使用且在使用过程中注意观察患者反应。此类药物在服用后 6~10 小时内发挥作用，故宜在睡前 1 小时服用。

(2)外用简易通便剂：老年人常用简易通便剂，有开塞露、甘油栓、肥皂栓等，经肛门插入使用，通过刺激肠动，软化粪便，达到通便效果。

(3)磷酸钠盐灌肠液：使用方便简单，但是不能长期使用。指导老年人取左侧卧位，右膝部屈曲，取下瓶嘴上保护盖，将瓶嘴对着肛门插入，嘱老年人放松，把液体全部挤入肛门内，保持 5~10 分钟，直至有便意。

(4)复方聚乙二醇电解质散：是一种新型的等渗性全肠灌洗液，通常 4 小时内导致腹泻，大量使用虽对水、电解质平衡无明显影响，但须用1000 mL液体配制，故老年人易产生腹胀、恶心等不适感，极少数人会出现药物不良反应，应做好观察。

(5)灌肠法：严重便秘者必要时给予灌肠。可遵医嘱选用“1、2、3”溶液、植物油或肥皂水小量不保留灌肠，注意灌肠液浓度不宜过高。

六、大小便失禁

(一)尿失禁

尿失禁是指由于膀胱括约肌的损伤或神经功能障碍而丧失排尿自控的能力，使尿液不受主观控制而自尿道口溢出或流出的状态。

尿失禁在老年人中最为常见，统计数据显示，全世界约有2500万人患有尿失禁，其中老年女性的发病率高于男性。在北美和欧洲，65岁以上的人群中，大约40%的女性和22%的男性会有尿失禁。在亚洲地区，日本65岁以上的老年人尿失禁的发病率约10%。我国近年数据显示，60岁以上女性尿失禁发生率达55.3%。调查表明，养护机构中50%的老年人，90%被看护的认知障碍老年人和30%的住院老年人都被尿失禁困扰。尿失禁带来的负面影响如：身体异味、反复尿路感染、皮肤破损和糜烂等问题，导致老年人孤僻不合群、情绪低落、精神抑郁等心理问题，严重影响老年人身心健康。老年人尿失禁有很多原因，有其发病机制，应对发病原因进行分析并对老年人进行护理和健康指导。

1. 老年性尿失禁的发病机制

正常的排尿和随意控制与一系列复杂的生理性反应有关。当膀胱充盈时，膀胱壁牵张感受器向骶部脊髓发出信号，膀胱容量达临界值时，脊髓反射刺激膀胱排空。排空过程由逼尿肌节律性收缩及尿道外括约肌松弛来完成。排尿随意控制由大脑皮质的神经元回路抑制排尿反射来完成。随意控制需要个体注意膀胱排空阈值，避免在达到阈值前排尿，形成尿失禁，也就是说，要感觉膀胱充盈的程度，抑制反射性收缩，直到需排尿的程度。在无抑制的膀胱收缩或咳嗽、喷嚏引起的压力骤增时还需闭合尿道以防止尿失禁。随意排空膀胱的能力在维持随意控制方面也具有重要意义。以上各环节在不能正常发挥作用时，就会出现尿失禁。

2. 病因

(1)中枢神经系统疾病：如脑血管意外、脑萎缩、脑脊髓肿瘤、侧索硬化等引起的神经源性膀胱。

(2)手术：如前列腺切除术、膀胱颈部手术、直肠癌根治术、子宫颈癌根治术等，损伤膀胱及括约肌的运动或感觉神经。

(3)尿潴留：如前列腺增生、膀胱颈挛缩、尿道狭窄等引起。

(4)不稳定性膀胱：如膀胱肿瘤、结石、炎症、异物等引起。

(5)女性绝经期后：雌激素缺乏引起尿道壁和盆底肌肉张力减退。

(6)分娩损伤：子宫脱垂、膀胱膨出等引起的括约肌功能减弱。

(7)药物作用：利尿药、抗胆碱能药、抗抑郁药、抗精神病药及镇静安眠药等药物。

3. 尿失禁的分类

尿失禁按起病缓急分为急性尿失禁和慢性尿失禁。急性尿失禁是突然发生的尿失禁。急性尿失禁一般是尿道感染、尿道炎或药物引起的尿失禁等，这类尿失禁一般可以在短期内得到控制或治愈。慢性尿失禁持续时间较长并逐步加重。慢性尿失禁在老年人中更常见。可分为以下几种类型：

(1)压力性尿失禁：腹压增加时(如咳嗽、打喷嚏、大笑、跑步时)即有尿液自尿道流出，多由于盆底肌张力降低所引发。

(2)急迫性尿失禁：急迫性尿失禁可由泌尿系感染、前列腺肥大、盆腔或膀胱肿瘤等引起，患者有十分严重的尿频、尿急症状。由于强烈的逼尿肌无抑制性收缩而发生尿失禁。

(3)充溢性尿失禁：由于下尿路有较严重的机械性或功能性梗阻，或是药物引起尿潴留，当膀胱内压上升到一定程度并超过尿道阻力时，尿液不断地自尿道口溢出。该类患者的膀胱呈膨胀状态。

(4)反射性尿失禁：由于大脑皮层病变、多发性硬化、以及其他可引发神经传导通路的病变引起。排尿依靠脊反射，患者不自主地间歇排尿，排尿没有感觉。

(5)功能性尿失禁：由于认知障碍、使用镇静药物、老年人无法独立如厕等其他会干扰患者如厕的因素引发。

(6)混合型尿失禁：以上几种因素混合所致。

老年人常见的尿失禁类型为压力性尿失禁，多发生于多次妊娠女性或是经常憋尿的人群。

4. 尿失禁的护理

(1)护理用具类型：

1)失禁护垫、纸尿裤：使用简单方便，既不影响老年人翻身及外出，又不会造成尿道及膀胱的损害。

2)便盆：对于神志清醒且腿部可用力的老年人，指导其屈曲双下肢、抬臀，使臀部离开床面，协助者在其臀部离床面时快速把便盆送至臀下，嘱臀部坐在便盆上。对于活动不便的老年人，协助其侧卧，便盆置于臀部旁，再协助其平卧，利用翻身的助力将臀部置于便盆上。

3)接尿器：适用于长期卧床、失能的老年人。分男、女款接尿器两种。使用方法：先用水和空气将尿袋冲开，防止尿袋粘连。再将腰带系在腰上，将阴茎放入尿斗中(男性患者)或接尿斗紧贴会阴(女性患者)，并把下面的2条纱带从两腿根部中间左右分开向上，与三角布上的两个短纱带连接在一起即可使用。这种方法可防止生殖器黏膜破损、皮肤感染、湿疹的发生。

4)避孕套式接尿袋：主要适用于男性，选择适合老年人的阴茎大小的避孕套式尿袋，勿过紧。在患者腰间扎一松紧绳，再用较细松紧绳在避孕套口两侧妥善固定，另一头固定在腰间松紧绳上，尿袋固定高度适宜，防尿液反流入膀胱。

5)保鲜膜袋接尿法：其优点是透气性好，价格低廉，取材方便，引起泌尿系感染及皮肤破损概率低，适用于男性尿失禁患者。使用方法是将保鲜膜袋口打开，将阴茎全部放入其中，取袋口对折系一活口，系时注意不要过紧，留有一指的空隙为佳。

6）留置导尿管和密闭引流袋：适用于躁动不安及尿潴留的老年人，优点在于翻身、按摩、拍背、更换床单时不易脱落，缺点是长期使用易造成泌尿系感染。护理上严格遵守无菌操作，尽量缩短导尿管留置的时间。

（2）心理护理：老年人长期尿失禁，会直接影响其自我感觉、总体生活质量，带来不同程度的负性情绪反应，如意志消沉、孤僻、害怕等，如不及时防治，会使他们精神颓废、社会适应能力进一步退化。应积极采取措施解除老年人尿失禁的困扰，减轻他们的焦虑情绪。照顾者和家属要充分认识尿失禁的相关问题，理解老年人，在心理上给予支持，帮助他们渡过难关。

（3）饮食和饮水管理：均衡饮食，保证足够热量和蛋白质供给，摄取足够的纤维素，多吃新鲜蔬菜和水果。向老年人解释尿液对排尿反射刺激的必要性，保持每日摄入的液体量为2000~2500 mL，适当调整饮水时间和量，睡前限制饮水，以减少夜间尿量，以免影响睡眠。避免摄入有利尿作用的咖啡、浓茶、可乐、酒类等饮料。

（4）皮肤护理：

1）及时更换尿布并用温水清洗会阴、阴茎、龟头及臀部皮肤，保持会阴清洁干燥。变换体位、减轻局部受压、加强营养，预防压疮等。

2）使用便盆时应取得老年人的配合，或者两人操作，动作轻柔，避免患者臀部在未抬离床面时强行插入便盆，以免损伤皮肤。冬季做好便盆接触患者臀部面用温毛巾加温，同时做好保暖，预防老年人受凉。

3）使用接尿器、避孕套式尿袋、保鲜膜袋的老年人，使用前后都要用温水清洗会阴，保持皮肤清洁干燥，预防皮肤湿疹的发生。及时观察黏膜有无破损，如有破损要更换接尿器具。

4）留置导尿管的患者保持尿道口的清洁，清洁会阴及尿道口的分泌物和污垢。每日用0.5%碘伏棉球消毒2次。尿袋要低于尿道口，防止尿液返流，引起尿路感染。注意观察尿色，定期更换尿管和尿袋。

5）采用高级透气接尿器法的老年人注意接尿器应在通风干燥、阴凉清洁的室内存放，禁止日光暴晒，经常冲洗晾干。使用时排尿管不能从腿上通过，防止尿液倒流。注意会阴部清洁，每日用温水擦洗2次。

（5）功能训练：对于沟通能力、理解能力、配合好的老年人可以采取盆底肌肉训练和膀胱训练方法，坚持训练，会取得比较好的效果。

1）盆底肌肉训练：指导老年人尽量收缩骨盆底肌肉并保持10秒钟，然后放松10秒钟，重复收缩与放松15次，每天做3组。训练前排空膀胱，训练时正常呼吸，不要憋气。方法指导，如站立时，双脚分开与肩同宽。如端坐时，双脚平放于地面，双膝微微分开，与肩同宽，双手放于大腿上，身体微微前倾。如仰卧时，双膝微屈约45°。

2）膀胱训练：可延长排尿间隔时间和增加膀胱控尿容量。当膀胱非自主收缩时，也能帮助控制排尿的急迫感。方法：指导老年人在白天每小时饮水150~200 mL，并记录饮水量及饮入时间。根据患者平常的排尿间隔时间，鼓励患者在急迫性尿意感发生之前如厕排尿。如能自行控制排尿，2小时没有尿失禁现象，则可将排尿间隔再延长30分钟。直到将排尿时间间隔逐渐延长至3~4小时。

3)生物反馈疗法及电刺激疗法：可以使受损伤的肌肉、神经得到真正的恢复，生物反馈训练疗法是通过引导表面肌电图和引导尿道收缩压的测定，反馈显示为肌电图或压力曲线，通过数据显示及声音提示，使患者更清楚、更直观地了解自身盆底肌功能状态，并参与到治疗当中。结合个体化电刺激治疗，可唤醒、激活盆底肌，控制尿失禁。

(6)用药护理：不同尿失禁类型选择不同的药物。指导老年人遵医嘱正确用药，讲解药物的作用、不良反应及注意事项，并告知患者不要依赖药物，强调配合功能锻炼的重要性。

1)对于未抑制膀胱(逼尿肌不稳定)最常用的药物是抗胆碱能的溴丙胺太林，对逼尿肌的特异性较强，中枢神经系统不良反应较少，作用时间比阿托品长。青光眼患者禁用，冠心病或前列腺病患者慎用，有流出道梗阻时也应禁用。

2)对于括约肌功能不全引起的尿失禁，去甲麻黄碱对中枢神经的刺激性较小，效果优于麻黄碱。有高血压和冠心病的患者慎用。

3)对无张力膀胱最有效的药物是氯贝胆碱，本药物的特异性较高，对中枢神经系统的效应小，作用时间较乙酰胆碱长，对肌张力失代偿膀胱的效果优于神经源性无张力膀胱。用药应排除机械性梗阻病变。氯贝胆碱的不良反应主要限于胃肠道，但哮喘患者禁用，冠心病及心动过缓患者慎用。

(7)手术护理：若各种非手术治疗效果甚微，可考虑手术疗法。有些老年人盆腔脏器脱垂、尿失禁严重影响日常生活，可采用手术治疗。手术方式则根据患者具体情况选择。对于手术治疗的患者，应做好相应的术前、术中、术后护理及指导，帮助老年人及早恢复。

(二)大便失禁

大便失禁是指每天至少2次或2次以上不随意控制的排便和排气。大便失禁虽不会致命，但却给老年人带来巨大的身心痛苦和生活困扰，严重影响生活质量。大便失禁表现为不同程度的排便和排气失控，对干便和稀便都不能控制者，称完全失禁。能够控制干便，不能控制稀便和气体者，称不完全失禁。女性的发病率明显高于男性，经产妇更多见。若老年人患有精神疾病，其大便失禁的发生率则大大提高。

1.病因

老年人肛门括约肌压力降低，或者其他原因导致括约肌及盆底肌异常的导致大便失禁。如粪便成分异常、粪块嵌塞，直肠容量及顺应性下降，直肠感觉异常，痴呆和医源性等原因。

2.大便失禁的护理

(1)饮食护理：培养规律饮食的习惯，合理改善饮食结构。进食清淡食物，多喝水，多吃水果、蔬菜等以刺激肠蠕动，恢复排便的规律性。

(2)心理支持：护士对老年人要有爱心、耐心、责任心，要用心聆听患者的感受和困惑，应表示理解，给予安慰，帮助老年人树立治疗疾病的信心。鼓励老年人多与家属、医护人员沟通，更多地、更主动地表达自己的情感，为老年人争取更多的社会支持。

(3)适当运动：适当锻炼身体，如散步、慢跑、打太极拳等，有自控能力的老年人可做腹肌和盆底肌的训练(见尿失禁)。还可指导患者做提肛运动，方法是吸气时收缩会阴部及肛门肌肉，并屏住呼吸保持5~10秒，呼气时放松，一提一松为1次，连续做100次，每天做2次。

(4)护理用品：适用于大便次数多、失能和半失能老年人，不同类型大便失禁者及不同人群应选择合适的护理用品，可以减少大便对臀部皮肤的刺激，使老年人舒适。

1)一次性纸尿垫(裤)：一次性纸尿垫(裤)是较早用于大便失禁患者的护理用品，使用简单、方便，它可以缩小潮湿污染的范围，降低皮肤受粪便刺激程度，减少臀部湿疹的发生。

2)聚氨基甲酸酯海绵制成的肛门控制塞：将其留置于肛直肠交界处。遇水膨胀后可截留住粪便，根据使用前解便次数，更换肛门控制塞的频率。

3)丹碧丝肛门塞：丹碧丝肛门塞塞入肛门内，可迅速吸收水分，稀粪不渗漏。可取任意体位，不会移位和滑脱，无异物刺激感，可消除粪便对皮肤持续刺激，使肛周皮肤清洁、干燥。

4)用22号粗肛管插入乙状结肠中部18~22 cm，肛门周围不固定，另一端装上塑料袋，根据排便的量随时更换塑料袋，因翻身时容易滑脱，注意位置的摆放。

5)用一次性气囊导管插入直肠15~20 cm，使管头端的气囊达直肠与乙状结肠交界处，即可有效地阻止粪便流入直肠，此处无便意感受器不易引起排便动作，有利于导管的固定。但粪便的引流缺少动力，易滞留于肠内。

(5)建立良好的排便习惯：了解老年人排便规律，观察排便前表现，训练老年人定时排便，指导老年人饭后排便。对排便无规律者，训练他们每天在固定时间如厕或者使用便器，试行排便，逐步建立起排便反射和习惯。

(6)病室环境：保持环境整洁，光线充足，空气清新，卫生间通气良好，卫生设施配备齐全，坐便器高度适宜，便后应去除室内不良气味，让老年患者舒服。

(7)皮肤护理：大便失禁的老年人最常见的并发症是会阴部、骶尾部、肛周皮肤炎性反应。部分还会引起逆行性尿路感染、阴道炎、皮肤红肿、溃烂等。因此，预防措施和皮肤护理很重要。每次大便后应用温水清洗会阴部，保持皮肤干燥，可以用吹风机吹干皱褶处皮肤，应预防温度过高烫伤皮肤。大便次数多的老年人可以使用皮肤保护膜，减少大便对皮肤的刺激。如臂部发红，可涂凡士林油、四环素药膏或氧化锌软膏等。皮肤有破损的，可使用贝复剂，促进创面的愈合。

(陈秀芳)

第四节　老年人的睡眠

课程思政

老年人新陈代谢减慢，睡眠模式随年龄增长而发生改变，睡眠问题随之而来，这不仅是老年人的个人问题，也是家庭、社会的问题。护理人员应针对老年人睡眠问题，进行思考和研究，提出共性护理方案和个体化护理的方法，倡导全社会关爱老年人睡眠，营造和谐的社会环境和家庭氛围。护理人员应为失眠老年人做好各项护理，以提高老年人睡眠质量。

预习案例

李奶奶，75岁，高血压、糖尿病病史长达10余年，平日与老伴生活在一起，生活能自理，每日睡眠时间6小时左右，易早醒，精神状态尚佳。半年前老伴因突发脑梗死去世后，李奶奶出现入睡困难，易觉醒，早醒现象，白天偶有瞌睡，可以睡0.5~1小时，精神状态差，生活部分需要协助，医嘱予以药物以协助睡眠。

思考

1. 针对此老年人的睡眠障碍类型，如何进行有效指导？

2. 如何建立老年人良好的生活习惯，改善睡眠障碍，增加睡眠时间及睡眠质量，提高老年人幸福指数？

睡眠是更深层次的休息状态，是人体生命活动不可缺少的部分。正常睡眠是指夜间正常的睡眠节律和时间，可促进机体缓解疲劳，保护大脑神经细胞，改善精神状态。正常的睡眠结构是白天清醒、黑夜睡眠。

一、老年人睡眠特点

老年人的睡眠特点

老年人由于中枢神经系统结构和功能的变化，导致睡眠调节功能下降，主要表现为睡眠时间改变和睡眠结构变化。据统计，60~80岁健康老年人虽就寝时间平均为7.5~8小时，但睡眠平均时间为6~6.5小时。觉醒次数及时间增多，睡眠潜伏期延长，睡眠效率降低。60岁以上老年人的慢波睡眠占总睡眠时间的10%以下，75岁以上老年人的非快速眼动期及Ⅳ期睡眠基本消失。

另外，老年人睡眠的生理节律分布发生改变，睡眠能力下降，容易受声、光、温度等外界因素及疾病症状的影响，使夜间睡眠不连续，出现早醒或醒后难以再入睡症状，导致实际睡眠时间减少。老年人浅睡眠期增多，深度慢波睡眠减少，年龄越大，深度睡眠占比越少。

二、老年人常见的睡眠问题

老年人神经系统功能的适应性降低，对睡眠时间改变及时差的耐受性较差。不良的睡眠习惯、情绪失调、社会心理因素、不合适的睡眠环境或睡眠环境变化均可影响老年人的正常睡眠。老年人常见的睡眠问题如下。

（一）失眠症

失眠症通常指尽管有充分的睡眠条件和环境却存在睡眠时间和质量不足，并影响到白天社会功能的一种主观体验。主要表现为入睡困难、易醒及早醒、睡眠质量低下、睡眠时间明显减少，严重者可彻夜不眠等。长期失眠易引起心烦意乱、疲乏无力，甚至头痛、多梦、多汗、记忆力减退、精力减退、认知功能及行为情绪等方面的功能障碍，直接影响老年人的生活质量。根据失眠持续时间的长短，可分为以下三种类型：短暂性失眠（少于 1 周）；短期性失眠（1 周至 1 个月）；慢性失眠（大于 1 个月）。导致失眠症的原因有外界环境因素（室内光线过强、周围过多噪音、值夜班、坐车船等）、躯体因素（疼痛、瘙痒、剧烈咳嗽、睡前饮浓茶或咖啡、夜尿频繁或腹泻等）及心理因素（焦虑、恐惧、过度思念或兴奋等）。一些疾病也常伴有失眠，如老年神经变性疾病、焦虑、抑郁症等。依据不同的发病原因，失眼症可分为以下几种：

1. 原发性失眠症

原发性失眠症即失眠症，是一种慢性综合征，包括难以入睡、睡眠浅易醒或容易早醒。在原发性失眠症中，上半夜占优势的慢波睡眠时相减少，即失眠不仅是睡眠时数减少，睡眠质量也下降。

2. 继发性失眠症

继发性失眠症是由心理、生理或环境等因素引起的短暂性失眠。

3. 药物依赖性失眠症

药物依赖性失眠症是因原发性失眠症滥用药物而引起的。过多使用安眠药物会影响睡眠活动，其脑电图表明睡眠中的快波睡眠和慢波睡眠的第Ⅲ、Ⅳ时相均明显减少。

（二）睡眠过度

睡眠过度是指睡眠时间过长或长期处于想睡状态。睡眠周期正常，睡眠总时数增加，可持续几小时或几天，且处于难以唤醒的状态，其他方面基本正常。睡眠过度可发生于脑部疾病，如脑血管疾病、脑外伤、脑炎、脑瘤等，也可见于糖尿病、镇静药物过量等，还可见于严重的忧郁、焦虑等心理疾病，患者通过睡眠逃避日常生活的压力与紧张。

（三）发作性睡眠

主要表现为现短时间（一般不到 15 分钟）不可抗拒性的睡眠发作，往往伴有摔倒、睡眠瘫痪和入睡前幻觉等症状。常见原因如各种脑病、内分泌障碍、代谢异常引起的嗜睡状态或昏睡，以及因脑部病变所引起的发作性睡病等。

（四）不宁腿综合征

不宁腿综合征是指老年人在夜间睡眠中出现不愉快的躯体感觉，表现为双侧下肢难以描述的虫蠕动感、刺痛感、麻木感、肿胀感或深部发痒，并引起全身不安的感觉，需要通过不停移动肢体来缓解不适。不宁腿综合征通常是两侧性的，也可以一侧偏重，极少数不愉快感觉位于上臂、躯干或泛化到整个身体。不愉快的躯体感觉易导致老年人不能启动和保持睡眠，从而引起夜间睡眠不足和白天嗜睡。不宁腿综合征常见原因有尿毒症、缺铁性贫血、叶酸缺乏、风湿性关节炎、帕金森病、多灶性运动神经病、代谢疾病等。

（五）睡眠呼吸暂停综合征

睡眠呼吸暂停综合征是指在每夜 7 小时睡眠中呼吸暂停反复发作 30 次以上，每次 10 秒以上；或整夜睡眠期平均每小时呼吸暂停和低通气次数超过 5 次。通常可分为中枢性、阻塞性和混合性三种类型，老年人以阻塞性睡眠呼吸暂停综合征尤为多见。主要表现为日间嗜睡、打鼾、睡眠时出现可观察到的呼吸暂停等。打鼾是老年人睡眠呼吸暂停综合征最有特征性的症状之一。常见病因包括鼻中隔偏曲、鼻息肉、鼻甲肿大、鼻腔肿瘤、腺样体肥大和鼻咽肿瘤；其他如舌体肥大、颌骨畸形、会厌后肿瘤、喉部或颈椎畸形等；另外，肥胖所致颈咽喉组织拥挤、甲状腺功能减退也可导致阻塞性睡眠呼吸暂停综合征。

（六）睡眠中异常行为

睡眠中异常行为包括睡行症（梦游症）、梦呓（说梦话）、夜惊（在睡眠中突然骚动、惊叫、心跳加快、呼吸急促、全身出汗等）、梦魇（做噩梦）、磨牙、不自主笑、肌肉或肢体不自主跳动等。这些发作性异常行为不是出现在整夜睡眠中，而多发生在一定的睡眠时期。

三、老年人睡眠的护理评估

（一）评估内容

1. 睡眠史

向家人或者陪护者询问和老年人睡眠相关的信息。

睡眠状况自评量表

（1）异常的睡眠行为：是入睡困难还是时睡时醒，或早醒，或醒后无法再入睡；这种症状是每周超过 2~3 个晚上，还是持续时间超过 1 个月；有无诱发因素、缓解或加重因素；睡眠中有无噩梦、惊恐发作、头痛、慢性疼痛、夜尿、盗汗等症状。

（2）睡前相关行为：睡前是否饱食、饮茶或咖啡、喝酒等，是否有剧烈运动、情绪波动，白天是否午睡或长时间躺在床上等。

（3）躯体疾病：有无慢性疼痛、夜间头痛、胃食管反流、慢性肺部疾病、夜间心绞痛、充血性心力衰竭、癌症、围绝经期综合征、痴呆和脑卒中等。

(4)精神疾病：有无焦虑、抑郁或其他情感、精神障碍等。

(5)用药情况：是否使用支气管扩张剂、皮质激素、利尿药、兴奋剂(如咖啡因)、抗抑郁药等或出现安眠药反弹现象。

(6)个人习惯：睡前常进行的一些习惯性活动，如读书、洗热水澡、喝牛奶、适量运动等均有助于睡眠，如果这些习惯被改变，也可能会导致睡眠障碍。

2. 引起睡眠障碍的原因

老年人睡眠容易受外界因素、心理因素的影响，又由于各项机能逐渐下降、抵抗力低下以及多种疾病共存等多种原因，更容易出现睡眠问题，且不同疾病对睡眠影响不完全相同，我们可以通过评估工具对老年人睡眠情况进行个体化评估。根据常见的几种疾病特点制订睡眠障碍评估要点。

引起睡眠障碍的原因及评估要点

(二)常用评估工具

随着国内外学者对老年睡眠障碍问题的关注日趋深入，各类型的睡眠评估工具相继应用于老年睡眠监测中。目前，老年人睡眠障碍评估工具主要包括客观工具及主观工具。

1. 多导睡眠图(polysomnography，PSG)

Holland 博士在 1974 年把利用脑电图、眼动电图、肌电图、心电图、胸腹部呼吸张力、口鼻气流量、血氧饱和度及体位体动等多通道指标，综合评估睡眠障碍的检测手段命名为多导睡眠图，又称睡眠脑电图。通过综合分析处理各通道生理信号，多导睡眠图能够得出与睡眠结构相关的具体数据，如总睡眠时间、睡眠潜伏期、睡眠效率、觉醒时间及次数、非眼球快速运动各期比例等；另外，它也能很好地鉴别诊断睡眠障碍类型及持续时间，如阻塞性睡眠呼吸暂停综合征、不宁腿综合征等。多导睡眠图能对睡眠障碍做出全面评定，是睡眠质量检测的“金标准”。

2. 睡眠日记

睡眠日记作为最实用、最经济和应用最广泛的评估方法之一，可以让老年人在较长时间里追踪睡眠模式，更能准确地反映老年人的睡眠情况。记录内容包括：上床时间、起床时间、睡眠潜伏期、夜间醒来次数和持续时间、打盹、使用帮助睡眠的物质或药物、各种睡眠质量指数和白天的功能状况。

老年人睡眠日志记录要点

3. 匹兹堡睡眠质量指数量表(Pittsburgh sleep quality index，PSQI)

PSQI 是一种应用广泛的评价睡眠质量的工具，是 Buysse 于 20 世纪 80 年代编制完成的，具有良好的信度和效度。该量表从七个维度评价睡眠质量：主观睡眠质量、入睡障碍、睡眠时长、睡眠效率、睡眠连续性、是否服用安眠药以及日间功能。各个维度的得分相加即为睡眠质量的得分，总分为 21 分，得分越高，代表睡眠质量越差。

PSQI量表评估项目
与计分方法

四、老年人睡眠的护理

（一）舒适的睡眠环境

营造舒适的卧室环境，室内设备应简单实用，靠墙摆放，过道上避免放物品，以免夜间如厕时碰伤。老年人睡眠对声和光敏感，所以卧室应避开吵闹区域，灯光适宜，开关应在床边，方便夜间开灯。

室内温、湿度适宜，夏季室内温度保持在26℃～30℃，冬季室温保持在18℃～22℃，相对湿度50%～60%为宜。注意室内通风，保证空气新鲜，被褥定期清洗并在阳光下暴晒，保持室内干净整洁，让老年人舒适。卫生间应靠近卧室，卫生间内设置坐便器并设有扶手，地面铺防滑砖，保证夜间如厕安全。

（二）养成良好的睡眠习惯

老年人应保持睡眠规律，早睡、早起的习惯。养成午睡习惯，时间以1小时为宜，不能过长，以保证夜间睡眠质量。入睡前避免阅读有刺激性的书刊、杂志，避免看情节刺激、激烈的电视节目，不要在床上读书、看报、看电视。睡前做有利于身体放松和起镇静作用的活动，如按摩、推拿、气功静坐等。临睡前要用温水泡脚10～20分钟，既能清洁皮肤，又能助眠，这是因为双脚浸泡在温热水里使足部血管慢慢扩张，促使末梢血液循环加速，有助于大脑的抑制扩散，起到催眠作用。

（三）饮食护理

应规律进餐，保证营养均衡，合理膳食。要控制总热量，满足每日所需，三餐合理分配，晚餐量要少。

饮食应营养丰富、清淡，多食易消化食物及新鲜水果、蔬菜，忌油腻、味重、辛辣等刺激性食物，减少诱发失眠的因素。每日晚睡前可喝杯热牛奶促进睡眠，避免大量饮水，以免起夜增多干扰睡眠。睡前不食用对中枢神经系统有兴奋作用的食物、饮料如咖啡、浓茶、酒等以免影响老年人睡眠。

（四）适度活动

规律、适量的运动有利于老年人睡眠，鼓励老年人坚持做到规律锻炼。运动方式和运动量根据老年人喜好和身体状态而定，以不引起疲劳为宜。可以进行打拳、舞剑、骑车、打球、散步、游泳、练气功等有氧运动。注意避免在睡前半小时内进行剧烈运动。

（五）心理护理

情绪对老年人睡眠影响很大，睡眠前避免引起老年人情绪波动。多与老年人沟通交谈，以通俗易懂的语言为其讲解疾病的发生、发展、治疗、护理等知识，鼓励他表达自己的感受和困惑，理解其痛苦，使其消除不良情绪，树立其治疗疾病的信心。密切观察老年人的心理变化，有抑郁和焦虑的老年人，采取音乐疗法和冥想法，在傍晚播放轻音乐，让老年人联想音乐中所传达的美好意境，使其身心放松。鼓励老年人多参与社会活动，保持正常社交活动，增加与他人交流时间，增添生活乐趣，减少不良情绪产生。指导家庭成员和陪护者主动参与，增加陪伴和交流时间，给老年人以温暖和关怀，帮助老年人妥善处理各种引起不良心理刺激的事件，减少因刺激影响睡眠。

（六）用药护理

指导老年人遵医嘱服用助眠药物，告知服药的最佳时间及方法，不能随变改变剂量，避免漏服药和不服药，以免影响药物疗效。应指导老年人合理用药，帮助老年人重建正常的睡眠规律，不会产生依赖性，减轻老年人的心理负担，提高对药物治疗的依从性。向老年人及陪护者详细说明药物的作用和不良反应，提示用药时间，多数药物宜在临睡前服用，在洗漱完毕上床后再服用，以免药物起效致老年人跌倒。

（陈秀芳）

第五节　老年人疼痛的护理

预习案例

王某，女，65岁，因“肺癌晚期”入院。患者主诉胸痛，静卧时疼痛剧烈，无法忍受，影响睡眠。

思考

1. 按照WHO的疼痛分级标准，该患者属于何等级？
2. 如何实施患者的非药物疼痛护理？

一、疼痛的概述

疼痛是机体对周围环境的保护及防御性反应方式，也是许多疾病的伴随症状，疼痛是所有疾病中最常见的症状之一，正日益受到医学界及患者的广泛关注。国际疼痛研究学会（International Association for the Study of Pain，IASP）指出：疼痛是一种与组织损伤或潜在组织损伤相关的感觉、情感、认知和社会维度的痛苦体验，是继体温、脉搏、呼吸、血压四大生命体征之后的第5生命体征。

疼痛是老年人晚年生活中广泛存在的一种症状，发病率高于普通人群。英国的一项统计数据显示，约60%老年人受到慢性疼痛的困扰。老年人随着年龄增长，准确感觉和主诉疼痛的能力降低，不明确的疼痛和由此引发的不适感明显增加。尤其是65岁以上的老年人，80%~85%患有一种以上易诱发疼痛的疾病。老年人常见的非癌性疼痛包括骨骼肌肉痛和神经病理性疼痛。引起慢性骨骼肌肉痛的常见病因有骨关节炎、慢性风湿性疾病、颈椎病、腰椎间盘突出症、脊柱退行性疾病、骨质疏松症等。神经病理性疼痛可分为周围性和中枢性两种类型，前者主要包括带状疱疹后神经痛、糖尿病性周围神经病变、三叉神经痛、根性神经病变等；后者则主要包括脑卒中后疼痛、脊髓空洞症疼痛、压迫性脊髓病疼痛、脊髓损伤性疼痛等。近年来，老年人持续性疼痛和骨骼肌疼痛发生率逐渐增高，疼痛程度、功能障碍与生活行为受限等症状明显增加。患有慢性疼痛的老年人由于功能受限、抑郁和焦虑，导致其社会交际能力降低、食欲下降和睡眠障碍等，严重影响生活质量，并增加治疗费用。因此，老年人疼痛已经成为一个全社会都应当关注的普遍性社会问题。

二、疼痛的病理生理学

疼痛发生的机制

疼痛发生的机制非常复杂，迄今为止，尚无一种学说能全面合理地解释疼痛发生的机制。有关研究认为痛觉感受器是游离的神经末梢。当各种伤害性刺激作用于机体并达到一定程度时，可引起受损部位的组织释放如组胺、缓激肽、5-羟色胺、乙酰胆碱、H^+、K^+、前列腺素等致痛物质，这些物质作用于痛觉感受器，产生痛觉冲动，并迅速沿传入神经传导至脊髓，再通过脊髓丘脑束和脊髓网状束上行，传至丘脑，投射到大脑皮质的一定部位而引起疼痛。

尽管目前尚无一种学说能全面合理地解释疼痛发生的机制，但关于疼痛发生的机制的认识已随着科学的发展不断充实和完善，同时也创立了新的学说，使人们对疼痛本质的认识逐步深入。比较有代表性的关于疼痛产生的三大学说分别是特异学说、型式学说和闸门控制学说。

三、疼痛评估技巧

疼痛评估是进行有效疼痛控制的首要环节，不仅要判断疼痛是否存在，还要评价镇痛治疗的效果。由于缺乏客观评估的方法，而老年人又多存在认知功能障碍、沟通困难、痛阈降低等情况，导致老年人的疼痛评估存在一定的难度。

（一）评估内容

评估内容包括患者的一般情况（性别、年龄、职业、诊断、病情等）和体格检查，疼痛经历和病史、社会心理因素及镇痛效果等。

1. *疼痛经历和病史*

疼痛经历评估包括疼痛的部位、程度、性质、时间、伴随症状，加重和缓解因素，疼痛发生时的表达方式，目前的处理和疗效等；病史评估包括既往诊断，既往所患的慢性疼痛情况、镇痛治疗及减轻疼痛的方法等。

2. *社会心理因素*

患者痛苦情况、精神病史和精神状态，家属和他人的支持情况，镇痛药物滥用或转换的危险因素，疼痛治疗不充分的危险因素等。

3. *镇痛效果的评估*

对疼痛程度、性质和范围的再评估，对治疗效果和治疗引起的不良反应的评价，动态评估为下一步疼痛管理提供可靠的依据，是有效缓解疼痛的重要步骤。

镇痛效果的量化评估方法

(二)评估方法

1. 交谈法

主要是询问老年人疼痛的发作时间、持续时间及过程，是持续性还是间断性，疼痛加重和缓解因素及其他相关症状；已采用过的减轻疼痛的措施，目前的疗效，包括疼痛缓解程度，患者对药物治疗计划的依从性，药物不良反应情况等；了解患者过去有无疼痛经历，以往疼痛的特征，既往的镇痛治疗、用药原因、持续时间、疗效和停药原因等情况。在询问时，护士应主动关心患者，认真听取患者的主诉，避免根据自身对疼痛的理解和经验对患者的疼痛程度给予主观判断。在与患者交谈的过程中，要注意患者的语言和非语言表达的方式和内容，以便获得更可靠的资料。

2. 观察与临床检查

主要观察患者疼痛时的生理、行为和情绪反应。护理人员可以通过患者的面部表情、体位、躯体紧张度和其他体征帮助观察和评估疼痛的严重程度，疼痛与活动、体位的关系。观察患者身体活动可判断其疼痛的程度，如患者维持某一种最舒适的体位或姿势，常见于四肢或外伤疼痛者；在疼痛严重时，有些患者常通过无目的的乱动来分散其对疼痛的注意力。临床检查主要包括：检查患者疼痛的部位，局部肌肉的紧张度，测量脉搏、呼吸、血压及动脉血气等指标有无改变等。

3. 评估工具的选择

疼痛的评估包括疼痛部位评估和疼痛的程度评估，临床护理人员可视老年人的病情、年龄和认知水平选择相应的评估工具。

45区体表面积评分法

准确的疼痛部位评估可以帮助患者确定疼痛来源，老年人经常描述不清楚，必要时可要求疼痛者用手指指出明确的疼痛点或画出疼痛部位。范围较大时可用45区体表面积评分法进行评估，此方法可以同时确定疼痛部位、强度、评分、面积，有助于某些疼痛病理的诊断，也可用于定量分析，但此方法不能用于头痛患者的疼痛评估。

常用的疼痛程度评估工具有：数字评分法、文字描述评定法、视觉模拟评分法、Wong-Baker面部表情量表、功能性疼痛量表、神经病理性疼痛量表或按WHO的疼痛分级标准进行评估。

常见的疼痛评估工具介绍

对无语言表达能力的患者的疼痛评估，除了用特定评估工具和方法外，建议通过多种途径进行疼痛评估，包括直接观察患者病情、家属或护理人员的描述以及对镇痛药物和非药物治疗效果的评估等。

课程思政

疼痛是主观感受，不同于客观生命体征，个体特异性强，加之老年人机能衰退等因素，会给护理评估带来一定的困难。因此对老年患者进行评估时尤其要耐心，要尊重老年患者的表达方式，理解老年人并感同身受。而在实施干预措施时更需用心和仔细，才能充分发挥护理的有效性。

四、减轻疼痛的科学与艺术

目前尚无一种彻底治愈疼痛的治疗方法。老年人疼痛的治疗目的不是达到完全无痛的状态，而是通过控制使疼痛达到患者可以耐受的合理水平，要注重患者身体的功能恢复，帮助患者恢复正常的生活状态。临床对于疼痛的治疗包括非药物治疗和药物治疗。非药物治疗包括物理治疗、针灸治疗、电刺激疗法、心理治疗、微创技术等多种方法。

（一）物理治疗

物理治疗指应用各种人工的物理因子作用于患病机体，引起机体的一系列生物学效应，使疾病得以康复。物理因子大致可以分成两大类，即大自然的物理因子和人工产生的物理因子。大自然的物理因子，如日光、海水、空气等；人工产生的物理因子，如电、光、声、磁、热、冷等。物理止痛常常可以应用冷、热疗法等。此外，理疗、按摩及推拿也是临床上常用的物理镇痛方法。一般情况下，高热患者、有出血倾向疾病的患者和结核患者应禁用物理镇痛，恶性肿瘤患者常规的物理治疗也应慎用，妊娠和月经期下腹部要避免使用物理镇痛；空腹、过度劳累和餐后 30 分钟内，也不适宜用强力的物理镇痛。

（二）经皮神经电刺激疗法

经皮肤将特定的低频脉冲电流输入人体，利用其所产生的无损伤性镇痛作用，来治疗以疼痛为主的疾病的电刺激疗法称为经皮神经电刺激疗法（transcutaneous electrical nerve stimulation，TENS）。主要用于治疗各种头痛、颈椎病、肩周炎、神经痛、腰腿痛等症。其原理是采用脉冲刺激仪，在疼痛部位或附近放置 2~4 个电极，用微量电流对皮肤进行温和的刺激，使患者产生颤动、刺痛和蜂鸣的感觉，以达到提高痛阈、缓解疼痛的目的。

（三）微创技术

对老年人可根据其疼痛产生的原因和影像学检查选择相应的治疗方式，如选择性神经根阻滞术、神经根或神经节脉冲射频镇痛术、脊髓刺激电极植入术、各种神经损毁术等。

（四）针灸治疗

根据疼痛的部位，针刺相应的穴位，使人体经脉疏通，气血调和，以达到止痛的目的。一般认为，针刺镇痛的机制是来自穴位的针刺信号和来自疼痛部位的痛觉信号，在中枢神经系统不同水平上相互作用、进行整合。在整合过程中，既有和镇痛有关的中枢神经的参与，又有包括内源性阿片肽和5-羟色胺在内的各种中枢神经递质的参与。

（五）心理治疗

应用心理学的原则与方法，通过语言、表情、举止行为，并结合其他特殊的手段来改善老年人的疼痛症状。常见的心理治疗方法包括：心理减压、注意力控制、放松练习等。

疼痛常用的心理治疗方法

五、疼痛的药物治疗

药物治疗是治疗疼痛最基本、最常用的方法。临床上在选择药物时，护理人员应熟知药物适用范围、作用与不良反应。老年人各器官储备功能和代偿能力均明显降低，器官功能的下降直接影响药物的代谢和吸收。另外，老年人因为生理或疾病的原因会产生认知功能障碍、听力障碍、记忆力下降等症状而影响用药依从性。因此在老年人疼痛的药物治疗过程中，需综合考虑老年人疾病特点、生活习惯，密切观察药物的作用及不良反应。

（一）常见治疗疼痛的药物

1. 阿片类镇痛药

阿片类镇痛药在治疗慢性疼痛中的作用越来越受到重视。美国疼痛医学会、美国老年协会和英国老年协会均推荐对中重度慢性疼痛、躯体功能明显障碍或其他治疗无效的患者使用阿片类镇痛药。它通过作用于中枢与外周神经的阿片受体而发挥镇痛作用。阿片类药物具有不引起脏器器质性病变等优点，常见药物包括如吗啡、哌替啶、芬太尼、阿芬太尼、美沙酮、喷他佐辛、羟可待酮等。

阿片类药物的常见不良反应有恶心、呕吐、头晕、便秘、嗜睡、瘙痒、呼吸抑制等，除便秘外，其他不良反应大多是暂时性或可耐受的，可以预防性给予通便药物，预防便秘的发生。对未服用过阿片类药物的老年患者，应在处方前询问患者是否有晕车（船）史，必要时可预防性给予甲氧氯普胺等止吐药，防止恶心、呕吐等不良反应。用药时，应注意肾功能不全、高钙血症、代谢异常、合用中枢性镇静药物等因素的影响。增加阿片药物剂量时应谨慎，以避免因药物过量引起的呼吸抑制风险。按时给药，以功能改善、缓解疼痛为目的。要重视药物不良反应，并评估药物依赖性，平衡阿片类药物及其他治疗的效果和潜在风险，出现不可耐受的不良反应时应减量、轮替使用或停用阿片类药物。

2. 非阿片类镇痛药

非阿片类镇痛药，如非甾体抗炎药、水杨酸类药物、苯胺类药物等。非甾体抗炎药作为临床上常用的解热镇痛药，主要用于轻度至中度疼痛的治疗。常见不良反应有消化道损伤、心脑血管疾病、肝毒性、肾毒性、肺毒性以及神经系统和皮肤的不良反应，老年人是使用非甾体抗炎药的高危人群。英国老年学会等国际组织制定的老年慢性疼痛用药指南中建议：临床使用非甾体抗炎药的同时应配合使用质子泵抑制药或高剂量的H2受体拮抗药，以保护胃肠道。年龄超过75岁、既往有胃肠疾病史、慢性肾脏病史、心脑血管病史者应禁止或避免使用非甾体抗炎药。禁止老年患者同时服用1种以上的非甾体抗炎药物。

3. 其他辅助类药物

其他辅助类药物，有激素、解痉药、维生素类药物、局部麻醉药和抗抑郁类药物等。

老年人对药物敏感性高，容易发生药物不良反应，因此应尽可能采用最小剂量。

（二）镇痛药物的常见给药途径

给药途径以无创为主。常见给药途径：①口服给药法：口服是阿片类药物给药的首选途径，具有给药方便，疗效稳定，价格便宜，安全性好等优点。②直肠给药法：适用于禁食、不能吞咽、恶心呕吐严重等患者。③经皮肤给药法：芬太尼透皮贴剂（多瑞吉）是目前唯一通过透皮吸收的强阿片类药物，适用于慢性中度疼痛和重度疼痛患者。药物透过皮肤吸收入血，可以避免注射用药所出现的血药峰值浓度，因此在不减低镇痛治疗效果的情况下可明显增加其用药的安全系数。当使用第 1 剂时，由于皮肤吸收较慢，6～12 小时后血清中方可测到其有效浓度，12～24 小时达到相对稳定状态。一旦达到峰值可以维持 72 小时。该药不适用于急性疼痛患者和爆发性疼痛患者。在使用该药的患者中，有个别患者会出现局部瘙痒、麻木感或皮疹症状，这些情况在去除贴剂后很快消失。应注意的是，如果不良反应严重时，应及时去除贴剂。④舌下含服给药法：一般多用于爆发性疼痛的临时处理。⑤肌内注射法：水溶性药物在进行深部肌内注射后，吸收十分迅速。但长期进行肌内注射治疗疼痛，会存在血药浓度波动大，加快阿片类药物的耐药性，镇痛效果和维持时间不稳定等情况。目前多用于急性疼痛时的临时给药以及癌症患者爆发性疼痛时给药。不推荐用于长期的癌痛治疗。⑥静脉给药法：静脉注射是最迅速、有效和精确的给药方式，血浆浓度迅速达到峰值，用药后即刻产生镇痛作用，但过高的血浆药物浓度可能会引起不良反应。目前国内外多采用中心静脉插管或预埋硅胶注药泵，以便于连续小剂量给药减少不良反应的发生。⑦皮下注射给药法：主要用于胃肠道功能障碍、顽固性恶心、呕吐患者和严重衰竭需要迅速控制疼痛的临终患者。

三阶梯镇痛疗法的基本原则和内容

老年人疼痛的药物治疗不仅要熟悉药物的药理特点，还须根据疼痛的性质、程度，结合老年人生理和用药习惯等多方面因素治疗。例如，针对癌性疼痛的药物治疗，目前临床普遍采用 WHO 所推荐的三阶梯镇痛疗法，通过逐渐升级，合理应用镇痛药来缓解疼痛。老年人疼痛的药物治疗需平衡利与弊，选择最佳的治疗方案。

（刘一苇　李　霞）

第六节　老年人跌倒坠床的护理

课程思政

跌倒和坠床对老年人的健康状况影响非常大，跌倒和坠床的严重后果给患者、家属以及社会都带来很大的压力，医院、养老机构、社会、家庭更要重视。我们护理人员应针对不同年龄、文化程度的老年人进行全面评估，针对性地提出专业性的建议，采取个性化的护理干预，同时要把预防措施普及到社区，引起全社会对老年人跌倒问题的重视，让老年人做个健康的不倒翁。

预习案例

谢某，男，78 岁，患高血压 20 余年，冠心病 8 年，脑梗死 2 年，右侧肢体肌力较正常侧差，可以自己行走，行走步态不稳，右手能握筷子进餐。住院第 5 天，夜间如厕，其儿子陪同进卫生间，起身时右手支撑墙面，结果手滑到了墙面的边缘，重心偏移，滑倒在地面上，右侧膝盖着地皮肤擦伤出血。患者主诉疼痛，X 线片显示未见骨折，消毒后进行了伤口包扎。

思考

1. 谢某有家人陪伴跌倒，分析此次跌倒的原因？
2. 你是当班护士，如何判断伤情，如何处理？
3. 高危跌倒老年人，怎样做好健康宣教，预防跌倒的发生？

一、跌倒坠床的概述

跌倒是一种不能自我控制的意外事件，指个体突发的、不自主的、非故意的体位改变，脚底以外的部位停留在地上、地板上或者更低的地方。国际疾病分类(ICD-10)将跌倒分为两类：①从一个平面至另一个平面的跌落；②同一平面的跌倒。

老年人跌倒发生率高、影响严重，是老年人伤残和死亡的重要原因之一，跌倒使老年人感到焦虑和恐惧，最终影响老年人的身心健康。跌倒而卧床的老年人易发生多种并发症如压力性损伤、营养不良、肺栓塞等，最终影响生命。美国每年有 30%的 65 岁以上居家老年人出现跌倒，而在养老院中每年有近半数人发生跌倒，其中 10%~25%发生严重损伤。此外，每年约 180 万 65 岁以上老年人因跌倒导致活动受限或医院就诊. 在我国，65 岁以上老年居民中有 21%~23%的男性、43%~44%的女性曾发生跌倒。

跌倒是我国人群伤害死亡的第四位原因，而在 65 岁以上老年人的死亡原因中则为首位。按 30%的发生率估算每年将有 4000 多万老年人至少发生 1 次跌倒。老年人跌倒死亡率随增龄急剧上升。跌倒可导致骨折、软组织损伤及脑部伤害等，不仅影响老年人的身心健康，还可致残、致死。如跌倒后的恐惧心理可能降低老年人的活动能力，使其活动范围受限，生活质量下降等。但是，由于大多数情况下老年人跌倒事件存在可预知的潜在危险因素，因此可通过积极评估和干预进行预防和控制。

二、跌倒坠床的护理评估

(一) 危险因素评估

跌倒原因是多种因素相互作用的结果，跌倒的可能性随着危险因素的增加而增加。跌倒的原因分为内在危险因素和外在危险因素两大类。

1. 内在危险因素

内在危险因素主要来源于患者本身，通常不易察觉且不可逆，需仔细询问方可获知。

（1）生理因素：

1）中枢神经系统：老年人智力、肌力、肌张力、感觉、反应能力、反应时间、平衡能力、步态及协同运动能力降低，使跌倒的危险性增加。

2）感觉系统：老年人的视力、视分率、视觉的空间/深度感觉及视敏度下降；老年性传导性听力损失、老年性耳聋甚至耳垢堆积影响听力，老年人很难听到有关跌倒危险的警告声音；老年人触觉下降，前庭功能和本体感觉退行性改变，导致老年人平衡能力降低；从而增加跌倒的危险性。

3）步态：步态的稳定性下降也是引发老年人跌倒的主要原因。老年人缓慢踱步行走，造成步幅变短、行走不连续、脚不能抬到一个合适的高度。

4）骨骼肌肉系统：老年人骨骼、关节、韧带及肌肉的结构发生功能损害和退化是引发跌倒的常见原因。老年人骨质疏松会增加与跌倒相关的骨折发生率，尤其是跌倒导致的髋部骨折。

（2）病理因素：

1）神经系统疾病：脑卒中、帕金森病、脊椎病、小脑疾病、前庭疾病、外周神经系统病变。

2）心血管疾病：直立性低血压、脑梗死、小血管缺血性病变等。

3）影响视力的眼部疾病：白内障、偏盲、青光眼、黄斑变性。

4）心理及认知因素：痴呆、抑郁症。

5）其他：晕厥、眩晕、惊厥、偏瘫、足部疾病及足或脚趾的畸形等都会导致神经反射时间延长和步态紊乱；感染、肺炎及其他呼吸道疾病、血氧饱和度下降、贫血、以及电解质平衡紊乱会导致机体的稳定能力受损；老年人泌尿系统疾病或其他伴随尿频、尿急、尿失禁等症状的疾病常使老年人如厕增加或发生排尿性晕厥等而增加跌倒的危险。

（3）药物因素：一些药物通过影响人的意识、精神、视觉、步态、平衡等方面而容易引起老年人跌倒。可能引起跌倒的药物有多种，分别做如下分类。

1）精神类药物：抗抑郁药、抗焦虑药、催眠药、抗惊厥药等。

2）心血管药物：降压药物、利尿药、血管扩张药等。

3）其他：降糖药、非甾体抗炎药、镇痛药、多巴胺类药物、肌松药、抗帕金森病药等。

（4）心理因素：沮丧、抑郁、焦虑、情绪不佳及其导致的社会隔离均可增加跌倒的危险。沮丧可能会削弱老年人的注意力，潜在的心理状态混乱也与沮丧相关，都会导致老年人对环境危险因素的感知和反应能力下降。另外，害怕跌倒也使行为能力降低、活动受限，影响步态和平衡能力而增加跌倒的危险。

2. 外在危险因素

外在危险因素与内在危险因素相比，外在危险因素更容易控制。

（1）环境因素：

1）室内环境因素：如昏暗的灯光，湿滑、不平坦的地面，障碍物，不合适的家具高度和摆放位置，楼梯台阶，卫生间没有扶栏、把手等都可能增加跌倒的危险。

2)户外环境因素：台阶和人行道缺乏修缮、雨雪天气、拥挤等都可能引起老年人跌倒。

3)个人环境：居住环境发生改变、不合适的穿着和行走辅助工具、家务劳动(如照顾小孩)等。

(2)社会因素：老年人的教育和收入水平、卫生保健水平、享受社会服务和卫生服务的途径、室外环境的安全设计，以及老年人是否独居、与社会的交往和联系程度等都会影响其跌倒的发生。

(3)照护者因素：照护者缺乏对跌倒的相关知识的了解，缺乏防范意识，对护理指导的依从性差。

(二)跌倒的风险评估

1. 测评综合因素

莫尔斯跌倒评估量表(表 4-5)是 1989 年由 Morse 等人研制用于预测跌倒风险的量表，该量表包括跌倒史、2 项及以上的疾病、帮助行走辅助工具、静脉治疗、步态、认知状态 6 个方面。总分 125 分，得分≤25 分为低风险，得分 25~45 分为中度风险，得分≥45 分为高风险。Morse 跌倒评估量表适用于 65 岁以上有跌倒风险的老年人，该量表评分≥45 分的老年人为高风险人群，需每天评估一次；评分≤35 分的老年人，可每周评估一次。该量表简单易操作，适合住院患者评估。

表 4-5 莫尔斯跌倒评估量表

内容	分值	得分
跌倒史	否=0 分 是=25 分	
2 项及以上的疾病	否=0 分 是=15 分	
行走辅助	完全卧床，由护士照顾或不需要辅助=0 分 使用拐杖、手杖、助行器行走=15 分 扶靠家具行走=30 分	
静脉治疗/肝素锁	否=0 分 是=20 分	
步态	正常、卧床休息不能活动=0 分 双下肢虚弱乏力=10 分 残疾或功能障碍=20 分	
认知状态	量力而行=0 分 高估自己或忘记自己受限=15 分	
合计	总分 125 分	

（1）评估内容第二条的疾病包括：神经系统疾病（脑卒中、小脑疾病及前庭功能疾病等）；心理疾病（焦虑症、抑郁症等）；心血管疾病（心肌梗死、直立性低血压等）；内分泌疾病（甲状腺功能减退症等）；眼部病变（黄斑病及白内障等）。

（2）评估内容第五条中的乏力与功能障碍区别：乏力不一定出现损伤，功能障碍是器质性病变导致双下肢的运动或感觉功能下降。

（3）内容第六条中，患者出现认知功能障碍可能影响其对跌倒危险性的评估。

2. 平衡功能以及体能

Berg 平衡量表（表 4-6）是对患者平衡功能的评定，适用于平衡能力异常的老年人。共分为 14 个项目，每一个项目分为 0~4 分，共 5 级（通过判断评估对象完成项目的完整程度和独立程度来进行评分），总分 56 分，分数越高，平衡能力越好。得分<40 分，有跌倒的风险；得分 0~20 分，仅限制于轮椅的活动；得分 21~40 分，可在辅助下步行；得分 41~56 分，视为完全独立。

表 4-6 Berg 平衡量表

项目	评定指令	得分
由坐到站	尽量不用手支撑，站起来	
独立站立	请独立站立 2 分钟	
独立坐	两手抱胸坐 2 分钟（背部无支持，脚可踩在地上、矮凳上）	
由站到坐	请坐下	
床—椅转移	尽量少用手或他人帮助	
闭眼站立	闭眼站立 10 秒	
双足并拢站立	无支撑下双足并拢站立	
站立位上肢前伸	抬起上肢与身体成 90°，伸开手指尽可能向前（患者前倾最大值时手指向前伸的距离，避免身体旋转）	
站立位从地上拾物	站立位捡起脚前面的拖鞋/物品	
转身向后看	左转看身后，再右转看身后（医生在患者背后直接观察，鼓励患者转身）	
转身 1 周	顺时针转身 1 周，暂停，再逆时针转身 1 周	
双足交替踏	无支撑下双足交替踏台阶（或矮凳）4 次	
双足前后站	（示范）一只脚向前迈步。如果不能直接向前迈步，尽量向前迈远点站立，前脚的脚跟在后脚的脚趾前，步长需超过脚长，步宽需约等于患者的正常步宽	
单腿站立	无支撑情况下，尽可能长时间单腿站立（>10 秒，5~10 秒，>3 秒，<3 秒，无法单腿站立）	
合计		

三、跌倒坠床的护理

跌倒坠床的重点在于预防，开展老年人跌倒坠床的干预措施，将有助于减少老年人跌倒的发生，减轻老年人跌倒所致伤害的严重程度。

（一）危险因素评估

评估并确定危险因素，制定针对性指导措施。通过监测、调查或常规工作记录收集老年人跌倒信息，进行分析评估，确定老年人肤倒的危险因素；并根据国际公认的伤害预防策略，即教育预防策略、环境改善策略、工程策略、强化执法策略和评估策略五个原则，制定预防老年人跌倒的指导措施。

（二）健康指导

根据评估结果，指导老年人改变不健康的生活方式和行为，规避或消除环境中的危险因素，防止跌倒坠床的发生。

1. 增强防跌倒坠床意识

加强防跌倒坠床知识和技能的宣教，帮助老年人及其家属增强预防跌倒坠床的意识；告知老年人及其家属发生跌倒坠床时的不同情况的紧急处理措施，同时告知其在紧急情况发生时应如何寻求帮助等，做到有备无患。

2. 合理运动

指导老年人坚持参加适宜的、规律的体育锻炼，以增强其肌肉力量、柔韧性、协调性、平衡能力、步态稳定性和灵活性，从而减少跌倒的发生。适合老年人的运动包括太极拳、散步、慢跑、游泳、平衡操等。

3. 合理用药

指导老年人按医嘱正确服药，不要随意加药或减药，更要避免自行同时服用多种药物，并且尽可能减少用药的剂量，了解药物的不良反应，注意用药后的反应。用药后动作宜缓慢，以防跌倒。

4. 选择适当的辅助工具

指导老年人使用长度合适、顶部面积较大的拐杖，并将拐杖、助行器及经常使用的物件等放在老年人触手可及的位置；如有视觉、听觉及其他感知障碍的老年人应佩戴视力补偿设施、助听器及其他辅助设施。

5. 创造安全的环境

（1）室内光线明亮，通风良好，保持地面干燥、平坦、整洁；将经常使用的东西放在伸手容易拿到的位置，尽量不要登高取物；保持家具边缘的钝性，防止对老年人产生伤害；对道路、厕所、照明灯等予以明确标志，并将其具体方位告知老年人。

（2）衣着舒适、合身，避免过于紧身或过于宽松的服饰，避免行走时绊倒；鞋子要合适，尽量避免穿拖鞋、鞋底过于柔软的鞋、过大的鞋、高跟鞋以及易滑倒的鞋；设置跌倒警示牌于病床床头，提醒患者及其照护人员，共同维护老年人的安全。

6. 调整生活方式

指导老年人及家属，在日常生活中应注意调整生活方式。

(1)上下过陡的楼梯或台阶、如厕时尽可能使用扶手。

(2)转头时动作一定要缓慢。

(3)保持步态平稳，尽量慢走，避免携带沉重物品。

(4)避免去人多及湿滑的地方；乘坐交通工具时，应等车辆停稳后再上下车。

(5)起身、下床时宜放慢速度。

(6)睡前饮水过多导致夜间多次起床如厕，晚上在床旁尽量放置小便器。

(7)避免在他人看不到的地方独自活动。

7. 保证良好的睡眠质量

夜间睡眠差可导致思维和判断力下降，老年人易发生跌倒。老年人御寒能力差，夜间经常紧闭门窗，使室内空气不流通，加之白天活动少或白天睡眠时间过长，导致夜间入睡困难或易醒。故寒冷季节老年人跌倒发生率较高。应指导老年人适当增加白天的活动时间，晚上保持室内空气新鲜。

8. 防治骨质疏松

为减轻跌倒后损伤，应指导老年人加强膳食营养，保持饮食均衡，适当补充维生素D和钙剂；绝经期老年女性必要时应进行激素替代治疗，增强骨骼强度，降低跌倒后的损伤严重程度。

9. 指导老年人在院外跌倒后如何自救和呼救，把跌倒后的伤害降到最低

(1)跌倒后俯卧位时的自救方法和步骤(图4-1)：

双手支撑地面→抬起臀部→弯曲膝关节；面向椅子跪立→双手扶住椅面→以椅子为支撑→尽力站起来；休息片刻→部分恢复体力后→打电话寻求帮助 。

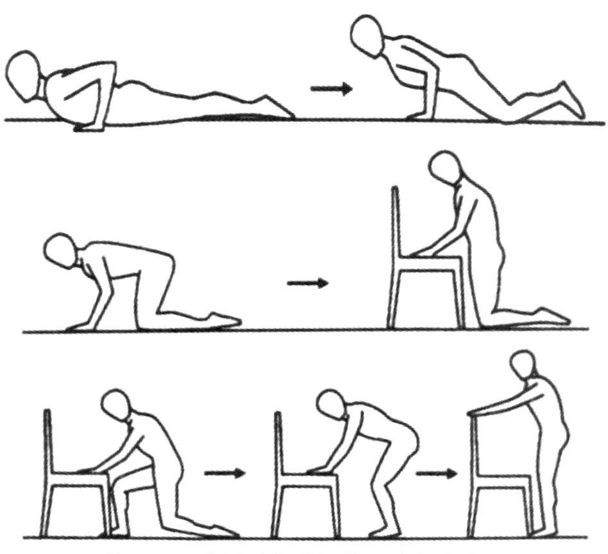

图4-1　跌倒后俯卧位的正确起身步骤

(2)跌倒后背部先着地时的自救方法和步骤(图 4-2)：

弯曲双腿→挪动臀部→到放有毯子或垫子的椅子、床旁→较舒适平躺→盖好毯子，保持体温→寻求帮助；休息片刻→体力准备→靠椅子方向→翻转身体→俯卧位；按照俯卧位时候的自救方法步骤起身。

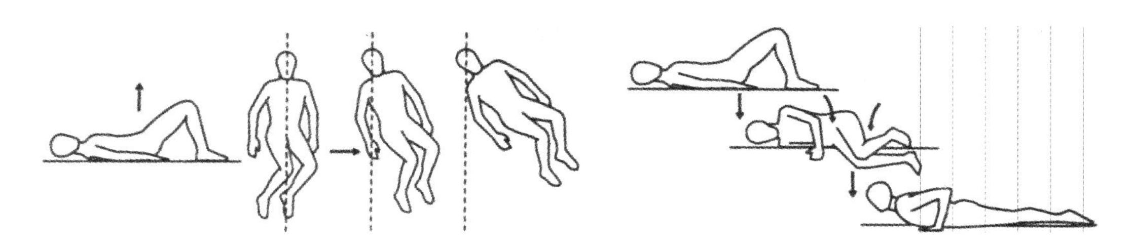

图 4-2　跌倒后仰卧位的正确起身步骤

(三)跌倒坠床后的护理

老年人跌倒后，不要急于将其扶起，要分情况进行跌倒后的现场处理。

1. 检查确认伤情

(1)询问老年人跌倒情况及对跌倒过程是否有记忆，如不能记起跌倒过程，提示可能为晕厥或脑血管意外，需要行 CT、MRI 等检查确认。

(2)询问是否有剧烈头痛或口角歪斜、言语不利、手脚无力等症状，提示可能为脑卒中，处理过程中注意避免加重脑出血或脑缺血。

(3)检查有无骨折，如查看有无肢体疼痛、畸形、关节异常、肢体位置异常、感觉异常及大小便失禁等，以确认骨折情形，适当处置。

2. 正确搬运

老年人跌倒后，如需搬运应保证平稳，尽量保持平卧姿势。

3. 观察

对有外伤、出血者，立即止血包扎并进一步观察处理。如果老年人试图自行站起，可协助其缓慢起立，取坐位或卧位休息，确认无碍后方可放手，并继续观察老年人病情。

4. 查找跌倒危险因素

查找跌倒危险因素，评估跌倒风险，制订防治措施及方案。

5. 对跌倒后意识模糊的老年人，应特别注意

(1)对呕吐者，应将其头偏向一侧，并清理其口腔、鼻腔呕吐物，保证呼吸道通畅。

(2)对抽搐者，应将其移至平整软地面或在其身体下垫软物，防止碰、擦伤，必要时使用牙垫等，防止舌被咬伤，注意保护其抽搐的肢体，防止肌肉、骨骼损伤。

(3)如发生呼吸、心跳停止，应立即进行胸外心脏按压、口对口人工呼吸等急救措施。

(陈秀芳)

第七节　老年人压力性损伤的护理

课程思政

敬老、敬业是中华优秀传统美德。在老年人压力性损伤护理过程中，既要结合专业知识认真评估老年人压力性损伤的风险，同时也要尊重老年人的生活习惯，提供切实可行又有效的预防措施；在压力性损伤护理工作中，一定要贯彻预防为主的理念，降低压力性损伤的发生率。

预习案例

张奶奶，79 岁，因“老年性痴呆，帕金森综合征”收治入院，患者长期卧床，无法在床上自主活动，尿失禁，不能自行进食，进食量少。其左臀部出现一处 3 cm×2 cm 大小的压之不褪色皮肤红斑；右臀部有一处 3 cm×4 cm 大小的粉红色伤口，未见坏死组织，无窦道及潜行，渗液量少，无异味，周围皮肤无红肿疼痛。患有高血压和糖尿病 20 余年。

思考

1. 压力性损伤护理评估要点有哪些？
2. 老年人压力性损伤的预防要点？
3. 老年人各期压力性损伤的护理要点？

一、压力性损伤的概述

压力性损伤是全球性的健康问题，是老年人、活动障碍者、慢性病患者常见并发症之一，可导致疾病康复的延期，严重感染者可导致死亡。随着高龄老年患者不断增加，压力性损伤的预防与护理在临床护理工作中尤为重要。研究表明，60 岁以上的患者，每增加 10 岁，其发生压力性损伤的可能性就增加 20%；研究显示，住院老年患者的压力性损伤发生率为 10%~25%，发生压力性损伤的老年患者较未发生压力性损伤的老年人病死率增加 4 倍，创面未愈合者比创面愈合者病死率增加 6 倍，故老年患者是压力性损伤的高危人群。

(一)压力性损伤的定义

压力性损伤是指位于骨突出处、医疗或其他器械下的皮肤和(或)软组织的局部损伤，表现为完整皮肤或开放性损伤，可伴疼痛感；损伤是强烈和(或)长期存在的压力或压力联合剪切力导致。软组织对压力和剪切力的耐受性可受到微循环、营养、灌注、合并症以及皮肤情况的影响。

（二）压力性损伤的分期

1. 1期压力性损伤

压力性损伤分期(模型图)

局部皮肤完好，出现压之不变色的红斑，深色皮肤表现可能不同。指压变白红斑或者感觉、皮温、硬度的改变可能比观察到皮肤改变更先出现。此期的颜色改变不包括紫色或棕色变化，因为这些颜色变化提示可能存在深部组织损伤。

2. 2期压力性损伤

部分皮层缺失，伴有真皮层暴露。伤口床有活性、呈粉色或红色、湿润，也可表现为完整的或破损的浆液性水泡。脂肪及深部组织未暴露。无肉芽组织、腐肉、焦痂。该期损伤往往是由于骨突处皮肤微环境破坏和受到剪切力，以及足跟受到的剪切力导致。

3. 3期压力性损伤

全层皮肤缺失，溃疡处常常可见脂肪、肉芽组织和伤口边缘内卷。可见腐肉和(或)焦痂。不同解剖位置的组织损伤深度存在差异，脂肪丰富的区域会发展成深部伤口。可能会出现潜行或窦道。无筋膜、肌肉、肌腱、韧带、软骨和(或)骨暴露。

4. 4期压力性损伤

全层皮肤和组织缺失，可见或可直接触及筋膜、肌肉、肌腱、韧带、软骨或骨，可见腐肉和(或)焦痂。常常会出现边缘内卷、窦道和/或潜行。不同解剖位置的组织损伤的深度存在差异。

5. 不可分期损伤

全层皮肤和组织缺失，损伤程度因创面被腐肉和(或)焦痂掩盖，不能确认组织缺失的程度。只有去除足够的腐肉和(或)焦痂，才能判断损伤是3期还是4期。位于缺血肢端或足跟的稳定型焦痂(表现为：干燥、紧密黏附、完整无红斑或波动感)不应去除。

6. 深部组织损伤

皮肤完整或破损，伴局部区域出现持续存在的指压不变白的深红色、栗色或紫色皮肤改变，或表皮分离显露深色创面或形成充血水疱。疼痛和温度变化通常先于颜色改变出现。深色皮肤的颜色表现可能不同。这种损伤是由于强烈和(或)长期的压力和剪切力作用于骨骼—肌肉交界面导致。该期伤口可迅速发展暴露组织缺失的伤口，也可能愈合而不出现组织缺失。如果可见坏死组织、皮下组织、肉芽组织、筋膜、肌肉或其他深层结构，说明这是全皮层的压力性损伤。

7. 医疗器械相关性压力性损伤

由于使用用于诊断或治疗的医疗器械而导致的压力性损伤，损伤部位形状与医疗器械形状一致。

8. 黏膜压力性损伤

由于使用医疗器械导致相应部位黏膜出现的压力性损伤，由于这些损伤组织的解剖特点，无法进行分期。

二、压力性损伤的护理评估

老年人是压力性损伤的高危人群之一，选择适合老年人的评估量表十分重要。Braden 评估表、Norton 评估表和 Waterlow 评估表是国内外评估老年压力性损伤的 3 种主要量表，应用广泛，效果评价理想，预测能力好(表 4-7)。但由于这 3 个评估量表在设计条目上存在人种、人群及疾病、危险因素的差异，因此选择时须考虑应用对象、工具信效度和操作人员对量表理解掌握程度等，以提高使用准确度。

压力性损伤相关的评估量表及注解

表 4-7　3 种评估量表危险级别汇总

评估量表	总分	风险程度					风险临界值
		无风险	低危	中危	高危	极高危	
Braden	23	≥19	15～18	13～14	10～12	≤9	16
Norton	20		15～20	12～14	≤12		14
Waterlow	—		10～14	15～19	>19		10

三、老年人压力性损伤的常见护理问题

近年来人们逐渐认识到压力性损伤对于老年人健康的危害性。并非所有的压力性损伤都可以避免，需要准确识别压力性损伤以及高危老年人、采取正确的预防和护理措施以减少压力性损伤的发生及严重程度，从而减少老年人痛苦、提高老年人生活舒适度和生活质量、节约医疗资源。

（一）准确识别压力性损伤及高危老年人

1. 压力性损伤风险的评估

(1)评估人群：卧床、活动限制于轮椅、自行变换体位能力受限、皮肤完整性受损、使用医疗设备并与皮肤紧密接触以及年龄超过 60 岁的老年人均为压力性损伤高危人群。

(2)评估时间：应该在入院/转入 8 小时内对其进行全身皮肤检查，完成压力性损伤发生风险的首次评估；再评估间隔时间则根据首次评估结果确定。

(3)同时，还要考虑不同医疗机构、不同科室的规定，在病情发生变化时随时、及时复评。其中 Braden 评估表根据不同的风险程度提出了评估的时间要求。

2. 老年人压力性损伤危险因素的识别

压力性损伤发生的危险因素分为内源性与外源性因素。

(1)内源性因素：主要包括皮肤特性、活动能力受损、营养不良(低蛋白血症、贫血)、失禁、体温异常等。

(2)外源性因素：

1)压力：正常人不同部位毛细血管关闭压为16~33 mmHg，当局部压力>33 mmHg时，局部血流完全被阻断。老年人由于血管、组织弹性下降；皮下脂肪减少，皮肤变薄等原因致毛细血管关闭压仅为20 mmHg。因此相同因素作用下，长期卧床老年人压力性损伤发生的风险性更高，进展更快，程度更严重。

老年人压力性损伤的内源性因素

2)剪切力：老年人身体自我控制能力下降，当选取床头抬高30°卧位或坐于椅子、轮椅上时，相应部位骨突处承受剪切力增加，从而导致深部组织血管拉伸或损坏，易引发严重的压力性损伤。

(二)全身及局部减压，避免长时间组织受压

1. 选择适当的减压装置

选择减压装置时要注意全身减压，切勿仅考虑局部减压而延误病情。目前减压装置种类繁多，选择时要综合考虑老年人身体特点、依从性、耐受性，确定最佳压力再分布装置以减轻或缓解组织压力。减压装置主要包括静态减压垫，如保护足跟的海绵垫、水垫、凝胶体位垫、静态充气垫，动态气垫床，以及新型预防性敷料。

各种减压装置及其使用事项

避免选择气垫圈或圈状减压装置。选择减压装置时还要考虑需减压部位的特点，如膝盖、踝关节、足跟等。就足跟部而言，配合的患者，可选择塑形较好的软枕垫于小腿以使足跟抬离床面减少局部受压；不配合者，则建议选择特制足跟减压靴。确定减压装置后，尚需注意与皮肤接触的装置表面覆盖物特征，如覆盖物对局部温度、湿度的控制能力，对摩擦力及剪切力的缓冲能力。据2014版《国际压疮指南》(中文版)推荐，丝质面料可降低剪切力与摩擦力。在选择减压装置预防压力性损伤时，禁忌将加热装置如热水袋、热垫等直接放在皮肤表面来实现复温或保暖；使用减压装置后不可省去翻身等其他减压方法，仍需全面、定期检查包括减压装置保护区域在内的全身皮肤状况。

2. 合理进行体位变换及操作流程管理

老年人具体翻身频率尚需依据其压力性损伤发生风险、病情、皮肤状况以及使用减压装置效果等综合考虑后决定。无论取何种体位，均应合理使用各种减压装置，避免骨突处直接受压，增加身体与床单位、轮椅的较大接触面积，从而分散局部区域压力。在为老年人翻身前，应确认其活动能力受限或丧失的原因及病程等；翻身时应全面检查全身皮肤，确认有无发生压力性损伤及损伤程度，注意倾听老年人主诉，翻身时切忌动作粗暴，避免人为的皮肤损伤；翻身后再次确认其舒适度。其管理流程如下：

(1)评估老年人身体活动的功能程度或受限程度、自行改变体位的能力；鼓励老年人进行床上主动或被动活动或下地活动。

(2)每天检查骨突处的皮肤颜色、完整性及有无发红变色等异常，必要时对骨突处皮肤使用泡沫或软枕等预防。

(3)个性化体位变换计划：①可独立小范围活动的长时间端坐的老年人，应每15分钟变换受力点1次；②大部分时间卧床或坐在椅子上，他人协助可行短距离步行的老年

人至少每2小时翻身1次，坐着休息时间不超过1小时；③完全卧床的老年人至少每1小时翻身1次，坐着休息时间不超过30分钟。

(4)必要时请康复科医生指导老年人接受主动和被动活动训练。

(5)如因疼痛等问题拒绝翻身时，则给予止疼措施或请疼痛科会诊，遵医嘱治疗。

(6)体位变换时要预防坠床，如身体约束处用棉质物品保护。

(三)控制局部湿度及失禁管理

1.控制局部潮湿，做好皮肤护理

每天至少从头到脚检查皮肤1次。压力性损伤的高发部位如骶尾部、足跟、股骨大转子、肘部等骨突处及医疗器具接触处的皮肤需重点检查；皮肤护理的关键在于保持皮肤水分和修复干燥受损的角质层，维持皮肤的屏障功能。改变洗澡习惯及水温，使用适宜的润肤剂，促进皮肤水化，改善皮肤干燥状况。老年人洗澡时水温以40℃为宜，选择pH偏酸的皮肤清洗剂，不可按摩或用力擦洗有压力性损伤风险的皮肤。洗澡后，涂抹不含香精的温和润肤剂，保留水分，保持皮肤湿润，以降低皮肤破损风险。

2.失禁的管理

老年人大小便失禁较常见，应及时清洗并合理使用护肤品。在评估失禁原因及老年人自理能力的基础上，做好相应护理。

(四)老年人压力性损伤创面的护理措施

1. 1期压力性损伤的护理措施

此期以减压与预防为主，护理人员应使用合适的压力性损伤风险评估量表，每日动态评估；治疗并控制原发病、并发症；识别并改善患者营养不良状况；选择合适的减压方法及预防剪切力；用温水清洗皮肤，对于失禁的老年人进行科学失禁护理；预防性使用新型敷料如泡沫敷料等保护局部受压皮肤。

2. 2期压力性损伤的护理措施

此期以减压和创面保护为主，治疗并控制原发病、并发症；识别和改善患者营养不良状况；选择合适的减压方法和预防剪切力；用温水清洗皮肤；根据创面情况选择泡沫敷料或水胶体敷料，根据渗液量更换敷料，一般每3天左右更换1次，并进行创面评估，如有疑问申请造口治疗师会诊。

3. 3期压力性损伤的护理措施

(此期以减压、创面处理及保持机体活动为主，同时改善患者营养不良状况、补充伤口修复所需关键营养物质。创面治疗时，依据TIME原则(T：失活组织清除；I：感染或炎症控制；M：创面湿性平衡；E：创缘上皮化管理)，清创时应依据老年人体弱且合并多种内科疾病的情况，选择自溶性清创，结合保守的锐器清创，降低清创风险；抗感染时，根据老年人创面评估结果及血液检查结果等确定局部、全身及综合抗感染方案。若创面治疗过程中仅进行局部抗感染，含银敷料是首选之一；含银敷料覆盖或填充潜行时，可隔日更换；使用前应询问老年人是否有银过敏史，再根据含银敷料可裁剪性、吸水性、延展性等自身特性确定使用；治疗过程中要注重对老年人及家属的健康教育，提高依从性。在给予创面治疗方案后，可每周评价治疗效果，随时调整、完善治疗方案直至创面

愈合。此期处理时必须由专业人士执行。

4. 4 期压力性损伤的护理措施

在 3 期压力性损伤治疗的基础上，建议使用创面负压治疗。负压值：−125 mmHg，模式：间断吸引，吸引 5 分钟间歇 2 分钟。门诊患者需隔日门诊复诊，以评估负压吸引的有效性及老年人对负压治疗的自我感受等。负压治疗使潜行闭合或伤口面积缩小至≤4 cm^2 时，可停止负压治疗，然后继续采用标准湿性愈合疗法直至创面愈合。此阶段需对老年人及家属进行如何保证负压治疗有效性等相关知识的宣教。此期处理时必须由专业人士操作。

5. 不可分期压力性损伤的护理措施

局部分次清除坏死组织，应特别注意安全，以不引起出血为前提进行清创。根据老年人及家属主观意愿，结合老年人病情，制定切实可行的短期、长期创面处理目标，并以此制订创面处理方案。其余护理措施同 3 期或 4 期压力性损伤处理方法。此期处理时必须由专业人士处理。

6. 深部组织损伤的护理措施

清创前可使用泡沫或水胶体敷料，每天观察创面情况，每 3~5 天更换敷料。需要清创时，可采用自溶性清创结合保守性锐器清创方法；清创后可以明确损伤分期，按照 3 期或 4 期压力性损伤方案处理；每周测量创面 1 次，用于评估治疗效果，必要时调整治疗方案；同时积极治疗和控制患者原发病、并发症；采取有效减压方式，预防和避免剪切力；此期治疗时必须由专业人士执行。

7. 医疗器械相关性压力性损的护理措施

此类损伤可以根据上述分期系统进行分期；再按分期进行相应处理；医疗器械根据病情尽早撤离；如继续使用，需定时观察受压部位，并采取保护与减压措施。

8. 黏膜压力性损伤的护理措施

这一类损伤无法进行分期，应定期观察和调整受压部位，避免一个部位长期受压，应及时清除分泌物，使用新型敷料，促进愈合。

综上所述，不管压力性损伤处于哪一期，科学减压和间歇活动方法是各期治疗的基础。创面处理过程中，每一阶段的处理方案均要与医生、造口治疗师、营养师、康复师、心理治疗师加强沟通，同时需考虑病情、老年人及家属的主观愿望。制订创面处理方案时，方法要切实可行，并进行效果动态评价。同时，根据创面处理效果及老年人病情随时调整处理方案，提高创面处理效率。值得注意的是，鉴于老年人生理的特殊性，处理过程中的护理安全尤为重要。如对存在心血管疾病的老年人，清创时要严密观察其生命体征变化；对合并深静脉血栓者，则要注意栓塞症状。同时，需合理管理创面处理过程中的疼痛。

（五）加强全身营养支持

评估老年人营养状况，识别造成营养失衡的原因。还要准确判别老年人吞咽功能，确定营养供应途径，如经口进食、鼻胃管、胃肠造口管等；联合营养师与临床医生共同制订个性化营养支持方案以给予充足、合理的营养物质。在实施营养支持方案时，要定期监测体重、血清白蛋白、血红白蛋白等营养指标。

（六）合理的健康教育与心理支持

老年人在疾病状态下常出现烦躁、焦虑等不良情绪，另外照顾长期卧床老年人会带给家庭成员压力和负担，因此，应为照护者提供科学的皮肤护理及压力性损伤预防方法，并进行合理的健康宣教，必要的心理疏导及心理支持。

（于铁群）

第八节　老年人误吸的护理

预习案例

患者，男，76岁，因脑出血收治神经外科治疗。患者术后5天，神志清，失语，留置胃管，右侧肢体肌力3级，左侧肢体肌力5级。患者家属擅自给患者经口喂食少量温开水，患者在饮第三口温水时发生呛咳。

思考

1. 如何判断患者是否存在误吸？
2. 护士如何开展饮食管理？

一、误吸的概述

误吸（aspiration）是指将口咽部内容物或胃内容物吸入声门以下呼吸道的现象。误吸是获得性肺炎病原体的主要感染途径。临床上，伴有咳嗽的误吸称为显性误吸。若会厌保护性关闭反射减弱或喉抬升不足，常导致没有咳嗽的误吸，称为隐性误吸（silentaspiration）。临床研究发现隐性误吸造成吸入性肺炎的比例更高。

误吸的相关概念

老年人误吸的高危因素包括生理因素、疾病因素、药物因素，还有医源性因素。

（一）生理性因素

首先，老年人各器官功能减退、肌肉松弛，特别是食管平滑肌松弛后，食管的三个狭窄部消失，胃肠道功能减退，致使食物排空时间延长。当老年人体位改变或腹内压增高时即可发生食物返流。其次，由于老年患者吞咽能力下降，会厌功能不全，且伴有呼吸功能障碍和咳嗽、排痰能力下降，发生误吸的风险增加。因此，高龄常被认为是发生误吸事件的高危因素。有研究者发现正常老年人发生误吸的比例为28%，其中年龄超过90岁的高龄者比60~70岁者误吸风险最高增加7倍。

（二）疾病因素

1. 意识障碍

脑外伤后昏迷、脑血管意外急性期、代谢性脑病、多器官功能紊乱、呼吸循环衰竭等疾病的急性期或严重失代偿期可产生意识障碍，增加误吸的风险。意识障碍发生误吸的原因常与张口反射下降、咳嗽反射减弱、胃排空延迟、贲门括约肌阀门作用下降、体位调节能力丧失以及抵御咽喉部分泌物及胃内容物返流入呼吸道的能力下降等有关。

2. 神经性疾病

神经功能缺损的患者特别容易发生误吸。除上述的危重状态外，一些头颈部外伤患者可出现颅内压力（intracranial pressure，ICP）升高。一项对 25 例脑外伤患者的研究表明，机械通气、ICP 升高对胃排空均构成影响。动物实验也显示，高 ICP 时胃和十二指肠收缩压力增加，当 ICP 降至正常时胃肠动力则恢复正常。进展性脑部疾病如脑卒中、帕金森病等出现膈肌功能紊乱或丧失时，也同样影响胃的排空而发生返流导致误吸。帕金森病、脑神经病变、肌肉萎缩症、吉兰—巴雷综合征、重症肌无力、多发性肌炎、声带麻痹、头颈部肿瘤放射治疗后，由于口咽肌肉失神经支配或肌肉本身问题，吞咽的生理反射机制被破坏，吞咽的时序性、协调性将不同程度地受到影响，也易导致误吸。在康复医院吸入性肺炎患者中，72%的患者发生了因中枢神经系统疾病导致的吞咽障碍，可见中枢神经系统疾病是患吸入性肺炎的高危因素。

3. 胃肠功能紊乱

硬皮病、胃食管反流、返流性食管炎等均可出现进食后返流或分流入气管，是胃肠功能紊乱中最常见的误吸因素。此外，食管癌幽门狭窄、环咽肌失弛缓症等梗阻性疾病因食物不能进入胃肠而溢流入肺，也会产生误吸。

4. 腹部、胸部创伤和手术

腹部、胸部创伤和手术的患者误吸发生率较高，尤其在出现并发症以及手术后胃肠动力下降时发生误吸的可能性更大。

5. 糖尿病

该类患者因自主神经功能紊乱而有显著的胃动力障碍表现。另外，中度高血糖疾病（7.77~9.71 mmol/L）可延缓胃排空时间。有报道称，64 例重症患者中有 22 例出现高血糖（>11 mmol/L），亦增加了误吸发生的风险。

6. 肺部基础疾病

存在肺部基础疾病的患者，如慢性支气管炎、慢性阻塞性肺疾病（chronic obstructive pulmonary disease，COPD）、肺纤维化、肺癌等，由于呼吸与吞咽的协调功能受损以及肺代偿能力下降，易发生误吸。

（三）药物因素

药物/酒精中毒、镇痛药过量、危重患者使用镇静药物（吗啡、巴比妥）、抗精神病药物及抗焦虑药物等可使患者意识状态改变，从而易发生误吸，小剂量多巴胺也会对胃肠动力产生不利影响。抑酸药物由于抑制了胃酸分泌，使得蛋白酶活性下降，可能减慢食物的水解，延缓胃排空；同时胃酸分泌下降又可引起胃泌素分泌上升，后者虽引起胃窦部收缩力增加，但常伴随液体分泌减少，引起食物黏性增高，胃排空延迟，增加了食物返流的发生率。

（四）医源性因素

1. 气管切开术后

患者气管内食物（或者是管饲液）和气管内分泌物的残留是返流或者误吸的主要因素。

2. 长期辅助呼吸

当患者的病情需要进行人工气道辅助通气时，也会影响患者的咳嗽反射和吞咽功能，一方面口、鼻分泌物容易被误吸；另一方面聚集在声门下、气管套管气囊上的咽喉部定植菌易顺着气管套管进入下呼吸道。当同时存在气管插管和管饲时，误吸的发生率显著增高，有研究报道机械通气并接受管饲的患者误吸的发生率高达88.9%。

3. 持续输注与间断管饲

喂养输注的速度和容量明显影响胃内压力，并对胃食管反流造成影响。输注速度过快极易产生误吸，何种喂养方式最佳（持续/间断）尚无定论。有学者认为，持续性输注较少发生误吸，一项老年患者误吸的研究表明，间断性输注误吸发生率明显高于持续性输注，建议采用缓慢一次性输注来减少误吸发生率。

二、误吸的护理评估

（一）主诉

1. 典型症状

大约60%患者主诉最多的症状为发热、咳嗽、咳痰。即使有症状亦轻微，仅表现为咳嗽无力，排痰困难，主诉痰为白痰或脓痰，咳出大量脓臭痰则提示合并厌氧菌肺部感染，形成肺脓肿所致。高热者极少，多表现为低热，体温38℃以下，发生寒战者少见，胸痛、咯血少见，典型的铁锈色痰极少见。

2. 不典型症状

不典型症状表现为食欲减退、厌食、倦怠不适、活动能力下降、急性意识障碍、恶心、呕吐、体重减轻，尿便失禁甚至精神错乱等，或仅表现为原有基础疾病的恶化或恢复缓慢。老年人中最早出现的症状常为呼吸加快、心动过速（30%~60%），呼吸困难常比其他临床表现早出现3~4天。另有研究指出由隐性误吸导致的肺炎占吸入性肺炎总数的68%，其中仅以精神萎靡、纳差为首发表现的患者约占23%。

3. 胃肠道症状

另有少数患者表现出胃肠道症状，如呕吐、腹泻、腹胀等或与呼吸道症状并发。

（二）既往史

许多病患发病前多有引起误吸的病史及相关的危险因素，但应注意29%的患者无明确误吸症状表现，是在睡眠或其他情况下隐性误吸所致。除误吸的危险因素外，尚需一定的内在或外在因素作用，才有吸入性肺炎发生的可能。在问询病史时，应注意有下列情况者：①老年人，并伴免疫功能下降；②口腔细菌定植误吸者（口腔护理较差）；③长期卧床；④进食不能自理；⑤患有多种疾病，使用多种药物，特别是镇痛药的长期大量使用；⑥有吸入性肺炎史；⑦有呼吸道损伤史，如慢性阻塞性肺疾病。

（三）不同误吸的临床特征

1. 误吸的临床观察

出现以下情况，提示可能发生误吸：①在进食过程中，嗓音发生改变；②在吞咽中或吞咽后咳嗽；③在呼吸时，发出痰声和咕咕声；④胸部及颈部听诊可听见异常的呼吸音；⑤进食后突发呼吸困难、气喘，严重者可出现发绀，甚至出现呼吸停止的窒息表现。此外，需注意误吸是发生在吞咽前、吞咽中还是吞咽后。吞咽前误吸指的是在口腔准备期或口腔期，尚在咀嚼的食物残渣或碎屑直接掉入咽腔或气道，在缺乏气道保护的情况下发生误吸；吞咽中误吸和吞咽后误吸情况如上所述。

2. 化学性误吸

以下临床体征提示有化学性或机械性吸入性肺炎发生的可能性：①突然发生的呼吸困难；②低热；③发绀；④肺部散在湿啰音；⑤严重的低氧血症；⑥胸片显示病灶及其周围浸润影。在客观评估时，发现上述临床特征，应高度怀疑患者有化学性吸入性肺炎，需要及时进行胸部影像学检查以明确诊断。胃内容物的 pH<2. 5，误吸后会导致化学性肺炎。如果行支气管内镜检查，还会发现支气管红斑样改变，则为胃酸腐蚀导致。

3. 细菌性误吸

有些吸入性肺炎的患者没有急性感染的症状，但会出现以化脓、坏疽为特点的并发症，提示有厌氧菌感染。若此种吸入性肺炎未经治疗，会演变为肺脓肿、肺坏疽、支气管胸膜漏、脓胸等。厌氧菌感染后吸入性肺炎的主要临床特点如下：①症状进展缓慢；②存在误吸危险因素；③无寒战；④咳出的痰标本培养阴性；⑤脓臭痰；⑥同时并存牙龈疾病；⑦胸部的 X 线或 CT 检查提示肺坏疽证据。

4. 气管—食管瘘

气管—食管瘘患者进食后有痉挛性咳嗽、气急症状。在患者精神状态差或神志不清的情况下，误吸时常无明显症状，但 1~2 小时后会突然发生呼吸困难，出现发绀和低血压现象，常咳出浆液性泡沫状痰，或痰中带血，两肺可闻及湿啰音，并伴有哮鸣音，严重者可发生呼吸窘迫综合征。

（四）误吸的实验室检查

常见的误吸检查方法

目前，临床对隐性误吸尚不能做出早期诊断，往往出现明显可见的误吸症状或肺部感染和肺损害才明确。可见预防误吸的关键是在肺炎形成前进行早期诊断和早期治疗，对改善肠内喂养患者的预后也显得尤为重要。临床常见的误吸检查包括：吞咽造影检查、纤维内镜检查、气管内分泌物糖检查等。除此之外，血象、电解质、病原学检查、X 线检查、CT 检查等在临床诊断上具有重要意义。

三、老年人误吸相关的健康问题

根据误吸物性质的不同，吸入性肺炎可分为三种综合征，分别是化学性肺炎、细菌性肺炎、气道阻塞性肺炎。这三种综合征也是临床上最常见和研究最多的吸入性肺炎。

（一）化学性肺炎

化学性肺炎是由误吸的物质损伤下呼吸道所引起。1946 年，Mendelson 第一次研究了胃酸返流后误吸导致的化学性肺炎，因此该肺炎也称 Mendelson 综合征。误吸胃内容物后，胃酸可立即引起气道和肺部化学性灼伤。刺激支气管引起管壁强烈痉挛，随后产生支气管上皮的急性炎症反应和支气管周围炎性浸润。进入肺泡的胃液迅速扩散至肺组织，引起肺泡上皮细胞损伤、变性，并累及毛细血管壁，使血管壁通透性增加，血管内液体渗出，引起水肿及出血性肺炎。同时由于肺泡毛细血管膜的破坏，形成间质性肺水肿。数日后肺泡内水肿和出血逐渐吸收，并被透明膜所代替，久而久之可形成肺纤维化。

（二）细菌性肺炎

细菌性肺炎是最常见的一类吸入性肺炎，常由定植于上呼吸道或胃内的细菌引起。真性吸入性肺炎通常由少量细菌感染引起，主要为厌氧菌，如核粒梭杆菌、消化链球菌属、产黑索拟杆菌及其他拟杆菌属等。厌氧菌在正常人体中为正常菌群，当抵抗力下降时误吸可引起吸入性肺炎。若误吸食物或异物同时将咽寄居菌吸入肺内，可导致以厌氧菌为主的继发性细菌感染，形成肺脓肿。

（三）气道阻塞性肺炎

流质和颗粒物质本身对肺无损伤，但可导致气道阻塞和气道关闭。

1. 流质误吸

容易误吸但对肺部无损伤的流质包括盐水，用于吞咽造影检查的硫酸钡混悬液、泛影葡胺、碘海醇等；大部分可消化的流质包括水、pH<2.5 的胃内容物。液体误吸是导致机械性梗阻的一个原因，患者可表现为刺激性干咳、气喘和呼吸困难。患者存在误吸风险的更深层原因是神经功能障碍，如咳嗽反射消失、意识障碍。

2. 固体颗粒误吸

呼吸道阻塞与固体颗粒的大小有关，当误吸的固体颗粒直径大于气道管径时就会导致气道阻塞。最常见的误吸物质有花生、蔬菜类颗粒、非有机物质、牙齿。蔬菜类物质，包括花生均为可疑误吸物，因为其不能在胸部 X 线片上显影，增加了识别难度。临床表现与气道阻塞程度相关。当大块物体阻塞在喉或咽部时，可引起患者突发性呼吸困难和发绀，如果阻塞物不能及时清除，甚至导致患者迅速死亡。误吸小体积颗粒不会引起严重的气道梗阻。这些患者往往表现出刺激性咳嗽，胸部X线片显示为肺不张或阻塞性肺气肿，伴有心脏移位及膈肌上抬。

四、老年人误吸的护理

（一）口腔护理

口腔是呼吸和消化道的共同通道，口腔清洁和黏膜的完整性是重要的健康要素。口腔清洁程度是吸入性肺炎的一个强有力的预测因素。老年人因为口腔环境变化，安装义齿，自我照顾能力降低等诸多因素影响，常存在不同程度的口腔问题。

1. 人员培训

应指导护士、家庭成员或护工进行口腔护理工作的培训，让照顾者在照顾患者进食的同时进行有效正确的护理。

2. 护理内容

护理内容包括侵入性的口腔护理，如使用过氧化氢溶液冲洗；刷牙彻底；使用口护吸痰管清洁口腔；注意牙龈线，牙齿，舌背，颊腔的卫生；调整导致口干的药物，增加唾液量；如果怀疑有任何的口腔科疾病，均须进行口腔治疗。特别注意义齿的清洗，口腔定植菌在义齿托上可大量繁殖，如果误吸则可产生吸入性肺炎。

（二）安全进食管理

患者的进食方式是另一个吸入性肺炎的独立预测因素。使用安全进食方法，可减少食物、外来液体或唾液的误吸。安全进食可直接改善患者营养状况，并最大限度地提高患者的抵抗力，因此应告知照顾者（如患者家属）缓慢安全喂食的重要性，指导护理人员喂食的技能与方法是预防误吸重要的内容。

1. 进食环境

应尽可能尊重患者的饮食文化。进餐的环境要安静、舒适，进餐时不要大声说话，让患者尽量保持轻松、愉快的心情，以促进食欲，减少呛咳，增加进食的安全性。

2. 食物的选择

食物的种类及比例选择，以均衡营养为主，可适当考虑特殊营养成分的补充，如肠内营养素等。食物质地应根据吞咽障碍的程度，本着先易后难的原则来选择。国际吞咽障碍者膳食标准行为委员会根据食物的质构特性将食物分为8个等级。国内常见的食物分类包括软食、切碎的食物、爽滑的浓流质、稀流质四大类。一般而言，糊状食物不易误吸，液状食物容易误吸，进食顺序是先糊状食物，然后逐渐过渡到软饭等食物，最后可进食普通食物和液体食物。容易吞咽的食物应符合以下要求：①密度均匀；②黏性适当，不易松散；③有一定硬度，通过咽和食管时易变形且很少在黏膜上残留；④稠的食物比稀的食物安全，因为它能较满意地刺激触、压觉和唾液分泌，使吞咽变得容易；⑤还要兼顾食物的色、香、味及温度等。

3. 餐具的选择

根据功能情况选用适宜、得心应手的餐具，有利于顺利地完成进食。可按以下要求选择餐具。

(1)匙羹：患者手抓握能力较差时，应选用柄粗、柄长、匙面小，难以粘上食物、边缘钝的匙羹，便于患者稳定握持餐具。一般采用边缘钝、厚，匙柄较长，容量为5～10 mL的匙子为宜，便于准确放置食物及控制每勺食物量，不会损伤口腔黏膜。

(2)碗：如患者用一只手舀碗中的食物有困难，可选择广口平底碗或边缘倾斜的盘子等。必要时，可以在碗底放置防滑垫，避免患者舀食物时碰翻碗具。

(3)杯：用普通的杯子饮水时，因患者需头向后仰饮水，则有增大误吸的可能。此时，可选用切口杯等杯口不会接触到患者鼻部的杯子，这样患者不用费力仰头就可以饮用，从而避免误吸。

4. 进食要求

进食时应把食物放在口腔最能感觉食物的位置，最适合食物在口腔中的保持及输送。最好把食物放在健侧舌后部或健侧颊部，这样有利于食物的吞咽。选择适宜的一口量(即最适合吞咽的每次摄食入口量)。对患者进行摄食训练时，如一口量过多，食物将从口中漏出或引起咽残留导致误咽；过少，则会因刺激强度不够，难以诱发吞咽反射。一般正常人每口量：①稀液体5～20 mL；②果酱或布丁5～7 mL；③浓稠泥状食物3～5 mL；④肉团平均为2 mL。调整合适的进食速度，前一口吞咽完成后再进食下一口，避免2次食物重叠入口的现象。

(三)进食体位与姿势

吞咽姿势(swallow postures)的改变可改善或消除吞咽时的误吸症状。让患者的头部或身体改变某种姿态即可解除吞咽障碍的症状，如在吞咽时通过头颈等部位的姿势调整使吞咽通道的走向、腔径的大小和某些吞咽器官的组成结构(如喉、舌、杓状软骨)的位置发生改变和移动，避免误吸和食物残留，消除症状。对于不能坐起的患者可采用躯干至少呈30度的仰卧位，头部前屈，偏瘫侧肩部以枕垫起，喂食者位于患者健侧。对于身体控制良好的患者可采用坐位进食，进食时双脚面平稳接触地面，双膝关节屈曲90°，躯干挺直，前方放一个高度适宜的餐桌，双上肢自然放于桌面，食物放于桌上，让患者视觉能看到食物，以食物的色香味刺激患者食欲。此方法能保持患者的正常生理功能，不需要患者在吞咽时进行特别的努力。不同年龄的患者均可采用，无不良反应，Logemann等报道该方法总有效率达75%～80%。吞咽姿势改变的方法只是暂时使用，待患者的吞咽生理功能恢复后再慢慢停用。临床实践中，最好在吞咽造影检查下，先观察有效的吞咽姿势，然后再选取这种有效姿势进行训练。培养良好的进食习惯也至关重要，最好定时、定量，能坐起来就不要躺着，能在餐桌边进食就不要躺在床上进食。

(四)误吸的处理

一旦发现患者误吸，应尽快调整体位，头部偏向一侧，吸尽残留在口腔和咽喉部有可能导致气管阻塞的液体和食物。必要时，做气管插管和支气管镜灌洗，严密观察肺部情况，如发生吸入性肺炎，则按其治疗原则给予相应处理。误吸不同的物质需要采用不同的方法。

1. 液体颗粒误吸

误吸中性液体或颗粒性物质（如盐水、钡剂、摄入的水等液体和 pH<2.5 的胃内容物）均可引起机械性阻塞，液体颗粒本身对肺并没有毒性，但可以引起气道梗阻或反应性气道关闭。临床处理的重点是用吸管吸出异物，患者进食时需要采用半卧位或直立坐位的预防误吸体位。胸部 X 线片不能明确显示浸润病灶，除需要干预可能再发生的返流外，不需要进一步治疗。

2. 固体颗粒误吸

呼吸道阻塞的严重程度，取决于误吸物的大小和下呼吸道的口径。

海姆立克急救法

(1) 大块物体阻塞在喉或咽部：建议采用海姆立克急救法，快速用力挤压上腹部，迫使膈肌上抬排出误吸颗粒。

(2) 误吸小体积颗粒不会引起严重的气道梗阻，主要治疗方法是吸出异物，通常采用纤维支气管镜检查或支气管内镜来操作。

(五) 健康教育

老年人发生误吸，情况十分危险，且死亡率极高，国内外均有报道严重误吸所致的窒息甚至死亡。因此，预防老年人误吸的健康教育尤为重要。

(1) 向老年人及照顾者讲解误吸的危害性，使其正确认识预防误吸的重要性。

(2) 向老年人及照顾者介绍误吸的一般知识，包括误吸发生的常见原因、常见症状等。

(3) 正确评估老年人误吸发生的风险，高危误吸人员需结合病情给予相应的治疗处理。

(4) 教会护理人员预防误吸的常见护理措施，包括口腔护理、体位管理、安全摄食管理等。

(5) 一旦发生误吸，应第一时间开展救援，并拨打 120 急救电话送医院。教会护理人员家庭常见应急处理技术如海姆立克急救法。

课程思政

老年误吸护理措施看似简单方便，实则意义极为重大，做好这些最基础的护理措施，是预防吸入性肺炎的关键。在发达国家，专业的吞咽障碍治疗师在实施干预时，首先就是细致地做好口腔的清洁。单纯就口腔的清洁度，如何做好口腔的清洁等做了大量的相关研究，有效地证明保持口腔清洁是预防吸入性肺炎的首要措施。在重症病房，口腔的清洁度是评估专科护理是否落实到位的重要指标。所以学好专业知识，掌握专科操作技能，做好每一个细节，才能体现护理的价值。

（刘一苇　李　霞）

第九节　老年人认知与精神心理

课程思政

我国老年人的精神文化生活决定了老年人的生活质量。护理人员应充分考虑因增龄所导致的老年人的认知功能、应激能力逐渐减退以及可能出现的精神心理问题，应建立起医院—社区—家庭一体化的老年人精神护理服务体系，帮助老年人充分挖掘精神文化资源、鼓励社会参与，延缓认知衰老，建立起丰富的精神文化生活，促进老年人精神健康。

预习案例

患者，女性，75岁，高中毕业。因"记忆力减退伴有反应迟钝1年"收治入院。患者于1年前在无明显诱因下出现记忆力减退并伴有反应迟钝，经常丢三落四，也经常忘记自己做过什么事情，不能做一些复杂的家务，仅能在家人帮助下完成简单的家务，如扫地、洗衣服。发病以来，表现出对任何事物都不感兴趣，对家人的反应变得越来越缓慢，各种症状逐渐加重，目前生活尚可自立。近几天出现离家后不记得回家的路，遂来我院就诊。

思考

1. 该患者出现了何种精神心理改变？
2. 对该患者进行精神心理评估时应遵循什么原则？
3. 如何为该患者提供相应的护理？

一、老年人认知功能改变

（一）老化相关的认知改变

认知功能涉及记忆、语言、注意、执行、视空间能力等多个方面，认知功能的改变与正常的老化过程有关。正常老化相关的认知功能改变一般情况下并不影响老年人的日常生活能力。老年人的正常认知改变包括以下几个方面。

1. 记忆改变

大部分记忆如工作记忆、短期记忆、情境记忆、长期记忆等从20~30岁开始出现连续而有规律的衰退，其中情境记忆对老化最敏感。但是语义记忆（对一般事实、概念等有组织的知识的记忆）从中年到老年早期呈上升趋势，到高龄期才开始下降。老年人的记忆变化特点为：近事容易遗忘，远事记忆相对较好；再认能力尚可，回忆能力减退明显；有意记忆为主，无意记忆为辅；机械记忆减退，理解记忆和逻辑记忆保持较好。

2. 信息加工速度改变

随年龄增长人的信息加工速度下降，具体表现为对信息的搜索、编码、储存和提取各个环节的加工速度减慢，导致老年人学习速度变慢、需要多次重复信息才能理解。随着年龄增长，老年人过滤无关信息的能力也开始减退，更容易受无关信息的干扰，从而抑制其有效加工信息的能力，甚至因无关刺激干扰而出现阅读困难。

3. 注意改变

老年人注意力分配、注意转移、持续注意等都随年龄增加而退化。

4. 语言能力改变

老年人大部分语言能力在老年期保持得较好，譬如语音语调的使用、单词的有意义组合等。词汇量随年龄增长而增长，但是快速取词能力则随年龄增长而减慢。老年人通常不会使用语法复杂的长句子，句子结构较为单一、简单，句法更容易出错。

认知老化的理论解释

5. 感知觉改变

老年人画图、构建能力等视空间能力减退。痛阈、视觉能力、听觉能力、嗅觉能力也随年龄增长而下降。

（二）老年人认知改变的影响因素

引起个体认知改变的老化速度不尽相同，基因、疾病、心理社会因素、视听觉等感觉功能障碍等均可影响老年人认知功能。

1. 基因

阿尔茨海默症具有家族聚集性。淀粉样前体蛋白、载脂蛋白 E 等基因突变是阿尔茨海默病的易感基因，可增加老年痴呆的发病风险。

2. 教育

文化程度高者，认知老化程度较轻，且其认知功能的减退速度较低学历者缓慢。其中，归纳推理和运算能力受教育程度影响显著，空间定向能力受教育程度影响较小。

3. 健康水平

健壮的体格有助于维持较快的心理加工速度，一定程度上保持老年人的认知能力。

4. 心理社会因素

丰富的社交网络和社会活动可通过认知储存延迟认知衰退，并可获得更多的社会和情感支持促进认知功能提升。抑郁症状或抑郁症、心理压力等心理因素可增加认知功能损害的危险性。

5. 生活习惯

积极参加体育锻炼可降低晚年认知功能障碍的发生风险，而吸烟、长期过度饮酒等不良生活习惯可增加老年人认知障碍的发生风险。

（三）减缓认知老化的方法

1. 经常参加体育锻炼

保持良好生活习惯如戒烟戒酒等。

2. 经常与医护人员保持沟通

评估目前的健康状态及所服用药物对认知功能的影响。

3. 采取可提升认知功能的一些活动

（1）多参与社会活动和脑力活动，保持终生学习的态度。维持积极的社交生活，参加一些有趣的对话或讨论。每天阅读报纸、杂志和书籍，多做填字、桥牌、下棋等益智游戏，保持大脑思维活跃度。

（2）经常挑战大脑，多进行一些强调手眼协调能力或增强颜色、形状、物体记忆能力的电脑游戏。

（3）发展一些新的兴趣爱好，譬如学习一门新的语言或新的乐器。

（4）保证充足睡眠，积极配合睡眠障碍的治疗。

（5）如果住院，应采取措施避免因谵妄而产生认知改变。

（6）保持积极乐观的态度，有效控制压力。

（四）认知老化的应对方式及护理措施

1. 帮助老年人学会制作清单

将需要完成的事情列成一张清单，或在日历上对重要的事情进行标记，必要时可以给自己写一些便签以进行提醒。

2. 帮助老年人训练记忆增强技术

如第一次遇到一个新朋友时，尝试将他的名字与一个常见事物或容易记住的事情相联系，以减缓认知减退的速度。

3. 帮助老年人学会借助一些辅助用具加强记忆

如借助智能药盒帮助老年人正确服用药物。指导老年人依靠自己的习惯帮助记忆，如预存重要的电话号码，或将车子停在同一位置等以避免遗忘一些重要信息。

4. 指导老年人适时寻求他人的支持和帮助

二、人格与自我概念

（一）人格相关理论

1. 艾瑞克森人格发展理论

艾瑞克森人格发展理论，见第一章第二节老化相关理论。

2. 哈维赫斯特发展任务理论

哈维赫斯特（Havighurst）的发展任务理论强调个体在特定年龄段时在行为发展方面应达到的程度。哈维赫斯特认为人生最后一个阶段始于 55 岁，老年期仍需面对新的情况与发展任务：①适应下降的体力和健康状况；②适应退休后的生活和收入减少的经济状况；③适应配偶死亡后的生活；④与某个年龄群建立明确的联系；⑤灵活地适应社会角色；⑥做出令人满意的生活安排。

（二）老年期的人格特点

尽管大量研究显示人格从成年期开始相对比较稳定，但老年期的人格变化也会有一些特点，如以自我为中心、性格内向、适应能力下降、缺乏灵活性、办事谨慎小心等。纽加顿（Neugarten）指出老年人的人格特征呈现出 3 种变化：①开始从关注外部世界转为关注内部世界；②从主动控制环境转为倾向于对环境做出反应及适应；③开始建立与外部世界隔离的模式。

（三）老年期的自我概念

自我概念是人格的组成部分，是个体对自我的看法，即个体对自己的认同感。自我概念不是与生俱来的，通常是在个体一生中与环境不断互动，并综合他人评价、既往成功或失败的经历，以及自我觉察和自我认知的过程中而形成的。

随着时间推移，老年人的自我概念会因环境和生活的改变而被侵蚀或削弱。老年期，人们的关注点开始由青年期和中年期的如何获取成功，转变为如何继续维持已有的成功或如何避免失败。为实现这一目标，老年人会做出一系列调整，如降低自己的抱负水平、更合理地安排时间等，以便在日常生活中维持积极的自我概念或者较高的自尊水平。因此，老年人会表现出做事缓慢、深思熟虑、保守、不敢冒险的特点。此外，老年人的个性、社会地位、经济条件、成就动机等因素也会影响老年人自我概念的改变以及对角色转换（如丧偶或退休）的适应。

三、生活事件与生活满意度

（一）老年期生活事件

对老年人打击较大的生活事件，不仅影响身心健康，还可诱发躯体疾病或加重原有的慢性疾病。老年期较为重要的生活事件主要包括以下几类：

1. 退休等导致社会经济地位发生巨大改变的事件

退休使老年人退出自己原来承担的社会职业角色，社会地位发生重要改变，人际关系变得狭窄，易使老年人产生失落感、空虚感和无用感。

2. 慢性疾病、功能障碍等身体功能减退的事件

老年人一旦患有某些躯体疾病，尤其是难以治愈的疾病，如癌症等，容易产生惊恐、悲观等心理反应；而医疗费用、交通与挂号不便等也会增加老年人的负担。

3. 失去配偶、亲人及密友

丧偶及失去亲友容易导致老年人缺乏情感支持，加剧其心理上孤独苦闷感。失去配偶的老年人两年内死亡的比例是未失去配偶者的 7 倍。晚年丧子，不仅对老年人情绪上造成巨大打击，而且还影响到老年人日后赡养的问题。

4. 子女离家

自立儿女长大离开家庭，“空巢”使老年人感到十分孤寂，容易出现抑郁情绪，甚至身体不适，产生“空巢综合征”。

（二）老年人生活事件的应对方式

并非所有老年人都会经历上述生活事件，一旦经历，老年人的心理应对方式常常包括以下几种。

1. 回避现实

通常会采取回避的方式以减少生活事件的刺激强度。如老年人可能会不承认亲人过世的事实，或者采取吸烟、喝酒等方式缓解与应对有关的情绪紧张。

2. 转移

通过娱乐、散步、旅游等方式分散其对生活事件的关注度。

3. 升华

老年人会从事某些尚未完成的工作或研究，或参加老年人志愿服务为社会或他人做些好事。

4. 宣泄

老年人会通过找人（尤其是同龄人）倾诉的方式缓解内心的痛苦。

5. 寻求社会支持

通过寻求亲朋好友、社交伙伴、单位、社区的关心和支持，减少心理应激。

（三）老年期生活满意度

生活满意度是个体对个人生活的综合认知判断。研究显示，老年人的生活满意度随年龄而增加，约在65岁左右达到顶点，随后开始下降。但老年人生活满意度的个体差异较大，影响老年人生活满意的因素包括：

1. 个体因素

个体因素包括性别、健康状况、心理特征、就业状况、经济状况等。老年人生活满意度的总体特征为：健康状况好、经济状况好、退休后再就业的老年人生活满意度较高。此外，老年人工具性日常生活活动能力的独立性越强、感知的自我控制度越高，生活满意度也越高。

2. 家庭因素

家庭因素包括健在子女数、婚姻状况、与子女见面频率等。与配偶同住、健在子女人数越多、与子女每月或每周至少见面一次的老年人对生活的满意度更高。研究显示，当老年人的社交网络包括朋友和亲戚时，他们的生活满意度会更高。

3. 社会支持

积极参加社会活动能明显提高老年人的生活满意度。

（四）提高老年人生活满意度的方法

可从老年人自身、家庭以及社区多层面、多途径引导老年人适应自身角色转变，提高生活满意度。

1. 加强对老年人健康的维护，积极预防并及时治疗疾病

鼓励老年人积极锻炼身体，培养晚年兴趣爱好，为自己创造新的社会角色和互动，积极乐观地对待生活中发生的各种事件。

2. 帮助老年人与家人、朋友保持良性互动

鼓励家庭成员注重与老年人的交流，尽量在精神层面满足老年人的心理需求，增强其心理满足感。

3. 营造尊老、爱老的融洽环境

鼓励社区积极开展适合于老年人的社区活动和老年志愿服务活动，强化老年人的归属感、社会融入感，充分发挥老年人的潜能。

4. 积极开展老年人心理健康服务

帮助老年人正确认知老化、衰老、死亡等人生自然规律，消除其恐惧感和无助感。

四、压力与应对

（一）压力

人生每个阶段都有其对应的压力，人到老年将会面临新的压力和问题。

1. 生理因素

老年人的细胞组织和器官在形态与功能上，随着年龄增长产生一系列退行性改变，这种改变将导致全身所有系统功能减退，即使“健康”的老年人也存在潜在的健康不全等问题。

2. 疾病因素

老年人常存在慢性疼痛、心动过速、行动缓慢等躯体问题。躯体病理生理指标与老年压力和生活质量存在密切关联，老年患者在疾病演变过程中极易产生高度的精神压力。如慢性阻塞性肺疾病患者的压力常高于正常水平，甚至呈现抑郁、焦虑状态。

3. 心理因素

突发性的变化（如亲人和好友逝世、居住环境改变等）常引起老年人心理压力加剧。如老年人随子女移居外地，常因缺乏社会支持而暴露于多种应激性生活事件中，易造成心理压力过大。老年人睡眠障碍也容易导致心理压力大，同时压力也对睡眠质量产生不良影响。此外，压力的产生也与个性特征有关，情绪调节能力弱、退休适应能力差的老年人容易患焦虑与抑郁症。

4. 生活习惯

日常饮食习惯是影响老年人压力的重要因素。健康的饮食有助于保持心理健康。有研究表明，喜欢地中海饮食（富含不饱和脂肪酸）的人群压力程度显著降低；与既往不饮酒的老年人相比，既往饮酒人群的压力明显增高。此外，体育锻炼也可一定程度上减缓老年人的压力。

5. 人口和社会因素

（1）性别：女性在面对应激事件时更易产生应激性生理和心理反应，男性因交际较

广，利于负面情绪的宣泄。

(2)文化程度：随着文化程度的提高，老年人的压力程度减低。

(3)社会支持：社会支持程度高的老年人压力低于社会支持程度低的老年人。社会支持可缓解压力对机体产生的消极影响，有利于老年人及时缓解心理压力，间接保护老年人的心理健康。

(二)应对

在护理压力较高的老年人时，掌握压力的产生原因，并在长期负面影响发生之前进行干预非常重要。

1. 定期体检

疾病早期发现、早期预防、早期治疗，可以阻止或延缓疾病进展。另外，需要定期进行健康知识宣教，提高老年人健康意识和疾病防治的知识。

2. 疾病指导

针对所患疾病进行疾病知识的宣教，针对老年人接受能力弱、记忆减退、行动迟缓、病情变化快的特点做出相应的护理。

3. 心理疏导

加强沟通，深入了解老年人的真实想法。建议老年人保持心理平衡，对人对事采取理性平和的态度。教会老年人在感受到压力时学会自我疏解，如听音乐、与同伴倾诉烦恼或者进行心理咨询等。

4. 建立良好的生活习惯

嘱咐老年人多进食纤维素和维生素含量高的食物，均衡饮食，戒烟戒酒，选择合适的体育锻炼方式，培养自己的兴趣爱好。

5. 社会支持

加强老年人家庭陪伴及与周围人的沟通。充分利用老年人所在社区的资源、支持团体、减压诊所及其他减压途径，为老年人缓解压力。

五、人格障碍

老年人的人格分类

人格障碍(personality disorder)，又叫病态人格、精神病态人格。大多数人格障碍如自恋、边缘性人格障碍、反社会人格障碍等发病率和患病率随年龄增长而下降。老年人的人格障碍表现可能有所不同，大多数老年精神障碍常伴有人格障碍，如果老年人出现异常行为，护理人员应对其进行仔细评估，必要时进行转介以行进一步评估与治疗。

(一)人格障碍相关症状

1. 记忆力及智力障碍

由于潜在的焦虑、慢性疼痛、抑郁或其他潜在可治疗的精神疾病所引起的假性痴呆或认知改变可能会伪装成阿尔茨海默病。

2. 睡眠形态

睡眠形态明显改变，如早醒、睡眠时间减少、入睡困难可能是潜在焦虑或抑郁的迹象。潜在的精神问题会加剧老年人的睡眠障碍。

3. 性兴趣和性能力的改变

当一个有正常性生活和性兴趣的健康老年人突然出现性兴趣和性能力的改变时，需评估其精神状态。男性的勃起功能障碍和女性的性欲减退通常跟生理和心理问题有关。疾病、药物以及潜在的精神问题都可能导致两性的性功能障碍。

4. 害怕死亡

尽管老年人确实会想到死亡，但过度关注死亡并对死亡产生高度的焦虑感是不常见的。当老年人过度关注死亡时，他们可能会表现出抑郁或焦虑的迹象，或者他们可能刚刚被诊断为终末期疾病。

5. 妄想

妄想是一种持续存在的、对行为或态度产生负面影响的错误信念。如认为所有食物都被下毒，吃东西会导致死亡。

6. 幻觉

幻觉是错误的感觉和知觉。如听到或看到那些并不存在的声音或人（幻听或幻视）。

7. 思维混乱

思维混乱的特点是缺乏逻辑思维过程，因此常表现为思维和交流的杂乱无章和支离破碎。

8. 情感表达问题

如果老年人出现突然或者长期的情绪反应及表达能力的消失，则提示老年人可能存在精神疾病。不能表现出情绪变化、不能笑或哭、不能进行眼神交流或者社交退缩等，都可能是严重抑郁的迹象。

（二）老年人格障碍的类型

老年人较常见的人格障碍可分为三大类：第一类以行为怪癖、奇异为特点，包括分裂样型和偏执型，又称 A 组人格障碍。分裂样型以情感疏远和社会隔绝为特征，偏执型以猜疑和偏执为特征。第二类以情感强烈、不稳定为特点，包括反社会型、表演型和边缘性，又称 B 组人格障碍。反社会型以冲动性和攻击性强，对人冷酷无情、经常违反社会法纪等为特征；表演型以过分感情用事、用夸张言行吸引他人注意为特征；边缘型则以不稳定的人际关系、自我意向和情感以及明显的冲动行为为特征。第三类，以紧张、退缩为特点，包括回避型、依赖型和强迫型，又称 C 组人格障碍。回避型以一贯感到紧张、提心吊胆、不安全和自卑为特征，亦称焦虑型人格障碍。依赖型以过分依赖、缺乏自信为特征，缺乏自我独立能力，被动接受别人对其照顾、替其承担主要责任为特征。强迫型则以情绪限制、固执、犹豫不决、执着于秩序和完美为特征。老年人以 C 组人格障碍为主。A 组人格障碍可见于老年人，通常被视为晚发性精神分裂症（45 岁以后发病）的风险因素。

六、精神障碍

（一）定义

老年精神障碍是指老年期各类精神疾病的总称，包括从老年期以前发病而一直持续至老年期的各类精神疾病，如精神分裂症、躁郁精神病等。老年精神障碍最常见的是起病缓慢而进行性加重的痴呆作为主要症状的一类精神障碍。

（二）病因

（1）随着年龄的增长，大脑逐渐老化，质量减轻，反应速度降低、记忆力减退，导致大脑机能活动紊乱，严重者会引发老年痴呆症。

（2）老年人容易患上慢性疾病，在忍受病痛折磨的同时，还承受较大精神压力。

（3）部分老年人心理承受能力较差，遇到事情比较激动、焦躁不安等，会增加神经障碍病症发病率。

（4）部分老年人家庭条件较差，无法获得老年人系统的关怀和照顾，独自忍受孤独、寂寞等，埋下患老年性精神障碍的隐患。

（三）分类

1. 老年性器质性精神障碍

（1）常见的脑器质性精神障碍有：阿尔茨海默病、血管性痴呆、颅脑外伤所致精神障碍、颅内感染所致精神障碍、颅内肿瘤所致精神障碍、梅毒所致精神障碍、癫痫性精神障碍、HIV 感染所致精神障碍。

（2）常见的躯体疾病所致的精神障碍有：躯体感染所致精神障碍、内分泌疾病所致精神障碍、结缔组织疾病伴发的精神障碍、内脏器官疾病伴发的精神障碍等。

2. 老年期功能性精神障碍

（1）老年期精神分裂症（主要以偏执为主，其他较少见）。

（2）老年期偏执障碍。

（3）老年期情感性障碍（最常见，尤以抑郁多见）：①老年期抑郁症；②老年期躁狂症；③老年期双相障碍。

（4）老年期神经症或其他心因性疾病：①老年期焦虑障碍；②老年期强迫障碍；③老年期恐怖障碍；④老年躯体形式障碍。

（5）老年期性功能障碍。

（6）老年期人格障碍。

（7）老年期睡眠障碍、适应障碍、慢性疼痛。

（四）老年人常见的精神障碍

1. 老年谵妄

老年谵妄是多种因素引起的急性可逆的广泛性认知障碍，以意识障碍为主要特征的综合征，是一种非特异性脑器质性病理综合征。主要表现为：

(1)广泛的认知功能障碍：知觉障碍、思维障碍、记忆障碍。

(2)注意力障碍。

(3)睡眠—觉醒周期障碍。

(4)精神运动行为障碍。

2. 老年抑郁症

抑郁症在老年人中发病率较高，对老年人的影响范围也非常大。多发生于55~65岁的老年人，80岁以上的老年人的发病率迅速上升。主要表现为情感障碍和躯体症状：

(1)情感障碍：以情绪低落、焦虑、易激惹、记忆力减退等较为常见，患者常常心情沮丧，终日唉声叹气、心烦意乱，对周围事物缺乏兴趣，对生活失去信心，甚至产生轻生念头或行为。常自感疲乏无力、不思饮食。表现为思维迟缓、反应迟钝、注意力集中困难等。

(2)躯体症状：以睡眠障碍、食欲改变、便秘、胸闷、心悸、疲乏等症状为主，而尤以睡眠障碍最常见，表现为入睡困难、早醒、多梦易醒等。老年抑郁中约有15%的患者可发生“假性痴呆”，两者应注意鉴别。

3. 疑病症

由于老年人对自身的健康状态和功能过分担忧所致的综合症状。常表现为疑病性心理障碍，如对身体某部位的敏感度增加，进而疑病。有的患者描述逼真而具体，坚信患有某种疾病，反复要求医生检查，结果正常也无法打消顾虑，产生担心、忧虑、抑郁情绪，甚至产生自杀的念头和行为。有的患者表现为把身体某处的疼痛和不适夸大或作为某种疾病的依据，有的表现为多种躯体症状如恶心、吞咽困难、心悸、胸闷、呼吸困难等。

4. 老年精神分裂症

多起病于青壮年，常有知觉、思维、情感和行为等方面的障碍，一般无意识及智力障碍。其精神症状有以下几种：

(1)思维障碍。①思维形式障碍：又称联系障碍。表现为思维联想过程缺乏连贯性和逻辑性，这是精神分裂症特征性的症状；②思维内容障碍：主要指妄想。

(2)感知觉障碍。

(3)情感障碍。

(4)意志和行为障碍。

5. 老年痴呆症

最常见的是阿尔茨海默病，此外还有脑血管病性痴呆以及其他脑部病变如脑外伤、脑肿瘤、癫痫等所致的痴呆等。

老年性痴呆的分期

(五)老年精神障碍的护理原则

(1)针对老年精神障碍的严重程度、躯体情况及其所处环境背景，力求达到观察、思考、处理三方面的结合与统一。

(2)老年精神障碍患者大多存在生活自理困难，护理人员应注意生活护理的重要意义，提供及时和常规的基础护理。

(3)老年患者多无积极求治的要求，难与护士配合，并且性格改变较多，应设法做好患者的心理护理和健康教育工作。

(4)老年精神障碍患者常同时伴有各种躯体疾病，使临床表现复杂化或掩盖某些精神症状，护理人员应仔细观察，注意预防并发症和促进病人康复。

七、居丧反应

随着我国人口老龄化的迅速发展，丧偶老年人的数量呈逐年上升趋势。老年期丧偶是严重的创伤性事件，不仅能够引起老年人强烈的悲伤反应，还会造成一系列负面健康影响。负面影响结果体现在生理功能、心理功能、社会功能等多个方面。丧偶后的老年人会出现食欲减退、睡眠障碍、焦虑等健康问题；此外还可能因丧失一定程度的经济和社会支持，引起精神上的失落、寂寞、孤独，从而产生严重的抑郁—焦虑—压力等负性情绪，尤其是新近丧偶老年人会经历更多的痛苦、绝望及抑郁。

(一)定义

居丧反应(bereavement reactions)又称哀伤反应、居丧障碍或居丧综合征，是指任何丧失事件，通常指经历亲人、爱人、亲密朋友的死亡的一段经验和感受。

居丧风险指个体经历重要亲人的死亡后，对其负面结果易感性的程度，此处，“风险”特指导致负面健康结果的可能性，而非特定的原因和结果。

(二)分类

1. 单纯性居丧反应

至亲或好友离世后，哀伤是一种很普遍的体验。大多数人在事件发生的最初几周甚至几个月内会体验到强烈的哀伤情绪，并伴随出现各种各样的居丧反应，如过度怀念、对已故者的先占观念、烦躁不安、失眠、认知混乱等，社会功能也会受到一定程度的损害，并可能出现其他健康问题。对于大部分人来说，正常的居丧反应在半年内可以自行缓解，那些令人痛苦的情绪、想法和行为也会随着时间的推移逐渐减轻或消失。

2. 复杂性居丧反应

复杂性居丧反应又称为延长哀伤障碍(prolonged grief disorder，PGD)、或病理性哀伤(pathological grief)、创伤性哀伤(traumatic grief)。有别于正常的居丧反应，PGD是指丧失亲人之后持续的病理性哀伤反应，往往超过6个月(至少6个月，在不同的社会、文化环境中可能更长)，难以随着时间的推移得到缓解。患者难以摆脱失去亲人的痛苦，关于逝者的想法挥之不去，情绪和行为偏离生活常态，最终导致个体的社会功能受到严重的影响。

近年来，依照《精神障碍诊断与统计手册》(第5版)(*The Diagnostic and Statisitical Manual of Mental Disorders*，*5th Rivision*，DSM-V)和《国际疾病和相关健康问题统计分类》(第11版)(*International Statistical Classification of Diseases and Related Health Problems*，*11th Rivision*，ICD-11)的诊断标准，延长哀伤障碍被证实是独立于PTSD、重度抑郁等其他精神障碍的一种病理性哀伤反应。

（三）居丧老年人的健康状况

1. 躯体健康状况

研究显示，丧偶老年人的总体健康水平下降、健康问题增多以及身体功能受限，主要表现出睡眠障碍、疲劳、注意力不集中、食欲不振等一系列躯体症状，其中睡眠障碍是丧偶老年人最突出的健康问题。此外，丧偶作为一种紧张性刺激还会引起机体产生应激反应，从而导致疾病。丧偶老年人慢性疾病的患病率显著高于有偶者，患病风险较高的慢性疾病包括高血压、糖尿病、关节炎、心脏病和神经衰弱等。

2. 心理健康状况

(1)孤独：是丧偶老年人常见的心理反应之一，且是老年人日常生活中最难应对的问题。老年人丧偶后，由于情感上的缺失、难以获得良好的心理支持及必要的生活照顾，经常感到寂寞、孤独、无助。

(2)抑郁：丧失性和羞辱性事件更容易促发抑郁发作，而丧偶是老年人严重的丧失性负性生活事件，会导致不佳的心理健康结果，使丧偶者产生严重的抑郁情绪。

丧偶老年人的抑郁发生率约是有偶老年人的 2. 2 倍，独居、高龄、自理能力降低、患慢性病、娱乐活动缺乏的丧偶老年人抑郁症状的发生率更高。研究显示，农村丧偶老年人的抑郁症状高于城市，女性丧偶独居者抑郁发生率高于男性丧偶独居者，此外，丧偶方式、经济状况、社会支持程度也是影响老年人抑郁发生率的因素。

(3)焦虑：丧偶导致老年人独居、慢性病的自我管理能力降低、经济来源减少等，使老年人焦虑的患病率大大增加、压力增高。目前国内关于丧偶老年人焦虑和压力方面的研究尚不多见。

3. 健康行为变化

丧偶使老年人失去婚姻的保护机制后，健康行为也发生改变，如有些男性丧偶后会出现饮酒增多、蔬菜摄入减少、油炸及方便食物消费增加等不健康行为，而女性丧偶后由于无人陪伴，年龄大、缺乏运动方面的正确指导等导致运动的积极性降低。然而，健康行为受多种因素影响，文化程度、经济收入均会影响丧偶老年人的健康行为。经济收入水平较高的丧偶老年人生活条件和就医条件较好，能够通过多种途径选择更适合自身的健康行为。受教育程度高的丧偶老年人群，可能会有较丰富的卫生保健知识，采取相对较多有益的健康行为，反之，文化程度低的丧偶老年人主动获取保健知识的意识较弱，防控疾病的能力较差，会在一定程度上阻碍有益的健康行为。

（四）居丧风险的影响因素

(1)年龄：年龄越大丧偶者的居丧风险水平越低，原因可能为在高龄阶段，死亡成为老年人晚年生活中较常见的事件，对于配偶的死亡不再是一个无预期的事件，老年人心理上已经有所准备。

(2)重要亲人的丧亡方式：重要亲人为非预期死亡(包括急性疾病死亡、意外事故、自杀等死亡方式)的老年人，其居丧风险水平高于其重要亲人为预期死亡的老年人(包括慢性疾病恶化死亡、自然死亡等)。突然丧偶可能会导致创伤后应激障碍、重度抑郁、酒精或药物依赖、自杀意念等心理问题，并且恢复过程比较缓慢。

(3)文化程度：受教育程度低的老年人居丧风险水平高于受教育程度高的老年人。受教育程度低的老年人自身文化知识水平有限，不仅对疾病信息和防治缺乏了解，而且卫生保健意识薄弱，出现健康问题不能进行及时有效的治疗，导致自身健康状况恶化，居丧风险增加。

(4)居住方式：独居的丧偶老年人居丧风险水平显著高于与子女同住的丧偶老年人。丧偶本身会带来重大的生活改变，独居又使丧偶老年人陷于遇到困难后无人照顾，无人倾诉的困境，导致心境差，容易产生焦虑、抑郁、孤独等负性情绪，严重者还会产生自责、自卑和厌世的想法。

(5)慢性病：丧偶老年人伴有慢性病种类数越多的，居丧风险水平越高。慢性病会影响老年人的活动能力、生活自理能力，导致社会交往减少，尤其是患有多种慢性病的丧偶老年人，由于机体功能受损较严重，反复接受治疗的时间比较长，又进一步加重了丧偶老年人的经济负担，不仅对老年人身体造成极大的损害，而且对他们的心理健康也造成不良的影响。

(五)居丧风险的评估

近些年，科学预测丧偶老年人的居丧风险逐渐成为老年学领域关注的热点问题。国外学者对居丧风险特别是丧偶老年人居丧方面的研究时间较早，研究内容也较丰富，研制了不同的居丧风险评估工具和量表。如居丧风险指数(BRI)、居丧风险评估工具(BRAT)、复杂居丧结果风险评估指南、居丧应对自我效能感(BCSE)、居丧现象问卷(BPQ)、复杂悲伤量表(ICG)等。我们可借鉴这些评估工具，并结合中国国情，针对丧偶老年人的居丧风险进行评估，为丧偶老年人提供及时的干预服务，提高其生活质量。

(六)居丧辅导和干预

微课：丧偶老年人的哀伤辅导

居丧干预是临终关怀的一个重要组成部分，可帮助居丧老年人减轻悲伤、抑郁等负性情绪，缓解心理压力，帮助居丧者顺利度过居丧期，提高生活质量。

1. 安慰与支持

家庭成员及医务人员应给予居丧老年人更多的精神安慰与支持，多陪伴聆听，协助其表达内心的悲伤情绪，协助处理具体问题，在生活方面多加照护。同时，应该让老年人明白，痛苦和悲哀不是衡量某种关系价值的指标，正常的居丧反应会随着时间的推移逐渐淡化，居丧反应的正常淡化并不意味着对死者的背叛。

2. 鼓励发泄

老年人的居丧护理并不是以消除悲伤为目的，而是帮助其在承受死亡离别的痛苦时更加坚强地生活下去，因此，需要多给予情感支持，鼓励其适当地发泄，而不是压抑。

3. 转移注意力

鼓励老年人多与外界交往，多与家人或朋友交谈，适当地户外活动，培养一些业余爱好，或者做一些有利于他人的事，以转移注意力，减轻悲伤情绪。

4. 建立新的生活方式

丧偶后，老年人需要在家庭生活中寻找一种新的依恋关系，应帮助老年人调整生活方式，使之与子女、亲友重新建立和谐的依恋关系。

课程思政

老年期是意外、挫折和疾病的高发期，容易产生心理危机。近年来老年人经历丧偶事件持续攀升，不少老年人经受着丧偶的创伤。在医养结合模式下，护理人员应及时关注老年人居丧时期的心理问题，依据科学的评估方法和干预措施，帮助老年人运用健康的方式，调整机体生理、心理功能，使整个机体保持良好的健康状态，实现老有所依、老有所养。

八、老年人酒精使用障碍

酒精是早已公认的成瘾物质。根据 WHO 的报告，饮酒与 64 种疾病与伤害有关，因饮酒导致的疾病和伤害主要集中在肿瘤、心血管及循环系统疾病、消化系统(包括肝脏)疾病、交通伤害、意外伤害、蓄意伤害等方面。每年因饮酒造成 490 万人死亡，而且因酒精使用相关障碍而导致的全球残疾调整生命年（disability-adjusted life years，DALYs）急速攀升。在全球 50 岁以上人群疾病总负担排行中，饮酒位于第三位。

(一) 定义

DSM-5酒精使用障碍的诊断标准

酒精使用障碍(alcohol use disorder，AUD)：是由遗传、社会心理和多种环境因素导致的。其特征性表现为对酒精作用的耐受性增加，出现特征性的戒断体征和症状，并且对饮酒量和频率的控制力受损。

DSM-V 认为酒精使用障碍是由精神、行为和躯体症状组成的一种连续的、统一谱系而严重程度不同的疾病。

(二) 特征

1. 酒精使用障碍

酒精使用障碍在老年群体中呈上升趋势。在美国，65 岁以上老年饮酒者中，有 14.5%的老年人饮酒量超出美国国家酒精滥用及酗酒研究所(NIAAA)推荐饮酒量的上限，同时考虑到共患躯体疾病如高血压及糖尿病等因素，53.3%的人饮酒量已达到潜在有害水平。2013 年我国国家药物使用及健康调查显示，4.7%的 60~64 岁个体及 2.1%的 65 岁及以上个体存在重度饮酒，14.1%的 60~64 岁个体及 9.1%的 65 岁以上个体存在酗酒。

2. 老年人酒精使用障碍的分类

老年人酒精使用障碍可分为“早发”和“晚发”两组，早发组大多已持续饮酒多年，而晚发组通常是近期经历了应激性生活事件，如失去配偶、退休、新近遭遇影响日常活动的损害等。

3. 老年人酒精使用障碍的危害

相较于年轻人，老年酒精使用障碍患者在较低的饮酒量下即可面临功能损害及跌倒风险的升高，以及住院风险的增加。此外，老年人既往长期存在的饮酒模式也可能造成严重的后果，包括新发认知损害或原有认知损害加重，睡眠困难等。对于罹患多种慢性疾病的老年人，共患酒精使用障碍者更易出现抑郁症状。AUD 是老年人自杀的危险因素，同时增加老年人孤独、健康不佳和抑郁的可能性。老年人经常服用多种药物来治疗慢性病，而酒精会增加酒精和药物之间有害作用的风险，并降低药物的疗效。

（三）临床表现

酒精是一种亲神经性物质，若一次饮酒过量即可导致精神异常，表现为定向障碍、伴有神志模糊、洞察力和判断力下降。如果长期过度摄入酒精可以引起各种精神障碍，包括依赖综合征，戒断综合征以及精神病性症状。老年人酒精使用障碍除具备一般依赖性酒精使用障碍的症状特点外，往往还具有一些其他的特点，如反复醉酒、妄想、认知功能损害严重、躯体并发症多、精神症状易慢性化、迁延化等。

1. 酒精依赖综合征(alcohol dependence syndrome)

酒精依赖综合征是由反复饮酒引起的一种特殊心理生理状态，表现为对酒的渴求和反复难以自制的强迫性饮酒行为。若减少或停止饮酒后常感到烦躁、坐立不安，或出现肢体震颤、恶心、呕吐、出汗等戒断症状，恢复饮酒则减缓上述症状。

2. 酒精戒断综合征(alcohol withdrawal syndrome)

一般老年人的酒精戒断症状在停止饮酒数天后才发生。通常老年人酒精戒断的突出临床体征是意识模糊，其严重程度及时长随年龄的升高而增加。此外，还可出现手抖、恶心、呕吐、失眠、头疼、情绪不稳伴饮酒渴望，四肢震颤和自主神经功能亢进的症状。严重者还可能出现震颤谵妄、酒精性幻觉等。

在慢性酒精中毒或长期酒精依赖的基础上，如果突然停止或减少饮酒，大约在 48 小时后出现震颤谵妄(delirium tremens)，表现为意识障碍，定向障碍伴知觉障碍、激越行为等。另一重要特征是四肢及躯干粗大的震颤，伴有发热、大汗淋漓、心跳加快，是最严重的酒精戒断症状。严重者常因高热、衰竭、感染、外伤而死亡。

3. 酒精所导致的精神障碍

(1)酒精中毒性幻觉症(alcoholic hallucinosis)指慢性酒精依赖患者所出现的持久的精神病性障碍，在急性戒断期间会出现片段性幻视、幻触或错觉，严重时常有冲动伤人行为。

(2)酒精中毒性妄想症(alcoholic delusional disorder)表现为在意识清晰的情况下出现妄想状态，嫉妒妄想与被害妄想，常无端怀疑配偶不忠，为此会有暴怒反应，也可导致对猜疑对象或配偶进行攻击。酒精中毒性妄想症起病缓慢，病程迁延，如果长期坚持戒酒病情可以逐渐恢复。

4. 酒精所导致的记忆及智力障碍

长期大量饮酒的老年人，由于饮食结构发生变化，食欲下降，可导致营养不良、B族维生素缺乏、电解质紊乱、肝功能不良、慢性胃炎、感染等。长期的营养不良还可引起以记忆力缺损、认知功能减退和人格改变为主要特征的脑器质性损害。

（1）Korsakoff（科萨科夫）综合征：其特点主要表现为一种选择性或局限性认知功能障碍，表现为近期记忆力障碍、定向障碍、虚构等特征，还可能出现幻觉及谵妄等现象。

（2）Wernicke（韦尼克）脑病：主要症状是眼肌麻痹，眼震，共济失调及意识障碍。症状典型者会出现韦尼克脑病三联征，即眼外肌麻痹、共济失调、精神或意识障碍。此外，很多患者还伴发周围神经疾病，常常与维生素 B_1 缺乏有关，症状多不典型，较易导致误诊。部分患者还伴有低体温、低血压和心动过速。

（3）酒精性痴呆（alcoholic dementia）：指在长期、大量饮酒后出现的智能全面损害的临床特征，表现为人格改变、记忆力损害、抽象思维及理解判断障碍等。后期患者会逐渐丧失个人生活自理能力，人格衰退。酒精性痴呆一般不可逆。

（四）筛查要求和筛查工具

1. 筛查要求

老年人酒精使用障碍的症状和体征较难识别，如由于饮酒导致的行动不便、认知问题，以及跌倒和骨折的多发性等与年龄相关的老年疾病相似。此外，老年人其他慢性疾病的进展也可能掩盖AUD。如果老年人共患躯体疾病包括认知损害，可能会导致酒精的有害使用不甚明显，则可能会被误诊为是焦虑、抑郁或躯体疾病等引起的并发症。因此，美国药物滥用与精神健康服务局（SAMHSA）物质滥用治疗中心建议，60岁及以上就诊的老年患者应进行物质及酒精使用障碍筛查。

2. 筛查工具

对酒精问题筛查的CAGE问卷和AUDIT问卷

鉴于老年人自身可能意识不到AUD可能造成的问题或危害，在筛查问询时应纳入病史知情者，如患者的家人或朋友，并结合一些功能损害评估方法进行综合评定。酒精依赖筛查自评问卷（CAGE）被广泛使用，可作简单筛查。酒精使用障碍筛查量表（alcohol use disorders identification test，AUDIT）由WHO研发，用于人群中有饮酒问题或酒精依赖患者的筛查工具，量表由10个条目组成，涉及饮酒所导致的各种结果，包括对饮酒的态度、有无酒依赖的倾向、饮酒造成的不良后果和饮酒原因。AUDIT量表经全球范围内多个医疗中心测定证明信效度较高。Michigan酒精使用筛查测试老年版（MAST-G）是专门为老年人酒精使用筛查设计的。

（五）老年人酒精使用障碍的治疗及长期管理

1. 酒精戒断的管理

目前，尚无专门针对老年人酒精戒断症状的管理指南。在戒断治疗中，对于无严重戒断症状史的老年患者，可考虑在家中给予支持性照护。然而，若既往有严重戒断症状史的老年人，则最好在住院环境下接受监测。

2. 药物治疗方面

与年轻患者一样，苯二氮䓬类药物也是老年患者酒精戒断治疗的主要药物。另外，双硫仑、阿坎酸及纳曲酮也可用于酒精使用障碍的长期治疗，这些药物在老年人中的临床疗效研究证据仍不充分，使用时须严密观察不良反应，建议与行为治疗相结合。服用双硫仑时避免饮酒而出现大汗、面部发红和低血压等症状。

3. 行为治疗及心理干预

(1)认知行为治疗：对酒精依赖患者来说，目标是在个体的余生中完全戒除酒精。通过教会老年人适当地表达感受，明确自己的戒酒需求和目的，可以有效地拒绝酒精。

(2)厌恶疗法：让饮酒同一些令人不愉快的情境或体验相联系，如酒精的味道同恶臭的气味或其他不愉快的体验相匹配，最终使患者失去对酒精的欲望并且逐渐减少饮酒量，或者使患者对饮酒产生厌恶感。

(3)动机性访谈：动机性访谈是一种结构化、非评判性的谈话。谈话时应鼓励老年患者检视自己的饮酒问题，引导其思考戒酒的益处如保护自己的自主独立性、改善躯体健康状况及维持认知功能等，从而使老年人对改变自身行为持承诺的态度。

研究还显示，具有年龄特异性的治疗对酗酒的治疗效果较好，国外有一些匿名戒酒会，专门组织老年酗酒患者在一起戒酒，让老年人感觉更加自在。

(4)家庭治疗：酒精依赖患者大都会对其配偶造成一些负面影响，将酒精依赖老年患者的配偶纳入治疗方案可以提高治疗效果。另外，婚姻的不适应可能是造成酒精依赖的一个重要因素，因此，针对婚姻问题的心理治疗会有助于防止复发。整个家庭参与治疗有助于寻找老年人酗酒原因所在，并提出改变病态行为的有效建议。

课程思政

中国有着源远流长的酒文化，文明儒雅、光辉灿烂是其主流，但也有很多误区，尤其老年群体会因长期不良的饮酒习惯对身体和心理、社会功能等方面产生诸多不良影响。随着老龄化社会的到来，护理人员应当向老年群体普及酒精使用障碍的相关知识，并对其进行专业性的评估和管理，从而促进老年人培养健康的生活方式。

九、老年人精神心理评估的基本原则

由于老年人心理和感官系统的改变，老年精神心理评估在实施过程中需遵循以下原则。

（一）评估时机的恰当性

护士应在以下情况时对老年人实施精神心理评估：①老年人被老年精神科或长期照护机构收住入院时；②老年人需要门诊老年精神服务时；③需要诊断老年痴呆症或抑郁症时；④需要对老年人的能力作出具有法律效力的判断时；⑤老年人出现情绪、人格或心理功能的突然或严重改变时；⑥开始药物或心理治疗、评估或监测治疗效果时。护士应避免在老年人疼痛、沐浴后、喝水时进行评估。

（二）评估准备的充分性

确保评估环境安静，光线充足，关闭呼叫系统，将手机调至静音。如果老年人需要佩戴眼镜或助听器，应确保眼镜或助听器功能完好。向老年人充分解释评估的目的、流程及重要性。因为老年人不太习惯谈及一些关于个人感受或者人际关系的问题，需要在评估前做好充分的解释，让老年有充分的心理准备，减少其排斥感。

（三）评估过程的人文关怀

鉴于年龄特点，老年人的精神心理评估需要的时间可能较长，尤其是对老年痴呆患者的评估，有些老年人还需要多次评估，所以在评估过程中要仔细观察老年人的精神状态，如果老年人感觉疲劳、难以集中精力，可以稍事休息或者改天再进行评估。

（四）评估内容的全面性

老年精神心理评估有时超过了严格意义上的医学理解范畴，它包括了更为广泛的社会心理评估。护士不仅需要评估老年人当下的精神心理状态，还需要了解老年人的教育背景、文化特征、宗教信仰、健康状况、社会地位、经济状况、居住环境、社会支持等情况。如评估现病史和既往史可了解疾病（如慢性疼痛等）对心理状态的影响。许多老年人的精神心理症状是由器质性疾病所引起，因此还需通过体格检查、实验室检查等完善评估结果。护士可通过观察老年人的面部表情、姿势、动作速度等评估老年人的情绪状态。此外，家属等知情者在完善病史、确定影响老年人能力和功能残损方面发挥着重要作用，通过他们可获取老年人更多的相关资料信息，尤其是当老年人的认知功能受损的情况下，家属等知情者提供的信息将至关重要。

（五）评估药物使用情况

老年人用药情况是影响其精神心理状态的重要因素之一，因此须仔细评估老年人处方药和非处方药的使用情况。护士应清楚了解老年人是否遵医嘱服药，所服药物有无过期，服药方法是否准确（如是否空腹、睡前服用、必要时服用等）。要特别注意近期用药改变带来的老年人情绪和人格的突然变化。

（六）重视老年人群的特殊性

老年人群的精神症状表现跟一般人群有所不同。如抑郁症在老年人群中可能表现为一种对厄运即将来临的恐惧感，或者冷漠、不明原因的易怒。因疼痛、疲劳或其他生理改变所引起的模糊抱怨，或者语速缓慢、焦虑（有时表现为惊恐发作）、异常感知（如妄想或幻觉）也可能是老年抑郁的征兆。因此，当护士怀疑老年人可能患有抑郁症时，应询问老年人的用药情况及其对特定地点、事物或情境的恐惧感。

十、老年人精神心理障碍的护理

（一）一般护理

1. 环境要求

创造安静、光线柔和、整洁舒适的休养环境，保持地面平坦、室内空气新鲜。

2. 休息与活动

协助老年人建立规律的生活作息，白天参与适当的娱乐活动和体育锻炼。营造良好的睡眠环境，同时指导老年人养成按时睡眠的习惯，睡前避免喝咖啡、浓茶等饮料，避免做兴奋性的娱乐活动，可适度喝一些热饮、热水泡脚或洗澡，必要时辅以药物入睡。

3. 饮食护理

根据老年人的情况进行针对性的饮食护理。对于服用抗精神药物产生锥体外系不良反应的老年人，应密切观察，防止噎食的发生。对于食欲不振或者年老体弱者，应给予高蛋白、富含维生素、柔软、易消化的饮食，既要保证营养成分的供给又要注意食物的色香味以促进食欲。对于暴饮暴食的老年人则要限制其进食量。

（二）用药护理

1. 用药前仔细评估药物的作用及不良反应

在用药过程中应持续监测和评估抗精神药物的不良反应，以防止对老年人的健康和安全造成巨大的危害，初始剂量应该是成人正常剂量的一半左右以降低药物不良反应的严重程度，用药前几天要加强观察，以便及时发现药物的不良反应，必要时更换药物或者停药。对于有睡眠障碍的老年人，如果在睡前用药，可以很好地利用药物的镇静作用。但如果老年人在半夜起床上厕所，应防范发生跌倒的风险。

2. 坚持服药

很多抗精神病的药物需要 6~12 周才会起效。如首次出现抑郁症状的老年人在症状缓解后仍需继续服药 6~12 个月，多次复发患者服药时间更长，很多老年人难以坚持。对于刚刚痊愈的精神病患者，应继续服用药物以巩固药物疗效，防止复发。因此，护士在指导老年人及其家属用药过程中要耐心劝导病人坚持遵医嘱用药。

临床常用的抗抑郁药物

3. 应指导老年人服药期间的药物禁忌及食物禁忌

服用抗抑郁药物时，要严格要求老年人避免饮酒。抗抑郁药可降低某些药物的疗效，如抗惊厥药物。服用降压药物的老年人在开始抗抑郁治疗的前几周，要仔细监测血压，看有无直立性低血压的存在。因为单胺氧化酶抑制药可抑制去甲肾上腺素的代谢，如果与其他升压药（如抗胆碱药）或某些食物（如酒、动物内脏）一起服用，则可能会诱发高血压危象，因此在服用单胺氧化酶抑制药期间以及停止服药后的 2 周内，应禁止服用这些药物和食物。

（三）电抽搐治疗护理

电抽搐治疗（electroconvulsive therapy，ECT）主要针对以下患者：①严重兴奋躁动、需要尽快控制精神症状者；②有严重自杀观念的老年人；③对抗抑郁药无效、且被诊断为妄想型抑郁症；④拒食、不言不语，对刺激无反应的紧张性精神分裂症患者。电抽搐治疗主要使用一种短暂、可控的电流在大脑中产生痉挛发作，从而产生特定的生物化学改变以减少个体的症状表现。疗程以不超过 6 次为宜。电抽搐治疗不适用于颅内压增高、颅内占位性病变、严重心脏疾病、心肌炎、脑卒中、主动脉瘤等患者。电抽搐治疗期间指导老年人避免驾车、搬动重物、操作仪器、喝酒等行为。治疗后 2 周内可能会出现短暂失忆的情况，老年人在治疗期间不宜做一些重要的决定。

（四）心理护理

1. 建立良好的护患关系

护士应尊重爱护患者，态度和蔼，言语亲切，根据不同的患者提供不同的心理护理措施。如对待抑郁患者，应做好心理疏导，鼓励患者抒发自己的想法，帮助其学习新的应对技巧；对于躁动患者，应充满爱心、耐心，尽量避免刺激患者。对于老年痴呆患者，则应以多陪伴、多关心、多开导为原则，尽量维持老年人的自尊。

2. 回忆治疗及支持小组

通过引导老年人回顾以往的生活，重温过去的生活片段，并给予全新的体验，从而协助老年人获得更强的心理一致感以及情感力量。鼓励老年人及其照顾者参加一些支持小组，通过与处境相似的人交流互动以解决心理问题。

3. 照顾者的心理护理

照顾者在照顾老年人过程中因沉重的照顾负担，容易变得抑郁、焦虑甚至产生疾病，因此护士需帮助照顾者减轻其压力。告诉照顾者不用独自承担所有照顾责任，可让其他人一起参与和帮助。帮助照顾者通过冥想、听音乐、散步等方式放松自己。指导照顾者根据事情的重要性建立优先顺序，一次只解决一个问题。指导照顾者从家人、朋友处寻求爱和支持，必要时可向医护人员或专业人士寻求帮助。协助照顾者参与当地的相关支持团体。

（五）对症护理

1. 病情观察

密切观察老年人心理、行为和行动的变化，观察其意识、生命体征、各种异常的症状及言行举止，及时发现精神疾病的相关症状，并反馈给医生。

2. 安全护理

（1）要在日常护理过程中及时识别自杀倾向，对于有抑郁或自杀观念的老年患者，实行 24 小时监护，严格执行交接手续，并给予老年人心理上的支持，必要时经解释后予以约束，避免意外的发生。

（2）对于自知力、定向力不完善的老年患者，应提供较为固定的生活环境，外出时佩戴写有联系人姓名和联系方式的标志。做好患者的日常生活护理，将有毒、有害物品等放在隐蔽处，防止跌倒、烫伤、自伤或伤害他人的意外发生。

(3) 对于情绪激越的老年患者，要保持镇定，尝试转移老年人的注意力。必要时予以约束，或者报告医生给予药物控制。

（六）健康指导

1. 疾病知识指导

向老年人及其家属介绍老年精神障碍的相关知识，指导老年人及其家属根据病情适当参与一些力所能及的劳动，培养适合自己的兴趣爱好，注意劳逸结合。指导老年人家属理解老年人的病态行为，不仅在生活上予以照顾，而且在精神上给予支持，营造和睦、温馨、关爱的家庭和社交环境。对重度精神障碍的老年患者应指导家属预防意外的发生。

2. 及时识别精神障碍复发的先兆

指导老年人的家属及照顾者识别精神障碍复发的先兆，如突然的情绪行为改变、自制力动摇、睡眠障碍、生活能力减退等。指导老年人坚持遵医嘱用药，积极治疗高血压、脑血管疾病、糖尿病等慢性疾病，戒烟戒酒，正确应对应激性生活事件，保持良好的心态，避免疾病的复发。

3. 出院指导

指导老年人定期进行认知评估、定期复查及检测肝功能。服药期间注意药物维持时间、剂量及注意事项，不能随意更改药物剂量，频繁换药或停止服药。家属需观察药物不良反应，如出现明显不良反应应及时就诊。每天保证合理饮食，作息时间规律，养成良好的生活习惯，保持良好的人际关系，适当参加社会活动及心理指导，恢复社会交往能力。

课程思政

随着老年人的比例越来越大，老年人的健康问题也越来越受到重视。我们不仅要关注老年人的身体健康，还要关注老年人的心理健康。要关注老年人的情绪变化、心理状态、行为异常等健康问题，给予他们支持和帮助，让他们在温馨关爱的氛围中度过晚年生活。

老年精神心理健康：
患者—家庭健康教育指南

（董超群　柳琼　李云）

第十节　老年人的用药

预习案例

患者，男，75 岁，离休干部，既往有“高血压、糖尿病”病史，这次因“急性心肌梗死”急诊入院做了“冠脉支架术”，现一般情况良好，病情稳定已出院。目前用药种类包括：苯磺酸氨氯地平片、阿托伐他汀钙片、雷贝拉唑肠溶片、拜阿司匹林、替格瑞洛片等。

思考

1. 如何做好用药的宣教指导？
2. 如何监测用药后的反应？

一、文化与药物使用

老年人有自己特有的生活信念、习俗、价值观以及道德观等文化特征，其职业、文化程度、社会地位及心理素质也各不相同，这些因素都与健康密切相关，决定着老年人对健康、疾病、老化和死亡的看法和信念，也影响着老年人在药物治疗过程中的心理状态和行为。

（一）文化背景的影响

给药者和用药者的文化背景、文化修养、意识形态和所处文化氛围均能不同程度地影响其对药物的认识、好恶，从而影响药物的使用治疗。不同国家包括发展中国家和发达国家在药物的使用上也存在差异。通常教育水平低的人相对容易接受医生的暗示。老年人的自身文化素质越高，掌握疾病的有关知识程度越高，对合理用药的关注度也会比较高。

（二）心理素质的影响

在药物治疗过程中，由于各种社会及心理的因素，患者会产生不同的思想压力，可因忧虑过多而加重病情，也可因为乐观豁达而使疾病迅速治愈。具有易感情用事、情感表现易变、以自我为中心、易受暗示的癔症性格的患者，以及具有依赖性和缺乏自信倾向的患者在服药时容易接受医护人员的暗示，药物的心理效应明显。急躁、耿直、好胜心强的人，药物的心理效应小。心理状态积极的老年人用药治疗配合度高；反之有明显焦虑、紧张、恐惧心理患者往往会猜疑、缺乏信心、质疑治疗效果，对用药持怀疑态度乃至不配合。也有些患者主观感觉异常，对自身躯体状态的注意力大大增强，且对环境变化的刺激异常敏感。如有的慢性病患者病情较重，认为离开了药物就不能生存，心理上承受不了；有的在治疗中刚有好转，便不再坚持用药，有一种怕麻烦的淡化心理。

（三）经济地位的影响

经济条件会影响用药的选择和遵医行为。医药费支付的方式不同也会影响老年人在药物上的选择。有时可能由于家庭经济条件原因导致不按医嘱按时服药或自行换药，可能会在是否继续治疗或选择疗效较好的新特药品之间进行衡量。

（四）年龄的影响

随着年龄的增长，老年人在生活自理、疾病处理、配合治疗及预防疾病等方面的知识和技能下降，会影响其用药行为，如 70 岁以上人群的药物治疗遵医嘱程度降低。

（五）性别的影响

不同性别患者的疾病治疗有不同的敏感性和耐受性。患者由于生病，容易形成不良的心境，表现为情绪不稳定，或焦虑，或激怒，或抑郁，或恐惧，或悲观，男性可以为一点小事就吵吵嚷嚷，女性多表现为抑郁哭泣。一般情况下，在药物治疗疾病的过程中，男性患者由于对自身的病情和治疗有一个比较客观的认识，遵医行为较好，对事业、家庭综合考虑得多，希望尽早康复。而女性患者比较内向，治疗过程中心理压力大，其内心的焦虑与痛苦又不愿向外发泄或表述，甚至导致其心理发生扭曲，因而其行为和语言表现为沉默寡言、态度生硬、表情冷漠等。

（六）种族的影响

服用同一剂量的神经松弛剂，亚裔精神患者的反应较白种人明显。不同少数民族生活的地域、自然条件以及生活习惯不同，对药物和疾病的认识不同，如生活在山区或半山区的少数民族，他们生活的自然环境比较艰苦，长期适应环境后，对病痛的耐受性较强；生活在亚热带、温带坝区的少数民族，他们生活的自然环境相对比较优越，交通较发达，文化素质相对较高，对各种信息的反应会较敏感。这些差异都可能对药物的使用产生影响。

（七）社会因素的影响

医务人员对规范合理用药的行为，民众对合理用药的认知程度也影响药物的使用。尤其是抗生素的滥用和用药途径的选择，一旦患者误以为静脉注射比肌肉注射好，肌肉注射比口服用药好，就容易导致不合理用药，严重影响了患者用药的依从性。

（八）其他因素的影响

信仰、风俗习惯、生活方式、性格等因素也会影响老年人的用药。譬如老年人对治疗措施信服、崇拜并奉为言行准则，则药物能最大限度地发挥作用，患者自感症状的好转就显得明显。当患者感到自己疼痛严重或所患某种疾病治疗效果明显时，就容易对药物的治疗效果产生良好的期待效应，对医生的治疗依从性就高。用药的种类与方法越复杂，患者的遵医程度就越低，用药时间长，需改变生活习惯时，也会降低患者遵医嘱程度。此外，在既往用药和他人用药的过程中通过亲身体验和观察获得的药物及其作用的感性认知，会自觉或不自觉地影响老年人对药物治疗的态度。

二、老年人药物代谢的改变

药物代谢动力学(pharmacokinetics，PK)，简称药代动力学，是将动力学原理应用于药物的一门学科。药物动力学主要研究药物及其代谢物在体内随时间动态量变的规律，即研究体内药物的存在位置、数量与时间之间的关系，研究这些动态行为如何影响药效，其本身又如何受药物输入方式(剂型、剂量、给药途径等)以及机体条件(种族、性别、年龄、疾病状况)的影响，从而了解各种临床条件对药物处置的影响，计算及预测血药浓度，制订最佳给药方案、剂量和频度，指导临床合理用药。药物的体内过程包括吸收、分布、代谢和排泄过程。老年人由于各器官功能的衰退，尤其是肝、肾功能的衰退明显影响药代动力学过程，导致机体对药物的代谢和反应均发生改变。其改变的特点为：药物代谢动力学过程减慢，绝大多数药物的主动转运吸收减少；药物代谢能力减弱；药物排泄功能降低，血药浓度增高。因此在临床给药护理中要注意观察评估，为临床的安全合理用药提供重要信息。

(一)药物的吸收

药物的吸收(absorption)是指药物从给药部位转运至血液的过程。给药部位包括消化道、肌肉和皮下、皮肤、黏膜等。老年人随着年龄的变化，各种给药部位的吸收能力都可能发生改变。有学者发现抗生素在老年患者肌肉注射部位的吸收速率有所下降，可能与老年人肌肉组织血流减少有关。而口服给药是临床上最常见、适用范围最广的给药方法，胃肠道对口服药物的吸收过程起着极其重要的作用。当胃肠道环境或功能发生改变时会对药物的吸收产生影响。影响老年人胃肠道药物吸收的因素有以下几点：

1. 胃内酸碱环境的改变

老年人胃酸分泌减少，弱酸性药物如阿司匹林在胃酸减少 pH 升高时解离度高，吸收减少。此外，胆汁和消化酶分泌减少等因素都可影响药物的吸收。

2. 胃排空速度减慢

老年人胃排空速度减慢，增加了药物在胃内停留时间导致胃部吸收量增加，延迟了药物在肠道的吸收时间，但不影响肠道的吸收量。但对在小肠远端吸收的药物或肠溶片因其在胃酸条件下易被破坏，胃的排空延迟对其吸收量会有较大的影响。

3. 肠肌张力增加和活动减少

老年人肠蠕动减慢，药物可因在肠道停留时间延长而吸收增加。如老年人因便秘而服用泻药，也会影响药物的吸收。

4. 胃肠道和肝血流减少

由于年龄增长，老年人会因胃肠道血流量减少影响药物吸收速率，肝血流量减少药物首过效应减弱，影响其血药浓度。

(二)药物的分布

药物的分布(distribution)是指药物通过吸收进入体循环后向各组织器官及体液转运

的过程。药物的分布与药物的贮存、蓄积及清除有关，且影响药物的效应。

年龄的增长使老年人机体中脂肪组织增加，非脂肪组织逐渐减少，机体总水量尤其是细胞内液减少，导致脂溶性药物如地西泮、苯巴比妥、利多卡因等分布容积增大，半衰期延长，药物作用持续时间延长；而水溶性药物如乙醇、吗啡等分布容积减小，血药浓度增加，易产生毒性反应。此外，老年人血浆白蛋白含量减少，使游离型药物增加，药效和不良反应增强，如抗凝药华法林。当老年人同时患有多种疾病须使用多种药物时，不同药物和血浆蛋白结合能力不同，具有竞争性置换作用，对药物的作用强度和持续时间会带来一定的影响。如保泰松可取代甲苯磺丁脲与蛋白的结合，导致常规剂量使用甲苯磺丁脲时因游离型药物浓度增高而导致低血糖。

（三）药物的代谢

药物的代谢（metabolism）是指药物在体内发生的化学变化，又称生物转化。多数药物是在药物代谢酶作用下进行代谢，肝脏是药物代谢的主要器官。老年人肝脏微粒体酶系统的活性随着年龄的增长而降低，此外老年人肝血流量和功能性肝细胞数量减少，共同导致了老年人对经肝代谢的药物消除能力下降，半衰期延长，血药浓度增加，易出现毒性，如巴比妥类、地西泮、苯妥英钠等。有些必须经过肝转化才具有药理作用的药物则因转化作用减慢而影响疗效，如糖皮质激素药可的松。

（四）药物的排泄

药物的排泄（excretion）是指药物在老年人体内经吸收、分布、代谢后，最后以药物原形或其代谢物的形式通过排泄器官或分泌器官排出体外的过程。肾脏是大多数药物排泄的重要器官。老年人肾功能日益减退导致主要经肾排泄的药物清除减慢，血药浓度增加，易蓄积中毒，如氨基糖苷类抗生素、苯巴比妥等。此外，老年人由于肌肉有不同程度的萎缩，肌酐产生减少，即使肾小球滤过率降低血清肌酐变化也不明显。故老年人使用经肾排泄的药物时应按肌酐清除率调整药物剂量，当肾功能有损害时，应监测血药浓度。

三、药物的不良反应

药物不良反应（adverse drug reaction，ADR）是指在常规剂量情况下，由于药物本身的作用或药物间相互作用而发生与防治目的无关的、不利或有害的反应，包括药物不良反应、毒性作用、变态反应、继发反应和特异性与遗传素质有关的反应等。药品不良反应的发生与用药的规范性、药品质量以及个体自身因素等有关，不同药物在不同个体中发生率均有不同。

（一）老年人常见药物不良反应

1. 直立性低血压

老年人血管硬化，血管压力感受器敏感性降低，血管运动中枢调节功能减弱，导致血压调节功能不全。当服用血管扩张药、降压药、吩噻嗪类抗精神病药、三环类抗抑郁药、利尿药和苯二氮䓬类等药物时，容易发生直立性低血压，使用时应特别注意。

2. 药物性尿潴留

三环类抗抑郁药和抗帕金森病药有副交感神经阻滞作用，老年人使用时容易引起尿潴留，特别是伴有前列腺增生及膀胱颈纤维病变的老年人，使用时应注意观察病情，开始小剂量服用，无不良反应后逐渐加量。

3. 精神神经症状

老年人脑细胞数量减少，脑血流量下降和脑活力减退，因此对中枢神经抑制药的敏感性增高，容易导致神经系统的毒性反应。如消炎痛、氯丙嗪等长期使用可引起精神抑郁症；苯巴比妥类镇静催眠药长期服用可出现兴奋、惊厥症状，产生药物依赖性，突然停药会出现戒断症状等。

4. 永久性耳聋

老年人内耳毛细胞数目减少，听力有所下降，由于毛细胞损害后难以再生，如果使用易在内耳积聚的药物如庆大霉素、链霉素、卡那霉素、红霉素等具有耳毒性的药物，可导致永久性耳聋，而且这种耳聋常被误认为是衰老所致。因此，老年人最好避免使用氨基糖苷类抗生素和其他影响内耳功能的药物，如必须使用，则应减量。

5. 肾毒性

老年人由于肾动脉硬化、肾血流减少、肾单位数量及大小减少，使得肾功能有所减退。不仅使许多经肾排泄的药物易蓄积引起中毒，而且许多药物会对肾造成损害，如氨基苷类，万古霉素、多黏菌素、头孢菌素类抗菌药物，非甾体类抗炎药等。因此老年人在使用上述药物时应调整给药剂量，并密切监测肾功能的变化。

6. 心律失常

老年人心功能减退，心排血量减少，尤其是窦房结内起搏细胞数目减少，窦房结内固有节律性降低，心室中隔上部纤维化引起传导系统障碍，会出现不同程度的房室或束支传导障碍。因此强心苷、胺碘酮等对心肌有抑制作用和对传导有影响的药物容易引起老年人发生心律失常的不良反应。

7. 过敏反应

老年人免疫系统及功能发生改变，在用药过程中易被某种药物或其代谢物致敏而发生过敏反应。此外老年人用药种类多，也增加了过敏反应的发生率。常见的过敏反应有发热、皮疹、血管神经性水肿等，严重的过敏反应为药物过敏性休克。

（二）老年人用药不良反应的危险因素

老年人由于药代动力学的改变，各系统、器官功能及代偿能力逐渐衰退，机体耐受性降低，患病率上升，对药物的敏感性发生变化，药物不良反应发生率增高。

1. 老年人药效学的改变比较复杂

老年人药效学改变个体差异较大，和老年人个体的衰老进程、机体受损程度及药物治疗史等均有不同程度的关系。通常老年人对药物的敏感性增加而耐受性降低。如老年人对三环类抗抑郁药、抗惊厥药、镇静催眠药等比较敏感，用药后可能严重干扰中枢神经系统的功能，出现精神错乱、烦躁、抑郁、过度激动、幻觉及失眠等不良反应。此外，老年人心血管系统功能减退，交感神经控制的血管感受器敏感性下降，心脏本身和自主神经系统反应障碍，故血压调节功能不全。因此在使用利尿药、硝酸酯类药物、β 受体阻断剂等药物时，即使血药浓度在正常范围，也可能引起长时间明显的直立性低血压。

2. 老年人多病共存

可以同时使用多种药物进行治疗最常用的药物有降压药、降糖药、镇静药、利尿药、抗焦虑与抗抑郁药等。多种药物合并使用时，药物在体内吸收、分布、代谢和排泄过程中有可能发生相互作用，使血液中药物浓度发生变化，从而增加药品不良反应的发生率；同时由于药物的药理作用及药物的选择性等因素的影响，药物在发挥药效的过程中也会发生相互作用，如排钾利尿药可造成血钾降低，如果同时服用地高辛则可增加发生毒性反应的危险性。

3. 老年人的用药依从性较差

一方面老年人对正确用药的认知有误区，如老年人患病后长期用药，会对药物产生心理依赖，对减停药顾虑重重，唯恐病情加重而该停不停；有些老年人认为服药种类越多疗效就越好，而大量服用多种药物。另一个方面由于老年人记忆力减退，反应迟钝，对药物不了解或一知半解，忽视按规定服药的重要性，从而造成漏服、忘服、错服或多服药物，容易造成疗效不佳或发生药品不良反应。

（三）老年人药物不良反应的预防

老年人由于各器官贮备功能及身体内环境稳定性随年龄而衰退，因此，对药物的耐受程度及安全幅度均明显下降。应正确合理用药，尽可能减少药品不良反应的发生。合理用药（rational administration of drug）是指根据疾病种类、患者状况和药理学理论选择最佳的药物及其制剂，制订或调整给药方案，以期有效、安全、经济地防治和治愈疾病的措施。老年人临床合理用药的五大原则。

1. 受益原则

从受益原则出发，要求老年人用药应要有明确的指征。只有在疗效大于风险的情况下才可考虑用药；如仅有适应证但用药的受益小于风险时建议不用药；不仅如此，还应选择疗效确切且不良反应小的药物。还要兼顾患者既往疾病及各脏器的功能状况，对非必须用药治疗的病症则不急于用药，如失眠，可先通过避免引起晚间过度兴奋的各种因素如抽烟、喝浓茶等先进行睡眠改善。

2. 控制联合用药

许多老年人多病共存，过多使用药物不仅增加个人经济负担，而且还增加了药物间相互作用的不良反应。联合用药种类越多，药物不良反应发生的可能性越高。因此对老年人不可盲目应用多种药物，尽量避免联合用药，用药种类尽量精简，建议不超过 5 种以上，治疗时注重轻重缓急，要关注药物间可能的相互作用。

3. 小剂量原则

老年人用药要从最小剂量开始，根据个体情况逐渐达到适宜的最佳剂量。中国药典中规定老年人用药量通常为成人剂量的 3/4，用药时可先从成人剂量的 1/4～1/3 开始，以后根据临床反应逐步调整剂量，至出现满意疗效而无药物不良反应为止。只有把药量控制在最低有效量，才是老年人的最佳用药剂量。老年人的用药剂量要根据其年龄、健康状况以及治疗反应等多因素综合考虑后确定。

4. 择时原则

老年人用药需要根据时间生物学、时间药理学原理来选择最适宜的用药时间，以提高药物的疗效、减少其不良反应。因为在多种疾病的发作、加重与缓解等变化中都具有昼夜节律变化，如夜间容易发生变异型心绞痛、脑血栓和哮喘，类风湿关节炎则常在清晨出现关节僵硬；不仅如此，药代动力学也有昼夜节律变化。因此，要充分考虑相关因素选择最佳用药时间。

5. 暂停用药原则

老年人在用药期间，既可能出现药物不良反应，也可能出现病情进展，需密切观察加以鉴别。如出现新的症状，若是不良反应应停药，若是病情进展则应加药，难以鉴别时，对于大多数老年人而言停药受益可能多于加药受益，故在现代老年病学中暂停用药是最简单、有效的干预措施之一。

四、有效安全的老年用药护理

老年人往往患有多种慢性疾病，需要服用多种药物，这就增加了老年人用药的风险。而老年人的记忆力随着年龄的增长逐渐减退，学习和接受新事物的能力也逐步下降，如不理解药物的治疗目的，不能正确掌握用药的方法，会影响用药安全和药物治疗的效果。因此，指导老年人有效安全的用药是老年护理的重要内容。主要包括以下几方面。

（一）老年人用药的全面评估

1. 用药史

评估患者既往和现在的用药种类、用药频次、服药时间等，了解患者药物过敏史，用药不良反应情况。

2. 生理状况

了解患者既往病史、现病史，各脏器功能状况，如吞咽能力，生化指标包括肝、肾功能等。

3. 用药自我管理能力

评估患者视力、听力、认知能力、阅读理解能力、记忆力、获取药物的能力、对药物的了解情况以及发现用药后不良反应的能力等。

4. 心理—社会状况

评估老年人的文化程度、生活作息规律、饮食习惯、家庭经济状况、家庭支持情况等，评估老年人及其家人对当前治疗方案的了解程度和态度，对药物有无依赖、期望或恐惧等心理，对护理计划的认识程度和满意度。

（二）指导正确用药，密切观察药物不良反应

老年人用药后不良反应的发生率高，护士要密切观察老年人用药后的反应，及时发现药物不良反应，提高老年人用药的安全性。

1. 了解老年人用药情况

要向老年人详细说明用药目的、所用药物的类别、主要作用以及可能出现的不良反应等。

2. 指导老年人遵医嘱用药

患者规范用药通常从小剂量开始，根据用药的效果逐渐调整剂量。由于老年人衰老进程存在较大的个体差异，影响药物体内代谢过程的因素较多，治疗过程中要综合地确定给药剂量，持续观察病情，实行个性化用药。

3. 选择合适的给药方式和用药时间

给药方式要尽可能简单。在给药时间和间隔的选定上要充分考虑老年人的需求，尽可能符合老年人的用药能力和生活习惯。如当口服药物与注射药物疗效相似时，宜采用口服给药。但对吞咽困难的老年人口服给药时就要注意不宜选用片剂、胶囊制剂，以液体剂型为宜，必要时配合调整食物的性状，如配合使用增稠剂等。口腔黏膜干燥的老年人，服用片剂、胶囊制剂时要给予充足的水送服。胃肠功能不稳定的老年人不宜服用缓释剂，以免影响缓释药物的吸收。多种食物和药物同时服用会出现相互作用干扰药物的吸收，如含钠基或碳酸钙的制酸剂若与牛奶或其他富含维生素 D 的食物同时服用，易刺激胃液过度分泌或血钙、血磷过高等。此外，在给药时间上也要注意，用药间隔时间过长会达不到治疗效果，间隔时间过短则容易引起药物中毒，因此要综合考虑治疗效果和老年人的作息时间等因素，合理选定给药间隔时间。

4. 密切观察用药后的疗效和不良反应

老年人由于多种疾病并存，会同时使用多种药物，因此在用药过程中要注意疗效及药物的不良反应，一旦发现有不良反应，要及时停药就诊，根据医嘱调整用药，必要时保留剩药。此外，老年人易出现药物矛盾反应，即用药后出现与用药治疗效果相反的特殊的不良反应。如心绞痛患者使用硝苯地平治疗后反而加重心绞痛，甚至发生心律失常，故用药后要仔细观察。不仅如此，在用药前要做好用药的安全宣教。如对使用降压药的老年患者，需提醒其在变换体位如坐起、站立时动作要缓慢，避免发生直立性低血压。皮下肌肉注射给药后按压时间应延长，以免因老年人皮肤弹性组织减少而出现注射部位皮肤出血。在静脉给药时加强输液速度的管理，尤其要注意患者有无肺水肿症状体征，如心率加快、血压升高、呼吸加快、气喘等，预防循环超负荷。而在使用栓剂药物时，由于老年人的体温下降，血液循环减慢，往往需要更长的时间融化。

（三）提高老年人用药依从性

老年人因多种原因易出现用药依从性较差，如记忆力减退导致忘记用药或用错药；老年慢性病治疗效果不满意、经济原因或担心药物不良反应、家庭社会的支持不够等均会导致其用药依从性差，从而也会影响用药的疗效。因此，要高度关注老年人用药依从性，尤其当药物未达到预期疗效时，要仔细询问患者是否按医嘱用药。在用药过程中要做好给药的护理措施。

1. 加强老年人用药指导

护士要以老年人能够接受的方式，向其解释药物的种类、用药的目的、方法及其重要性，尤其要反复强调正确用药的方法和意义。用醒目的颜色标明用药的注意事项。如为外用药，须在盒子外贴红色标签，注明不可口服，还要详细告知老年人及其家属关于外用药的名称、用法和用药时间。

2. 加强药物护理，指导正确用药

（1）住院期间：护士应严格按操作规程要求给药，遵医嘱要求（如晨起空腹服用、餐前、餐时、餐后以及睡前服用等）按时送药到患者床前并照护其服下。

（2）出院带药：患者出院时，护士要以口头和书面双重形式，告知老年人所带药物的名称、剂量、用法、药物的作用及常见不良反应等。并要用醒目的字体在标签上注明用药剂量和时间，以便于识别。

（3）空巢、独居的老年人：可用专用的塑料盒放置老年人每天需要服用的药物，可按日按餐放置，每个小格外标注清楚用药的时间，将药盒放置在醒目位置，以免老年人遗忘，可帮助老年患者养成按时服药的习惯。如条件允许可由社区护士定期进行居家随访，上门清点剩余药片数目，可有效提高老年人的用药依从性及用药安全性。

（4）精神异常或不配合治疗的老年人：住院期间护士需加强协助和督促，每次发药后要确认其已将药物服下。如为居家患者，应告知家属要配合做好协助督促工作，可定期进行电话或上门回访来确认其用药情况。

（5）对有吞咽障碍的老年人：如患者神志清楚，可指导患者或照顾者根据药物的服用要求将药物碾碎或整粒混合于糊状物中服用。对于神志不清的患者，可通过饲管给药。

3. 多种形式开展健康教育

护士可借助多种宣传媒介开展健康教育，如开展专题讲座、发宣传材料、个别指导等综合性教育方法，通过门诊宣教、住院宣教和社区指导 3 个环节紧密结合来实施全程健康教育计划，通过反复宣教不断强化老年人对疾病相关知识、药物作用以及自我护理技能的认知，提高老年人的自我管理能力，提高其用药依从性。

4. 尊重老年人

重视老年人感受，建立合作性护患关系。护士要重视并倾听老年人的治疗意愿，认可老年人对其病情的看法和感受，关注老年人对治疗费用的态度，鼓励老年人参与治疗方案与护理计划的制订。使老年人对治疗充满信心，形成良好的治疗意向，促进其用药依从性。

5. 可持续自我监督和正向督促，强化遵医行为

（1）行为监测：可建议老年人对自我病情变化做好观察记录、做好用药日记等。

（2）刺激与控制：根据老年人的日常生活习惯设置闹钟提醒等方法提醒老年人按时服药。

（3）强化行为：可通过激励机制，对老年人用药依从性行为进行评价，依从性好时给予表扬和鼓励，依从性差时及时给予指导和纠正。

（四）加强安全用药的健康指导

1. 指导老年人正确取药

指导老年人到正规的医疗机构就诊看病取药，或到正规的药店购药，以免因为使用假冒伪劣药品造成不必要的伤害。

2. 指导老年人正确保管药品

定期整理药柜，保留常用药和正在服用的药物，弃除过期变质的药物。如维生素 C 暴露在阳光下可能仅仅几小时就会变质，应按照药品说明书上的要求，存储在避光、阴

凉干燥处；有些有特殊要求的药品如胰岛素还应在冰箱冷藏；药品储存时应带有包装和说明书，以备不时之需；药品储存时还要注意药品的有效期，即使是正确储存的药品，如果过了有效期也不建议继续服用，以免出现药物不良反应。

3. 指导老年人首选非药物性措施

必须用药时严格控制用药种类。可采用非药物性措施解决的症状尽量不用药，如失眠、便秘和疼痛等，以使药物中毒的危险性降至最低。

4. 指导老年人要严格按照医生的医嘱用药

不得自己随意增减服药剂量，延长或缩短给药间隔。不要随意购买及服用其他药物。自己在药店购得的非处方药，服用前要认真阅读药品说明书，按照说明书中推荐的用药剂量和用药间隔时间服用。不要盲目服用滋补药、保健药、抗衰药等，体弱多病的老年人，如服用滋补药物，需在医生的指导下辨证施治。

5. 指导老年人注意服药期间的身体症状

老年人在服用以前从未服用过的药物时，要注意观察身体有无异常症状(即与原有疾病不同的症状)。如果服药后出现了以前疾病所没有的异常症状或不适时，需及时停药并就医，以便明确是否为药物引起的不良反应。

食物和药物的相互作用

6. 指导老年人在服药期间正确饮食

服药期间食物摄入种类和数量要相对固定，避免因食物和药物的相互作用而改变药效。

7. 指导老年人正确服用多种药物

服用多种药物时，建立完整的用药记录。即按照长期、短期用药情况，分别记录药物的名称（包括商品名、通用名）、服药次数、剂量、时间，服药后出现了哪些症状，药物过敏的情况等。以便医生查看用药情况，调整药物。

8. 加强家属/照顾者的安全用药教育

安全用药知识的健康指导对象不仅包括老年人本人，还包括其家属/照顾者，只有照顾者重视并协助和督促老年人正确用药，才能有效地防止用药不当等意外事件发生。

课程思政

文化差异与药物使用

药物的使用受多方面因素的影响，实践中应以整体观、全人的理念来看待不同人群对药物的认知和态度，理解并帮助患者做出最优选择。此外，任何一种药物都有其特定疗效和不良反应，应科学辨证地认识这一点。药物的这一特性并非所有患者能够理解，尤其是老年人容易受固有认知的影响，常常难以接受正确的科学用药观点，护理人员在做给药的护理时要理解、并客观看待老年人的固有观念，秉承科学态度做好宣教指导。

（刘一苇　李霞）

第十一节　老年人的虐待与忽视问题

课程思政

虐待和忽视对老年人的健康状况影响非常大。文化背景不同，对老年人的被虐待和忽视的理解也不同，老年人被虐待和忽视在我国文化背景下是较为敏感的话题。护理人员应充分考虑我国文化特殊性，积极探索我国老年人受虐待和被忽视的原因、现状及护理对策，提出专业性的建议，以保护老年人的合法权益和健康，促进和谐社会的建设。

预习案例

每年6月15日是联合国“认识虐待老年人问题世界日”。WHO一项来自全球28个国家不同地区的52份研究报告显示：60岁以上的人群中，近16%的人正遭受不同形式的虐待。其中受精神虐待者人数最多，占11.6%；其次是受经济虐待以及疏于照料，分别占6.8%和4.2%；此外还有遭受身体虐待及性虐待的老年人，分别占2.6%和0.9%。随着全球人口老龄化的发展，受害者人数还将迅速增加，到2050年可能达到3.2亿。

思考

1. 老年人的虐待问题将带来哪些影响？
2. 老年人虐待主要有哪些形式？怎样识别？
3. 对老年人的虐待问题，护士应做好哪些工作？

虐待老年人的问题日益凸显，已引起了社会的广泛关注。国外常用的虐待老年人名称有elder abuse、elder mistreatment，elder maltreatment。WHO在2010年将虐待老年人定义为：在本应充满信任的任何关系中发生的一次或多次致使老年人受到伤害或处境困难的行为，或以不采取适当行动的方式致使老年人受到伤害或处境困难的行为。世界卫生组织2016年的报道显示，在过去的一年里全世界每6个老年人中就有1个被虐待。我国报道的老年人被虐待发生率为0.2%~64%。从目前来看，虐待老年人的问题在国内尚未得到普遍关注。

中国老年人虐待现状

一、有关虐待老年人的理论

（一）照顾者精神病理学理论学派

该理论学派认为照顾者固有的能力缺陷使其没有足够能力照顾老年人。比如，一个成年的子女有成长发展缺陷或者有酗酒行为，这使其缺乏足够能力去判断老年人的需求，最终导致忽视、亏待甚至虐待老年人。代际传播的暴力概念框架也属于照顾者的精神病理学理论范畴，虐待老年人被认为是家庭暴力的一种延续，比如一个成年的子女在儿时被父母虐待过，他们会学习父母的行为，到成年时他们的行为就有攻击性，从而虐待老年父母。

（二）状态理论学派

该理论学派的代表理论为照顾者压力理论。该理论以照顾者的压力为核心，认为老年人需要照顾的程度决定照顾者负担，两者呈正相关。当照顾者压力过大而且自己无法调适时，就易发生虐待老年人的事件。状态理论学派另一代表隔离理论认为，虐待老年人主要是由于社会关系网络的减少。老年人社会关系网络减少是他们被虐待的一个危险因素，因为他们即使被虐待了也没有人知道。但社会隔离在一些情况下很难鉴定是虐待老年人的原因还是结果。

二、虐待老年人的常见类型

常见的虐待老年人类型包括有身体虐待、心理或精神虐待、经济剥削、性虐待、疏于照料和自我忽视等不同方面。

虐待老年人的常见类型

以上关于虐待老年人的分类以及定义大都来自西方国家，我国文化不同于西方文化，护理人员在评估老年人受虐待时需要仔细考虑文化差异。相关研究表明中国文化认为不尊敬老年人和让老年人孤单是虐待老年人的危险因素，但是西方虐待老年人的测评工具并没有考虑这两点。中国文化认为自我忽视不属于虐待老年人。无论文化有何差异，护理人员需要注意的是虐待老年人都是不被接受的。

三、法律保护

美国所有州都有虐待老年人上报机制，大部分州通过立法来确定虐待老年人举报机制，仅 4 个州是通过自愿的方式举报；瑞典和德国都有较完善的法律体系和保险制度来保护老年人；日本出台了《老年人虐待防止法》用以专门保护老年人；新加坡颁布了《赡养父母法》保护老年人的合法权益。

我国没有专门针对虐待老年人的法律，但是在 1996 年 10 月 1 日我国开始实施《老年人权益保障法》，该法在 2009 年 8 月、2012 年 12 月、2015 年 4 月、2018 年 12 月经过全国人民代表大会常务委员会四次修订，现行版本是 2018 年 12 月 29 日第十三届全国人民代表大会常务委员会第七次会议通过的修订版本。该法对老年人的权益保障进行了说明，并明确规定一旦老年人合法权益受到侵害时可通过两种途径保护自己：一是要求有关部门解决，二是直接向人民法院诉讼。如该法第七十五条规定："老年人与家庭成员因赡养、抚养或者住房、财产等发生纠纷，可以申请人民调解委员会或者其他有关组织进行调解，也可以直接向人民法院提起诉讼。"有关部门包括人民调解委员会或者其他有关组织。调解时，应当通过说服、疏导等方式化解矛盾和纠纷；对有过错的家庭成员，应当给予批评教育。人民法院对老年人追索赡养费或者抚养费的申请，可以依法裁定先予执行。

四、虐待老年人的危险因素

虐待老年人的危险因素可以分为以下几类。

（一）老年人方面

老年女性、高龄、不良的健康状况、患有阿尔茨海默病、有攻击性行为、有物质滥用和依赖（如酗酒和吸毒）、不良的心理状况（如老年抑郁症）、社会隔离都是老年人受虐待的危险因素。护理人员在接触这类老年人时需要警惕有无虐待老年人的情况发生。

（二）照顾者方面

照顾者有物质依赖（如酗酒）、患精神疾病、缺乏照顾经验和能力、压力和负担重、特殊的个性特质（如批判性性格，缺乏耐心等）、缺乏社会支持等情况也容易导致虐待老年人。

（三）家庭方面

家庭成员间的相互依赖程度，如老年人过度依赖子女生活或者子女在经济上过度依赖老年人都容易导致虐待老年人的事件发生；居住方式，和子女或配偶共同居住会比单独居住更容易发生虐待老年人的行为；有虐待史或者家族中有暴力行为的家庭也容易发生虐待老年人的行为；多代照顾需求，比如一个中年女性既要照顾家中的老年人，又要照顾孩子和丈夫，自己还需要工作，这种过度的照顾需求往往会导致中年女性照顾压力过大而虐待老年人。

（四）社会方面

子女的工作状态和经济压力，社会文化如对老年人的歧视或"老年人无用"的社会观念，国家相关法律和政策也是影响老年人虐待的重要因素。

五、虐待老年人的护理

（一）评估

虐待老年人的评估是一项复杂又极具难度的工作，需要多学科综合评估。多学科的评估通常需要团队协作，需要老年科医生、护士、社会工作者、甚至是一些法律顾问的参与，护士在评估中的角色最为重要。护士有责任评估被虐待的老年人，尤其是在发现老年人有被虐待的可疑情况时。

1. 评估方法

（1）交谈。护理人员应掌握良好的沟通技巧，善于从老年人及其亲友、照护者的沟通交流中了解老年人健康状况，及时捕捉到老年人是否受虐待的信息。受虐待老年人生理、心理都有可能遭受到极大痛苦，或受到“家丑不可外扬”等文化观念影响，往往不愿谈起自己受虐待的话题。因此，在与老年人的沟通中应给予更多的爱心、关心和耐心；在与老年人亲友和照护者交流中，要注意沟通的方式，尽可能多地获取信息。

（2）观察。通过观察可以对受虐待老年人这一特殊群体有更为全面的评估。老年人受到虐待时，很多时候因为害怕心理（对子女有经济依赖、害怕施虐者报复、恐惧施虐者等）或传统观念（“家丑不可外扬”）不愿上报，隐瞒自己的实际情况，或者根本没有意识到自己受到了虐待。通过观察老年人的居住环境、老年人的身体症状、体征、精神状态、心理反应以及照顾者的语言、行为及性格，可有效发现现存的以及潜在的受虐待问题。

（3）体格检查。辅助判断，进一步确认老年人受虐待情况。护理人员应充分把握可接触到老年人的条件，运用体格检查的方法对老年人的身体进行全面、详细的检查，以系统排查老年人是否受到虐待。

（4）阅读。由于身体、心理、环境等诸多因素影响，老年人一般都接受过各种医疗护理。为更好地了解老年人受虐待的身心状况及其随时间的变化发展，必须尽可能查找阅读有关其健康的各种信息记录，以便分析总结，查找原因，采取对症护理措施。

（5）测试。对测试结果的分析，可以从对象主观层面了解情况。充分合理地利用各种具有良好信效度的量表或问卷，对老年人的目前情况或对其照护者进行测量。

2. 评估工具

国外已有多种评估虐待老年人的工具，国内有关虐待老年人的评估工具研究还在起步阶段，需要护理人员的进一步研究与探索。

虐待老年人的评估工具

3. 评估注意事项

（1）提供适宜的环境。受虐待的老年人身心各方面都受到了不同程度的伤害。因此在对受虐待老年人进行评估时，尽可能为其提供一个隐蔽性好、光线充足、温馨舒适，且无其他人在场的安全环境，使老年人处于放松舒适的状态，帮助其解除紧张、害怕情绪，有助于护理人员与受虐待老年人进行有效沟通，保证相关检查能够顺利进行。

（2）安排充分的时间。很多受虐待老年人都不愿说出自己受虐待的事实，且常因不愿意回忆痛苦的受虐待经历而拒绝交流。因此在沟通前要做好充分的准备，善于倾听，耐心细致地对待受虐待老年人，逐渐拉近与老年人的心理距离。理解老年人存在各种感官的退化或是虐待伤害造成的反应性降低，护理人员应根据具体情况，合理安排时间，必要时可分次进行，保证足够的时间沟通，减轻受虐待老年人的心理压力。

（3）选择适当的方法。在对受虐待老年人进行评估时，要注意不能对其造成二次伤害，即当其不愿配合时，不能强制交流；若发现受虐待老年人出现不适表现应当立即终止；受虐待老年人可能存在有各种各样的生理机能改变或是心理创伤，因此在评估过程中要注意语言安慰。

(4)运用沟通的技巧。在信息化技术的发展下，沟通方式、沟通工具越来越多样。通常面对面的沟通是最原始也是最直接的沟通方式，有益于捕捉到细节信息。但要注意的是受虐待老年人受到传统观念、害怕被施虐者报复、不愿意回忆受虐待的痛苦经历等因素影响可能不愿意交流。因此在与受虐待老年人的交流过程中，护士需要有效运用语言及非语言等沟通技巧，与受虐待老年人建立信任关系，以便获得真实、全面、详尽的信息。

(5)获取客观的资料。对受虐待老年人的全面评估，受评估者主观因素及能力水平影响较大。因此，为避免评估人员主观判断的偏差，应尽可能结合观察、查阅病史等其他途径获得客观资料，以补充了解受虐待老年人现状。

(6)进行全面的评估。老年人受虐待是一个复杂的社会问题，在评估过程中会遇到各种各样的困难，以致评估受阻或产生错误评估。因此，护理人员在评估过程中，需要考虑到各方面因素，可在评估前列出可评估的对象及相应的内容，评估过程中可根据实际情况及时调整评估方案，从多角度入手，全面获取相关资料。

(二)护理诊断

根据2012年北美护理诊断协会提供的护理诊断，老年人在遭受虐待时可能出现的护理诊断有以下方面。

1. 照顾者角色紧张(caregiver role strain)

与被照顾的老年人疾病健康状况，照护难度等有关。照顾者在照顾老年人的过程中处于一种身体、精神、社会或是经济上感觉有负担的状态。

2. 家庭相关的护理诊断

(1)妥协性家庭应对(coping family compromised)与经历家庭改变过程有关。主要照顾者(家庭成员或亲密的朋友)提供安慰、支持、帮助、鼓励，而被照顾的老年人正好需要这些来解决其健康相关问题。

(2)无能性家庭应对(coping family disabled)与遭遇疾病、自身认知、社会支持消极等有关。家庭表现出的已经存在或可能存在的一种家庭内部缺乏足够的生理、心理认知以及处理各种问题的能力。

3. 受虐老年人相关的护理诊断

(1)应对无效(coping ineffective)与突发事件，资源欠缺有关。指由于资源(生理、心理、行为和/或认知)不足，导致个体正在经历没有能力应对内部或环境压力的状态，或者正在经历没有能力应对的危险。

(2)防护无效(protection ineffective)与受到的危害程度，个人能力等有关。指老年人由于生理、心理或其他原因，不能在老年人受到伤害或有受伤害威胁时采取相应的、使自己免受或减轻伤害的行为或虽采取了措施但无法应对伤害。

(3)强暴创伤综合征(rape-trauma syndrome)与生活环境，价值观念等有关。指施暴者强行与被害人发生性行为；违背其意愿，被害人遭受到强迫的、暴力的伤害。强暴创伤综合征也发展为老年人在家庭中受到家庭生活方式和长期照护方式中暴力因素所致的伤害。

(4)穿着/修饰/沐浴/卫生自理缺陷(dressing/bathing/feeding/hygiene/toileting self-care deficit)与生理、心理状况有关。指老年人在自己执行或完成穿着、修饰、沐浴、卫生等日常生活活动时，能力受损的状态，不能完全自理，需部分或全部依赖他人帮助。

(5)情境性自尊低下(situational low self-esteem)与个人感知，生活经历，环境等有关。指先前拥有积极自尊的老年人，在对定义其特征的事件时，失去或改变了自己积极的态度而表现出消极情绪的状态。

有学者建议有关虐待老年人的护理诊断需要进行进一步深入研究，这将有助于数据的采集和对数据的解释，能为政策的制定者提供最原始的资料。

(三)护理措施

美国筛查和评估虐待老年人的常规程序

护士一旦发现有虐待老年人现象，应该帮助老年人一起寻求解决办法。护理人员应该清楚地认识到多学科协作对于干预虐待老年人行为的重要性。比如，在家中受到虐待的老年人，除了护士提供相应的护理和健康教育以外，应通知该家庭所在社区中的居家养老照料中心的社会工作者对照顾者进行帮助以减轻照顾者的负担，从而有效预防虐待老年人的事件发生。

(杨晔琴　吉　莉)

本章小结

护士应重视并帮助老年人调动其主观能动性。在老年人生活日常护理中需要注意其生理、心理特点，提供针对性的护理。与老年人沟通需要更多的耐心、细心、爱心。通过对老年人日常生活的室内和室外环境调整，为老年人提供安全、舒适、适老化的宜居环境，提高老年人的生活质量。

老年人随着年龄增长，机体活动和代谢减少，对七大营养素需求量不同，同时排便形态也发生了改变。应对老年人营养状况做全面的评估，进行营养干预，针对不同类型的营养问题进行饮食护理和健康指导，让老年人养成良好的饮食习惯。便秘和大小便失禁给老年人带来身心困扰，护理人员应分析病症原因，做好个性化的护理和健康指导。

老年人睡眠障碍现象比较普遍，原因多种样，直接影响老年人的生活质量。大部分老年人的睡眠与心理因素有关，不仅需要药物治疗，而且需要心理干预，更需要家庭、社会的参与。

减轻老年人疼痛的方法包括心理治疗、物理治疗、药物治疗等多样化治疗方案。

老年人跌倒发生率高，是老年人死亡的诱发因素之一。老年人跌倒的原因很多，有可控因素和不可控因素，可控因素可以通过药物、治疗、康复、改变环境等方法，降低跌倒发生。老年人一旦跌倒后，应采取有效正确的处理方法，把伤害降低到最低，及早恢复。

老年人因高龄、活动能力下降或丧失、皮肤特性、大小便失禁、疾病等影响，是压力性损伤的高危人群。压力性损伤的早期识别和预防，能降低老年人压力性损伤的发生。减压措施是既经济又有效的预防措施。

老年人因高龄、疾病等因素影响，是误吸的高危人群。正确的误吸预防护理，能降低老年人吸入性肺炎的发生。

老年人随着身体机能的老化和社会功能的下降，会出现一系列的心理和行为的变化。常见老年人人格障碍有 A 组、B 组和 C 组人格障碍，常见的老年人精神障碍有老年谵妄、老年抑郁症、疑病症、老年精神分裂症、老年痴呆症等几种类型。及早发现老年人的精神心理异常情况，有助于维护老年人的身心健康。

老年期抑郁症具有发病率高、自杀率高、识别率低和就诊率低的特点，又多伴有慢性躯体疾病，已成为老龄化社会的公共卫生难题。

评估居丧反应及影响因素，开展有效心理干预，对维持居丧期老年人的身心健康非常重要。

老年人酗酒现象呈上升趋势，长期酗酒会使老年人跌倒、营养不良、心脑血管病、抑郁等发生的风险增加，重视老年人的酗酒行为的筛查和长期管理，能降低因酗酒导致的一系列危害。

老年人认知与精神心理改变有其独有的特点，须针对其特点提供适当的护理。

老年人由于药动力学的改变，各系统、器官功能及代偿能力逐渐衰退，机体耐受性降低，患病率上升，对药物的敏感性发生变化，药物不良反应发生率增高。

正确指导老年人有效安全地用药是老年用药护理的关键。

老年人被虐待已成为全球公共卫生以及人权问题，引起全世界的关注。老年人遭受虐待的因素是多方面的，虐待的形式多样，识别评估具有一定难度和要求。护士作为医院里老年人的接触者、照顾者，需充分利用好角色优势，运用科学全面的评估方法，及早发现老年人是否受虐待，并给予身心护理。

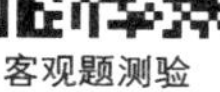
客观题测验

主观题测验

第五章

老年人常见疾病与健康问题

老年人常见疾病与健康问题PPT

学习目标

1. 识记：老年人各个系统老化的改变；老年人各个系统常见疾病的临床表现和治疗措施。

2. 理解：老年人常见的健康问题。

3. 运用：运用老年人常见健康问题的护理程序，为老年人提供相应的护理措施、健康教育及康复指导。

衰老是生命不可抗拒的自然规律，随着年龄的增长以及生理解剖上的退行性变化，导致老年人在生理上、功能上出现许多障碍和病变。衰老是一种生理性衰退的渐进过程。

衰老外观的变化有肌肉萎缩、皮肤松弛皱褶、老年斑、毛发发白脱落、脊柱弯曲、身高变矮、手掌及脚底皮肤过度角化等。运动系统的变化有肌肉萎缩、易疲劳、腰酸背痛，容易扭伤；骨质疏松，容易发生骨折，常见部位有手腕部、坐骨、股骨颈。消化系统的变化有牙齿松动、脱落；腮部凹陷、口齿不清、饭量减少，消化功能下降；对各种营养素的吸收减少，易发生营养缺乏；老年人胃肠蠕动减慢，致使老年人容易发生便秘，排便困难。呼吸系统的变化有呼吸器官功能衰退，肺活量下降，呼吸次数增加，活动气促；由于换气困难，容易发生肺部感染。循环系统的变化有心肌退行性变化，心肌收缩力减弱、心跳减慢，易出现期前收缩，也常常有动脉粥样硬化、高血压、血栓、静脉曲张、痔疮等。神经系统的变化有脑组织逐渐萎缩，反应迟钝，记忆力下降；运动迟缓，平衡能力下降，运动能力下降，容易跌倒。泌尿系统的变化有肾脏功能减退，致使老年人容易脱水，膀胱肌肉萎缩、排尿次数及夜尿次数增加；前列腺肥大、排尿困难；尿潴留；女性容易发生尿路感染。内分泌系统的变化有甲状腺的效应功能减退导致甲状腺素和促甲状腺激素的合成和分泌减少；另外，老年人胰岛素的生物活性明显降低，易患糖尿病。感官的变化有视力下降，老眼昏花；听力下降，重听、失听；皮肤触觉下降，对冷、热、痛不敏感；味觉下降。

积极有效地防治老年人疾病并采取个性化的护理措施，既有助于提高老年人的生活质量，又有利于优化医疗护理资源。老年人身体各系统的老化改变，是老年人健康问题与护理的基础。了解老年人各系统的老化特征，能更好地理解老年人容易发生健康问题以及需要多学科综合干预的原因，从而有效维护与促进老年人的身心健康。

微课：老年病的特点

第一节　老年人皮肤系统

一、皮肤系统老化的改变

皮肤是人体最大的器官，覆盖于体表，与人体所处的外界环境直接接触，对维持人体内环境稳定极其重要。皮肤由表皮、真皮和皮下组织构成，表皮与真皮之间由基底膜带相连接。皮肤中除各种皮肤附属器如毛发、皮脂腺、汗腺和指甲等外，还含有丰富的血管、淋巴管、神经、肌肉。皮肤的厚度为 0.5~4 mm，存在较大的个体、年龄和部位差异。

皮肤老化可分为内源性老化和外源性老化。随着年龄的增长，老年人的皮肤出现生理学结构及生理功能的退行性改变，称为内源性老化。外源性老化是指在内源性老化过程中由于环境因素导致的皮肤老化，如紫外线照射、吸烟、空气污染等。皮肤老化的主要表现有皮肤萎缩、皮肤干燥、皱纹增多、弹性丧失、色素沉着等，以及出现某些常见的老年性皮肤病，如老年性瘙痒症、老年性色素斑、老年性血管瘤等老年性疾病。

（一）老化皮肤的形态学改变

1. 表皮

表皮属于复层扁平上皮，主要由角质形成细胞、黑素细胞、朗格汉斯细胞等构成。

（1）角质形成细胞：角质形成细胞是表皮的主要构成细胞，数量占表皮细胞的 80% 以上，在分化过程中产生角蛋白。根据角质形成细胞分化阶段和特点将表皮分为五层，由深至浅分别为基底层、棘层、颗粒层、透明层、角质层。角质层和基底层厚度在不同年龄组中无明显变化，变薄主要发生在棘层，年轻人的基底细胞常突入真皮，到老年就明显减少，同时真皮乳头数目也减少，即随年龄增长，表皮与真皮之间的锯齿状外貌的分界线逐渐展平，几乎成为一条直线。

（2）黑素细胞：黑素细胞含有黑素小体，是产生黑素的场所。黑素能遮挡和反射紫外线，借以保护真皮和深部组织。在老化的表皮中，黑素细胞的增殖减少，产生黑素能力减退，形成色素斑点而发展为老年斑，通常曝光区皮肤明显，而非曝光区不明显。

2. 真皮

在组织学上真皮属于不规则的致密结缔组织，由纤维、基质和细胞成分组成，其中以纤维成分为主，包括胶原纤维、网状纤维、弹力纤维，纤维之间有少量基质和细胞成分，细胞主要有成纤维细胞、肥大细胞等。老年人真皮层中成纤维细胞的数量减少，合成胶原蛋白和弹性蛋白能力下降，胶原及细胞外基质成分降解增加，弹性纤维降解变性，真皮厚度变薄，弹性下降。

3. 皮下组织

皮下组织位于真皮下方，其下与肌膜等组织相连，由疏松的结缔组织及脂肪小叶组成，含有血管、淋巴管、神经等。伴随年龄的增加，小血管开始退化，毛细血管袢逐渐消失，毛细血管的数量减少，神经结构发生退行性变，痛觉敏感值下降，对各种刺激的反应能力降低，造成组织再生能力变弱。

4. 皮肤附属器

皮肤附属器包括毛发、皮脂腺、汗腺、指(趾)甲，由于老年人皮肤血管数量减少，有活力的腺体变少，分泌细胞的功能紊乱，甚至纤维化，分泌量下降，对各类刺激的反应降低。汗腺、皮脂腺均受性激素的调控，由于年龄增长，激素分泌能力降低，激素水平下降，毛发变白、减少和变细。

(二)老年皮肤的生理改变

1. 代谢减慢

老年皮肤角质细胞层次减少，代谢速率降低，损伤后的再上皮化过程延迟，创伤的愈合减慢。真皮成纤维细胞数目减少，寿命缩短，合成胶原纤维能力下降，使皮肤物理性保护功能降低。老年人皮肤在较小的外力作用下容易发生损害，而且不易愈合。

2. 皮肤保湿能力降低

维持皮肤水合保湿能力的主要因素是天然保湿因子，具有保持角质层的水分，维持皮肤柔软性和加强皮肤屏障功能的作用。老年人皮肤天然保湿因子水平仅为青年人的75%，很难保持皮肤的正常水含量，天然保湿因子的含量减少是引发皮肤干燥、粗糙的重要原因。皮肤中透明质酸的含量占机体总储量50%以上，透明质酸结合水的特性使其成为皮层水合作用的重要标志。皮肤老化程度和透明质酸含量减少成正比关系。

3. 皮脂和汗液分泌减少

皮脂腺随着年龄增长而衰老，皮脂分泌减少，容易导致皮肤干燥、粗糙；汗腺分泌细胞萎缩，汗腺变小，汗液分泌减少。

4. 表皮屏障功能受损

表皮外层即角质层，是人体外部环境的屏障。在老化的表皮中，角质层的脂质含量降低，导致皮肤干燥和屏障完整性丧失。老化皮肤的pH随着年龄增长而变化，由此导致刺激物和抗原可能更容易进入皮肤，导致细菌、病毒、真菌感染的易感性增加。

5. 体温调节能力下降

在真皮乳头层内，毛细血管数目减少，皮肤微循环减弱，调节温度能力下降。

6. 免疫功能下降

皮肤既是免疫反应的效应器官，又具有主动参与启动和调节皮肤免疫反应的功能。表皮中的朗格汉斯细胞能分泌表皮细胞衍生的胸腺活化因子，并激活T淋巴细胞，从而达到激活免疫反应的功能，但是随着年龄的增长，表皮内的朗格汉斯细胞减少，胸腺活化因子相应减少，被激活的T淋巴细胞也随之减少，造成免疫功能下降。

7. 感觉功能改变

由于神经末梢的减少，老年人对压力、热量的变化不太敏感，因而皮肤受伤的风险增加。

二、老年人带状疱疹的护理

预习案例

杨先生，65岁，左侧头面部疼痛4天，水疱2天，伴有恶心、呕吐2天。患者4天前劳累后出现头面部皮肤烧灼感及疼痛，呈针刺样感觉，阵发性发作，难以忍受。体格检查：T 37.5℃；P 92次/分；R 23次/分；BP 140/82 mmHg。神志清楚，痛苦面容，查体合作。心、肺、腹部检查未见显著异常。颈软，神经系统体征均阴性。专科检查：左侧头面部可见红斑基础上簇集性分布针尖至粟粒状大小丘疹、水疱、脓疱，部分破溃、渗出形成浅表糜烂面，皮损未超过面正中线。

思考

1. 该案例中杨先生可疑的诊断是什么？该病常见的治疗措施有哪些？

2. 该病常见的护理问题有哪些？护理措施是什么？

带状疱疹是由长期潜伏在脊髓后根神经节或颅神经节内的水痘—带状疱疹病毒（varicella-zoster virus，VZV）经再激活引起的感染性皮肤病。以沿单侧周围神经分布的簇集性小水疱为特征，常伴明显的神经痛。高龄是带状疱疹发病的重要危险因素，50岁后随年龄增长，VZV特异性细胞免疫功能逐渐降低，带状疱疹的发病率、住院率和病死率逐渐升高。

（一）临床表现

1. 典型表现

（1）发疹前有轻度乏力、低热、食欲不振等全身症状，患处皮肤自觉灼热感或灼痛，触之有明显的痛觉敏感，持续1~5天，也可无前驱症状即发疹。

（2）好发部位为肋间神经、颈神经、三叉神经及腰骶部神经。患处先出现潮红斑，很快出现粟粒至黄豆大小丘疹，成簇状分布而不融合，继而迅速变为水疱，疱壁紧张发亮、疱液澄清，外周绕以红晕。

（3）皮损沿某一周围神经区域呈带状排列，多发生在身体的一侧，一般不超过正中线。老年带状疱疹病程一般为3~4周。水疱干涸、结痂脱落后留有暂时性淡红斑或色素沉着。

PHN的临床表现

(4)神经痛为主要症状，可在发疹前、发疹时以及皮损痊愈后出现，疼痛可为钝痛、抽搐痛或跳痛，常伴有烧灼感，多为阵发性，也可为持续性，老年患者疼痛较为剧烈。皮损消退后(通常4周后)神经痛持续存在者，称带状疱疹后神经痛(postherpetic neuralgia，PHN)。PHN的发病率及患病率均有随年龄增加而逐渐升高的趋势，60岁及以上的带状疱疹患者约65%会发生PHN，70岁及以上者可达75%。

(5)皮损表现多样，与患者机体抵抗力差异有关。可表现为顿挫型(不出现皮损只有神经痛)、不全型(仅出现红斑、丘疹不发生水疱就消退)、大疱型、出血型、坏疽型以及泛发型(同时累及2个以上神经节产生对侧或同侧多个区域皮损)。

2. 特殊表现

Ramsay-Hunt综合征

(1)眼带状疱疹：老年人最常见，表现为单侧眼睑肿胀，结膜充血，疼痛常较为剧烈，可累及角膜形成溃疡性角膜炎。

(2)耳带状疱疹：病毒侵犯面神经及听神经所致，表现为耳道或鼓膜病疹。膝状神经节受累并侵犯面神经的运动和感觉神经纤维时，可出现面瘫、耳痛以及外耳道疱疹的三联征(Ramsay-Hunt综合征)。

(3)播散性带状疱疹：是指在受累的皮1节外出现20个以上的皮损，主要见于机体抵抗力严重低下的患者。

(二)治疗措施

本病具有自限性。治疗原则为抗病毒、止痛消炎、防治并发症。

1. 系统药物治疗

(1)抗病毒药物：老年带状疱疹患者早期给予足量抗病毒治疗，有利于减轻神经痛，缩短病程。通常在发疹后24~72小时内开始抗病毒治疗。口服阿昔洛韦，每次800 mg，每天5次。免疫受损或伴有严重神经系统疾病的患者予以静脉滴注，每次5~10 mg/kg，每8小时1次；或口服伐昔洛韦，每次1000 mg，每天3次；或口服泛昔洛韦，每次500 mg，每天3次；口服溴夫定，每天125 mg，每天1次，疗程均为7天；或膦甲酸钠静脉滴注，每次40 mg/kg，每8小时1次。

(2)镇静止痛：急性期疼痛可以选择三环类抑郁药，如阿米替林口服25 mg，依据止痛效果逐渐增加，最高剂量每晚单次口服100 mg，60岁以上老年人剂量酌减。亚急性或慢性疼痛可以选择单用加巴喷丁，开始每次100 mg，一天3次，以后可以逐渐增加到每次600~900 mg，每天3次；或普瑞巴林，每次75~150 mg，每天2次。也可酌情选用非甾体抗炎药(如双氯芬酸钠)。

(3)糖皮质激素：应用有争议，多认为及早合理应用可抑制炎症过程，缩短急性期疱疹相关性疼痛的病程，但对PHN无肯定的预防作用。主要应用于病程7天以内、无禁忌证的老年患者。可口服泼尼松每天30~40 mg，疗程7~10天。

(4)营养神经：可口服维生素 B_1 或者维生素 B_{12} 等。

2. 外用药物治疗

(1)外用药：以干燥、消炎为主。疱液未破时可外用炉甘石洗剂、阿昔洛韦乳膏或喷昔洛韦乳膏涂抹，疱疹破溃后可用3%硼酸溶液或1%的利凡诺溶液湿敷，或外用2%莫匹罗星软膏涂抹。

(2)眼部处理：如合并眼部损害需请眼科医生协同处理，可外用3%阿昔洛韦眼膏、碘苷(疱疹净)滴眼液，局部禁用糖皮质激素外用制剂。

3. 物理治疗

紫外线、频谱治疗仪、红外线、氦氖激光等局部照射，可促进水疱干涸和结痂，缓解疼痛。

(三)护理评估

1. 健康史

评估患者的诱发因素，询问患者是否存在免疫力低下的情况，如感染、劳累、使用免疫抑制药、放疗，以及有无恶性肿瘤、肺结核等。

2. 身体状况

(1)症状：患者发疹前有无低热、乏力等全身症状，评估患者疼痛的部位、性质、伴随症状、持续时间等。

(2)体征：皮疹的部位、范围，以及皮疹的性质，如是否为红斑、丘疹、水疱或脓疱等。

3. 辅助检查

遵医嘱告知患者需要进行的实验室检查，如疱液涂片检查、血液检查等，同时及时追踪检查结果。

4. 心理—社会状况

疼痛是带状疱疹患者最明显的症状，老年人的带状疱疹后神经痛发病率高，患者易出现焦虑和急躁的情绪，因此，护士应评估患者的心理状况，了解患者的家庭及社会支持情况。

(四)主要护理问题

(1)疼痛：与病毒侵犯神经有关。

(2)皮肤完整性受损：与病毒感染引起皮肤出现丘疹、水疱、糜烂有关。

(3)睡眠形态紊乱：与疼痛有关。

(4)有感染的危险：与疱疹破溃、糜烂有关。

(五)护理措施

1. 一般护理

(1)带状疱疹可接触传染，因此应给患者安排单间，专人陪护，避免交叉感染，保证病房温湿度适宜，室内空气清新。

(2)嘱患者穿宽松舒适的棉质衣物，勤换衣服，修剪指甲，注意手卫生，避免搔抓与摩擦皮损部位，以免引起感染。

(3)嘱患者多休息，保证充足的睡眠，各项护理操作尽量集中在白天进行，避免影响患者休息。指导患者尽量取健侧卧位，保护水疱及创面，避免水疱破裂，创面受压。

(4)告知患者进食营养丰富，清淡易消化的食物，如豆制品、牛奶、鸡蛋、瘦肉等富含蛋白质的食物，同时多食新鲜的水果蔬菜，增强机体抵抗力。

2. 病情观察

(1)观察患者的全身症状，如有无发热、食欲缺乏、睡眠障碍等，观察患者有无并发症，如头痛、呕吐及神志改变等病毒性脑炎的症状。

(2)观察皮损部位，皮疹的面积、性质、部位及有无继发感染等。

3. 疼痛护理

(1)为患者营造安静舒适的病室环境，向患者和家属讲解疾病相关知识，倾听患者主诉，给予相应的指导和帮助。

(2)评估疼痛的原因、性质、程度及持续时间等，采用视觉模拟评分法(visual analog scale，VAS)或数字评分法(numeric rating scale，NRS)有效评估疼痛的程度，并鼓励患者或家属共同参与疼痛的管理，主动报告疼痛和不适症状。

(3)指导患者分散注意力，如深呼吸、听轻音乐、看报、看书等，还可进行适当的锻炼，以促进睡眠。

(4)遵医嘱对局部皮损予以冷湿敷或氦氖激光照射等，以减轻疼痛，必要时遵医嘱给予镇静、镇痛药物治疗，药物宜睡前服用，密切观察用药后的效果及用药不良反应并记录。

4. 皮损护理

(1)用无菌生理盐水清洗皮损部位，小于1 cm的水疱可自行吸收，大于1 cm的水疱使用无菌注射器从水疱最低位轻轻抽吸，操作中严格遵守无菌原则。遵医嘱使用0.1%的利凡诺或聚维酮碘溶液等湿敷创面，以消炎、防止感染。湿敷时使用支被架，防止被服黏连皮损部位，每次湿敷时间不宜过长，约30 min左右，防止着凉感冒。同时遵医嘱予以氦氖激光等局部照射，以促进创面愈合。

(2)眼带状疱疹患者，使用生理盐水冲洗双眼，用无菌棉签轻轻擦拭分泌物，防止眼睑粘连，遵医嘱使用抗病毒眼药水如阿昔洛韦眼药水。嘱患者保持眼部卫生，勿揉搓双眼，避免强光刺激。评估患者有无视力受损的情况，防止跌倒、坠床等不良事件的发生。

5. 心理护理

为患者提供舒适温馨的环境，主动关心患者，了解患者的需求及心理活动。督促家属陪伴、照顾患者，尽可能多给予患者鼓励和支持，树立战胜疾病的信心。鼓励患者做一些力所能及的事情，放松心情，以促进康复。

6. 健康教育

(1)鼓励患者多参与社区活动，适当锻炼，避免劳累、感冒等诱发因素。

(2)告知患者和家属遵医嘱按时服药。

(3)定期随访患者，关注患者带状疱疹后神经痛的缓解情况，如果疼痛剧烈，建议到医院疼痛门诊就医。

课程思政

带状疱疹，中医称为“腰缠火龙”“缠腰火丹”。中医认为本病由于情志不畅，肝气郁结，久郁化火，复感毒邪而致。建议保持情志通畅，饮食上忌食辛辣温热食物，慎食肥甘油腻之品，慎食酸涩收敛之品。

三、老年人湿疹的护理

预习案例

王先生，70岁。双侧小腿红斑丘疹脱屑，反复发作半年，加重伴瘙痒1周入院。患者近期局部无异物接触史，既往体健，无家族性及遗传性病史，无药物过敏史及传染病史。体格检查：T 36.5℃；P 88次/分；R 18次/分；BP 130/82 mmHg。专科检查：双侧小腿泛发红斑、丘疹、脱屑，表面可见轻度渗出，小腿两侧散在红色丘疹、抓痕、结痂。

思考

1. 该案例中应考虑王先生患有什么疾病，该病常见的治疗措施有哪些？

2. 该病常见的护理问题有哪些？护理措施是什么？

湿疹是由多种内、外因素引起的真皮浅层及表皮炎症。临床上急性期皮损以丘疱疹为主，有渗出倾向，慢性期以苔藓样变为主，易反复发作。

微课：老年人湿疹的护理

(一)临床表现

根据病程和临床特点可分为急性湿疹、亚急性湿疹和慢性湿疹，每一阶段代表了炎症动态演变过程中的不同时期。临床上，湿疹可以从任一阶段开始发病，并向其他阶段演变。

1. 急性湿疹

急性湿疹好发于面、耳、手、足、前臂、小腿等外露部位，严重者可弥漫全身，常对称发生。皮损多形性，常表现为红斑基础上的针头至粟粒大小丘疹、丘疱疹，严重时可出现小水疱，融合成片，境界不清楚，皮损周边丘疱疹逐渐稀疏，因搔抓形成点状糜烂面，有明显浆液性渗出，自觉瘙痒剧烈，搔抓、热水洗烫会加重皮损，如继发感染形成脓疱、脓痂、淋巴结肿大，可出现发热等，合并单纯疱疹病毒感染，可形成严重的疱疹性湿疹。

2. 亚急性湿疹

亚急性湿疹表现为红肿、渗出减轻，但仍有丘疹及少量丘疱疹，皮损呈暗红色，有少许鳞屑和轻度浸润，仍自觉有剧烈瘙痒，再次暴露在致敏原、新的刺激或处理不当可导致急性发作，如果经久不愈，则可发展为慢性湿疹。

3. 慢性湿疹

慢性湿疹由急性湿疹和亚急性湿疹迁延而来，也可由于刺激轻微、持续一开始就表现出慢性化。好发于手、足、小腿、肘窝、股部、外阴、肛门等处，多对称发病。患部皮肤浸润性暗红斑上有丘疹、抓痕及鳞屑，局部皮肤肥厚且表面粗糙，有不同程度的苔藓样变、色素沉着或色素减退，自觉有明显的痒感，常呈阵发性，病情时轻时重，延续数月或更久。

4. 特殊类型的湿疹

(1)手部湿疹：手部湿疹发病率高，多数发病缓慢，呈暗红斑，局部浸润肥厚，边缘较清楚，冬季常形成皲裂。

(2)外阴、阴囊和肛门湿疹：局部产生剧烈瘙痒，常因过度搔抓、热水烫洗而呈红肿、渗出及糜烂状态，长期反复发作可慢性化，表现为局部皮肤苔藓样变。

(3)钱币状湿疹：好发生在四肢；皮损为密集小丘疹和丘疱疹融合成的圆形或类圆形钱币状斑片，境界清晰，直径为 1～3 cm；急性期红肿、渗出明显，慢性期皮损肥厚、色素增加，其上覆有干燥鳞屑，自觉剧烈瘙痒。

(4)乏脂性湿疹：又称裂纹湿疹，主要因皮肤水分脱失、皮脂分泌减少、干燥引起，表皮及角质层有细裂纹，皮肤呈淡红色，裂纹处更加明显；可发生于身体多处，多见于四肢，特别是胫前；多见于冬季，空气干燥，分泌减少，加之热水烫洗过勤造成。

(二)治疗措施

注意避免各种可疑致病因素，发病期间应避免食用辛辣食物及饮酒，避免过度洗烫。

1. 系统药物治疗

目的在于抗炎和止痒。可用抗组胺药、镇痛药等，通常不宜使用糖皮质激素；急性期可用钙剂、维生素 C 和硫代硫酸钠等静脉注射或普鲁卡因静脉封闭；有继发感染者添加抗生素。

2. 外用药物治疗

遵循外用药物的使用原则。急性期无渗液或渗出不多者可使用糖皮质激素霜剂，渗出多者可用 3%硼酸溶液或醋酸铅溶液冷湿敷，渗出减少后改用糖皮质激素霜剂，可与油剂交替使用；亚急性期可选用糖皮质激素乳剂、糊剂，为防止及控制继发性感染，可加用抗生素；慢性期可选用软膏、硬膏或涂抹剂；顽固性局限性皮损可选用糖皮质激素作皮损内注射。

老年湿疹患者的擦药护理(视频)

（三）护理评估

1. 健康史

（1）内在因素：患者的疾病史，如是否有慢性胆囊炎、扁桃体炎等感染史，以及有无神经精神因素等。

（2）外在因素：患者的饮食习惯，是否经常吃海鲜、辛辣刺激的食物；患者的生活环境，如日光照射、炎热、干燥等情况；患者的居住环境，如尘螨、动物皮毛等；以及有无化学物质如肥皂的接触等均可诱发或加重本病。

2. 身体状况

评估皮疹的位置及分布、性质、有无合并感染以及瘙痒情况。

3. 辅助检查

查看患者过敏原检测结果，白细胞、嗜酸性粒细胞是否增高。

4. 心理—社会状况

评估患者的心理状况，有无精神紧张、生活压力过大等，了解患者的家庭及社会支持力度。

（四）主要护理问题

（1）皮肤完整性受损：与皮损发生有关。
（2）睡眠形态紊乱：与皮肤瘙痒有关。
（3）有感染的危险：与皮肤糜烂有关。
（4）焦虑：与疾病反复发作有关。

（五）护理措施

1. 一般护理

（1）休息与活动：指导患者和家属寻找和避免环境中的诱发因素，保持规律的生活习惯，保证充足的睡眠，必要时遵医嘱服用镇静安眠药物。

（2）饮食指导：指导患者进食高热量、高蛋白、易消化的食物，多吃新鲜的蔬菜、水果，应忌烟、酒、浓茶、咖啡及鱼、虾、蟹等易致敏的食物，少食葱、姜、蒜、辣椒等辛辣刺激性食物。

2. 皮损护理

局部治疗是湿疹治疗的主要手段，遵医嘱根据皮损症状分期使用药物剂型。

（1）急性渗出期：遵医嘱使用 1∶2000 的醋酸铅溶液或 3%的硼酸溶液持续湿敷，湿敷前铺好垫单，湿敷面积不宜超过体表面积的三分之一，以免药物吸收中毒。湿敷前先清洁皮损部位，使用 6~8 层纱布紧贴皮损处湿敷，每次湿敷 30 分钟左右，及时更换湿敷纱布，秋冬季节湿敷注意防止感冒着凉。皮损继发感染者使用 0.1%依沙吖啶溶液或聚维酮碘溶液交替湿敷，以消炎抗感染。

（2）亚急性期：遵医嘱外用糊剂，如锌硼糊，涂药前先清洁皮损部位，再厚涂锌硼糊。

(3)慢性期：外用糖皮质激素软膏，老年患者皮肤变脆、变薄，涂抹糖皮质激素过多易引起皮肤变薄、表皮血管扩张等不良反应，其用量以指尖单位(fingertip unit，FTU)来估计。即从一支内径为5 mm的药膏管中挤出一段软膏，长度为食指指尖到第一指间关节横线的距离，涂于两个手面积大小的皮损处。肥厚性皮损处，涂抹完药膏后，使用保鲜膜封包，以促进药物的吸收渗透，提高外用药的疗效。

(4)对皮肤干燥的亚急性及慢性湿疹加用保湿剂，修复皮损屏障。

3. 瘙痒护理

(1)保持病室环境干净、舒适，温湿度适宜，室温维持在20℃左右，湿度保持在40%~60%。

(2)保持床单位清洁、干燥、平整，穿柔软、透气性好的纯棉或丝质衣物，避免化纤、毛类产品对皮肤的刺激。

(3)勤剪指甲，嘱患者避免搔抓，夜间可戴棉质手套，以免抓破皮肤。洗澡时忌过度烫洗，勿用力搓澡以及过多使用强碱性的肥皂、沐浴露等。

(4)指导患者分散注意力，如听音乐、看报纸、看书等，做一些自己感兴趣的事情。

(5)瘙痒明显时，遵医嘱给予止痒或镇静药。

4. 心理护理

患者病程长，反复发作，长期剧烈瘙痒，易产生焦虑的情绪，同时缺乏治疗的信心。护士应主动关心患者，耐心倾听患者的主诉，鼓励患者树立战胜疾病的信心。

5. 健康教育

(1)坚持用药，定期复诊：本病易复发，告知患者按时复诊的重要性。急性湿疹患者最好在治疗后1周，亚急性患者在治疗后1~2周，慢性患者在治疗后2~4周内复诊1次。

(2)向患者和家属强调皮肤保湿的重要性，每次沐浴后养成使用滋润护肤品的习惯，促进皮肤屏障功能的修复，避免皮肤干燥加重瘙痒。改变不良的沐浴习惯，避免长时间、频繁沐浴及烫洗皮肤，以免破坏皮肤屏障。

(3)对于反复发作，持久不愈的患者，注意查找原因，减少诱发因素。

(4)家属多关心患者，鼓励患者多参与社区活动，适当锻炼，分散注意力。

课程思政

现代中医治疗湿疹的临床报道，最早见于1953年。湿疹的病因，历来医家多认为以风、湿、热、毒为主，通过长期的临床观察，发现血虚风燥亦为本病的病理机制之一，因而辨证分型方面正逐步趋向统一。在治疗方面，在内服中药与外治法并重的基础上，又发掘出了针灸、磁疗，单方验方疗法，使疗效进一步提高。

四、老年人皮肤系统的康复护理

随着年龄的增长，皮肤的老化引起皮肤生理结构的一系列改变，继而导致皮肤生理功能的衰退，如皮肤抗损伤修复创伤的能力、抗感染的能力、排泄功能和体温调节能力、细胞免疫功能及炎症反应能力均降低，极易发生老年性皮肤病，老年人的皮肤健康问题也越来越受到关注。随着社会人口老龄化的到来，老年皮肤病及皮肤护理的需求日趋明显，因此，做好老年患者的皮肤护理，促进皮肤疾病的康复尤为重要。

1. 防止皮肤外源性老化

老年人皮肤老化受外在因素和内在因素的共同影响，皮肤外源性老化由环境因素造成，如吸烟、紫外线照射等。吸烟会造成皮肤过早老化，紫外线照射会引起皮肤的光老化，导致皮肤干燥、粗糙、色素沉着，甚至有引发皮肤肿瘤的风险。因此，为改善老年人的皮肤健康，应指导老年人戒烟，避免吸烟加速皮肤衰老。老年人外出时，应做好防晒措施，避免皮肤暴晒，如戴遮阳帽、使用遮阳伞、穿防晒衣，涂抹防晒霜等，防止皮肤光老化。

2. 保持皮肤清洁，注重皮肤保湿

（1）良好的清洁皮肤的习惯：保证皮肤的健康与舒适，降低皮肤感染的风险。洗澡是清洁皮肤最好的方法，老年人应养成定期洗澡的习惯，洗澡的频率根据皮肤生理特征、部位、季节等因素而定，注意使用温和的皮肤清洁产品清洁皮肤，避免使用碱性肥皂增加皮肤的pH，破坏皮肤屏障。洗澡时尤其注重腋下、会阴部、肛门周围皮肤的清洁；使用温水而不是热水，适宜的水温为35～40℃；不宜浸泡太久，避免皮肤脱水；防止过度清洁皮肤导致皮肤瘙痒和干燥。洗澡后使用柔软的毛巾拍打和轻轻擦干皮肤，避免损伤皮肤。

（2）老年人皮肤干燥十分常见，皮肤干燥会加剧皮肤瘙痒，老年人自控能力差，反复搔抓容易破坏皮肤屏障，导致皮肤炎症和皮肤感染的发生，因此，日常生活中老年人应注重皮肤保湿，防止皮肤干燥。宜选用保湿功效好的润肤类皮肤护理产品加强皮肤保湿。同时无特殊疾病禁忌的老年人注意多饮水，保证每日饮水量为1000～2000 mL。

3. 合理饮食，维持皮肤健康合理的营养

合理饮食，维持皮肤健康合理的营养是增进皮肤健康的物质基础和必要保证，为了维持皮肤的健康，老年人应注意合理饮食。饮食宜清淡，宜进食高蛋白、高热量的食物，多食新鲜的水果蔬菜。对于皮肤瘙痒者，忌食辛辣刺激性的食物以及浓茶、咖啡等饮品。

4. 保持良好的生活习惯

保持良好的生活习惯，养成有规律的生活方式，适当的锻炼以及充足的睡眠也是保持老年人皮肤健康，促进皮肤疾病康复的重要环节，同时保持精神愉快，避免过度劳累、焦虑抑郁等情绪。医护人员及家属应多关心、多了解老年人的心理状态，减轻老年人心理负担，使其心情舒畅。

5. 坚持治疗皮肤病

老年皮肤病多为慢性病，容易反复发作，如湿疹、银屑病等，治疗的主要目的是控制病情，减少复发，治疗的挑战在于长期稳定控制病情。因此，为促进老年皮肤病患者康复，患者及家属应做好疾病的长期管理，坚持治疗，定期复诊。

课程思政

古人云："皮之不存，毛将焉附。"比喻事物失去了借以生存的基础，就不能存在。皮肤被覆于体表，是人体最大的器官，与人体所处的外界环境直接接触，对维持人体内环境稳定极其重要。认识皮肤的生理结构，了解老年人皮肤老化的知识，熟悉老年人常见的皮肤疾病，加强老年人的皮肤护理，对促进老年皮肤病的康复，提高老年人的生活质量具有重要意义。

（李兵发　石琳）

第二节　老年人感官系统

一、感觉器官老化的改变

（一）视觉的改变

老年人的视力随增龄而降低是由于视细胞感光物质的感光性减退，视觉灵敏度降低。同时视野宽度缩小，瞳孔适应能力降低。这些改变与老年人瞳孔缩小，屈光间质透明度差，视网膜视紫质的再生能力减低有关。老年人晶状体弹性减退且硬化，致使晶状体悬韧带完全松弛，晶状体也不能完全膨胀，因此造成调视机能减退，辨色能力减退。

1. 眼睑

眼睑的皮肤、皮下脂肪组织、肌肉都随年龄的增长出现老化，皮肤弹性减弱，水分减少，便会变得松弛。皮下脂肪组织减少，肌肉张力减退，出现眼睑松垂、眼袋等现象。

2. 结膜

由于血管硬化，变脆，老年人又容易发生结膜出血，即白眼球上大片红色出血。

3. 角膜

角膜变平，导致屈光的改变。如年轻时有近视，老年变正视。此外，角膜老化，边缘可形成灰白色环状类脂质沉积，称角膜老年环。

4. 虹膜

虹膜弹性减退、变硬，导致瞳孔变小、对光反应欠灵敏。

5. 晶状体

晶状体硬化逐渐加重，可出现老年性近视。老花眼是由于晶状体弹性减退，调节能力减弱所致。部分老年人晶状体变混浊，发生白内障。

6. 玻璃体

老年人玻璃体由于老化、透明度降低，常常出现飞蚊症。或因其浓缩，发生玻璃体脱离，因此在暗处会偶然出现闪光感。

7. 视网膜

老年人眼底动脉硬化，脉络膜变厚，视网膜变薄，其外周部分出现萎缩。对高血压或糖尿病的老年人，易引起出血或血管阻塞。眼底中央脉络膜毛细血管硬化或阻塞，引起黄斑变性。

8. 泪器

老年人的泪腺萎缩，使眼泪减少，眼发干。另外有不少老年人常有流泪现象，则是因为老年人泪管周围的肌肉、皮肤弹性减弱，收缩力差，不能将泪液很好地收入泪管所致。

老年人眼睛各种变化的结果是：①老花眼，看清小物体或分辨物体细节的能力下降；②迅速调节远、近视力的能力下降；③分辨远、近物体相对距离（深度视觉）的能力下降；④对强光特别敏感；⑤不能对所有颜色具有同样的色觉，对红、橙、黄色的色觉好于对蓝、绿、紫色的色觉；⑥视野缩小；⑦易发生青光眼、老年性白内障、老年性视网膜病变。

（二）听觉的改变

老年性听力减退是一种生理现象。由于机体的逐渐衰老，老化的过程严重影响到内耳及耳蜗。由于感受器、耳蜗管萎缩，内淋巴畸变，螺旋神经节萎缩，老年人对高频音的听力衰减，而渐渐地一些中、低频率的声音也会受到影响，出现老年性重听，在50岁以后变得较明显。随着年龄的增长，由感音性耳聋形成神经性老年耳聋，听力大大下降，语音辨别能力变差，造成老年人沟通困难。中耳的耳垢嵌塞也会影响听力，因为老年人的耳垢稠厚，含有高角质素，不易软化，堆积阻塞造成传导性听力逐渐丧失。老年人听力下降，早期往往自己未能觉察，60岁以上老年人约1/3有不同程度的听力障碍。

（三）味觉和嗅觉的改变

随着年龄的增长，味觉的改变也会发生。口腔黏膜变薄、萎缩，对刺激抵抗力差。舌表面光滑、乳头味蕾数目明显减少，且约有半数发生萎缩，机能单位约有80%损失，各种味觉减退尤以甜咸味觉为甚，唾液腺萎缩，分泌量减少，使口腔黏膜干燥，弹性减低，唾液中淀粉酶含量明显降低。以上这些变化，一方面来自于老化，另一方面也受长期吸烟、维生素D缺乏、使用假牙或长期应用某些药物的影响，会造成老年人食欲下降、进食量减少、营养状况低下。

有关老年人嗅觉方面的研究不多，但已知老年人的鼻腔组织变化表现为鼻黏膜和腺体的萎缩导致纤毛活动减弱，分泌活动减少，鼻腔温度下降，因此，老年人鼻腔气味感觉器萎缩，使得老年人的嗅觉敏感度降低。嗅觉敏感度下降或丧失可能会影响老年人食欲，也会使老年人不易辨别危险环境，如有毒气体、烟味等。

（四）本体觉的改变

60岁以后触觉小体和表皮的连接松懈，使触觉敏感性下降，阈值升高。所以对受压的敏感度减低，易造成皮肤损伤而不自知。老年人脊髓感觉根有髓神经纤维明显减少，大脑皮质的躯体感觉皮质变薄，神经细胞缺失，外周和中枢感觉通路的突触呈衰老改变，对躯体部分的认知能力、立体判断能力下降，使位置觉的分辨力也下降，这会影响到老年人的平衡感。此外，还可能造成一些肢体动作不协调，如系鞋带、剪指甲、拨打电话号码等。又因神经细胞缺失，神经传导速度减慢，对温觉、痛觉的敏感性下降，对伤害性刺激反应不敏感，如对烫伤、冻伤、扎伤、撞伤及内脏病变引起的疼痛反应迟钝。在行走时对路况不能做出精确判断，易造成摔伤。

二、老年性白内障患者的护理

预习案例

袁先生，58 岁，因“双眼视物模糊，渐进性视力下降 2 年，近 2 个月加重”而收治入院，既往有糖尿病史。体格检查：T 36.4℃，P 80 次/分，R 20 次/分，BP 140/90 mmHg；专科检查：右眼视力为 0.4，左眼视力为 0.08；右眼眼压为 18 mmHg，左眼眼压为 19 mmHg，双眼球转动自如，结膜无充血，前房中深，角膜透明，双眼晶状体混浊，双眼眼底正常；辅助检查：AB 超声波检查双眼晶状体增厚，回声增强，左眼人工晶状体设计 1.90D，左眼角膜内皮镜检查显示 2300 cells/mm^2。

思考

1. 袁先生患了什么疾病?
2. 袁先生存在哪些护理问题，该如何护理?

老年性白内障(senile cataract)又称年龄相关性白内障(age-related cataract)，是指眼晶状体老化后的退行性改变，随着年龄增长，机体衰老而发生渐进性视力下降乃至失明。老年性白内障是最为常见的白内障类型，多见于50岁以上中老年人，发病率随年龄增加而升高，80岁以上老年人的发病率为100%。发病与年龄、职业、性别、紫外线辐射、高血压、糖尿病、长期局部或全身应用糖皮质激素及曾有眼内手术史等危险因素有关。我国西藏地区因紫外线辐射较多而发病率最高。

(一)临床表现

常双眼患病，但患病有先后，严重程度不一。患者往往自觉视力下降，视力衰退，有时在光亮的背景下可看到固定的黑点，也可有多视、单眼复试、近视、飞蚊症、夜盲等症状，严重者仅有眼前手动或者光感。临床上将老年性白内障分为皮质性，核性和后囊下白内障三种类型。

1. 皮质性白内障(cortical cataract)

在老年性白内障中最常见，以晶体皮质灰白色混浊为主要特征，其发展过程可分为初发期、膨胀期、成熟期和过熟期四期。

皮质性白内障的分期(图)

(1)初发期：在裂隙灯下，可见晶状体皮质中有空泡和水隙形成。晶状体周边前、后皮质出现楔形混浊，在赤道部汇合，最后形成轮辐状混浊。病程发展缓慢。

(2)膨胀期(未成熟期)：晶状体混浊加重，皮质吸收水肿，晶状体体积增大，前房变浅，有闭角型青光眼体质的患者此时易被诱发青光眼急性发作。

(3)成熟期：晶状体完全混浊，呈乳白色，患者视力降至眼前手动或者光感，眼底不能窥入。

(4)过熟期：晶状体因水分丢失体积变小，囊膜皱缩，前房加深。因囊膜的变性或晶状体核的撞击，囊膜通透性增加甚至破裂，液化的晶状体皮质渗漏到晶状体囊膜外，进入房水的晶状体蛋白可诱发葡萄膜炎的发生。晶状体皮质堵塞小梁网，可引起继发性青光眼。

2. 核性白内障(nuclear cataract)

此型白内障发病较早且进展缓慢。核的混浊从胚胎核或成人核开始，早期呈黄色，随着年龄增大，混浊加重，色泽渐加深而呈黄褐色、棕色、棕黑色甚至黑色。早期由于核屈光力增强，患者可出现晶状体性近视，远视力下降缓慢，随着病情进展，核的密度增大，屈光指数增加，患者常诉说老视减轻或近视增加，早期周边部皮质仍为透明，因此，在黑暗处瞳孔散大视力增进，而在强光下瞳孔缩小视力反而减退，故一般不等待皮质完全混浊即行手术。

3. 后囊下白内障(posterior subcapsular cataract)

可单独发生，也可与其他类型白内障合并存在。因混浊位于视轴区，早期即影响视力，会出现明显视力障碍。后囊下白内障进展缓慢，后期合并晶状体皮质和核混浊，最后发展为完全性白内障。

(二)治疗措施

1. 药物治疗

药物治疗一般效果不佳，初期常用药有滴卡他林、白内停等眼药水，也可用真硒螺旋藻片进行辅助治疗。

2. 手术治疗

手术治疗是各种白内障的主要治疗手段。随着近几十年显微手术及人工晶体植入技术的开展应用，使白内障手术成为近代眼科手术发展最快、最新的领域之一。

(1)术前检查和准备。

1)眼部检查：①检查患者视力、光感及光定位；②裂隙灯、检眼镜检查，记录角膜、虹膜、前房及晶状体混浊情况，散瞳后检查玻璃体、视网膜等，排除眼底炎症及病变。

2)特殊检查及目的：①测量眼压，了解眼部压力；②计算人工晶体度数；③眼部 A

超，看眼轴；④眼部 B 超，看眼后节，了解玻璃体、视网膜及视神经等情况；⑤角膜内皮镜检查，了解角膜内皮情况；⑥角膜地形图检查，了解角膜曲率及其他参数。

非接触式眼压检查(视频)

3) 全身检查：①心、肺脏器功能检查，确保可耐受手术；②高血压、糖尿病患者检查血压和血糖；③凝血功能、肝肾功能、血常规等检查；④输血前四项检查：乙肝、丙肝、梅毒、艾滋病检查。

4) 术前准备：①术前冲洗结膜囊和泪道，使用散瞳剂扩瞳；②应用抗生素眼药水：可以在术前 3 天开始使用，每天 3 次；或术前 2 天开始使用，每天 4 次；术前 1 天开始使用，每天至少 6 次。

滴眼液(视频)

(2) 手术方法。

1) 白内障囊内摘除术：是将混浊的晶状体完整地从眼内取出的一种手术。此手术需要较大的手术切口，玻璃体脱出发生率高，并发症多，目前我国极少应用。

2) 白内障囊外摘除术：在手术显微镜下将混浊的晶状体核排出，吸出皮质，但留下晶状体后囊膜。后囊膜被保留，可同时植入后房型人工晶状体，术后可立即恢复视力功能。

3) 白内障超声乳化术：是使用超声波将晶状体核粉碎和皮质乳化后吸出，保留晶状体后囊的手术方法。老年性白内障发展到视力低于 0.3、晶状体混浊在未成熟期、中心核部比较软时，适合做超声乳化手术。其优点是切口小，组织损伤少，手术时间短，视力恢复快。

4) 人工晶状体植入术：人工晶状体为无晶状体眼屈光矫正的最好方法，植入后可迅速恢复视力，可恢复双眼单视和立体视觉，该手术已得到普遍应用。

5) 飞秒激光辅助的超声乳化白内障吸除术：飞秒激光是一种红外线激光，以短脉冲形式运转，具有穿透力强、瞬时功率大，精密度高等优势，自 2009 年美国首次将该技术应用于白内障手术后，近年来该技术已成为白内障手术最重要的技术变革。

(三) 护理评估

1. 健康史

患者有无感染、理化因素、免疫损伤、过敏及药物，有无高血压、糖尿病、紫外线辐射、长期局部或全身应用糖皮质激素及曾有眼内手术史等与发病相关的危险因素，以及老年患者原有的基础疾病情况。

2. 身体状况

患者有无咳嗽、咳痰、气急、发绀、胸痛、呼吸困难等呼吸系统症状；有无心慌，胸闷等心血管系统症状；特别注意有无头疼、眼痛、流泪等与青光眼发作相关的症状。并根据患者临床表现，评估患者疾病的发病阶段。

3. 辅助检查

检查患者眼压、视力、前房及晶状体混浊等情况；根据角膜地形图，分析角膜表面形态、曲率、折光特点；根据眼部A超测量的眼轴长度，计算人工晶体度数；注意角膜内皮细胞计数等。

4. 心理—社会状况

评估患者有无紧张、焦虑、恐惧等不良心理问题。

（四）主要护理问题

（1）焦虑：与患者缺乏相关知识，或伴有心脏病、高血压、糖尿病等慢性疾病有关。

（2）活动受限：与年龄大，视力差，生活自理能力减弱有关。

（3）感知紊乱：与视力下降，晶状体模糊有关。

（4）眼部不适：与手术植入人工晶体或手术缝线有关。

（5）疼痛：与眼压升高及手术有关。

（6）意外伤害风险：与患者年龄大，视力下降和术后眼部包扎，缺乏有效的立体视觉，对事物高低远近等判断不准确有关。

（7）感染的风险：与患者身体状况，患者及家属卫生习惯有关。

（8）潜在并发症：眼内出血、角膜水肿、青光眼及眼内炎等。

（五）护理措施

1. 一般护理

（1）环境：病室应安静、清洁、舒适，室内温湿度适宜，湿度50%～60%，温度18℃～22℃。保持室内空气新鲜，定时开窗通风，避免患者着凉。加强安全护理，使用床栏，防止病人跌倒/坠床。

（2）休息与活动：术前避免剧烈运动，术后当日取舒适体位休息，尽量平卧，避免过度劳累、长时间低头弯腰、提重物、咳嗽或打喷嚏等。

（3）饮食：食物宜清淡易消化、富含维生素，避免辛辣、刺激性食物。戒烟、酒。

2. 术前护理

（1）心理护理：仔细讲解手术前后注意事项，向患者讲解手术的目的、必要性、手术过程及成功率，消除患者紧张情绪，帮患者树立信心，使其积极配合手术。

（2）术前评估：了解患者全身情况，注意是否有发热、咳嗽等情况；眼部是否有结膜充血及分泌物等。

（3）检查配合：协助医生做好患者术前检查，根据医嘱详细宣教。观察患者有无其他部位的化脓性病灶及其他慢性疾病，高血压、高血糖患者要将血压、血糖控制在安全水平。

（4）生活护理：视力下降严重者应做好患者及家属的安全宣教，协助患者做好生活护理。

（5）术前指导：指导患者卧床时做眼球盯着天花板的练习，教会患者如何防止咳嗽、打喷嚏。

(6)用药：①遵医嘱术前一天做好抗生素皮试；②滴抗生素眼药水。

(7)麻醉宣教：局部麻醉者，术前可正常进食，但不宜过饱；全麻者禁食肉类、油煎制品等含脂肪较高的食物至少8小时，禁食易消化固体食物至少6小时，禁水2小时。

(8)扩瞳：术前准备扩瞳前再次询问眼部既往史，防止扩瞳引起并发症。通常使用短效扩瞳眼药水，充分扩瞳使瞳孔扩大至6 mm以上，注意勿使扩瞳药流入非手术眼。

(9)术日护理：遵医嘱执行术前用药；充分冲洗结膜囊，清洁术眼；嘱患者排空大小便，贵重物品交家属或代为保管。

3. 术中护理

白内障术中护理内容详见二维码资源。

白内障术中护理

4. 术后护理

(1)麻醉后护理：同其他外科手术后麻醉护理。

(2)一般护理：术后当日取舒适体位休息，尽量平卧6小时，不要用力摆动头部，避免过度劳累、长时间低头弯腰、提重物、咳嗽或打喷嚏等，1个月内避免剧烈劳动及激烈运动。合理饮食，不吃刺激性强的食物，戒烟酒，多吃新鲜蔬菜水果，保持大便通畅。

(3)眼部护理：①避免碰伤术眼，勿扯动伤口敷料，保持敷料的干燥，不按压、揉、搓双眼，避免眼部受伤；②观察术眼有无充血、水肿、疼痛，并注意患者精神状态；③注意用眼卫生，1个月内洗澡、洗头、洗脸时不要将脏水溅入眼内，保持眼部清洁，以免伤口感染。

(4)眼压监测：密切监测眼压，若患者诉术眼胀痛伴同侧头痛、恶心、呕吐，应警惕高眼压的发生。注意眼心反射，观察患者术后有无恶心、呕吐、胸闷不适等症状。

(5)心理护理：保持良好的心态和稳定的情绪有助于早日康复。

5. 出院指导

(1)生活规律，营养均衡。

(2)注意用眼卫生，防止感染。

(3)术后1个月内避免剧烈运动和外伤，防止人工晶体移位，定期做白内障专科复查，测量眼压，调整用药方法。

(4)如术眼出现眼胀痛、恶心、呕吐等，立即到医院就诊。

(5)术后屈光稳定后遵医嘱验光配镜。

(六)健康教育

1. 注意避免诱发白内障发生的各种因素

(1)避免吸烟，因吸烟增加晶状体核硬化风险。

(2)避免长时间接受紫外线照射，接受紫外线照射的强度越大、时间越长，老年人患白内障的机会也就越高，因此戴宽边帽和防紫外线-B的太阳镜，可有效地预防白内障的发生或防止进一步的加重。

2. 合理膳食

饮食宜含丰富的蛋白质，钙，微量元素，多食含维生素A、B、C、D的食物，平时多食鱼类。补充足够的维生素C，它是维持眼睛晶体生理功能，防止其老化的重要元素。另外，维生素C还是人体内的抗氧化剂，对紫外光线或化学毒性引起的白内障有较好的治疗作用。

3. 注意用眼卫生

避免阳光下用眼，避免过长时间用眼看书、手机等。久坐工作者应间隔1~2小时起身活动10~15分钟，举目远眺，或做眼保健操，保持充足睡眠，及时减轻疲劳。

4. 积极防治慢性病

包括眼部的疾患及全身性疾病，尤其是糖尿病最易并发白内障，要及时有效地控制血糖，防止病情的进一步发展。

5. 佩戴眼镜

如有远视、近视或散光等屈光不正现象，应佩戴眼镜。

三、老年人青光眼的护理

预习案例

曾女士，65岁，因"1小时前突发左眼剧烈疼痛、头痛、畏光、流泪、视力严重减退，伴恶心、呕吐症状"入院。患者3年前行"左眼白内障手术"，有"肝硬化"病史4年，有高血压病史5年。专科检查：右眼视力0.4、左眼视力0.04；右眼眼压12 mmHg、左眼眼压45 mmHg；左眼结膜充血，瞳孔散大，右眼未见异常。辅助检查：裂隙灯检查显示左眼角膜水肿；房角镜检查房角关闭。房水混浊，有絮状渗出物；眼超声生物显微镜检查左眼前房积血、左眼房角闭；左眼虹膜厚度尚可，周边虹膜膨隆，右眼未见异常。体格检查：T 36.5℃，P 80次/分，R 20次/分，BP 160/90 mmHg，双下肢有轻度凹陷性水肿。

思考

1. 曾女士患了什么疾病？
2. 老年人青光眼有哪些类型及临床表现？

青光眼是一组以特征性视神经萎缩和视野缺损为共同特征的疾病，病理性眼压升高是其主要危险因素。老年人青光眼是老年人常见的一种眼科疾病，包括原发性青光眼和继发性青光眼，其中原发性青光眼发病率随年龄增加而增加，分闭角和开角青光眼两种类型。原发性闭角型青光眼（primary angle-closure glaucoma）是由于周边虹膜堵塞小梁网，或与小梁网发生永久性粘连，房水外流受阻，引起眼压升高的一类青光眼。根据眼压升高急缓分为急性青光眼和慢性青光眼。原发性开角型青光眼（primary open-angle glaucoma）即小梁网硬化变性，内皮细胞脱落或增生，影响小梁网功能致小梁途径房水排出障碍，引起眼压升高。发生青光眼的危险因素包括遗传变异前房角关闭的家族史、年龄增大、远视眼、周边前房变浅、中央前房深度变浅、角膜曲率变陡、晶状体增厚、眼轴短等。

（一）原发性急性闭角型青光眼

原发性急性闭角型青光眼（acute primary angel－closure glaucoma）是一种以眼压急剧升高并伴有相应症状和眼前节组织病理改变为特征的眼病。女性发病多于男性，男女比约为1∶2，患者常有远视，双眼先后或同时发病。发病原因与眼前节的解剖结构尤其与房角状态有关；另外情绪激动、长时间在光线暗的环境工作及近距离阅读、局部或全身应用抗胆碱药物，均可使瞳孔散大，周边虹膜松弛，从而诱发本病；疲劳和疼痛也是本病的常见诱因；气候变化、季节更替都可能导致其急性发作。

原发性急性闭角型青光眼的发病原因

1. 临床表现

根据急性闭角型青光眼的临床表现及疾病转归可将其分为临床前期、先兆期、急性发作期、间隙期、慢性期、绝对期。

（1）临床前期：急性闭角型青光眼为双侧眼病，所以临床上一般指一侧眼发生了急性闭角型青光眼，对侧眼也具备发生闭角型青光眼的解剖特征，有可能发生急性闭角型青光眼，但目前尚未发病。部分闭角型青光眼患者在急性发作以前，没有任何自觉症状，但具有前房浅、虹膜膨隆、房角狭窄等表现，暗室试验后眼压明显升高。

（2）先兆期又称前驱期：约1/3的急性闭角型青光眼患者在急性发作前往往可出现间歇性的小发作史。发作多出现在傍晚时分，突感雾视、虹视，可能有患侧额部疼痛，或伴同侧鼻根部酸胀。每次发作时眼压升高，常在40 mmHg以上，眼局部轻度充血或不充血，角膜上皮水肿呈轻度雾状，瞳孔稍扩大，发作时间短，经休息或睡眠后自行缓解。

（3）急性发作期：是急性闭角型青光眼的危重阶段。患者感觉剧烈眼痛、同侧头痛、畏光、流泪，视力严重减退，常合并恶心、呕吐，有时可伴有发热寒战、便秘以及腹泻等症状。体征有眼睑水肿，混合性充血，角膜上皮水肿，视物模糊及虹视。瞳孔中度散大呈垂直椭圆形，光反应及集合反应均消失，有时可见局限性后粘连。房角完全关闭，常有较多色素沉着。眼压常在50 mmHg以上。眼底可见视盘充血、水肿，有时可发生视网膜中央静脉阻塞。高眼压缓解后，症状减轻或消失，视力好转，眼前段常留下永久性损伤，如扇形虹膜萎缩、局限性后粘连、瞳孔散大固定、房角广泛粘连。

（4）间隙期：小发作自然缓解后，眼压可恢复至正常范围。眼部充血，角膜水肿消退，中心视力恢复至发作前水平或略有降低，房角重新开放。

（5）慢性期：急性大发作期或反复小发作后，房角广泛粘连（通常>180°），小梁功能遭受严重损害，眼压中度升高，角膜基本恢复透明。如果在此期得不到恰当治疗，眼底和视野则发生和慢性闭角型青光眼相似的损害。

(6)绝对期：由于急性发作期治疗延误或其他期未能得到恰当治疗，眼失明后则称为绝对期。眼的临床症状主要是高眼压，眼部检查除可见急性发作后的眼部体征外，绝对期青光眼尚可合并角膜钙化、虹膜及小梁网纤维血管膜形成及白内障等。

2. 治疗措施

以控眼压、预防发作及阻止病情进展为治疗目的。

(1)术前检查和准备。

1)眼部检查：①检查患者视力、光感及光定位；②裂隙灯、检眼镜检查，记录角膜、虹膜、前房及晶状体混浊情况，查看眼底视乳头、视网膜等；③瞳孔检查。

2)特殊检查及目的：①眼压，是青光眼诊断治疗、病情观察和判断治疗效果的一项重要指标；②角膜内皮计数，了解角膜内皮情况；③超声生物显微镜、眼前节相干光断层扫描检查，看眼前节，了解前房、房角、角膜、晶体及睫状体等情况；④视盘和视网膜神经纤维层检查，了解视盘周围视网膜神经纤维层厚度；⑤视野检查，了解青光眼的发展及治疗效果；⑥前房角镜检查，了解患者房角情况。

3)全身检查：①心、肺等脏器功能检查，确保可耐受手术；②高血压、糖尿病患者检查血压和血糖；③凝血功能、肝肾功能、血常规等检查；④输血前四项：乙肝、丙肝、梅毒、艾滋病检查。

4)术前准备：①术前冲洗结膜囊和泪道；②术前 1 天开始预防性使用抗生素眼药水，每天至少 6 次。

(2)治疗方法：闭角型青光眼一旦确诊，就应根据不同阶段给予相应治疗。

1)临床前期：治疗目的是预防发作。采取周边虹膜切除或激光周边虹膜切开术。

2)急性发作期：治疗目的是挽救视功能和保护房角功能。挽救视功能方面，首先降眼压，采取促进房水引流、减少房水生成和高渗脱水三联手段；其次应用保护视神经药物。保护房角功能方面，采用缩瞳剂和抗炎药物。用于急性大发作的药物及用法：①缩瞳剂，常用 1%毛果芸香碱，刚开始 15 分钟 1 次，眼压下降后逐步减少，最后维持 3 次/日；②高渗脱水剂有山梨醇、20%甘露醇溶液等；③房水生成抑制药有全身应用和眼部应用，全身应用碳酸酐酶抑制药有乙酰唑胺 250 mg/次、醋甲唑胺 25～50 mg/次，每天 2 次；眼局部应用碳酸酐酶抑制药和 β 肾上腺素受体阻滞药。

3)间隙期：治疗目的是阻止病情进展。采取周边虹膜切除或切开术。

4)慢性期：治疗目的是控制眼压。采取小梁切除或巩膜咬切术。

5)绝对期：治疗目的是解除症状。采取行眼外引流的滤过性手术或减少房水生成的睫状体破坏性手术。

3. 护理评估

(1)健康史：了解患者有无感染、理化因素、免疫损伤、过敏及药物使用，有无遗传倾向的解剖变异(眼轴短、角膜较小、前房浅、房角狭窄)，有无远视眼等与发病相关的危险因素。有无局部或全身应用抗胆碱药物、长期阅读、疲劳和疼痛等与发病相关的诱因，以及老年患者原有的基础疾病情况。

(2)身体状况：患者有无咳嗽、咳痰、气急、发绀、胸痛、呼吸困难等呼吸系统症状；有无心慌，胸闷等心血管系统症状；特别注意有无偏头疼、恶心、呕吐等症状。并根据患者临床表现，评估患者疾病的发病阶段。

(3)辅助检查：检查患者眼压、视力、前房及瞳孔等情况；注意超声生物显微镜、眼前节相干光断层扫描、视盘和视网膜神经纤维层检查、视野检查及前房角镜检查情况；注意角膜内皮细胞计数等。

(4)心理—社会状况：患者有无紧张、焦虑、恐惧等不良心理问题。

4. 主要护理问题

(1)焦虑、恐惧：与患者年龄大、视力差、发病急、疼痛有关。

(2)活动受限：与视力差以及生活自理能力减弱有关。

(3)感知紊乱：与视力下降、头部疼痛有关。

(4)眼部不适：与术后眼压升高及手术缝线有关。

(5)疼痛：与眼压升高、伴随自主症状及手术创伤或缝线有关。

(6)意外伤害的风险：与患者年龄大，视力差和术后眼部包扎，缺乏有效的立体视觉，对事物高低远近等判断不准确，以及对环境不熟悉有关。

(7)感染的风险：与患者身体状况、患者及家属卫生习惯、医护人员对预防感染的重视程度有关。

(8)潜在并发症：脉络膜上腔出血、高眼压、浅前房及眼内炎等。

5. 护理措施

(1)一般护理。

1)环境：病室温湿度适宜，室内空气新鲜，应定时开窗通风，避免患者着凉。加强安全护理，及时应用床栏，防止病人跌倒/坠床。

2)休息与活动：术前多卧床休息，术后当天卧床休息，出现前房积血应采取半卧位。

3)体位：平卧位或高枕卧位；眼压低者，限制活动，避免咳嗽和擤鼻动作，防止增加或引起前房积血的危险。

4)饮食护理：食物宜清淡易消化，戒烟戒酒，不喝浓茶、咖啡，不吃辛辣等刺激性食物。

5)控制饮水量：一次饮水量不宜超过 300 mL，每天日饮水量不超过 2000 mL，防止眼压升高，保持大便通畅，防止便秘。

(2)术前护理。

1)心理护理：做好患者术前宣教，避免老年人情绪波动。

2)生活方面：不宜在过暗处久留，看电视时宜开灯；衣领不宜过紧；避免举重、倒立等增加眼压的运动。

3)眼压观察：观察患者有无高眼压症状，如眼痛、眼胀、恶心、呕吐等，如有及时通知医生处理，防止视神经进一步损害。

4)术中配合指导：指导患者在仰卧、头部不动情况下，眼球上下左右转动以便配合手术操作，教会患者如何防止咳嗽、打喷嚏。

5)观察用药反应：严密观察患者用药后反应，静滴 20%甘露醇应嘱患者卧床休息，并观察尿液的颜色与量；服用醋甲唑胺片后，应观察病人有无手足麻木等反应；使用噻吗心胺类药物时，应注意监测病人心率，如心率<50 次/分，要及时通知医生停药。

6)预防感染：加强眼部护理，指导患者及家属做好手卫生；遵医嘱按时滴抗生素眼药水，术前1日遵医嘱做好抗生素皮试。

7)麻醉宣教：局部麻醉者可正常进食，但不宜过饱。全麻者禁食肉类、油煎制品等含脂肪较高的食物至少8小时，禁食易消化固体食物至少6小时，禁水2小时。

8)术日护理：手术当日遵医嘱执行术前用药。充分冲洗结膜囊，清洁术眼。嘱患者排空大小便，贵重物品交家属或代为保管。

(3)术中护理：同白内障术中护理。

(4)术后护理：术后如患者术眼出现眼胀、眼痛、头痛、恶心、呕吐等高眼压症状时，立即通知医生处理；患者出现视力明显下降，角膜水肿时，立即通知医生并遵医嘱将术眼加压包扎；患者出现剧烈眼痛，视力突然丧失、头痛等症状时，及时通知医生加压包扎，患者取半卧位。

(5)用药护理：①遵医嘱执行静脉、肌注、滴眼药水等治疗，滴眼药水时，动作应轻柔，勿压眼球；②滴眼药时严格执行查对制度，单眼手术者手术眼滴散瞳药，非手术眼滴缩瞳药者，注意核对；③滴药后平卧，避免药物交叉流入对侧眼；④注意非手术眼有无青光眼的发作，如出现视力剧降、眼部剧痛、眼胀、头痛、恶心、呕吐等症状，应及时通知医师处理。

(6)出院指导：见白内障出院指导。

6. 健康教育

(1)心理方面：本病属于身心疾病，异常心理因素可导致青光眼发生、发展，平时注意心理调节，避免思维方式扭曲导致疾病的进展。

微课：老年原发性青光眼患者的心理特征与健康干预

(2)生活方面：养成良好的生活习惯，不在暗室逗留，慎戴墨镜；看东西时两眼不能一睁一闭；不看3D类电影；衣领不宜过紧、过高，睡时枕头垫高等。

(3)饮食方面：饮食宜清淡易消化，多吃含维生素、蛋白质丰富的食物，以增强体质；忌烟酒、咖啡、浓茶等刺激性饮品，勿暴饮暴食；多吃蔬菜，保持大便通畅，防止便秘；控制饮水量，防止眼压升高。

(4)用药方面：按医嘱用降眼压眼药水，不得随意调整。因降眼压眼药水一般是受体类，点药次数增加，作用于眼部的受体不会随之改变，所以降眼压效果不会增加，相反会导致全身吸收药物多，不良反应增加。

(5)重视眼压：避免诱发眼压升高的因素，定期到医院测眼压。在女性闭经期、绝经期、以及痛经时可使眼压升高，应高度重视。经期如出现青光眼症状者，应及时到医院就诊。

(6)重视与其相关的社会因素：使青光眼患者心理压力增大的社会事件，有可能导致其病情进展，患者应学会修身养性，避免不利事件对己造成影响。

(7)及时复查：有青光眼家族史及危险因素者，必须定期复查，至少每半年1次，一旦有发病征象时，必须积极配合治疗，防止视功能突然丧失。如看灯有彩虹圈、眼痛、视物模糊或视力减退时，应即刻就诊。

(二)原发性慢性闭角型青光眼

原发性慢性闭角型青光眼(chronic primary angle-closure glaucoma)是一类病因尚不完全清楚，房角突然或进行性关闭，周边虹膜阻塞小梁网而使房水排出受阻，眼压进行性升高的一类青光眼。这类青光眼的眼压升高是由于周边虹膜与小梁网发生粘连所致。发病年龄较急性闭角型青光眼早。闭角型青光眼的发生和情绪剧烈变化有关，是眼科典型的身心疾病。发病原因与患者的眼部解剖特征特点有关。眼轴较短，前房浅，角膜曲率半径小，晶状体曲率半径小，晶状体厚，晶状体相对位置靠前，所以他们中许多为远视眼。

原发性慢性闭角型青光眼的发病原因

1. 临床表现

渐进式房角粘连和眼压升高，无眼压急剧升高的症状，眼前段组织无明显异常，不易引起患者警觉。所有患者都认为经过睡眠和充分休息可以使眼压恢复正常，自觉症状消失。病程越长，睡眠对治疗的作用越小。极少数患者主诉早晨出现症状。在病程的早期，发作性眼压升高及其伴随症状，间隔数月才发作一次。若疾病继续进行，间隔时间越来越短，发作时间越来越长。

(1)常见症状：早期无症状，进展到一定程度，出现眼压升高、视物模糊、发作性的虹视、雾视、头痛、鼻根部酸胀不适、头昏及眼痛等。

(2)分期：根据病程的慢性特征，通常分为早期、进展期和晚期。在病程早期，眼压、眼底和视野均正常，但房角狭窄，或可见局限性的周边虹膜粘连。随着房角粘连的增大，眼压可升高至 40~50 mmHg。进展期和晚期时眼底有典型的青光眼视盘损害征象，并伴有视野损害，视盘凹陷及视神经萎缩。

(3)外眼情况：通常在高眼压状态下眼球局部并不充血，当眼压升高时，一般角膜是透明的，表现为或多或少的上皮性水肿。高眼压状态下通常瞳孔轻度散大，瞳孔光反射大部分正常，少数病例迟钝。

2. 治疗措施

以控制眼压、预防发作及阻止病情进展为治疗目的。

(1)术前检查和准备：同原发性急性闭角型青光眼。

(2)治疗方法：闭角型青光眼一旦确诊，就应根据不同阶段给予相应治疗。

早期治疗以预防发作为主，采取周边虹膜切除/切开术的同时行激光周边虹膜成形术；进展期和晚期治疗以降眼压为目的。采取小梁切除等滤过性手术。

3. 护理评估

同原发性急性闭角型青光眼。

4. 主要护理问题

同原发性急性闭角型青光眼。

5. 护理措施

同原发性急性闭角型青光眼。

6. 健康教育

同原发性急性闭角型青光眼。

（三）原发性开角型青光眼

原发性开角型青光眼（primary open angle glaucoma），又称慢性开角型青光眼，其病情进展缓慢，且多数无明显症状，不易早期发现，危险性较大。具有以下特征：①病理性高眼压，一般24小时眼压峰值超过21 mmHg；②眼压升高时房角始终开放；③存在获得性青光眼特征性视网膜视神经损害和/或视野损害；④无与眼压升高相关的病理性眼部或全身异常。发病率随年龄增大而增高。发病具有家族倾向性，一级家属发病要比普通人群高10%。眼压升高、高龄、青光眼家族史、眼部低灌注压、中央角膜薄及杯/盘比增大、并发的心血管疾病、视网膜中央静脉阻塞、2型糖尿病、高血压及中高度近视眼等是其发病的危险因素。发生视神经病变的危险与患者的危险因素数目和强度成正比。

1. 临床表现

（1）症状：起病缓慢，早期无症状，进展到一定程度，患者出现视力模糊、眼胀、头痛等感觉。当眼压波动较大或眼压水平高时，也可出现眼胀、鼻根部疼痛，甚至虹视和雾视症状。晚期双眼视野都缩小，但中心视力多不受影响，常因夜盲和行动不便等现象才被发现，最后视力完全丧失。整个病程中外眼无明显体征，仅在晚期瞳孔有轻度扩大，虹膜萎缩。

（2）眼部体征：早期病例眼前部可无任何改变。前房深度正常或较浅，虹膜平坦，前房角开放，房角的形态不会随眼压的升降而改变。眼压较高时有角膜水肿，在患眼视神经损害较重时有瞳孔轻度散大，对光反射迟钝。眼底特征性视网膜视神经损害是诊断开角型青光眼必需的指标。典型表现为视盘凹陷进行性扩大加深。早期眼底可以是正常的，随着病变发展，视盘的杯凹逐步扩展，最终导致杯/盘比的增加。疾病的晚期，视神经乳头呈盂状凹陷，整个乳头色泽淡白，凹陷直达乳头边缘，视网膜中央血管在越过视盘边缘处呈屈膝状或爬坡状，类似“中断”状。

（3）眼压：眼压变化表现在波动幅度增大和眼压水平的升高，眼压有昼夜波动和季节波动。一半以上患者眼压峰值是在非上班段，甚至下半夜。冬天眼压高于夏天。

（4）视功能：青光眼视功能改变主要表现为视野损害和缺损。持续性高眼压，直接压迫视神经纤维及其供血系统，使视神经乳头缺血而形成萎缩变性，出现视野改变，通过视野改变状态可以估计病变的严重程度和治疗效果。

中心视野改变：中心视野通常指固视点30°以内范围。早期改变最常见的是旁中心暗点，随着病情发展，旁中心暗点逐渐扩大，多个暗点相互融合并向中心弯曲而形成弓形暗点，最后直达鼻侧的中央水平线而终止形成鼻侧阶梯形，如果上方和下方弓形暗点相接，则形成环形暗点。

周边视野改变：在中心视野出现暗点的同时或稍后，周边视野（固视点30°以外）可开始出现变化。先是鼻侧周边部视野缩小，然后是鼻上方，接着是鼻下方，最后是颞侧。鼻侧视野进行速度较快，颞侧视野进行速度较慢，有时鼻侧已形成象限性缺损或完全缺损，而颞侧视野尚无明显变化。如果颞侧视野亦成进行性缩小，与鼻侧缺损共同形成向心性缩小，最后仅存中央部5°~10°的一小块视野，则称作管状视野。管状视野可保留较好的中心视力。

2. 治疗措施

包括药物治疗、激光降眼压治疗、手术治疗及视神经保护治疗。

(1) 术前检查和准备。

1) 眼部检查：①检查患者视力、光感及光定位；②裂隙灯、检眼镜检查，记录角膜、虹膜、前房及晶状体混浊情况，查看眼底视乳头、视网膜等；③瞳孔检查。

2) 特殊检查及目的：①眼压；②角膜内皮计数；③眼部A、B超、超声生物显微镜、眼前节相干光断层扫描检查；④视盘和视网膜神经纤维层检查；⑤中央角膜厚度测量、视野检查、前房角镜检查。目的同原发性急性闭角型青光眼。

3) 全身检查：①心、肺、肝、肾等脏器功能检查，确保可耐受手术；②高血压、糖尿病患者血压和血糖检查；③凝血功能检查；④乙肝、丙肝、梅毒、艾滋病输血前四项检查。

4) 术前准备：①术前冲洗结膜囊和泪道；②术前1天开始预防性使用抗生素眼药水，每天至少6次。

(2) 药物治疗。

1) 眼睛局部应用的降眼压药物：目前应用的相关药物作用机制有增加小梁网途径、葡萄膜巩膜途径的房水引流，以及减少睫状体的房水生成三个方面。①拟胆碱药物毛果芸香碱，多为β受体阻滞药不能较好降眼压时的一种联合用药；②β肾上腺素受体阻滞药有噻吗洛尔、倍他洛尔、美替洛尔等滴眼液；③碳酸酐酶抑制药有杜赛酰胺和布林佐胺；④α肾上腺素受体激动剂常用溴莫尼定；⑤前列腺素衍生物常用拉坦前列素、曲伏前列素及贝美前列素等；⑥复方固定制剂，是将两种或以上的降眼压药物混合制成一种滴眼液。

滴眼液的注意事项

2) 全身应用的降眼压药物：①碳酸酐酶抑制药，以乙酰佐胺为代表，每次125~250 mg，每天1~3次口服；②高渗脱水剂有高渗葡萄糖、高渗山梨醇、20%甘露醇溶液等。

(3) 激光降眼压治疗：目前选用较多的是激光小梁成形术，利用激光在房角小梁网上产生的生物效应改善房水流出易度，降低眼压。

(4) 手术降眼压治疗：最常用的手术方式是眼外引流的滤过性手术，包括小梁切除术、巩膜咬切术、非穿透性小梁手术等。

(5) 视神经保护治疗：目前临床上应用的主要是钙离子通道阻滞药如倍他洛尔、尼莫地平、硝苯地平，α肾上腺素受体激动药如溴莫尼定，神经保护药如甲钴胺、胞磷胆碱等。

3. 护理评估

(1) 健康史：了解患者有无感染、理化因素、免疫损伤、过敏及药物，有无青光眼家族史、中高度近视眼、视网膜中央静脉阻塞、并发的心血管疾病、2型糖尿病及高血压等与发病相关的危险因素，以及老年患者原有的基础疾病情况。

(2)身体状况：患者有无咳嗽、咳痰、呼吸困难等呼吸系统症状；有无心慌，胸闷等心血管系统症状；特别注意有无与眼压升高相关的病理性眼部或全身其他异常。并根据患者临床表现，评估患者疾病的发病阶段。

(3)辅助检查：检查患者眼压、视力、前房及瞳孔等情况；注意超声生物显微镜、眼前节相干光断层扫描、视盘和视网膜神经纤维层检查、视野检查、及前房角镜检查情况；注意角膜内皮细胞计数等。

(4)心理—社会状况：评估患者有无紧张、焦虑、恐惧等不良心理问题。

4. 主要护理问题

(1)焦虑：与患者视力差、视野缺损、发病隐匿有关。

(2)活动受限：与患者视力差、生活自理能力减弱有关。

(3)视神经损害的风险：与患者发病隐匿，眼压波动幅度大有关。

(4)眼部不适：与术后眼压升高及手术缝线有关。

(5)疼痛：与眼压升高、伴随自主症状、手术创伤及缝线有关。

(6)意外伤害风险：与患者年龄大、视野缺损、视力差、术后眼部包扎、缺乏有效的立体视觉、对事物高低远近等判断不准确、对环境不熟悉有关。

(7)感染的风险：与患者年龄大并伴有慢性疾病导致抵抗力弱、患者及家属不良卫生习惯、医护人员对预防感染的重视程度不够有关。

(8)潜在并发症：脉络膜上腔出血、高眼压、浅前房及眼内炎等。

5. 护理措施

同原发性急性闭角型青光眼。

四、老年性耳聋患者的护理

预习案例

患者，女，68岁，2年前无明显诱因出现双耳渐进性听力下降，未予以重视，1周前因情绪激动出现右耳持续性耳鸣，继而出现右耳听力下降。老年人喜欢看电视，听力下降后不爱与人交流，和老伴沟通也较少。查体：T 36.5℃，P 64次/分，R 18次/分，BP 132/92 mmHg，无头痛头晕，无恶心呕吐，无肢体运动障碍。

思考

1. 该患者目前主要存在的护理问题是什么？应如何护理？

老年性耳聋为伴随年龄老化而发生的听觉系统退行性变化导致的耳聋，多因螺旋神经节细胞萎缩或耳蜗基底膜特性改变所致。

（一）临床表现

1. 听力下降

呈不明原因的同时或先后出现双侧性听力下降，听力减退多逐渐发生，两侧耳聋程度可相似，亦可能轻重不一。早期常以高频听力损失为主，缓慢累及中频与低频听力，语言辨识能力明显降低。

2. 耳鸣

多数人表现为高音调持续耳鸣，也可为搏动性耳鸣，呈间歇性或持续性。

（二）治疗措施

1. 药物治疗

（1）血管扩张药：用以消除耳蜗微循环障碍的药物，如菸草酸衍生的血管扩张剂、低分子右旋糖酐、山莨菪碱。培他啶为组织胺衍化物，有良好的改善耳蜗微循环作用。三磷酸腺苷（ATP）20 mg 肌内注射，每日一次。辅酶 A 50～100 单位肌内注射，每日一次。均可改善内耳营养，提高内耳功能。

（2）维生素疗法：可服用维生素 A、维生素 B_1、维生素 E、复合维生素 B、维生素 C，用药时间宜长。

（3）内分泌制剂：可用性激素、甲状腺素、脑垂体激素等治疗。

（4）中药制剂：可用复方丹参注射液、天麻注射液、葛根片等。使大脑血管扩张，同时改善内耳循环。

2. 助听器的使用

（1）如何使用和佩戴助听器是解决老年性耳聋的一个重要问题。耳聋患者在佩戴助听器之前，应先做电测听检查。根据世界卫生组织（WHO）1997 年的标准，将耳聋分为 5 级。

轻度聋：听力损失 26～40 分贝，即听低声谈话有困难。

中度聋：听力损失 41～55 分贝，即听一般谈话有困难。

中重度聋：听力损失 56～70 分贝，即需大声讲话才能听清楚。

重度聋：听力损失 71～91 分贝，即耳旁大声讲话才能听见。

极度聋：听力损失>91 分贝，即耳旁大声呼唤都听不清。

轻度聋患者可以不佩戴助听器；中度、中重度及重度聋患者需佩戴助听器；极度聋患者虽用助听器也无明显改善。

（2）使用助听器注意事项：老年人若双耳耳聋都为中度聋，则助听器宜戴在听力较差一侧，使另一耳继续听取环境中自然语音，以达到双耳听觉平衡的作用；若双耳耳聋其中一耳已超过中度耳聋，则宜佩戴听力较好一侧。使用助听器的效果超过中度耳聋的一侧为满意；若双耳耳聋程度相等，则可双侧交替使用，以减少听觉疲劳或损伤；新近耳聋者，不应急于佩戴助听器。因为早期病变尚未稳定，应充分治疗，过早佩戴助听器可因强声刺激而加重病变，故应先积极治疗。如果治疗无效，经试用助听器后，认为效果良好，再行佩戴。近年来人工耳蜗植入技术为治疗各种感音性耳聋带来福音，安上人工耳蜗能有效改善老年性耳聋患者听力。

(三)护理评估

1. 健康史评估

了解患者的性别、年龄、职业、婚姻状况、营养状况、疾病史、用药史。有无耳聋家族史，询问既往有无频繁接触放射线、电磁波或药物损害、病毒感染等理化因素史，生活、职业环境中有无长时间接触噪音刺激等与疾病相关的因素。

2. 身体状况

身体状况主要表现为高音调的耳鸣和听力减退或耳聋。评估耳聋程度和耳鸣持续时间。

3. 辅助检查

(1)听功能检查：包括音叉试验、纯音测听，多表现为高频听力损失为主的感音神经性耳聋。

(2)影像学检查：根据听功能情况完善 CT、MRI 检查，协助判断病变部位、范围和程度。

4. 心理—社会状况

评估疾病对患者生活、工作的影响程度，患者对疾病的认知及家庭社会支持状况。

(四)主要护理问题

(1)听力减退：与听觉系统病变有关。

(2)语言沟通障碍：与衰老致听力下降不能理解他人有关。

(3)自理能力缺陷：与听力障碍所致理解困难有关。

(4)有受伤的危险：与听力障碍所致察觉环境危害能力降低有关。

(5)焦虑：与担心疾病的治疗和预后，影响社交活动、自理能力，担心治疗和康复增加经济负担等因素有关。

(6)有社会隔离的危险：与听力障碍造成语言交流能力受损，佩戴助听器及人工耳蜗等外部装置产生的自卑心理等因素有关。

(7)舒适受损：与佩戴听能辅具后舒适度降低有关。

(8)知识缺乏：缺乏耳聋的治疗和预防、用药、听能辅具及听能管理的相关知识和技能。

(五)护理措施

1. 正确判断老年人听力障碍的程度

观察老年人有无以下与听力改变有关的情况：①说话习惯改变，倾向于大声说话或希望别人大声说话；②经常要求别人重复讲过的话；③置身人群中说话减少或不参与谈话，显得忽视周围发生的一切；④对人们告诉的事常常表示怀疑。

2. 仔细检查老年人有无耳垢堆积

如有耳垢堆积则滴入油剂，软化耳垢，再予以清除。

3. 指导老年人及其家属正确使用助听器

4. 用药护理

滴耳液操作(视频)

遵医嘱按时应用抗生素、激素或抗组胺等药物，观察用药后效果，注意用药后反应。告诉老年人积极治疗高血压、糖尿病等慢性疾病，应尽量避免使用可引起听力障碍的药物，如链霉素、庆大霉素等。

5. 注意与老年人的交谈说话方式

速度宜慢，吐字要清晰，避免用高声呐喊的方式讲话。必要时在沟通中采用书面交谈、手势或肢体语言等非语言交流技巧辅助交谈。

6. 选择安静的地方探视患者，避免噪声干扰

7. 教会老年人按摩耳朵

用手掌按压耳朵和用手指按压、环揉耳屏，每日 3~4 次，以增加耳膜活动，促进局部血液循环，防止听力下降。

8. 心理护理

帮助老年人认识衰老是正常生理现象，帮助其解除精神心理障碍，增强治疗信心。护士也应经常与患者进行沟通交流，耐心倾听，尊重和重视患者，对家属做好健康教育，给予耳聋老年人更多的关心和帮助，使老年人树立生活的勇气。

9. 耳聋老年人使用的警报装置应具备声音和光线同时刺激的功能

10. 积极治疗各种耳部疾病

如各种原因发生鼓膜穿孔或已发生急性中耳炎，应及时就医，防止形成慢性中耳炎，损害听力。

11. 健康教育指导

(1)健康教育的方法因人而异，根据个体情况选择不同的教育方法，如语言随机性教育、文字教育和专题教育。

(2)健康教育的内容。

1)向患者讲解疾病相关知识，避免引发耳病的各种因素，如不用火柴棍、发夹等挖耳，学会正确的擤鼻方法。噪声环境下注意护耳、鼓膜穿孔未愈不能游泳。不滥用耳毒性药物。

2)重视老年人听力保健，预防或延缓老年性耳聋的发生与发展。老年性耳聋的严重程度与动脉硬化程度呈正相关。指导患者合理饮食，养成良好的饮食习惯，加强营养，注意饮食卫生，少食脂类，戒除烟酒，降血脂，积极治疗心血管疾病。

3)进行高压氧治疗指导。高压氧治疗使耳内螺旋器获得足够的氧供，促进其功能的恢复，促进微血栓溶解，恢复血液循环，改善组织代谢，促进听觉功能的恢复。突发性耳聋患者行高压氧治疗越早，效果越好，自发病后 2 周内行高压氧治疗均有效，7 天内治疗效果最好，超过 3 个月无效，通常 1 个疗程后，病情可有好转。此时患者进行听力检查，发现听力有所提高，可增强治疗信心，使其积极配合治疗，避免盲目乱求医，延误病情。

4)应用听力康复技术，包括助听器验配技术、人工耳蜗植入技术和听力言语训练技

术。临床上多主张佩戴助听器，并告知患者家属，与患者交谈时，避免向患者喊叫，言语尽量缓慢、清晰，必要时借助手势、面部表情等让患者了解语义，重新建立听觉系统的敏感性。

5）指导康复训练，包括良好的听能补偿和充分使用其他感觉系统来帮助交流。要让听力障碍患者了解自己的听力状况，了解听能辅具使用和保养、故障处理、附件的使用方法等。对言语康复有合理的期望，建立个性化康复训练方案，并根据在康复过程中遇到的问题，及时地进行听觉言语康复方面的指导。

五、老年性鼻出血的护理

预习案例

患者，男，79岁，5天前在无明显诱因下出现右侧鼻腔出血，在当地医院予以鼻腔填塞，止血、抗炎等对症处理后症状缓解，3小时前无明显诱因右鼻腔再次出血，当地医院继续予以填塞、止血后仍有渗血。既往患有高血压30余年，否认有家族遗传病史，患者吸烟约55年，平均10支/日，无饮酒史。查体：T 36.5℃，P 90次/分，R 20次/分，BP 168/92 mmHg。神清合作，自诉有轻度头晕、头痛，无恶心、呕吐不适症状。

思考

1. 该疾病常见的治疗措施有哪些？

2. 该患者目前主要存在的护理问题是什么？如何进行护理？

老年性鼻出血与老年人鼻黏膜萎缩、血管壁变薄以及肌层纤维变性有关，表现为血管弹性差、质脆、易破裂且缺乏收缩力，一旦出血较难自止。

（一）临床表现

（1）由于病因不同，鼻出血的部位、出血量及出血次数也不同，症状及体征变化也较大，一般局部疾患引起的鼻出血，多限于一侧鼻腔；而全身疾病引起者，两侧鼻腔可同时或交替出血。老年人的鼻出血多见于鼻腔后部的鼻—鼻咽静脉丛。

（2）少量出血时可不出现任何症状，失血量达到500 mL时，可出现口渴、头昏、乏力、面色苍白等症状。失血量为500~1000 mL时，可出现出汗、血压下降、脉速无力症状。若收缩压低于80 mmHg，则提示血容量已损失约1/4，患者出现了休克。

（二）治疗措施

首先采取止血措施，失血过多出现休克者，应先行抗休克治疗。待病情稳定后，再针对病因处理原发疾病。

1. 止血方法

一般先给予头部、颈部冷敷，让患者吐出口中血液，再依据出血情况，选用止血方法。

(1)指压止血法：对出血部位，予以有效压迫。患者用拇、食指紧捏两侧鼻翼10～15分钟，可压迫鼻中隔前下易出血区，使该处出血停止。

(2)缩血管药湿敷法：可用浸有1%麻黄碱的棉片，放入出血侧鼻腔(高血压患者忌用肾上腺素)，5～10分钟后，可使出血停止。

(3)烧灼止血法：先用1%麻黄碱和1%的丁卡因棉片收缩和麻醉鼻腔后，看清出血点，用探针蘸以30%～50%硝酸银，或50%三氯醋酸，烧灼出血点，待烧灼处黏膜发白时，立即用生理盐水或碳酸氢钠中和多余药液，以免腐蚀过深。此法仅适用于小血管点状出血。如黏膜弥漫性出血，或出血点不明确者，不宜采用。此外，亦可用电灼或电凝止血法。

(4)填塞止血法：使用上述方法不能止住的严重出血可选择填塞法。

前鼻孔填塞法：常用填塞物有明胶海绵、淀粉海绵、凡士林纱条及碘仿纱条等。凡士林纱条宜于24～48小时内取出，碘仿纱条具有防腐作用，可适当延长填塞时间。亦可采用气囊填塞法，将气囊置于出血侧鼻腔，然后充气8～10 mL，可达到止血目的。24小时后取出气囊。

后鼻孔填塞法：用凡士林纱条做成略大于后鼻孔大小的锥形纱球，纱球两端各系粗丝线两根，消毒备用。填塞时用一根导尿管，由出血侧鼻腔经下鼻道放至咽部，患者张口，用血管钳将尿管从咽峡拉出口外，再将锥形纱球尖端的双线缚于导尿管之外端，由鼻腔回拉导尿管，借食指将纱球经口腔送至鼻咽部，取下导尿管，拉紧线端，使纱球嵌于后鼻孔处，再行前鼻孔填塞。最后将前鼻孔之丝线打结固定于一小段橡皮管或纱布卷上。口咽部的丝线于软腭平面的稍下方剪断(备取出纱球牵引用)。24～48小时后取出填塞物。老年人鼻腔后部的大出血常用上法。

(5)血管结扎止血法：对严重出血用填塞止血法仍无效者，应根据出血部位及其血管分布，结扎相应的血管，如结扎颈外动脉或筛前、筛后动脉等。

2. 一般治疗

对精神紧张者可适当给予镇静药，如安定、利眠宁口服，或苯巴比妥钠0.1 g肌内注射；维生素缺乏者可补充维生素C、维生素K、维生素P等；凝血机能有障碍者可选用助凝血药，如止血敏、安络血、抗血纤溶酸等；注意应用抗生素预防感染。

(三)护理评估

1. 健康史

患者既往有无鼻病史、外伤史，有无出血的全身或局部诱因，如高血压、动脉硬化、肝功能异常、血液病等，有无家族史及风沙或干燥环境接触史，了解诊治经过。

2. 身体状况

少量出血仅表现为涕中带血，或单侧鼻孔流血，出血量多时，血可经后鼻孔流至对侧鼻孔喷出或经口腔大量吐出，失血严重者面色苍白、贫血，甚至休克。评估患者出血量及失血程度。

3. 辅助检查

(1)鼻部检查：鼻腔检查、鼻镜、间接鼻咽镜、鼻内镜检查可了解出血部位及初步判断有无鼻咽部新生物，怀疑新生物者可行鼻窦CT检查。

(2)实验室检查：包括全血细胞计数、出凝血时间、凝血酶原时间、凝血因子等检测，评估患者全身情况。

4. 心理—社会状况评估

了解患者及家属的情绪和心理状态，对疾病的认知、期望及家庭社会支持状况。

课程思政

《黄帝内经灵枢·百病始生》对于鼻出血是这样描述的："阳络伤则血外溢，血外溢则衄血。"古人根据病因及症状不同对鼻出血有不同命名。如热病鼻出血、温病鼻出血、时气鼻出血、伤寒鼻出血、虚劳鼻出血等出自于《诸病源候论》。酒食衄、五脏衄、折伤衄等出自于《三因极一病证方论》。还有妇科病的"经行衄血"(或称"倒经")、伤寒太阳病的"红汗"也都属于鼻出血的范畴。鼻出血严重者，也称"鼻洪"或"鼻大衄"。《灵枢·百病始生》中提到衄血的病因病机"阳络伤则血外溢，血外溢则衄血"，且《内经》从肺经热邪、肝火上扰、脾胃积热、节气致病等方面论述鼻出血的病因病机。《灵枢·杂病》指出："衄而不止，衄血流，取足太阳。衄血取手太阳，不已，刺宛骨下，不已刺腘中出血。"《灵枢·寒热病》指出："暴瘅内逆，肝肺相搏，血溢鼻口，取天府。"鼻出血属阳明腑实之证，应运用寒下法，下实、下热、下瘀诸法取效。阳明衄血的治疗先以调胃承气汤清阳明胃热，再服用凉血止血汤药取效。以上在现代医学中均有报道。《内经》对鼻衄的病因病机、治则的阐述，充分体现了经络辨证、脏腑辨证及天人相应理论的丰富内涵。古代医学家们从实践中总结了大量的临床经验，现代医学通过传承古代医学，取长补短，去粗存精，挖掘传统特色，为进一步发展现代医学奠定坚实的基础。

(四)主要护理问题

(1)体液不足：与鼻腔大量出血有关。

(2)恐惧：与害怕出血和担心疾病预后有关。

(3)急性疼痛：与患者鼻腔填塞纱条有关。

(4)有感染的危险：与机体抵抗力下降、局部鼻腔填塞有关。

(5)潜在并发症：失血性休克、低氧血症、贫血、鼻腔感染及中耳炎等，因鼻出血量较多和鼻腔填塞引致。

(6)知识缺乏：缺乏有关疾病预防、保健、治疗等方面的知识。

（五）护理措施

1. 鼻出血的护理

滴鼻液操作（视频）

（1）对于少量出血者，嘱患者头稍前倾，用手指捏紧两侧鼻翼10~15分钟，同时冷敷前额部，用口深呼吸。若无效，可用1%麻黄碱或0.1%肾上腺素棉片塞入鼻腔，既可止血又便于寻找出血点；如反复少量出血且出血部位明确者，可协助医生用化学药物烧灼法、电烧灼法及YAG激光止血。

（2）对于出血较剧、渗出面较广，出血部位不明确者，准备好填塞物及止血器械，协助医生做好各种填塞止血术。

（3）对失血量较多或怀疑有休克者需住院治疗，并先行抗休克治疗，迅速建立静脉通道，遵医嘱给予补液、输血、止血药治疗，并食用富含营养易消化的食物。

（4）鼻腔填塞后的护理：

1）进食温凉的流质或半流质，少食多餐，增加液体摄入量，多食蔬菜、水果及粗纤维食物，鼓励贫血患者多食蛋白类以及含铁食物。保持大便通畅，观察大便及黑便情况。保持口腔清洁，做好口腔护理，及时清除口中分泌物，消除口腔异味，避免口腔炎症发生，让患者多次少量饮水，每日用3%复方硼酸溶液漱口3~4次，口唇部涂石蜡油，防止口唇干燥。

2）保持半卧位休息，减轻鼻部胀痛，利于分泌物引流。保持床旁吸引器通畅有效，以备出血较剧时配合吸出血液，以防窒息。创造清洁、安静、舒适的环境，避免噪声刺激，病室避光通风，温度适宜。

3）如果因疼痛或鼻腔填塞物影响休息，可按医嘱使用镇痛药物。

4）按医嘱使用抗生素，防止感染。

5）有高血压病史的患者做好血压的监测，并且遵医嘱应用降压药。

6）观察咽后壁有无血液流下：如填塞后鼻腔有少量渗血，量逐渐减少，颜色变淡，表示无继续出血。如鼻腔流出的鲜血增多，或口中吐出较多鲜血，表示鼻腔仍有出血，或出血部位位于后鼻孔，应行后鼻孔填塞。后鼻孔填塞的患者，要特别注意观察纱球丝线的牢度，检查有无松动、折断，不要擅自松动固定的丝线。嘱患者尽量避免打喷嚏，用力咳嗽、大便，活动时应小心，动作宜缓慢，以防填塞物脱落引起再出血。观察患者的面色、精神状态，贫血的患者要卧床休息，防止跌伤。

7）鼻腔纱条一般在24~48小时抽出，不超过72小时，出血严重者可用碘仿纱条填塞5~7天。

2. 解除恐惧感，配合治疗护理

（1）心理护理：热情接待患者，安慰患者及家属，消除患者恐惧感及紧张情绪，使其沉着镇静地配合医生进行检查及止血，防止因情绪波动加重出血；同时做好家属的解释工作；及时更换污染的衣服、被褥，避免对患者产生不良刺激。

（2）一般护理：患者取坐位或半卧位，头稍前倾，嘱患者将血液吐出，勿咽下；过度紧张者，遵医嘱给予镇静治疗；怀疑有休克者，应取中凹卧位，并配合医生进行抗休克治疗。

3. 预防失血性休克、贫血、鼻腔感染及中耳炎的护理

(1)鼻腔填塞后遵医嘱给予抗生素。

(2)严密观察患者的肤色、血压和脉搏的改变，有无失血性休克及贫血的表现，有无体温升高、头痛等症状，鼻腔有无异味，有无耳闷、耳鸣、耳内阻塞感及听力的改变。如有以上变化，应立即报告医生，并积极配合治疗。长期慢性鼻出血者，应注意检查是否贫血。

(3)预防鼻腔感染。

4. 鼻腔大出血的急救护理

(1)保持气道通畅：①尽快为患者解开领口或脱去高领衫，取掉皮带；②清醒患者取坐位或半卧位，休克患者采取中凹卧位，头偏向一侧或取侧卧位；③及时清除口中分泌物，保持呼吸道通畅，尽快吸出口鼻内分泌物，预防窒息。

(2)及时止血和抗休克：①配合医生快速行鼻腔、后鼻孔填塞，填塞效果不佳者可急诊行鼻内镜下止血术、血管栓塞或结扎术；②全身使用止血剂、抗生素、维生素药物，必要时输血；③建立静脉双通道，快速静脉补液，及时改善血容量不足；④正确及时使用止血药物、凝血因子，静脉输入红细胞悬液、血小板以补充循环血容量；⑤注意保暖，尽量避免搬动患者。

(3)病情观察及护理。

1)严密观察病情变化：持续心电监护，监测血压、心率、血氧饱和度、心电图波形变化情况，出现异常，及时报告医生；出现低氧血症者，给予高流量或面罩吸氧，行血气分析。

2)做好抢救准备：备齐各种抢救物品及药品，急查血常规、出凝血时间、肝肾功能、电解质，血型，并做好交叉配血准备。

3)促进患者舒适：大出血的患者多出冷汗，体质虚弱，止血后应及时温水擦浴，更换清洁病服，注意保暖，进食冷流质食物。

4)长期慢性鼻出血者，应注意检查是否贫血。

5. 健康指导

(1)查找病因积极防治，如纠正挖鼻的不良习惯，预防鼻腔异物，矫正鼻中隔偏曲。

(2)补充足量维生素，多吃蔬菜水果。

(3)加强环境保护，减轻空气污染。

(4)向患者介绍鼻出血的有关知识，教会患者简便止血方法，对老年人涕中带血，应高度警惕，预防鼻咽癌的误诊。

六、老年睡眠呼吸暂停综合征患者的护理

预习案例

患者，男，66 岁，6 个月前无明显诱因反复出现胸闷、气喘症状，时有心悸、心前区不适感，有轻度憋闷感，无胸痛，无肩背部反射痛，深快呼吸后症状可迅速缓解，白天多嗜睡，疲倦乏力，注意力不集中，脾气变得暴躁。家属诉夜间打鼾，鼾声响亮不规律，时有间歇性呼吸停顿，最长可达 10 秒，夜间睡眠多动不宁，频繁翻身，夜尿增多，尿频，无尿痛，多梦、磨牙。近 1 月，上述症状加重，活动耐力明显降低，休息及深快呼吸后缓解不明显。既往患有高血压 30 余年。查体：T 36.5℃，P 62 次/分，R 21 次/分，BP 140/92 mmHg。发育正常，肥胖体态，行走缓慢，查体合作，言语清晰。

思考

1. 该患者最有可能患有哪种疾病？
2. 如何对该患者进行健康指导？

老年人熟睡时发出轻微鼾声属正常现象，但因某些原因，鼾声过响，干扰别人睡眠则称为鼾症。夜间睡眠时如果呼吸停止持续的时间超过 10 秒即被认为是呼吸暂停。多数鼾症患者兼有睡眠时不同程度的憋气或呼吸暂停，称为睡眠呼吸暂停综合征。睡眠呼吸暂停综合征即在 7 小时夜间睡眠中，至少有 30 次呼吸暂停（每次停止 10 秒以上，少数长达 2 分钟）或者每小时出现 5 次以上的呼吸暂停。

（一）临床表现

鼾声是睡眠呼吸暂停综合征患者最常见的症状，可能是睡眠时气流通过上呼吸道使咽黏膜边缘和黏膜表面的分泌物振动引起的。老年人打鼾是常见的临床现象，打鼾严重时可进展为阻塞性睡眠呼吸暂停低通气综合征，其临床表现隐匿，鼾声小，憋气轻，多被高血压、糖尿病、脑梗死、老年痴呆等各种并发症所掩盖，但其危害较年轻患者更为严重。由于老年人反应迟钝，对生活质量要求下降等原因往往忽视该病及其对身体的危害。老年人鼾症常发生在肥胖体质的老年人群中，酒后或服安眠药后熟睡时，高枕仰卧时更容易发生。几乎所有鼾声大的患者，常表现有情绪和行为紊乱，如躁动、性格改变、多梦、清晨头痛、白日瞌睡等。病症严重、持久的患者可出现高血压、心律失常、心肺功能衰竭。

检查口、鼻、咽喉和颈部，可以发现鼻中隔偏曲、肥厚性鼻炎、鼻息肉等，口咽部组织过剩，表现为软腭松弛下垂，扁桃体大、悬雍垂大，舌底大，从而使口咽入口变小。偶尔可发现鼻咽、舌底，会厌谷和下咽部的囊肿或肿瘤。极少数睡眠呼吸暂停综合征患者

没有明显畸形异常，口咽入口宽敞。

（二）治疗措施

1. 控制体重

约70%的睡眠呼吸暂停综合征患者超重15%以上，控制体重可以减少呼吸道过多的组织堆积，从而增加静止时肺容量，改善气体交换。控制体重的方法包括饥饿和运动、回肠旁路手术、胃分隔术和胃成形术。多数患者用这些方法控制体重后白日瞌睡、呼吸暂停的次数及氧饱和度等方面有明显改善，但并非所有睡眠呼吸暂停综合征肥胖患者减肥后症状都缓解，且减肥的作用是部分的和暂时性的。

2. 药物治疗

（1）避免使用降低中枢神经系统兴奋性的药物，如安眠药和酒精。酒精能增加患者呼吸紊乱的频率和缺氧的严重程度。避免使用睾酮，临床研究证明睾酮与睡眠呼吸暂停综合征有直接关系。

（2）三环类抗抑郁药物普罗替林对轻度睡眠呼吸暂停综合征患者有效，睡前服用5～30 mg，此药通过减少快速动眼睡眠的次数而减少呼吸暂停频率，不良反应是由于抗胆碱能作用而产生心律失常。黄体酮制剂甲基乙酰氧孕酮对肥胖—换气不足综合征（pick-wickian综合征）患者的白日瞌睡、安静换气和心肺衰竭有效，每日用量60～120 mg，但停药后又出现睡眠呼吸暂停综合征症状，且有脱发和性欲减退的不良反应。醋唑磺胺可减少周期性呼吸暂停、低通气性碱中毒而对睡眠呼吸暂停综合征起作用。

3. 使用医用装置

正确的睡眠姿势有助于缓解症状，仰卧睡眠易打鼾，用缝于睡衣背侧上方的网球可控制睡眠姿势，应用于早期患者；另一简单装置是舌保持器，睡眠时置于口腔，作用于舌，使舌保持轻度前置位，增加舌根与咽后壁之间的空间，但因有不适感，故有些患者不愿使用这种装置放入口腔；鼻内持续正压通气（nasal-continuous positive airway pressure，CPAP）是另一种简单有效的治疗方法，入睡前戴上鼻罩，分别用4.5～10 cmH_2O和5～12 cmH_2O正压通气，氧气流速100 L/min，多数患者治疗前后经多导睡眠记录仪监测对比，呼吸暂停发作次数、缺氧程度、呼吸障碍指数等指标，均有显著改善。

4. 外科手术治疗

下鼻甲切除术、鼻中隔矫正术、鼻息肉摘除术等在考虑治疗时不可忽视。腺样体、扁桃体肥大者考虑腺样体、扁桃体切除术；舌肥大患者可行舌缩小术；下颌骨后移、后气道狭小者可行下颌骨前徙术；悬雍垂腭咽成形术是近年来采用的一种操作简便、治愈率高的手术方法，目的是增加软腭、扁桃体窝和咽后壁间的间隙，减少上呼吸道的阻力；气管切开术是治疗睡眠呼吸暂停综合征最有效的方法。气管切开术适用于多导睡眠描记图显示血氧饱和度低于80%，心率在40～50次/分，且伴有心律不齐的患者。

（三）护理评估

1. 健康史

评估患者有无睡眠多梦、打鼾、呼吸暂停甚至憋醒症状，有无晨起头疼、倦怠，白天注意力不集中，反应迟钝，心情烦躁、易怒、或抑郁性格改变等现象；有无家族打鼾、肥胖史；有无上呼吸道相关疾病及全身性疾病等相关因素。

2. 辅助检查

（1）多导睡眠图监测：可明确疾病分型、严重程度，为疾病的诊断、治疗及疗效评估提供重要的依据，是目前诊断睡眠呼吸暂停综合征的“金标准”。

Epworth嗜睡量表

（2）嗜睡程度评价：包括主观评价和客观评价，多采用Epworth嗜睡量表（epworth sleeping scale，ESS）和多次睡眠潜伏期实验。

（3）影像学检查：用螺旋CT对患者上气道狭窄平面进行精确测量，是比较可靠的定位诊断方法。

（4）上气道及食管压力测定：除了多导睡眠图监测作为金标准外，上气道—食管测压是唯一能反映整夜睡眠时气道各处狭窄压力变化的诊断方法。

3. 心理—社会状况

评估疾病对患者生活、工作的影响程度，评估患者对疾病的认知及家庭社会支持状况。

（四）主要护理问题

（1）睡眠型态紊乱：与上呼吸道阻塞性病变有关。主要表现为打鼾、憋气。

（2）社交孤立：与鼾声干扰他人休息及性格改变有关。

（3）潜在并发症：咽喉炎、缺血性脑中风、猝死、心肌梗死、呼吸衰竭；与长期张口呼吸可引起口、咽干燥有关；与睡眠呼吸暂停频繁发作引起血氧饱和度下降等一系列病理、生理的改变有关。

（4）缺乏知识：缺乏睡眠呼吸暂停综合征防治方法的相关知识。

（五）护理措施

1. 一般护理

（1）病房安排：最好安排单人病房，以免影响其他患者的睡眠及休息。

（2）减重：建议患者减重，制订减重计划。适当增加体力活动和减少食物摄入量。

（3）忌饮酒：酒精可使肌肉松弛和肌张力降低，因而可使睡眠呼吸暂停加重。

（4）调整睡眠姿势：建议患者采用侧卧位和半坐卧位，以减轻呼吸暂停和鼾声。

2. 术前护理

（1）安放舌保护器：患者于睡眠前可将舌保护器放入口中，使舌保持轻度前置位，以增加咽腔前后径距离，减轻上呼吸道阻塞症状。

(2)鼻内持续正压通气：睡眠时通过密闭的面罩将正压空气送入气道。氧气流速调至100L/min，压力维持在5~12 cmH_2O之间。

(3)加强监测：定期测量血压，密切观察呼吸暂停情况，尤其凌晨要加强巡视，若患者憋气时间过长，应及时唤醒患者。

(4)对患者进行有关睡眠呼吸暂停综合征的医疗常识教育，使其消除对手术治疗的紧张和恐惧心理。

3. 术后护理

由鼻息肉、鼻中隔偏曲、扁桃体肥大、鼻咽部肿瘤等疾病引起的睡眠呼吸暂停综合征所施行的手术，其术后护理方法同上述疾病的一般护理。但对于无上述疾病，软腭和腭垂过长、增厚、咽部软组织增多、咽腔明显狭窄而行腭垂腭咽成形术的患者要注意以下几点。

(1)饮食：术后三天内给予流质或半流质饮食，咽痛及吞咽困难明显者，适当给予镇痛药。

(2)床边备吸引器：嘱患者将咽部分泌物或血液吐至口边后吸除。

(3)密切观察出血情况，对高血压患者应及时按医嘱给予降压药服用，以控制血压，并酌情给予止血剂。吐血较多者，应考虑伤口出血，及时告诉医生。

(4)保持口腔卫生：手术次日可用生理盐水或朵贝尔氏液漱口。

(5)术后因软腭暂时性功能障碍，个别患者进食时可发生食物自鼻腔呛出，此时应嘱患者取坐位或半坐位进食，并消除进食时的紧张心理。

(6)术后咳嗽较剧者，按医嘱给予镇咳剂，以利伤口愈合和减少出血。

(7)个别严重患者，手术同时行气管切开术，术后应按气管切开术后护理流程操作；对未行气管切开术的患者，术后密切观察患者呼吸状况，因手术可引起局部反应性水肿，导致咽腔狭窄而发生呼吸困难，甚至窒息。一旦发现呼吸困难，应及时向医生汇报并配合医生处理。

(8)术后及时按医嘱给予抗生素和类固醇激素的药物治疗。

4. 出院宣教

加强科普教育，提高人们对睡眠呼吸暂停综合征疾病的认识，及早治疗，预防并发症。

微课：老年睡眠呼吸暂停综合征的康复

七、老年人感觉器官的康复护理

老年人感觉器官的疾病对老年人的营养摄入、生活自理能力、与他人沟通及社会联系等方面有重大的影响，同时容易加重原有疾病。老年人感觉器官康复护理有助于老年人尽可能地减少疾病的影响，维持良好生理、心理、社会状态，提高生活质量。老年人感觉器官康复护理的主要措施如下。

1. 坚持康复训练

老年人可以做闭目、搓头、击鼓、转眼、远眺等动作来增强眼部的抵抗力。坚持按摩耳郭，每日搓耳郭80~100次至发红发热为止，以增强耳郭供血保养。适当做一些家务劳动、园艺劳动，可训练感觉器官的功能。积极参加体育活动以增强体质，例如：散步、慢跑、羽毛球、气功、太极拳等运动。

2. 合理膳食营养

老年人进餐应定时、定量，避免暴饮暴食，高龄老年人应少吃多餐。多吃新鲜蔬菜水果，补充维生素和矿物质，少吃肥甘厚味食品。有些老年人牙齿松动或脱落，消化功能减退，应以易咀嚼易消化食物为主，如牛奶、豆浆、稠稀饭、馄饨等，少吃油炸食品和干硬食品。老年人胃口多喜暖怕凉，故应食温热食品，不可过多食用冷凉食物，适量饮茶，切勿吸烟。老年人所需的蛋白、热量要少，但对一些微量元素如钙、铁以及维生素的需求却在增加。因而老年人需要增加水果、蔬菜以及高含氟食物的摄入，如绿叶菜、胡萝卜、橙子、猕猴桃、茶叶等，并且严格控制糖类的摄入。

3. 建立并维持良好的健康行为

不吸烟、不偏食、慎用有毒药物。尽量保证室内空气不过于干燥，否则容易出现干眼症。室内光线不宜过暗，否则会继发青光眼发作。戒除挖耳习惯，自行挖耳轻者损伤外耳道，重者损伤鼓膜，导致急性感染。因为外耳道皮肤老化引起耳痒者，可向外耳道滴入4%硼酸酒精几滴止痒。应戒除用指甲挖鼻孔的不良习惯，以防鼻腔黏膜损伤出血和感染。平时多饮水，自觉咽部干燥时，可含服草珊瑚含片等清凉利咽药片，能促使腺体分泌，缓解症状。避免在粉尘，烟雾过多的环境中生活或长时间逗留，以免诱发咽炎。避免不正确或过度用嗓，以免损伤声带。注意牙齿卫生，保持早晚刷牙习惯，及时治疗牙病，以避免口腔牙齿疾患直接影响咽喉部，或诱发咽喉疾病。

4. 合理使用辅助工具

因眼调节机能下降，使得老年人近距离阅读必然出现视疲劳，阅读、看电视等近距离活动要适当加以控制，如果老年人此类活动较多，可以使用近视眼镜，如有集合能力问题可以借助基底朝外的棱镜来帮助老年人近距离阅读，减轻视疲劳。若耳聋发展到一定程度，即言语频率损失达41~55分贝时，可佩戴适当的助听器，以补偿听力损失。

5. 防治全身性疾病

一些全身性疾病，比如脑血管疾病，可以影响感觉器官的健康，早期发现并进行适当的治疗可以减缓疾病的发展速度，降低感觉器官受累的风险。

（谢常宁　戴旻晖　周晓熙）

第三节 老年人心血管系统

一、心血管系统老化的改变

预习案例

患者，男，81岁，反复胸闷气促10年，病情加重20天入院。现夜间不能平卧，端坐呼吸，既往有高血压、慢性阻塞性肺疾病、慢性肾功能不全病史。体格检查：T 36.5℃，P132次/分，R 28次/分，BP 133/89 mmHg。辅助检查：听诊心律不齐，心音弱，心电图显示快速房颤，ST-T段改变，心脏彩超显示左室肥厚，左室舒张功能减退，主动脉老年性钙化伴主动脉狭窄。

思考

1. 该患者可能患有什么疾病？
2. 心血管系统老化有哪些改变？

在过去的一个世纪里，世界人口增加了近3倍，其中60岁以上的人群增长最快。随着人口迅速老龄化和国民生活方式的改变，中国心血管病危险因素流行趋势明显，导致心血管病的新发患者数持续增加。有80%循环系统疾病死亡发生在65岁以上人群。

进入老年期后，随着年龄增长，心血管系统的结构与功能发生显著变化。需要特别指出的是，心血管系统老化与老年心血管病的概念有所区别，因为老化过程并非必然伴随心血管病，但随着心血管系统的老化，老年人比年轻人更易出现心血管功能障碍。

了解心血管系统结构和功能增龄性改变，能更好地理解老年人容易发生心血管系统健康问题以及需要多学科综合干预的原因，从而有效维护和促进老年人的身心健康。

（一）解剖学特点

1. 心脏

（1）心腔：心腔变化随着增龄变化，正常人心脏发生几何形状改变，老年心脏从基底到顶点的长度变短、主动脉根部右移和扩张，左心房增大。也可能存在左心室腔轻度增大，但研究表明这种变化无统计学意义，仍在临床正常范围内。心脏和机体其他器官不一样，其他器官是随年龄增长逐渐萎缩、质量减轻，而心脏随年龄增长而逐渐增大。临床研究显示左心室肥大与增龄显著相关，与增龄相关的心室结构变化是心肌细胞体积增大导致左心室壁厚度增加，心室的极度肥厚常为高血压所致。目前尚未明确左心室质量变化与增龄是否相关，但心室肥大常伴左室舒张末期容积减少，质量与体积比值增大。心脏萎缩并非正常老化的结果，多见于慢性消耗性疾病。

（2）心脏瓣膜：随着年龄增长，心脏瓣膜内膜逐渐增厚，左侧房室瓣、主动脉瓣内膜变化往往重于右侧房室瓣和肺动脉瓣，这与心腔内血流对各个瓣膜造成的压力不同有关。此外由于血流机械性冲击作用，瓣膜内的胶原纤维和弹性纤维增多，并逐渐发生断裂、分解，房室瓣的游离缘亦常有结节性增厚，主动脉瓣的白色线及半月瓣小结（arantii小结）也出现增厚。在成人的二尖瓣前瓣心室面可见到脂质条纹，随着年龄增长脂质条纹亦可增多；约有20%的老年人主动脉瓣存在肉眼可见的钙化，钙化发生率男性高于女性。钙化还可累及二尖瓣前瓣的纤维层，瓣叶的表层始终保持完整，一般到晚期才累及瓣膜游离缘。主动脉瓣钙化是75岁以上老年人主动脉狭窄的主要原因。与主动脉瓣相反，二尖瓣很少发生原发性退行性钙化，而老年人二尖瓣环钙化是常见现象。

（3）心肌细胞和心肌纤维：研究发现，与正常心肌细胞比较，老化的心肌细胞发生明显改变，细胞老化的典型表现是脂褐素沉积，脂褐素主要分布于细胞核的两端，一般从45岁开始逐年增多。心肌褐色萎缩（brown atrophy）就是由于心脏脂褐素增多及肌原纤维减少所致。现已证实脂褐素沉积是线粒体破坏所致，可导致细胞内蛋白合成障碍，进而影响心肌细胞内收缩蛋白的补充。与衰老有关的血管僵硬度增加导致血管负荷加重，从而使心肌细胞肥大，肥大的心肌细胞相互牵拉导致生长因子表达增多。同时心肌细胞数量减少，细胞外基质增多。而维持心肌结构稳定的心肌细胞外基质的成分会随着心脏衰老而改变，表现为纤维化总量的增多和胶原纤维种类的改变。与增龄相关的成纤维细胞增殖和胶原蛋白的沉积累及窦房结、房室结、希氏束和左束支，可诱发房颤；而左室心肌细胞纤维化导致心脏舒张功能减退引发心力衰竭。

（4）心脏传导系统：起搏细胞的数量在60岁之后减少较为显著，到75岁时约为年轻成年人的10%，同时传导速度和电位的幅度也下降。虽然心脏健康（即无器质性病变和心律失常）的老年人的心率并无明显变化，窦房结功能的减弱更多地表现为其储备能力下降，易引起起搏和传导疾病的发生。结内的结缔组织随年龄增长而增多，结、束细胞退行性变化缓慢地进行性加重，细胞数逐渐减少，老年人则以结缔组织为主，这种变化与患者本身动脉粥样硬化的程度无关。当窦房结内结缔组织增加时，可引起结内病变。房室结由交织成网状的小肌纤维（即结细胞）组成，结细胞间有少量胶原纤维及脂肪组织，随年龄的增长间质增生明显。

2. 血管

血管老化是指随年龄增长，动脉管壁出现的形态和功能的改变，包括血管中膜和内膜僵硬度增加、弹性降低、管腔增大，伴随着血管脉搏波传播速率（pulse wave velocity，PWV）的增加、中心动脉压及收缩压增高，以及血管原有机能的逐渐丧失等。血管钙化是指血管部位的异位钙盐沉积，通常被认为是血管老化的一种表型，是临床上评估血管衰老程度和预测心血管事件发生的独立危险因素之一。

（1）动脉：老年人的动脉弹性纤维逐渐减少，胶原纤维增多更为明显，并呈玻璃样变性，导致动脉扩张、僵硬和功能不全。随着年龄增长，动脉中膜无机物（特别是钙盐）以及脂质沉积均显著增加，这种改变主要发生在内弹力膜周围。同时，平滑肌细胞的肥大增生明显增强，中膜平滑肌细胞迁移至内皮下大量增殖，内膜增厚。

(2)静脉：静脉的增龄性变化包括管壁胶原纤维增生、弹性降低、管腔扩大、内膜增厚、静脉瓣萎缩或增厚。故老年人易发生静脉曲张。浅表静脉可有轻度硬化，极少有脂质沉着或钙化，深层静脉则不发生硬化。静脉老化的结果使血管床扩大，血液淤积，活动减少或长期卧床者易发生深静脉血栓。

(3)毛细血管：随年龄增长毛细血管内皮细胞减少，基底膜增厚，管腔缩小，部分毛细血管袢区发生痉挛或完全闭塞，单位面积内有功能的毛细血管数目减少，同时毛细血管弹性降低，脆性和通透性增加，易发生局部组织液增多和水肿。

(二)生理学特点

1. 心脏

(1)心脏的收缩和舒张功能：随着年龄增加，左心室舒张充盈率逐渐下降，心搏量和射血指数的相对稳定通过左心房收缩的增强来实现。当老化继续时，左心房收缩的增强不足以补偿左心室收缩力的减弱和射血指数的下降。此时左心室肌肉出现代偿性肥厚，这样在短期内可以维持心输出量，但长期会对心脏功能造成负面后果。老年人出现的心肌细胞老化及细胞外基质僵硬度升高，对于左心室舒张功能影响较大。

(2)心率变化：老年人随年龄增长，心率变异性异常率增高，提示老年人迷走神经功能下降、交感神经张力增高，而交感神经系统活性亢进是高血压的发病机制之一，血压升高是心脑血管疾病发生最重要的危险因素。

(3)心电传导系统：窦房结起搏细胞的老化是引发心脏电生理功能减退的重要原因。老年患者窦房结功能紊乱的主要症状为心悸、头晕和晕厥。心肌组织重构会影响心脏电传导系统，如房室结、希氏束、束支和浦肯野纤维的功能，从而引起心房和心室去极化和复极化的异常。由于发生心动过缓和严重传导阻滞的老年人明显增多，需要接受心脏起搏器治疗的患者多见于65岁以上的老年人。老年人电生理功能异常引发的心律失常以房颤最为多见，其心房收缩力的降低导致心室充盈量减少，加重心衰。

2. 血管

(1)血压调节功能：收缩压由每搏量、动脉顺应性和体循环阻力决定，随年龄增长而升高。舒张压在60岁以后随血管逐渐硬化而下降。两者共同作用的结果是脉压差增加，这可以作为预测血管硬化和老年人群预后的指标。

血压调节功能下降，老年人血压变化取决于外周血管阻力和血管弹性。老年人血管弹性降低，管腔变硬、缩窄，外周血管阻力增高导致血压升高。另外老年人颈动脉窦和主动脉弓的压力感受器敏感性下降，对血压波动的调节能力及对抗重力效应的正常代偿机制减弱；年龄相关性的大动脉弹性降低、主动脉容积增大导致血管舒缩调节血压能力减弱；醛固酮系统(renin-angiotensin-aldosterone system，RAAS)活性降低、β受体敏感性降低使老年人神经体液机制调节有效血容量的能力减弱；肾血流量和肾小球滤过率降低，即使在心钠素增高时，其通过肾排钠、排水而发挥调节血容量作用有限。上述原因致使老年人突然由蹲位、卧位变为坐位或直立位时易发生直立性低血压。

(2)内皮细胞生物学改变：随着年龄增长，内皮细胞功能出现紊乱，这也是血管衰老的主要特征之一。另外内皮细胞的凋亡、内皮细胞通透性改变和细胞内氧化产物的聚集，这些变化都是血管结构和功能损害的早期标志。

二、老年高血压患者的护理

预习案例

患者，女，68 岁，因头昏，视物模糊，病情加重 7 天入院。既往有反复头昏、呕吐等病史，否认糖尿病等慢性病病史。体格检查：T 36.1℃，P 80 次/分，R 18 次/分，BP 160/104 mmHg。辅助检查：心电图显示 ST 段改变，触诊心尖搏动位于左第五肋间锁骨中线外约 1 cm。

思考

1. 该患者可能患了什么疾病？常见治疗措施有哪些？
2. 该患者常见的护理问题有哪些？护理措施是什么？
3. 该患者可能出现什么样的急症，用药有什么注意事项？

我国已步入老龄化社会，高血压是导致心脑血管病的独立危险因素，是老年人致死、致残的重要原因。与中青年患者相比，相同程度的血压升高，老年人发生心脑血管事件的风险显著升高。老年高血压患者合并心脑血管病危险因素、靶器官损害及其他疾病的比例高于中青年患者。

老年高血压的定义是年龄≥65 岁，在未使用降压药物的情况下，非同日 3 次测量血压，收缩压(systolic blood pressure，SBP)≥140 mmHg(1 mmHg = 0.133 kPa)和/或舒张压(diastolic blood pressure，DBP)≥90 mmHg，可诊断为老年高血压。被明确诊断为高血压且正在接受降压药物治疗的老年人，虽然血压<140 /90 mmHg，也应诊断为老年高血压。若收缩压≥140 mmHg、舒张压<90 mmHg，定义为老年单纯收缩期高血压(isolated systolic hypertension，ISH)。

年龄的增长使老年人的动脉壁弹力纤维减少、胶原纤维增加导致动脉硬化、血管顺应性及弹性降低，表现为：①大动脉弹性回缩能力降低，使收缩压增高；②大动脉顺应性降低，导致收缩压升高、舒张压降低、脉压增大；③血管弹性及储备能力下降，造成舒张压下降；④小动脉硬化程度增高，使外周血管阻力显著增高。

(一)临床表现

根据患者起病和病情进展的缓急及病程的长短临床表现不一样，主要观察老年人有无头晕、头痛等神经精神系统病症表现和靶器官受损的表现，老年高血压有如下特点。

1. 收缩压增高

脉压增大以收缩压增高为主，老年人收缩压随增龄升高，舒张压在 60 岁后呈降低趋势，脉压一般>40 mmHg。老年高血压最常见的类型是老年单纯收缩期高血压，占老年高血压的 60%~80%，收缩压增高明显增加冠心病、卒中和终末肾病的风险。与舒张压相比，收缩压与心、脑、肾等靶器官损害的关系更为密切，是心脑血管事件更重要的独立预测因素。

2. 血压波动大

老年高血压患者的血压易随情绪、季节和体位的变化明显波动，鉴于老年人动脉硬化程度较重，在上述因素的影响下多发生清晨高血压。老年人血压波动增加了降压治疗的难度，需谨慎选择降压药物，同时按照要求监测血压并做好记录。此外，老年高血压患者常伴有冠状动脉、肾动脉、颈动脉及颅内动脉病变等，血压急剧波动时，心脑血管事件及靶器官损害可显著增加。

老年人血压测量的注意事项

3. 易发生直立性低血压

直立性低血压是指从卧位改变为直立体位（或至少60°的直立倾斜试验）3 min内，收缩压下降≥20 mmHg或舒张压下降≥10 mmHg，严重时可伴有头晕或晕厥等脑循环灌注不足的症状。老年患者由于血管硬化，动脉顺应性降低，自主神经系统调节功能减退，容易发生直立性低血压。当高血压伴有糖尿病、低血容量，或使用利尿药、扩血管药物及精神类药物时更容易发生直立性低血压。因此，在老年人高血压的诊治过程中需要注意测量卧、立位血压和测血压的正确方式。

4. 常发生餐后低血压（post-prandial hypotension，PPH）

进餐后2h内收缩压下降≥20 mmHg或餐前收缩压≥100 mmHg、餐后收缩压<90 mmHg，并于进餐后出现头晕、晕厥、心绞痛等低血压相关症状。引起老年餐后低血压的主要机制为压力感受器灵敏度降低、心血管自主神经功能代偿不足。

5. 血压昼夜节律异常

健康成年人的夜间血压水平较日间降低10%~20%（杓型血压节律）。老年高血压患者常伴有血压昼夜节律的异常，表现为夜间血压下降幅度<10%（非杓型）或>20%（超杓型），甚至夜间血压反较白天升高（反杓型），血压昼夜节律异常更易发生心、脑、肾等靶器官损害。与年轻患者相比，血压的昼夜节律异常与老年人靶器官损害关系更为密切。

6. 易出现诊室高血压

诊室高血压又称白大衣性高血压，指患者就诊时由医生或护士在诊室内所测收缩压≥140 mmHg和/或舒张压≥90 mmHg，而在家中自测血压或者动态血压监测血压不高的现象。诊室高血压患者常伴有代谢异常，心脑血管风险增加。老年人诊室高血压常见，易导致过度降压治疗。对于诊室血压增高者应加强血压监测，鼓励患者家庭自测血压，必要时行动态血压监测评估是否存在诊室高血压。必要时校对血压计，避免测量误差。

容易漏诊、误诊的高血压

7. 辅助检查

①实验室检查血常规、尿常规、肾功能、血糖、血脂分析、血尿酸等，可发现高血压对靶器官损害情况；②心电图可见左心室肥大、劳损；③X线检查可见主动脉弓迂曲延长，左室增大，出现心力衰竭时肺野可有相应的变化；④超声心动图检查了解心室壁厚度、心腔大小、心脏收缩和舒张功能、瓣膜情况等；⑤眼底检查有助于对高血压严重程

度的了解；⑥ 24 小时动态血压监测有助于判断高血压的严重程度，了解其血压变异性和血压昼夜节律，有利于指导降压治疗和评价降压药物疗效。

（二）治疗措施

老年高血压治疗的主要目标是保护靶器官，最大限度地降低心脑血管事件和死亡风险。65 岁以上老年人推荐血压控制目标为低于 150/90 mmHg，若能够耐受可降低至 140/90 mmHg 以下。对于收缩压为 140~149 mmHg 的老年患者，可考虑使用降压药物治疗，在治疗过程中需监测血压变化以及有无心、脑、肾灌注不足的临床表现。因为老年高血压患者常同时合并多种疾病，存在多种心脑血管疾病的危险因素和/或靶器官损害，多数患者需联合使用两种或以上降压药才能达到降压目标。所以应根据患者的个体特征、并存的临床疾病及合并用药情况合理选择降压药物，同时评估并干预心脑血管病危险因素。在老年患者降压治疗过程中应强调收缩压达标，强调在患者能耐受的前提下逐步降压达标，避免过快、过度降低血压。主要治疗方案如下。

1. 非药物治疗

非药物治疗是降压治疗的重要措施，应鼓励患者纠正不良生活习惯。

（1）限制食盐摄入量：老年人常见盐敏感性高血压，限制食盐摄入量尤为重要。建议每日摄盐量应小于 6 g。同时，应警惕过度限盐导致低钠血症。

（2）平衡膳食：鼓励老年人摄入多种新鲜蔬菜、水果、鱼类、豆类及制品、粗粮、脱脂奶及其他富含钾、钙、膳食纤维及多不饱和脂肪酸的食物。

（3）戒烟、避免吸二手烟：烟草增加心脑血管事件发生率及病死率，应戒烟或避免吸入二手烟。

（4）限制饮酒：不鼓励老年人饮酒，饮酒者限制每日饮酒量，每日酒精摄入量男性小于 25 g，女性小于 15 g。应注意酒精对药物疗效的影响。

（5）适度减轻体重：减重有利于降低血压，建议将 BMI 控制在 25 kg/m^2 以内。

（6）坚持规律的有氧运动：有助于降低血压，可根据个人爱好和身体状况选择容易坚持的运动方式，如快步走，一般每周 5 次，每次 30~60 分钟。

（7）保持心理健康：避免情绪波动和应激反应，保持精神愉快、心理平衡和生活规律，积极治疗焦虑、抑郁等精神疾患。

（8）保证良好的睡眠：高血压的发病与睡眠状况有着密切的联系，睡眠节律可显著影响血压的节律性。众所周知，夜间血压水平是预测心血管事件发生率及死亡率的重要指标，研究指出老年人睡眠障碍如失眠、白天过度嗜睡等与血压水平的稳定密切相关，在老年高血压患者中应注意将睡眠干预作为改善老年高血压节律性的重要措施。

2. 降压药物治疗

合理选择降压药物有利于提高血压达标率、降低心脑血管病的患病率及病死率，预防靶器官损害（脑卒中、冠心病、心力衰竭和肾功能不全）。治疗老年高血压的理想降压药物应符合以下条件：①平稳、有效降压；②安全性好，不良反应少；③服用简便，依从性好。

微课：老年高血压用药护理

(1)常用的降压药物：主要有钙通道阻滞药(calcium channel blocker，CCB)、利尿药、血管紧张素转换酶抑制药(angiotensin-converting enzyme inhibitors，ACEI)、血管紧张素受体阻滞药(angiotensin receptor blockers，ARB)及β受体阻滞药，均可用于老年高血压的初始治疗。应根据患者是否存在靶器官损害、并存疾病、心脑血管病的危险因素等个体状况选择降压药物。尽管上述降压药物都能降低血压，但在控制老年人的高血压时，药物的选择不仅取决于降低血压的能力，还取决于对于老年人潜在的危害，因为老年患者对降压药物的许多不良反应的敏感性增加。应充分了解降压药物的作用高峰时间，避免其与餐后低血压效应重叠、减少碳水化合物的摄入量、餐前饮水，缩短进餐时间、少食多餐、餐后静坐或平卧休息等措施也可预防老年餐后低血压。

(2)降压药物联合治疗：降压药物联合治疗是综合利用不同机制的降压药物治疗老年高血压，具有降压效果好、不良反应少的优点、更有利于靶器官保护。老年高血压患者常需服用2种或以上的降压药物使血压达标。根据老年个体特点选择不同作用机制的降压药物，可协同增效、减少不良反应。

确定联合治疗方案时，应考虑患者的基线血压水平、并存的心血管病危险因素以及靶器官损害情况。固定复方制剂有助于提高患者服药依从性。

(3)高龄及虚弱老年高血压患者的降压治疗：80岁以上老年人被定义为高龄老年人。高龄老年人群，如果健康状态良好，建议将血压控制在150/90 mmHg以内，如果患者能够耐受，可降至<140/90 mmHg。高龄患者选择降压药物应更谨慎，从小剂量开始，尽量避免血压降低速度过快和大幅度血压波动，警惕直立性低血压与餐后低血压，根据患者对降压药的反应调整剂量或种类。老年人虚弱一般具备以下3项或以上临床特征：①一年内不明原因体重减轻超过5 kg；②自觉疲乏无力；③握力降低；④行走速度慢；⑤体力活动下降。对于虚弱的老年人，应根据综合评估结果确定个体化治疗方案，部分患者需维持较高的血压水平以保证组织器官的灌注，应避免血压过低和血压波动过大。

3. 综合管理

老年高血压患者常并存多种疾病及靶器官损害，或存在心脑血管病的危险因素，应加强综合管理。①老年高血压合并血脂异常的患者可从他汀类药物治疗中获益。此外，老年人常服用多种药物，需注意药物间的相互作用并监测药物不良反应。②低血糖对老年人危害更大，合并糖尿病老年高血压患者使用降糖药时应加强血糖监测，尽量避免使用容易发生低血糖的降糖药。③心脑血管病风险高的老年高血压患者使用小剂量阿司匹林可降低心脑血管患病的风险，但应在认真评估用药获益明显超过风险、不存在出血高危因素、血压控制良好(<150/90 mmHg)的情况下使用，用药过程中应监测出血倾向及不良反应。

总之，老年高血压患者治疗前必须由专业医生综合考虑其身体条件、并存疾病、依从性、耐受性及费用问题等因素后，才能决定是否需要药物治疗以及选用何种降压药。

(三)护理评估

1. 健康史

应详细全面了解患者的病史，包括：①有无高血压、糖尿病、冠心病、脑卒中、血脂异常、肾脏疾病等家族史。②初次发现或诊断高血压的时间及最高血压水平，有无接受降压药物治疗及降压药物的种类和剂量、疗效等。③患者的生活方式包括饮食状态、运动方式和运动量、盐的摄入情况、睡眠习惯以及是否有烟酒嗜好等。④是否有其他诱发高血压的因素：睡眠呼吸暂停综合症、高强度高压力的工作环境、精神创伤等。

2. 身体状况

评估患者有无头胀、头晕、头痛等神经精神系统病症表现及程度，患者目前血压和四肢动脉搏动情况、患者有无靶器官受损的症状表现，有无认知功能改变。

3. 辅助检查评估

患者的心脏彩超和心电图检查是否有左心室肥厚，生化检查中是否有血清肌酐升高、尿蛋白排出量增多的现象，大血管检查中颈动脉内膜中层厚度及大动脉的僵硬度和脉搏波传导速度及踝臂血压指数情况，还有眼底检查是否有视网膜动脉病变等。

4. 心理社会状态评估

患者的家庭状态和社会支持度、有无焦虑抑郁等情绪，评估患者对高血压的认识和治疗依从性。

（四）主要护理问题

（1）舒适度的改变：头晕、头痛 与老年人血压过高、颅内压增高、药物作用有关。

（2）知识的缺乏：缺乏健康生活方式知识、高血压预防保健药物治疗方面的知识。

（3）睡眠形态紊乱：与血压不稳定、焦虑情绪或睡眠呼吸暂停综合征有关。

（4）有跌倒的风险：与老年人体能和认知能力下降，衰弱及药物作用有关。

（5）潜在并发症：高血压急症包括高血压脑病、主动脉夹层、急性脑卒中（缺血性、出血性）、急性左心衰、急性冠脉综合征等。

高血压急症

（五）护理措施

1. 创造安静舒适的休养环境

避免环境刺激加重头晕头痛的发生。冬季注意保暖，避免寒冷的刺激影响血压。要合理安排老年人的活动与休息，并按照个人情况的不同来选择活动的方式，以不感到心悸和劳累为宜。

2. 病情观察

观察患者有无头晕头痛、恶心呕吐的症状，注意用药后的不良反应，密切监测患者血压的变化，发现异常及时告知医生。

3. 用药护理

（1）密切观察药物的效果及不良反应：钙通道阻滞药主要不良反应包括水肿、头痛、面色潮红、牙龈增生、便秘等。利尿药的不良反应呈剂量依赖性，大剂量利尿药长期使用增加电解质、糖脂代谢异常的风险，需监测肾功能及电解质，避免发生低钾血症和高尿酸血症。ACEI 的主要不良反应包括咳嗽、皮疹。

(2)告知患者须在医生指导下服用降压药物以保持血压稳定，切忌血压降低停药，血压上升时服药，以免影响健康。

(3)提高药物依从性，建议患者出院后使用较大字体标明药物剂量及服药时间，便于老年患者记忆。

4. 健康宣教

(1)告知患者合理膳食，食物上强调低盐饮食，以清淡、低脂、低胆固醇和低热量的饮食为主，每天食盐摄取量小于 6 g。

(2)教会患者掌握上臂式电子血压计的使用方法，使其能进行血压的自我监测。

(3)告知患者自己的血压水平和应该达到的目标水平、可能的风险因素及患心血管病的危险程度，保持健康的生活方式，定期随访。

(4)选择运动项目时要以有氧运动为主，同时尽量选择有节奏、容易放松、全身性的有氧运动项目。运动强度的控制以自我主观感觉为重要指标，即运动过程中以可以微微出汗、可以连贯说话、可以哼歌为宜，若出现呼吸急促、呼吸困难、大量出汗等感觉疲劳、费力等不适现象时要及时停止运动。也可用心率监测的方法来控制，即运动最大心率为自身最大心率的 40%~65% 。最大心率简易计算法：最大心率 = 220 − 年龄。这也是老年高血压患者在运动时必须监测的指标，也是控制运动强度的良好方法。

5. 促进良好的睡眠型态

(1)护理人员应深入了解患者存在的各种思想顾虑，进行针对性的心理疏导，让患者减轻压力，保持心理平衡，学会自我调节，增强战胜疾病的信心，缓解其焦虑情绪。

(2)治疗期间为患者创造安静、舒适的睡眠环境，有计划地安排护理工作。

(3)依据患者睡眠情况，遵医嘱予以合适的助眠药物治疗，促进患者的睡眠。但需要密切观察其效果及不良反应。

(4)对于患有睡眠呼吸暂停综合征的患者，建议患者适当增加体育锻炼，控制体重，再结合药物治疗，并注意观察患者夜间睡眠状态。

(5)高血压患者需要长期服用降压药物，部分降压药物具有影响患者睡眠的不良反应。如服用利尿药的患者，由于尿量增加而导致夜间排尿次数增多，也会不同程度地影响睡眠，因药物导致的睡眠障碍可以通过适当的调整降压药物，而使睡眠障碍得到改善。

6. 预防跌倒

(1)跌倒是高龄老年降压治疗过程中的重要风险之一，影响临床医师对高龄老年降压方案的选择，需要遵医嘱对患者进行缓慢、温和、适度的降压。

(2)针对存在肢体活动受限、肌力不足、眩晕的患者，给予必要的生活护理。

(3)对于评估为高危跌倒风险患者，在患者一览表、床头做醒目的警示标记，采取预见性防护措施，避免跌倒的发生。

(4)老年高血压患者的压力感受器敏感性下降，使老年人对血压波动缓冲能力及调节能力降低，也容易发生直立性低血压。因此嘱患者改变动作时一定要缓慢，起床后要牢记 3 个 30 秒，即醒后 30 秒再坐起，坐起后 30 秒再站立，站立后 30 秒再行走，防止直立性低血压。活动时由家属陪伴，必要时搀扶。

(5)要保证老年人生活环境光线充足，光线分布均匀并避免闪烁，地面平坦而不湿滑，通道不应有障碍物，座椅应较高使之容易站起。

(6)对平衡功能差的老年人活动时除借助合适的助行器外，还应加强看护。

7. 预防潜在并发症的发生

当血压急剧波动时，老年高血压患者发生心脑血管事件的风险增加。对于高血压急症患者应该注意以下几点。

有创血压穿刺置管测压(视频)

(1)立即给氧，进行心电监护，必要时行有创血压监测，持续监测血压及生命体征，神志和瞳孔变化。

(2)去除或纠正血压升高的诱因及病因。

(3)遵医嘱尽快应用合适的降压药控制血压，将血压降至安全目标血压160/100 mmHg范围内，以阻止靶器官进一步损害，对受损的靶器官给予相应的处理。

(4)定期采血监测内环境情况，注意水、电解质、酸碱平衡情况，肝肾功能，有无糖尿病，心肌酶是否增高等，计算单位时间的出入量。

(5)降压过程中应严密观察靶器官功能状况，如神经系统的症状和体征，胸痛是否加重等。

(6)给予患者心理护理并配合医生酌情使用有效的镇静药以消除患者的恐惧心理。

三、老年冠心病患者的护理

预习案例

患者，男性，70岁，5天前活动后感觉心前区不适，休息后缓解，2小时前无明显诱因出现持续性胸痛，呈压迫性闷痛，伴大汗淋漓，濒死感，含服硝酸甘油，症状未缓解，伴恶心，无呕吐、咳嗽及咳痰现象。既往患高血压20余年。体格检查：T 36.8℃，P 70次/分，R 20次/分，BP 105/70 mmHg。急诊心电图：窦性心律，V2～V4导联ST段弓背向上抬高，病理性Q波，偶发室性期前收缩。

思考

1. 该患者最有可能患有哪种疾病？常见治疗措施有哪些？

2. 该患者目前主要存在的护理问题是什么？如何进行护理？

冠状动脉粥样硬化性心脏病(coronary atherosclerotic heart disease，CHD)简称冠心病，是由于冠状动脉发生粥样硬化引起血管腔狭窄或阻塞，和/或因冠状动脉功能性改变(痉挛)导致心肌缺血缺氧或坏死而引起的心脏病，是老年人最常见的心脏病。

课程思政

中医称冠心病为“胸痹”，就是胸阳痹阻的意思，认为其与心脾有关。心主血脉，心病不能推动血脉，会瘀滞不通；脾是后天之本、气血生化之源，一旦运化失常，痰浊内生，也会瘀滞血管。

老年冠心病的临床特点表现为：①病史长、病变累及多支血管，常有陈旧性心肌梗死，可伴有不同程度的心功能不全，心绞痛的发作与冠状动脉狭窄程度不完全一致，主要取决于侧支循环的形成是否完善；②感受性低，多无典型症状；③常伴有高血压、糖尿病、慢阻肺等慢性疾病；④多存在器官功能退行性病变，如心脏瓣膜退行性变、心功能减退等。

心绞痛是冠心病最常见的类型，急性心肌梗死在老年人群的发病率比一般成人要高，且高龄心肌梗死患者的病死率较高。本章节重点介绍老年心绞痛和急性心肌梗死的护理。

不同年龄、性别冠心病的发病率

【心绞痛】

心绞痛是冠状动脉机械性或动力性狭窄致冠状动脉供血不足，心肌急剧、暂时性的缺血、缺氧所引起的以短暂胸痛为主要表现的临床综合征。90%老年心绞痛由冠状动脉粥样硬化和冠状动脉狭窄引起。

（一）临床表现

1. 症状

（1）诱因：除饱餐、受寒、炎热外，体力活动和情绪激动等也是老年人心绞痛的常见诱因。

（2）疼痛部位不典型：疼痛可以在上颌部与上腹部之间的任何部位，或仅有胸骨后压迫感、窒息感等。发作时间多在夜间，但白天脑力、体力过度或精神刺激也可发病。

（3）疼痛性质不典型：老年人痛觉减退导致疼痛程度往往较轻，30%～40%的老年人无典型心绞痛发作，较多表现为恶心、呕吐、腹泻、气促、疲倦、喉部发紧、左上肢酸胀、胃灼热等症状，少数心前区有针刺样感或压榨样疼痛，疼痛持续时间短则数分钟，长则10分钟以上，且会有无症状心肌缺血的发生。

2. 体征

体征较少，大多数老年心绞痛患者可无阳性体征。

（二）治疗措施

治疗原则是改善冠脉血供和降低心肌耗氧以改善患者症状，提高运动耐量，改善生活质量；同时治疗冠脉粥样硬化，预防心肌梗死和死亡，延长患者生存期。

1. 发作时治疗

（1）休息：疾病发作时应立即休息，停止活动后一般症状会逐渐消失。

（2）药物治疗：较重的发作，可选用作用较快的硝酸酯类药，这类药物可扩张冠状动脉，增加循环血流量，还可扩张周围血管，减少静脉回心血量，减轻心脏前后负荷，缓解心绞痛。常用药物有硝酸甘油和硝酸异山梨酯。硝酸甘油 0.5 mg 舌下含服，1~2 分钟内即开始起作用，半小时后作用消失；硝酸异山梨酯 5~10 mg 舌下含服，2~5 分钟内见效，作用维持 2~3 小时。

2. 缓解期治疗

（1）调整生活方式：尽量避免各种诱发因素；积极治疗及预防诱发或加重冠心病的危险因素；调节饮食，一次进食不宜过饱；调整日常生活不良习惯与工作量；减轻精神负担；保持适当的体力活动。

（2）药物治疗：使用作用持久的抗心绞痛药物，可单独选用、交替应用或联合使用。目前较为常用的有两类药物，一类为改善缺血、减轻症状的药物（β 受体阻滞药、硝酸酯类药和钙通道阻滞药）；另一类为预防心肌梗死、改善预后的药物（阿司匹林、氯吡格雷、ACEI 和 ARB）。

1）β 受体阻滞药：使用剂量应个体化，从较小剂量开始，逐级增加剂量，以缓解症状，以心率不低于 50 次/分为宜。临床常用的 β 受体阻滞药包括美托洛尔普通片（25~100 mg，每日 2 次口服），美托洛尔缓释片（47.5~190 mg，每日 1 次口服）和比索洛尔（5~10 mg，每日 1 次口服）等。严重心动过缓和高度房室传导阻滞、窦房结功能紊乱、有明显的支气管痉挛或支气管哮喘的患者禁用；外周血管疾病及严重抑郁是相对禁忌证；慢性肺心病患者可小心使用高度选择性的 β_1 受体阻滞药。

2）硝酸酯类药：为内皮依赖性血管扩张剂，能减少心肌耗氧和改善心肌灌注，从而降低心绞痛发作的频率和程度，增加运动耐量。常用的硝酸酯类药物包括硝酸甘油（皮肤贴片 5 mg，每日 1 次，注意要定时揭去贴片）、硝酸异山梨酯（普通片 5~20 mg，每日 3~4 次口服；缓释片 20~40 mg，每日 1~2 次口服）和单硝酸异山梨酯（普通片 20 mg，每日 2 次口服；缓释片 40~60 mg，每日 1 次口服）等。常见不良反应为头痛、面色潮红、心率反射性加快和低血压等。

3）钙通道阻滞药：更适用于同时有高血压的患者。常用制剂有维拉帕米（普通片 40~80 mg，每日 3 次口服；缓释片 240 mg，每日 1 次口服）、硝苯地平（控释片 30 mg，每日 1 次口服）、氨氯地平（5~10 mg，每日 1 次口服）、地尔硫卓（普通片 30~60 mg，每日 3 次口服；缓释片 90 mg，每日 1 次口服）。已有严重心动过缓、高度房室传导阻滞和病态窦房结的患者禁用。不良反应有头痛、头晕、失眠、外周水肿、便秘、心悸、面部潮红、虚弱无力、低血压等。

4）阿司匹林：通过抑制环氧化酶和血栓烷 A2 的合成达到抗血小板聚集的作用，所有患者只要没有用药禁忌证都应该服用。阿司匹林的最佳剂量范围为 75~150 mg/d。主要不良反应是胃肠道出血或对阿司匹林过敏，不能耐受阿司匹林的患者可改用氯吡格雷作为替代治疗。

5）氯吡格雷：通过选择性不可逆的抑制血小板二磷酸腺苷（adenosine diphosphate，ADP）受体而阻断 ADP 依赖激活的血小板糖蛋白Ⅱb/Ⅲa 复合物，有效地减少 ADP 介导的血小板激活和聚集。主要用于支架植入后及阿司匹林有禁忌证的患者。该药起效快，顿服 300 mg 后 2 小时即能达到有效药浓度。常用维持剂量为 75 mg，每日 1 次。

6)他汀类药物：能有效降低总胆固醇(total cholesterol，TC)和低密度脂蛋白胆固醇(low density lipoprotein cholesterin，LDL—C)，具有延缓斑块进展、稳定斑块和抗炎等作用。所有冠心病患者无论其血脂水平如何，均应给予他汀类药物，并根据目标 LDL-C 水平调整剂量。临床常用的他汀类药物包括辛伐他汀(20~40 mg，每晚 1 次)、阿托伐他汀(10~80 mg，每日 1 次)、普伐他汀(20~40 mg，每晚 1 次)、氟伐他汀(40~80 mg，每晚 1 次)、瑞舒伐他汀(5~20 mg，每晚 1 次)等。应注意监测转氨酶及肌酸激酶等生化指标，及时发现药物可能引起的肝脏损害和肌病，尤其在采用大剂量他汀药物强化调脂治疗时更应注意监测药物的安全性。

7)血管紧张素转换酶抑制药(ACEI)和血管紧张素Ⅱ受体拮抗药(ARB)：可使冠心病患者的心血管死亡、非致死性心肌梗死等主要终点事件的相对危险性显著降低。在稳定型心绞痛患者中，合并高血压、糖尿病、心力衰竭或左心室收缩功能不全的高危患者建议使用 ACEI。临床常用的 ACEI 类药物包括卡托普利(12.5~50 mg，每日 3 次)、依那普利(5~10 mg，每日 2 次)、培哚普利(4~8 mg，每日 1 次)、雷米普利(5~10 mg，每日 1 次)、贝那普利(10~20 mg，每日 1 次)等。不能耐受 ACEI 类药物者可使用 ARB 类药物。

(3)血管重建治疗：

1)经皮冠状动脉介入治疗(percutaneous coronary intervention，PCI)：经皮介入技术，包括经皮球囊冠状动脉成形术(percutaneous balloon coronary angioplasty，PTCA)、冠状动脉支架植入术和粥样斑块消蚀技术等。

经皮冠状动脉介入治疗

2)冠状动脉旁路移植术(coronary artery bypass graft，CABG)：通过取患者自身的大隐静脉作为旁路移植材料，一端吻合在主动脉，另一端吻合在有病变的冠脉段的远端；或游离内乳动脉与病变冠脉远端吻合，引主动脉的血流以改善病变冠脉所供血心肌的血供。

冠状动脉旁路移植术

PCI 或 CABG 术的选择需要综合考虑患者冠脉病变的情况和患者对开胸手术的耐受程度及意愿等。高龄稳定性冠心病患者在充分药物治疗的基础上，如无缺血发作证据，不建议采取 PCI 治疗；如仍反复发作心绞痛，在个体化评估基础上应积极行 PCI 技术；身体条件允许必要时可考虑 CABG。

(三)护理评估

1.健康史

了解患者有无心绞痛发作的诱因，如饱餐、受寒、炎热、体力活动和情绪激动等非疾病因素，有无高血压、血脂异常、糖尿病等疾病危险因素；患者体重指数是否在正常范围；患者是否存在不健康的生活方式，如偏好高热量、高脂肪、高胆固醇、高糖饮食，吸烟，酗酒等。

2. 身体状况评估

评估患者疼痛部位、性质；阳性体征；是否存在严重并发症，如心律失常。

3. 辅助检查

监测心电图 ST-T 段变化，运动负荷试验、冠脉造影检查、心脏超声、X 线胸片是否异常；定期复查血糖、血脂、血常规、血清心肌损伤标志物。

4. 心理—社会状况

评估患者有无因心肌缺血引起的恐惧；有无因不了解疾病发展及预后而产生的焦虑情绪；家庭成员是否支持配合医护方案的实施。

（四）主要护理问题

(1) 疼痛：与心肌缺血、缺氧有关。

(2) 活动无耐力：与心肌供氧不足有关。

(3) 知识缺乏：缺乏控制诱发因素及预防性药物应用知识。

(4) 潜在并发症：与病情未及时控制而发展有关，如心肌梗死。

（五）护理措施

1. 一般护理

心绞痛发作时，患者应立即休息，停止原有活动后症状逐渐消失。有条件者及时给予间歇氧气吸入，调节流量为 2～3 L/min。如心绞痛不缓解，舌下含服硝酸甘油 0.5 mg，1～2 分钟起效，必要时可间隔 5 分钟再次含服。

2. 病情观察

评估患者胸痛的部位、性质、程度、持续时间及伴随症状，随时监测生命体征和心电图的变化，警惕急性心肌梗死的发生。

3. 用药护理

老年心绞痛治疗所使用的药物种类与一般成人相同，但在使用时要注意结合老年人的特点。

(1) 硝酸酯类药物：针对老年人口干的特点，含服硝酸甘油前应先用水湿润口腔，再将药物碾碎置于舌下，这样有利于药物快速溶化生效。有条件的老年人最好使用硝酸甘油喷雾剂。首次使用硝酸甘油时宜平卧，因老年人易出现减压反射导致血容量降低。注意观察老年人有无头痛、面色潮红、心率反射性加快等不良反应的发生。

(2) β 受体阻滞药：应遵循剂量个体化的原则，从小剂量开始，使心率维持在 55 次/分钟以上。老年人用药剂量较中年人要小，伴有慢性阻塞性肺疾病、心力衰竭或心脏传导病变的老年人对 β 受体阻滞药很敏感，易出现不良反应，故应逐渐减量、停药。

(3) 钙通道阻滞药：本类药物能扩张周围血管，降低动脉压，可引起老年人低血压，因此应从小剂量开始使用。长效制剂氨氯地平血药浓度与肾功能损害无关，故可使用于老年心绞痛合并高血压的患者。老年患者用药时须严密观察是否出现头痛、头晕、失眠、外周水肿、便秘、心悸等不良反应。

(4) 血小板抑制药：使用阿司匹林和氯吡格雷等药物期间应密切观察患者有无出血

倾向，定期监测出凝血时间及血小板计数，警惕胃肠道出血或对阿司匹林过敏。

(5)他汀类药物：及时发现可能引起的肝脏损害，注意监测转氨酶及肌酸激酶等生化指标。

4. 心理护理

老年人的负性情绪往往来自对疾病的不合理认知，譬如认为冠心病是不治之症等。可通过讲解疾病本质和预后干预以纠正其错误理解和认识，或指导患者通过自我暗示改变消极心态，减轻精神负担。

5. 健康指导

采取综合性措施，包括控制病情发展，恢复、维持和增强患者躯体功能及社交能力。

冠状动脉介入术前
患者健康宣教(视频)

(1)健康教育：使患者及家属了解心绞痛的发生机制、常见危险因素、治疗和康复的方法，以及冠状动脉介入术的注意事项，改善他们在治疗、护理和康复中的配合程度。

(2)生活指导：减少或消除危险因素，延缓病程进展，减少心绞痛发作。日常生活中指导患者养成少食多餐的习惯，提倡清淡饮食，戒烟限酒；根据心功能状态合理安排活动；避免过度劳累；保持乐观、稳定的情绪；注意防寒保暖；及时控制各种合并症。

冠状动脉介入术后
患者健康宣教(视频)

(3)康复运动：对稳定型心绞痛患者可在全面评估其病情的基础上结合自身的运动习惯，有针对性地制订运动计划，实施要循序渐进。住院患者的运动康复和日常活动须在指导和监护下进行。

【急性心肌梗死】

急性心肌梗死(acute myocardial infarction，AMI)是在冠状动脉粥样硬化的基础上，冠脉内斑块破裂出血、血栓形成或冠状动脉严重持久地痉挛，发生冠脉急性阻塞，冠脉血供急剧减少或中断，相应心肌严重而持久地缺血，引起部分心肌缺血性坏死。

(一)临床表现

1. 症状

(1)前驱症状：半数以上患者在发病前几日有乏力、胸痛不适、活动时心悸、气急、烦躁、心绞痛等前驱症状。

(2)诱因：缺乏体育锻炼及社交活动是老年人AMI的主要危险因素。老年AMI发作的诱因少于中青年，常可在休息或睡眠中发生，也可由便秘、饱餐、情绪过分激动等引起。此外，发热和感染(大多为呼吸道感染)也是高龄老年人AMI的常见诱因。

(3)胸痛症状不典型：胸痛是中青年AMI的重要特征，但老年患者这一症状并不突出，无胸痛发生率随增龄而升高，有典型临床症状的老年AMI患者不到1/3，高龄老年人更少。胸痛轻微，伴有糖尿病的高龄老年人可无显著胸痛，有的可表现为牙、肩、腹等部位的疼痛或出现胸闷、恶心、呕吐、意识障碍等。

(4)心力衰竭：以心力衰竭作为AMI的首发症状者占20%，大于70岁的老年人在病程中以心衰作为主要表现者占74%。老年患者心力衰竭发生率是中青年的2~5倍，且严重程度高于中青年，这可能是原有冠心病和增龄性心肌改变使心肌舒张和收缩功能减退，一旦发生AMI，心衰则成为主要临床表现。

(5)脑循环障碍：脑循环障碍为首发症状者占无痛性心肌梗死的13.2%~23%。老年人AMI的意识障碍、晕厥等症状发生率(40%)明显高于中青年人(16.7%)，脑卒中发生率(24%)显著高于中青年人(2.3%)。脑卒中以脑梗死多见，脑出血和蛛网膜下腔出血较少。脑部症状与心脏症状可同时或先后出现，但多以脑部症状掩盖心脏症状。多见于脑动脉硬化明显的老年人，一旦发生AMI，可因血压波动、休克、严重心律失常、左室附壁血栓脱落等原因，导致脑供血不足或脑卒中。脑卒中也可引起血管运动中枢障碍(低血压)而导致AMI。

(6)消化道症状：以消化道症状作为主要表现者占30%。表现为突然上腹痛、恶心、呕吐、少数出现肠麻痹、消化道出血、甚至上腹部压痛及饥饿感。

(7)休克：收缩压低于80 mmHg，同时伴有高乳酸血症和(或)器官灌注不足的临床表现(皮肤发冷、苍白或紫绀、出汗、脉弱、意识障碍和尿少等)。往往是大面积心肌梗死(左室心肌坏死>40%)或乳头肌断裂(老年人占10.7%)、室间隔穿孔(老年人占6.5%)及心室游离壁破裂所致。

(8)并发症：老年AMI患者各种并发症的发生率明显高于中青年，其中室壁瘤的发生率是中青年的2倍。一些严重并发症，如心律失常、全身性血栓等为高发病症。70岁以上的心肌梗死患者心脏破裂的发生率较中青年高3倍；水、电解质失衡发生率为56.7%(中青年为31.3%)；院内感染发生率为20.4%(中青年为5.7%)。

(9)其他：老年AMI病程长，长期慢性缺血有助于侧支循环的建立，因此老年AMI患者非Q波性心肌梗死(non-q-wave myocardial infarction，NQMI)较多，只有ST-T改变。老年AMI患者再梗死及梗死后心绞痛发生率高，易发生心肌梗死扩展。

2. 体征

(1)心脏体征：心浊音界可轻度至中度增大；心率增快或减慢；心尖区第一心音减弱，第四心音奔马律，少数有舒张早期奔马律；可出现心包摩擦音，提示透壁性心肌坏死达心外膜后引起纤维素性心包炎，多在第2~3肋间出现；胸骨左缘出现粗糙响亮杂音，表示有室间隔穿孔；若心尖区出现粗糙的收缩期杂音，提示乳头肌功能不全(乳头肌缺血或坏死)；肺动脉瓣区第二心音固定性分裂，提示右束支阻滞，第二心音逆分裂提示完全性左束支阻滞。

(2)不典型体征：①腹部无固定性压痛，肌紧张伴有窦性过缓或其他缓慢性心律失常；②常见心律失常有室性心律失常、频发室性期前收缩、室性心动过速、心室颤动；③突然出现烦躁、多汗、面色改变、血压下降症状或原有高血压患者突然血压下降的休克体征。

(二)治疗措施

治疗原则是尽快恢复心肌的血液灌注(溶栓或介入治疗)以挽救濒死的心肌，防止梗死扩大，保护和维持心脏功能，减少并发症的发生，使老年人度过急性期。及早发现、及早住院，并加强住院前的就地处理。

1. 一般处理和对症治疗

(1)监测：老年 AMI 患者的监护与中青年人相同，但老年人由于各种并发症发生率高，需要在冠心病监护病房进行心电图和血流动力学监测，密切观察心率、心律、血压和心功能的变化。

(2)建立静脉通道：及时建立静脉通道，以保证必要时静脉注入急救药物和调节血容量。控制输液速度和总量以避免增加心脏负荷。静脉补液量控制在每天 1000～1500 mL，总入水量每天小于 2000 mL，但有明显失水者静脉补液量和总入水量可在短期内适当放宽。伴心衰者更应严格控制静脉补液量和总入水量。右室梗死无并发症按左室梗死处理，但合并低血压而肺野清晰者则适当扩容治疗。

(3)给氧：老年 AMI 患者有低氧血症即使早期无并发症也可因通气/血流比例失调而诱发低氧血症。因此，在 AMI 早期均应吸氧，使血氧饱和度>90%，加速氧向缺氧心肌弥散。

(4)解除疼痛、缓解焦虑：疼痛和焦虑可引起儿茶酚胺升高，加重心肌缺血。充分镇痛和有效镇静是稳定情绪的基础。吗啡有抑制呼吸、降低血压和心率等不良反应，不是老年患者的首选镇痛药物。老年患者宜用哌替啶 25～50 mg 静脉注射镇痛，必要时 1～2 小时重复一次。烦躁不安、焦虑者可口服地西泮 2.5 mg，3 次/天，临睡前服 5 mg，以达到镇静之目的。

2. 药物治疗

(1)硝酸酯类药：可通过扩张冠脉，控制和预防冠脉痉挛和收缩，再分布心肌血流到缺血区，增加缺血区侧支血管的血流量，并可扩张周围血管，降低心脏前后负荷以减少心室做功，降低心肌氧耗，增加心室舒张期顺应性，有助于缩小梗死面积，改善左心功能。老年 AMI 多伴有血压偏低和脱水，而且老年人对硝酸酯类药较中青年敏感，静脉给药易引起低血压而加重心肌缺血，故老年人用量宜小。通常选用硝酸甘油，以 5 μg/分钟开始，每 5～10 分钟增加 5～10 μg，直到胸痛缓解；无高血压者血压降低 10%但收缩压不应<90 mmHg，高血压者血压降低 30%但不应<140/90 mmHg；心率增加，但用药后心率每分钟不应大于 110 次。然后按此量(通常每分钟 40～60 μg)维持 3～4 天，再改为中、长效制剂口服。

(2)β 受体阻滞药：研究表明 70%老年 AMI 患者适合用 β 受体阻滞药，而且多数老年人能较好地耐受。β 受体阻滞药通过其减慢心率、降低血压和心肌收缩力，有效地降低心肌耗氧量达到限制和缩小梗死范围的作用，同时可对抗儿茶酚胺的过度释放，降低室颤阈从而降低心肌梗死的病死率。只要老年患者心率>60 次/分，收缩压>100 mmHg，无心衰、房室传导阻滞和肺心病等疾病，尤其是梗死后心绞痛、高动力状态(血压高、心律快)、抗心律失常药无效的室性心律失常可以给予小剂量 β 受体阻滞药。通常选用美托洛尔 12.5 mg，1～2 次/天，然后根据心率和血压调节用量，通常将心率维持在 60 次/分左右或以静息心率降低 15%为宜。AMI 后无症状者至少用 1～2 年，有梗死后心绞痛或高血压者用药时间更长。

(3)ACEI：AMI 后 72 小时之内由于梗死区的蔓延，特别是急性前壁梗死常常伴有左心室进行性扩张，导致心室大小和形态改变(即心室重构)。对伴有左室收缩功能不全或心衰、糖尿病、室颤、服用利尿剂者是长期使用ACEI的适应证。

(4)抗凝治疗：抗血小板聚集药通过抑制血小板聚集和活化，能阻止血小板参与血栓的形成过程，可降低AMI患病率和死亡率。常用药物包括阿司匹林、ADP受体拮抗药如氯吡格雷和替格瑞洛、血小板糖蛋白Ⅱb/Ⅲa受体拮抗药如替罗非班；抗凝药物可防止梗死面积的扩大，或减少下肢静脉血栓与附壁血栓的形成，但不能完全防止冠脉血栓的形成，在我国未被列为常规用药，尤其老年人经常伴有多种内科和神经科等严重疾病，更应慎用，临床上常用的是肝素。

3. 再灌注心肌治疗

急性心肌梗死溶栓治疗

(1)溶栓治疗：一般发病6小时内进行溶栓效果最佳，但老年患者接受溶栓治疗较中青年人少，50岁患者接受溶栓治疗占74%，65岁以上的老年人占33%，75岁以上的老年人占19%，85岁以上的老年人占7%。原因是老年人出血危险性增加、低危梗死(较少导联，ST段抬高值较小)诊断不肯定(无ST段抬高而出现左束支阻滞、无胸痛)、疗效不肯定(发病超过6小时来就诊、Q波出现)以及精神状态改变。老年人溶栓最大的危险是颅内出血，可导致严重后遗症、终身残疾和死亡。溶栓治疗年龄限制在65岁以下(中国)或75岁以下(美国)。

(2)经皮冠状动脉介入治疗：冠脉介入治疗比溶栓疗法效果好，发生脑出血危险小，老年人应用PTCA和支架植入术更加安全。如果无禁忌证，直接PCI是高龄患者最有效的治疗手段。AMI发病6小时内，有左心衰竭、低血压、心源性休克、对溶栓有禁忌证的患者应首选急诊介入治疗。

4. 抗心律失常和传导障碍治疗

(1)发现室性期前收缩或室速，立即用利多卡因50~100 mg静脉注射，每5~10分钟重复1次，至期前收缩消失或总量达300 mg，继以1~3 mg/分钟的速度静脉滴注维持(每100 mg加入5%葡萄糖液100 mL，每分钟滴注1~3 mL)。如室性心律失常反复可用胺碘酮治疗。

(2)发生室颤或持续多形性室速时，尽快采用非同步直流电除颤或同步直流电复律。单形性室速药物疗效不满意时也应及早用同步直流电复律。

(3)对慢性心律失常患者可用阿托品0.5~1 mg肌内或静脉注射。

(4)房室传导阻滞发展到二度或三度，伴有血流动力学障碍者，宜用人工心脏起搏器作临时的经静脉心内膜右心室起搏治疗，待传导阻滞消失后撤除。

(5)室上性快速心律失常患者可选用维拉帕米、地尔硫卓、美托洛尔、洋地黄制剂或胺碘酮等药物治疗，药物治疗不能控制时可考虑用同步直流电复律治疗。

(三)护理评估

1. 健康史

评估患者AMI发作的诱因，如便秘、饱餐、情绪过分激动、发热、感染等外部因素，冠状动脉粥样硬化性狭窄或冠脉强烈痉挛等内在因素。

2. 身体状况

了解患者疼痛部位、性质；评估并发症，如心律失常、室壁瘤、水电解质失衡、院内感染等；评估全身症状，如发热、消化道症状。

3. 辅助检查

监测心电图 ST-T 段变化、病理性 Q 波、血清心肌损伤标志物动态变化；行冠脉造影检查明确病变部位。

4. 心理—社会状况

了解患者有无因病情严重引起恐惧、慌乱、焦虑情绪；家庭成员是否支持配合医护方案实施。

（四）主要护理问题

（1）急性疼痛：与心肌缺血、坏死有关。

（2）活动无耐力：与心肌缺氧、心排量减少有关。

（3）有便秘的风险：与卧床休息、活动少有关。

（4）恐惧：与病情危重有关。

（5）潜在并发症：心律失常、心力衰竭、心源性休克。

（五）护理措施

1. 一般护理

急性期患者卧床休息 12 小时，若无并发症，24 小时内应鼓励患者在床上行肢体活动，若无低血压，第 3 天可下床走动，第 4~5 天逐步增加活动量直至每天三次步行 100~150 米。对有严重并发症以及高龄、体弱者应适当延长卧床时间，下床活动需有人照顾。在冠心病监护病房进行心电图、血压和呼吸监测 3~7 日，必要时监测血流动力学变化。饮食、给氧等措施与中青年相似，保持病室环境安静，减少探视。

2. 用药护理

（1）镇痛药：吗啡或哌替啶，老年患者对吗啡的耐受性降低，使用时应密切观察有无呼吸抑制、低血压等不良反应。对伴有阻塞性肺气肿等肺部疾病者忌用。

（2）抗凝治疗：老年人在使用过程中要注意观察胃肠道反应及有无出血。

（3）β 受体阻滞药：发病 24 小时内尽早应用可降低老年 AMI 的死亡率，严格掌握适应证，用药中密切观察老年人病情，及时调节剂量。从小剂量开始口服逐渐增量，以静息状态心率控制在 60 次/分为宜。

（4）ACEI：可有头晕、乏力、肾功能损害等不良反应，故老年 AMI 患者应使用短效制剂，从小剂量开始，几天内逐渐加至耐受剂量。用药过程中严密监测血压、血钾浓度和肾功能。

3. 溶栓治疗

密切观察患者有无头痛、意识改变及肢体活动障碍，注意血压及心率变化，及时发现脑出血的征象。

4. 急性经皮冠状动脉介入治疗

老年 AMI 患者介入治疗的并发症相对较多，应密切观察患者有无再发心前区疼痛，心电图有无变化，及时判断有无新的缺血性事件发生。

5. 并发症治疗

（1）心律失常：老年 AMI 窦性心动过缓的发生率高于中青年，而老年人多患有前列腺增生或青光眼，用阿托品治疗时易发生尿潴留和青光眼急性发作。用异丙肾上腺素治疗可导致室性心律失常甚至扩大梗死面积，故应慎用并密切观察患者病情。

（2）心力衰竭：利尿药对 AMI 伴中度心力衰竭的患者有较好疗效，但老年人过度利尿可引起头晕、心悸等不良反应，故应尽量口服给药。老年人易发生洋地黄中毒，故在选用快速制剂和控制剂量的基础上，还应动态监测肾功能和电解质指标。老年患者对多巴胺易产生依赖性，不宜长期使用。

（3）心源性休克：有适应证者应立即溶栓或行介入治疗，可明显降低死亡率。

6. 心理护理

老年患者入住监护室时要及时给予心理安慰，告知患者医护人员会随时监测其病情变化并及时治疗处理，增加其对医护人员的信任感，积极配合治疗。

7. 健康指导

（1）健康教育：心肌梗死是心源性猝死的高危因素，应教会老年 AMI 照顾者心肺复苏的技术，以便紧急情况下在家庭实施抢救。

（2）康复运动：心肌梗死后急性期的康复模式 适用于老年 AMI 患者。心脏康复分为 4 个阶段：第一阶段为急性期，即从入院至出院阶段；第二阶段为恢复期，即在家延续第一阶段的训练直至心肌梗死瘢痕成熟；第三阶段为训练期，即心肌梗死愈合后的安全有氧训练阶段；第四阶段为维持期，即始终保持有规律的运动（具体运动处方见老年人心血管系统的康复护理）。

Wenger心肌梗死七步康复程序

课程思政

冠心病的临床表现随个体不同而有很大差别，论治时视病情变化而定；急则治其标，缓则治其本，或标本同治，使心胸之阳舒展，血脉运行畅通。治本采用温阳益气、滋阴养血之法；治标则以祛寒、豁痰、活血等法。总之，要辨虚实、明标本进行补虚或泻实，或标本兼顾，进行辩证分型治疗，才能取得良好的效果。

四、老年人心血管系统的康复护理

预习案例

患者，男，68岁，小学文化，退休工人，育有一子二女，老伴健在，家庭和睦，有医保。因活动后胸闷达5年，气促5个月，病情加重10天入院。体格检查：T 36.5℃，P 102次/分，R 26次/分，BP 155/78 mmHg。神志清楚，精神萎靡，端坐呼吸，胸廓发育正常，双肺底中水泡音，以左侧为主，心界向左下扩大，心律整齐。实验室检查：血红蛋白130 g/L，白细胞8.6×10^9/L，中性粒细胞80%；空腹血糖7.2 mmol/L，肌钙蛋白2.1 ng/L。心电图：窦性心律，V2～V5 ST段显著下移，偶发室性期前收缩。

思考

1. 该患者需采取哪些康复护理措施？
2. 进行康复护理时有哪些注意事项？

心脏康复是指以医学评估为基础，通过五大核心处方（即药物处方、运动处方、营养处方、心理处方、戒烟处方）和危险因素管理的联合干预，为心血管疾病患者在急性期、恢复期、维持期及整个生命过程中提供生理、心理和社会的全面及全程管理服务和关爱，它是心理—生物—社会综合医疗模式，其中运动康复是心脏康复的核心内容。

微课：冠心病的康复

冠心病是老年人最常见的心血管疾病，发病率及死亡率呈逐年递增的趋势。本节中所述老年人心血管系统的康复护理主要是指老年人冠心病的心脏康复。

【康复原则】

通过综合康复对危险因素进行积极干预，改变患者不良的生活方式，保持稳定的情绪，阻止或延缓疾病的发展进程；同时进行主动、积极的身体和社会适应能力训练，改善患者心血管功能，增强身体耐力，提高生活质量。

【康复的主要内容和实施】

（一）康复评估

1. 健康状态

（1）了解患者的一般情况：姓名、性别、年龄、体重、职业、工作环境、家庭状况等。

（2）筛查心血管病危险因素：是否超重或肥胖；是否有冠心病、糖尿病及其他心血管疾病家族史；是否有高血压，高血脂病史；是否吸烟，吸烟的量及持续时间。

（3）心绞痛、心肌梗死的情况评估：包括常规心电图，心绞痛的诱因、部位、性质、强度、持续时间、缓解方式，近期服用的药物。

(4)药物的疗效和不良反应评估：以前治疗心绞痛药物的疗效和不良反应。

(5)日常活动水平和运动习惯：运动的强度及频率。

(6)神经系统影响运动的因素及身体其他重要脏器功能评估。

2. 心功能

美国纽约心脏协会(New York Heart Association，NYHA)根据心脏衰竭症状的严重程度与活动限制将心功能分成四级。

(1) Ⅰ级：患有心脏病但体力活动不受限制。平时一般活动不引起疲乏、心悸、呼吸困难、心绞痛等症状。

(2) Ⅱ级(轻度心衰)：体力活动轻度受限。休息时无自觉症状，一般活动可出现上述症状，休息后很快缓解。

(3) Ⅲ级(中度心衰)：体力活动明显受限。休息时无症状，轻于平时一般活动即引起上述症状，休息较长时间后方可缓解。

(4) Ⅳ级(重度心衰)：不能从事任何体力活动。休息时亦有心衰的症状，体力活动后加重。

3. 心肺吸氧运动试验

在运动状态下测定患者对运动的耐受量，更能说明心脏的功能状态。仅适用于慢性稳定性心衰患者。进行心肺吸氧运动试验时，求得两个数据。

(1)最大摄氧量：即运动量虽继续增加，耗氧量已达峰值不再增加时的值，表明此时心排血量已不能按需要继续增加。心功能正常时，最大摄氧量>20 mL/(kg·min)；轻至中度心功能受损时为16~20 mL/(kg·min)；心功能中至重度损害时为10~15 mL/(kg·min)；极重度损害时则<10 mL/(kg·min)。

(2)无氧阈值：即呼气中 CO_2 的增长超过了氧耗量的增长，标志着无氧代谢的出现，以开始出现两者增加不成比例时的氧耗量作为代表值，此值愈低说明心功能愈差。

4. 心电运动试验

心电运动试验是一种简便、实用、可靠的诊断检查方法，是指通过逐步增加运动负荷，以心电图为主要检测手段，并通过试验前、中、后症状、体征以及心电反应来判断心肺功能的试验方式。临床上评估一般采用6分钟步行试验。

5. 超声心动图运动试验

超声心动图可以直接反映心肌活动情况，揭示心肌收缩和舒张功能，还可以反映心脏内血流变化情况，有利于提供运动心电图所不能显示的重要信息。该项检查，运动时比安静时检查更有利于揭示潜在的异常，提高试验的敏感性。临床上一般采用卧位踏车或活动平板试验。

6. 冠状动脉造影

心导管经股动脉、肱动脉或桡动脉送到主动脉根部，分别插入左、右冠状动脉口，注入少量造影剂，使左、右冠状动脉及其主要分支得到清楚的显影。可发现各支动脉狭窄性病变的部位并估计其程度。

7. 精神和心理障碍评估

采用心理状态评定量表评估患者是否存在焦虑、抑郁情绪。

（二）康复分期

1. 急性期（Ⅰ期）

发病后的住院期间，指急性心肌梗死或急性冠脉综合征住院期，冠状动脉旁路移植术（CABG）或经皮冠状动脉腔内成形术（PTCA）术后早期康复阶段。一般为发病后1~2周开始，发达国家此期已经缩短到3~7天。

2. 恢复期（Ⅱ期）

自出院开始，至病情完全稳定为止，时间5~6周。

3. 维持期（Ⅲ期）

病情长期处于较稳定状态，或Ⅱ期过程结束的患者，包括陈旧性心肌梗死、稳定型心绞痛、隐性冠心病、PTCA或CABG后的康复。一般为2~3个月。患者的自我锻炼应该持续终身。

（三）康复实施

1. 急性期康复

本期康复目标是缩短住院时间，促进日常生活及运动能力的恢复，增加患者自信心，减少心理痛苦，减少再住院；避免卧床带来的不利影响（如运动耐量减退、低血容量、血栓栓塞性并发症），为Ⅱ期康复提供全面完整的病情信息和准备。

（1）患者早期病情评估：进一步明确冠心病的诊断，了解患者目前症状及药物治疗情况；明确冠心病的危险因素，制订干预计划。

（2）患者教育：为患者分析发病诱因，避免再次发病；让患者了解冠心病相关知识，避免不必要的紧张和焦虑；控制冠心病危险因素，提高患者依从性。宣教重点是生存教育，帮助患者在家处理心脏突发问题。

（3）日常生活指导及运动康复：帮助患者恢复体力及日常生活能力，出院时达到生活基本自理。在训练过程中如没有不良反应，运动或活动时心率增加不超过10次/分，次日训练可以进入下一阶段。运动中心率增加在20次/分左右，则需要继续同一级别的运动。心率增加超过20次/分，或出现任何不良反应，则应该返回到前一阶段的运动级别，抑或暂时停止运动训练。为了保证活动的安全性，所有的新活动要在医生或心电监护下进行。在无任何异常的情况下，重复性的活动可以不连续监护。

活动：一般从床上的肢体活动开始，先活动远端肢体的小关节；做捏气球、皮球或拉皮筋等抗阻活动，一般不需要专用器械；吃饭、洗脸、刷牙、穿衣等日常生活活动也可以早期进行。

呼吸训练：主要是腹式呼吸，吸气时腹部隆起，膈肌尽量下降，呼气时腹部收缩，把肺内的气体尽量排出，呼气与吸气时间比例为1∶1。

坐位训练：第1天开始时可将床头抬高，把枕头或被子放在背后，在有依托情况下的坐位的能量消耗与卧位相同，但上身直立体位使回心血量减少，射血阻力降低，心脏负荷实际上低于卧位。然后逐步过渡到无依托独立坐位。

大便训练：务必保持大便通畅，如果出现便秘，应该使用通便剂；有腹泻时也需要注意密切观察，因为过多的肠道活动可以诱发迷走神经反射，导致心律失常或心电不稳。提倡坐位大便，禁忌蹲位大便或在大便时过分用力。

步行训练：先从床边站立开始，克服直立性低血压，在站立无问题之后，开始床边步行，以便在疲劳或不适时能够及时上床休息。此阶段活动范围明显增大，因此监护需要加强。避免高强度运动（上肢超过心脏平面的活动均为高强度运动），或减少此类运动。

上下楼：缓慢上下楼，下楼的运动负荷不大，而上楼的运动负荷主要取决于上楼的速度；必须保持非常缓慢的上楼速度，一般每上一级台阶可以稍休息，以保证没有任何不适症状。可以自己洗澡，但要注意洗澡水的温度和避免周围环境过热或过冷；进行较大强度活动时要在有经验的康复治疗人员的指导下进行。

（4）出院计划：给予出院后的日常生活及运动康复的指导；评估出院前功能状态，如病情允许，建议出院前行运动负荷试验或 6 分钟步行试验，客观评估患者运动能力，为指导日常生活或进一步运动康复计划提供客观依据。

2. 恢复期康复

此期为冠心病康复的核心阶段，与Ⅰ期康复不同，除了患者评估、教育、日常活动指导、心理支持外，这期康复计划增加了每周 3～5 次心电和血压监护下的中等强度运动，包括有氧运动、阻抗运动及柔韧性训练等。每次持续 30～90 分钟，共 3 个月左右。

（1）患者评估：综合患者既往史、本次发病情况、冠心病的危险因素、平常的生活方式和运动习惯以及常规辅助检查，如心肌损伤标志物、超声心动图（判断有无心脏扩大、左心室射血分数）、运动负荷试验以及心理评估等对患者进行评定及危险分层。

冠心病患者的危险分层与综合评估

（2）运动康复：结合营养、衰弱、跌倒风险、抑郁、焦虑状况、日常生活评定等对患者进行运动风险分层评估，按照危险分层级别，制定相应的个性化运动处方，由运动形式、运动强度、运动时间、运动频率、运动注意事项几个基本部分组成。

运动形式：①有氧运动训练是主动运动康复的核心内容，可以有效提高患者的心肺功能和生活质量。有氧运动以大肌群节律性运动为首选；避免需迅速变换体位的项目，尤其是卧位—直立位转换；常用的有氧运动方式有步行、登山、游泳、骑车、中国传统形式的拳操、在器械上完成的行走、踏车、划船等。②肌力训练不仅有利于延缓患者肌肉量降低，提高肌肉做功与代谢能力，也有利于提高胰岛素敏感性、降低心肺负担，保持平衡功能、延缓骨质疏松等；训练时以大肌群循环抗阻训练为主，应避免屏气等。常用的方法有利用自身身体重量（如俯卧撑）、哑铃或杠铃、运动器械以及弹力带进行抗阻训练。③平衡协调训练能提高高龄老年人的平衡协调能力，显著降低跌倒的风险、节省体能消耗；训练时，可灵活设计动作，应当融入趣味性及群体参与性，着重强调安全保护，防止跌倒等意外的发生。

运动强度：高龄患者运动康复应更注重于延缓机能衰退。中心效应的产生需要较高的训练强度和持续时间，并非所有患者都能耐受，而过低的运动强度又会导致获益微小。运动强度的确定推荐峰值以耗氧量（VO_2max）、无氧阈等参数为基础，一般采用中低等强度（40%~70%VO_2max）或无氧阈强度作为靶强度较为适宜。肌力训练强度通常以负荷量最大重复次数（RM）值表示，RM 值应定期复测，当患者可以轻松完成一组动作 15 次时，应适当提高强度。

运动时间：有氧运动时间在起始阶段稍短，逐渐延长至 20~60 分钟。靶强度运动一般持续 10~60 分钟。准备活动和结束活动的时间另外计算。肌力训练应安排在有氧运动后进行，强调的是大负荷与少重复，应避免过长的时间。每次训练，可根据个人情况训练几组肌群，一般不超过 10 组；单个肌群每组动作重复 8~15 次，共 3~4 组，组间可稍作休息。

运动频率：运动训练一般隔天 1 次较为适宜，各项训练可以利用间歇穿插进行，两次相隔不应超过 3 天，一周运动不宜低于 3 次。如果每次运动量较小且患者身体允许，每天坚持运动一次也最为理想。

注意事项：寒冷或炎热天气时相对降低运动量和运动强度；运动时穿戴舒适、透气、宽松的衣物，鞋子合脚；饭后不宜剧烈运动；感冒或发热症状和体征消失 2 天以上再恢复运动。运动训练须持之以恒，中断运动 4~7 天以上，再开始运动时宜降低强度。

实施程序：①准备活动多采用低水平有氧运动，持续 5~10 分钟，让肌肉、关节韧带和心血管系统逐步适应训练期的运动应激，此时运动强度较小，运动方式包括牵伸运动及大肌群活动，要确保全身主要关节和肌肉都有活动，一般采用做医疗体操、打太极拳等活动，也可附加小强度步行；②训练活动包含有氧运动、阻抗运动、柔韧性运动等，总时间 30~90 分钟，其中，有氧运动是基础，阻抗运动和柔韧性运动是补充；③结束活动是放松运动，让高度兴奋的心血管应激逐步降低，适应运动停止后血流动力学改变，有利于运动系统的血液缓慢回到心脏，避免心脏负荷突然增加诱发心脏事件，放松方式可以是慢节奏有氧运动的延续或是柔韧性训练，根据患者病情轻重可持续 5~10 分钟，病情越重放松运动的持续时间宜越长。

（3）纠正不良的生活方式：改变不良的生活方式并对患者和家属进行健康教育，包括饮食和营养指导，改变不良生活习惯（戒烟、限酒），情绪和睡眠管理。

营养指导：评估每天热量摄入，严格限制总热量，特别是要控制油脂的类型和摄入量，在满足每日必需营养和总能量需要基础上，应使用多不饱和脂肪酸代替饱和脂肪酸和反式脂肪酸，摄入总能量中饱和脂肪酸占比应小于 10%，对于高胆固醇血症患者，摄入总能量中饱和脂肪酸占比不应超过总能量的 7%，反式脂肪酸摄入量不应超过总能量的 1%，多不饱和脂肪酸的食物脂肪摄入应优先选择；总能量中碳水化合物占比建议为 50%~65%，以谷类为主；每日饮食中膳食纤维需 25~40 g；每日摄入食盐量最好不要超过 5 g；适量补充如牛奶、鱼类、蛋清、瘦肉、豆制品等富含蛋白质的食物，增加膳食钙摄入，适量增加新鲜水果和蔬菜；每日饮水量至少 1200 mL。

不同种类食物的含钠量

戒烟：告知患者吸烟的不良后果，让患者知晓戒烟的益处，明确戒烟可能遇到的障碍，如体重增加、抑郁、戒断症状等。多专业医务人员（心内科医生、康复科医生、护士等）共同参与，可提高戒烟率。同时要远离烟草环境，避免二手烟的危害。

限酒：严格控制酒精摄入。男性饮用酒精量不超过 25 g/d（相当于啤酒 750 mL，或葡萄酒 250 mL，或高度白酒 50 g，或 38°白酒 75 g）；女性饮用酒精量不超过 15 g/天（相当于啤酒 450 mL，或葡萄酒 150 mL，或 38°白酒 50 g）。

情绪管理：了解患者存在的消极情绪如抑郁、焦虑、情绪易激动、孤独等，指导患者充分了解其疾病及严重程度，有助于缓解紧张情绪，明确今后努力目标，提高治疗依从性和自信心，加强自我管理。对焦虑和抑郁症状明显者给予对症药物治疗，病情复杂或严重时应请精神科医生会诊或转诊治疗。

睡眠管理：了解患者睡眠情况，明确其失眠原因，包括因心血管疾病症状或冠状动脉缺血所致心脑综合征、因心血管药物或手术所引起的不适、因疾病所继发的焦虑抑郁、因睡眠呼吸暂停等所致失眠以及原发性失眠等。对失眠患者进行心理疏导和音乐疗法，较严重者可选用镇静安眠药改善患者睡眠。

3. 维持期康复

巩固Ⅰ、Ⅱ期康复成果，控制危险因素，个体化制订康复方案，改善或提高体力活动能力和心血管功能，恢复发病前的生活和工作。为减少心肌梗死或其他心血管疾病风险，强化生活方式改变，进一步的运动康复是必要的。此期的关键是维持已形成的健康生活方式和运动习惯。

（1）运动康复：低危患者的运动康复无需医学监护，中、高危患者的运动康复仍需医学监护。

（2）维持健康的生活方式：合理膳食，戒烟，限酒。

（3）危险因素管理

控制血压：最好将收缩压控制在 150 mmHg 以下，在能耐受情况下，还可进一步降低；合并肾病、糖尿病和稳定型冠心病的高血压患者，血压可降至 130/80 mmHg 或更低；卒中高血压患者的血压目标值为 140/90 mmHg。

控制血糖：糖化血红蛋白控制目标≤ 7%。

调节血脂：极高危者 LDL-C< 2.07 mmol/L（80 mg/dL）；高危者 LDL-C< 2.6 mmol/L（100 mg/dL）；中危和低危者 LDL-C< 3.4 mmol/L（130 mg/dL）。

控制体重：目标体重指数应控制在 18.5~23.9 kg/m^2，男性腰围应≤90 cm、女性腰围应≤85 cm。

（邓桂元　赖娟）

第四节　老年人呼吸系统

一、呼吸系统老化的改变

预习案例

患者，男，65岁，已婚，反复咳嗽、咳痰、呼吸困难3年，间断发热半年入院。既往有肺气肿、左肾切除术病史。B超显示右侧胸腔内探及深约46 mm液暗区，距皮肤约18 mm。体格检查：T 38.2℃，P 120次/分，R 32次/分，BP 140/85 mmHg，双下肢有轻度凹陷性水肿。

思考

1. 该患者可能患了什么疾病？
2. 呼吸系统老化有哪些改变？

随着年龄的增长，呼吸系统的结构与功能均会发生改变，呼吸系统疾病发病率有上升趋势。了解老年人呼吸系统的老化特征，能更好地理解老年人易发生呼吸系统健康问题的原因，并针对性地开展多学科综合干预，从而有效维护和促进老年人的身心健康。

（一）解剖学特点

1. 呼吸道

（1）鼻：老年人鼻黏膜变薄，嗅觉功能减退，腺体萎缩，分泌功能减退。鼻软骨弹性减弱，鼻尖下垂，鼻前孔开口的方向由青年时的向前开口变为向前下方开口，致使经鼻的气流形成涡流，气流阻力增加，迫使老年人用口腔呼吸。鼻道变宽，鼻腔的加温、加湿及防御功能减退，使下位气道的负担加重，气道整体防御功能下降，因此，老年人易患鼻窦炎及呼吸道感染。血管弹性下降容易导致血管破裂而发生鼻出血。

（2）咽、喉：老年人咽黏膜和咽淋巴组织、腭扁桃体萎缩，咽腔变大，易发生呼吸道感染。喉部肌肉和弹性组织萎缩，声带弹性下降，故老年人的声音浑厚低沉。咽喉黏膜感觉、会厌反射功能降低，咽缩肌活动迟钝，易产生吞咽障碍和异物误吸，也易使食物及咽喉部寄生菌进入下呼吸道，引起吸入性肺炎。

老年人睡眠中上呼吸道肌肉力量降低，对抗吸气负压的能力减弱，使上呼吸道塌陷。尤其是在深度睡眠时，骨骼肌显著松弛、舌后缩、颚脱垂贴近咽后壁，导致呼吸道狭窄，最终影响通气。因此，睡眠时容易发生呼吸紊乱，即便没有心肺系统疾病也容易出现通气降低、血氧下降等现象。

（3）气管、支气管：老年人气管内径增大，以横径增大为主，女性尤为显著。老年气管、支气管内膜上皮萎缩、增生，鳞状上皮化生、纤毛倒伏、杯状细胞增多，黏膜弹性组织减少，纤维组织增生，可伴透明变性，黏膜下腺体和平滑肌萎缩；外膜中软骨随增龄而逐渐退变，出现钙盐沉着和骨化；支气管壁还可见淋巴细胞浸润。老年人小气道杯状细胞数量增多，分泌亢进，黏液滞留，部分管腔变窄，气流阻力增大，容易发生呼气性呼吸困难，并常发生早期小气道萎陷和闭合。由于管腔内分泌物排泄不畅，发生感染的机会也增多。

（4）肺泡管、肺泡囊和肺泡："老年肺"是指单纯由年龄增加引起的肺老化，其发生率随年龄增长而增加，与病理性损害有区别。主要表现是：①肺组织呈灰黑色，由于长期吸入的尘粒沉积在肺组织所致；②肺组织回缩的速度慢，回缩程度也小，用手触摸有棉花样感觉；③肺实质减少，肺内含气量相对增多，体积变小，重量减轻，质松软；④呼吸性细支气管和肺泡管扩大；⑤由于肺泡壁弹性组织退变和长期过度通气，肺泡壁变薄甚至断裂，致使肺泡壁中毛细血管数量和管内的血流量均减少；⑥由于肺泡壁断裂，肺泡互相融合，使肺泡数减少，肺泡腔变大，残气量增加，肺泡过度膨大，形成老年性肺气肿，气体交换面积减小；⑦肺泡壁弹性纤维减少，甚至消失，肺硬度增加，肺泡的回缩力减弱。以上结构改变，必然引起肺功能的降低。

2. 胸廓

老年人胸廓最显著的改变是由青年时的扁圆形变为桶形。椎骨发生退行性变和骨质疏松，且椎骨前端的压缩大于后部，形成胸椎后凸，胸骨前凸，肋骨走向由青年时的从后上方向前下方斜行变成老年时的从后向前的水平走向，使得胸廓的前后径增大，横径变小，前后径与横径的比值增大。

老年人胸廓活动度受限。由于胸廓骨骼脱钙与疏松，椎骨变扁平，椎间隙变窄，肋软骨发生钙化甚至骨化，肋关节的活动度降低，整个胸廓的活动度受限。呼吸肌纤维数量减少、肌肉萎缩，导致呼吸肌肌力下降，呼吸效率降低。

3. 膈

老年人膈肌退行性变，腹腔内脂肪明显增加，使老年人膈肌收缩时的下降度受到限制。膈收缩时的下降度每减少 1 cm，可使肺容积减少 250 mL。

（二）生理学特点

1. 肺通气功能

（1）肺容量。

潮气量（tidal volume，TV）：是指在平静呼吸时一次吸入或呼出的气量。人体在平静自然状态所需要的气量，其数值并不随年龄的增长而改变，所以一般不以潮气量作为评价老年人肺通气功能的指标。

补吸气量（inspiratory reserve volume，IRV）：是指人在平静吸气末时用力吸气所达到的最大气量。补吸气量与潮气量相加所得的值即为深吸气量。补吸气量是人体吸气的贮备能力，受年龄的影响，且与年龄呈负相关关系。年龄越大，呼吸肌力以及胸廓、肺顺应性降低越显著，人吸气贮备能力相应地降低。

补呼气量（expiratory reserve volume，ERV）：是指人在平静呼气末用力呼气而增多的气量，代表着人体呼气的贮备能力。随着年龄的增大，人体补呼气量慢慢降低，且较补吸气量更容易受到损害，与呼吸的肺通气功能相关指标的敏感度相对较高。

残气量(residual volume, RV)：是指人尽力呼气后肺内残余的气量。平静呼气末在肺内残留的气量为功能残气量，这两项指标均受年龄因素的影响，可将患者肺气肿程度反映出来。

肺活量(vital capacity, VC)：是指人在一次深吸气后呼出的最大气量。肺活量直接将人一次呼吸中肺最大通气能力反映出来，临床上通常将该指标作为评价静态肺通气功能的重要指标。肺活量受年龄因素的影响，年龄20~30岁时人的肺活量比70~76岁时要高出30%左右。

(2)肺通气量。

最大随意通气量(maximum voluntary ventilation, MVV)：是指在单位时间内进行最深最快呼气、吸气时的气量，该指标能反映肺通气贮备能力，随年龄的增加显著降低，老年人的此项指标较差。

肺泡通气量(alveolar ventilation volume, AVV)：是指与血液进行气体交换的有效通气量，随年龄的增加而减小，主要是由于老年人呼吸道黏膜萎缩、肺毛细血管数量减少、肺泡变薄等原因导致的。

(3)呼吸动力学。

用力呼气量(forced expiratory volume, FEV)：是指一次用力吸气后尽快用力呼出的最大气量。用力呼气量在青壮年时期约为3.7 L，60岁以后降至2.3 L。第一秒用力呼气量(FEV_1)受年龄因素的影响，65岁后每年降低38 mL。该指标对评价阻塞性肺疾病最具意义也最常用，主要反映较大气道的气流阻力情况。

气道阻力(airway resistance)：是指从鼻至肺泡的呼吸道阻力，老年人气道阻力显著高于年轻人，主要是年龄越大，气道口径越小。

闭合气量(closing volume, CV)：是指深吸气后再缓慢匀速呼气，肺下部小气道开始闭合后，再继续呼出的气量。

闭合容量(closing capacity, CC)是闭合气量与残气量之和，闭合气量在肺活量中的占比以及闭合容量在肺总量中的占比能有效评价小气道的功能，且老年人该比值比年轻人高。

2. 肺换气功能

(1)动脉血氧分压和二氧化碳分压：安静时，动脉血氧分压(PaO_2)随着年龄的变化而改变，但是动脉血二氧化碳分压($PaCO_2$)、肺泡氧分压基本不变，因此氧气在肺内的弥散受年龄影响，二氧化碳在肺内的弥散不受年龄的影响。运动时，二氧化碳扩散较快，肺泡气二氧化碳不受年龄影响，而肺泡气氧分压与血氧分压的差值直接反映肺泡膜氧交换状态，且年龄越大，差值越大，表明老年人肺泡膜氧气扩散潜力较二氧化碳小。

(2)呼吸膜的有效面积：老年人呼吸膜最大有效交换面积比年轻人小，30岁时约为75 m^2，而70岁时约为60 m^2。

(3)肺通气量和肺血流量的比值：肺通气量和肺血流量的比值失调和其在肺部的不均匀分布扩大是导致老年人肺内氧气弥散功能减弱的主要原因。老年人心输出量降低，血流分布不均匀愈加严重。肺最大通气量减小，且肺各个区通气量不均匀，老年肺组织弹性减弱以及毛细血管中血液流速减小，胸膜腔内压增大，用力呼吸可能导致毛细血管断流，使得肺通气量和肺血流量的比值失调。

（三）肺代谢分泌功能特点

老年肺的代谢分泌（即非呼吸功能）研究目前尚很缺乏，仅已知呼吸系统的细胞中许多代谢酶及其活性改变，例如表面活性物质、血管紧张素、组胺和前列腺素等，均可因肺泡数量及毛细血管的减少而减少。

二、老年人呼吸系统常见症状和护理

预习案例

患者，男，88 岁，已婚，因反复咳嗽、咳痰 10 余天、间断发热 9 天入院。既往有高血压、糖尿病、心肌梗死病史，有胆囊切除手术史。体格检查：T 38.0℃，P 119 次/分，R 24 次/分，BP 119/64 mmHg，双下肢有轻度凹陷性水肿。辅助检查：白细胞 19.2×10^9/L，中性粒细胞计数 17.9×10^9/L，中性粒细胞百分比 93.5%，血沉 73 mm/h。肺部 CT：支气管疾患、肺气肿、双肺多发感染；纵隔淋巴结肿大；左侧胸腔少量积液、心包积液。

思考

1. 该患者有哪些常见症状和体征？
2. 应该为患者制定哪些护理措施？

（一）发热

体温上升超过正常值 0.5℃时，称为发热。发热（fever）是老年呼吸系统疾病常见症状之一，是机体对致病因子的一种病理生理反应。

1. 临床表现

（1）感染性发热（infective fever）：临床较多见，由于急性、亚急性或慢性的全身性或局部性感染所致。其病原体可以是细菌、病毒、支原体、立克次体、螺旋体、真菌、寄生虫等。有一部分老年患者发热症状不明显，因此除关注患者发热外，还需要关注感染性发热的全身毒血症状：①临床表现：起病急，部分患者可伴有寒战，一般有全身及局部症状和体征，部分老年人可以不出现相关症状；②血常规：白细胞计数正常或轻度减少，淋巴细胞计数相对或绝对增多，分类可达 60%以上；③细菌学检查：老年患者血液、骨髓、子宫分泌物均可做细菌培养，急性期阳性率高，慢性期低，骨髓标本较血液标本阳性率高；④四唑氮蓝试验（nitroblue tetrazolium test，NBT）：如中性粒细胞还原 NBT 超过 20%（正常值为 10%），提示有细菌感染，NBT 试验阳性率低于 10%，提示病毒感染。应用激素后可呈假阴性；⑤C 反应蛋白测定（C-reactive protein，CRP）：阳性提示有细菌性感染及风湿热，阴性多为病毒感染；⑥中性粒细胞碱性磷酸酶积分增高：正常值为 0～37，越高越有利于细菌性感染的诊断，癌肿、恶性淋巴瘤者也会增高，应用激素后可使之升高或呈假阳性。

(2)非感染性发热(non-infective fever)：主要原因有：①无菌性坏死物质的吸收，包括机械性、物理性或化学性损害、血管栓塞或血栓形成引起的内脏梗死或肢体坏死，以及组织坏死与细胞破坏；②抗原-抗体反应；③内分泌代谢障碍；④皮肤散热减少；⑤体温调节中枢功能异常，具有高热、无汗的特点，其中物理性原因如中暑，化学性原因如重度安眠药中毒，以及机械性原因如脑出血、脑震荡、颅骨骨折等；⑥功能性发热，有原发性低热、感染性低热、夏季热及生理性低热，热程常超过 2 个月，一般情况好，无明显中毒症状。

2. 护理措施

(1)为患者提供良好的环境，病室应保持适宜的温度、湿度，定时通风，注意保暖。

(2)高热患者基础代谢率增快，消耗大而进食少，应卧床休息，以减少活动导致的体能消耗。

(3)定时监测体温，高热患者应每 4 小时测量体温 1 次。密切观察热型变化规律，待体温恢复正常 3 天后可减至每日 1～2 次。同时观察其他生命体征变化，如呼吸、心率、血压；以及有无咳嗽、咳痰、喘息、胸痛、呼吸困难等呼吸系统症状。如有异常情况，应立即通知医生。

(4)体温超过 38℃时，给予局部物理降温，如头部冰敷；当体温超过 38.5℃时，可用 50%乙醇或温水擦浴，必要时药物降温，实施降温措施 30 分钟后测体温并记录。

(5)补充营养和水分：高热时，由于迷走神经兴奋性降低，使胃肠活动及消化吸收降低，分解代谢增加，营养物质大量消耗，引起消瘦、衰弱和营养不良。因此，需要提供高热量、高蛋白的流质或半流质饮食。鼓励患者进食，对不能进食者用鼻饲补充营养，以补充代谢的消耗。高热使机体丧失大量水分，应鼓励患者多饮水，每日饮水量为 1000～2000 mL。必要时，由静脉补充液体、营养物质及电解质等。

(6)观察并记录用药效果：遵医嘱及时使用抗生素、退热药，观察并记录用药反应与效果。退热后要鼓励患者增加活动和呼吸运动，以促进痰液排出，防止并发症出现。

(7)加强口腔护理：长期发热患者，唾液分泌减少，口腔内食物残渣易于发酵、促进细菌繁殖，同时由于机体抵抗力低下及维生素缺乏，易发生口腔溃疡。应加强口腔护理，减少并发症的发生。

(8)加强皮肤护理：退热过程中往往会大量出汗，应加强皮肤护理，及时擦干汗液并更换衣物以防感冒。

(9)密切观察病情：高热患者体温骤降时，常伴有大量出汗，以致造成体液大量丢失，年老体弱及心血管患者极易出现血压下降、脉搏细速、四肢冰冷等虚脱或休克表现，应密切观察。一旦出现上述情况，应立即配合医生及时处理。

(二)咳嗽与咳痰

咳嗽是呼吸系统最常见的症状之一。咳嗽可伴有或不伴有咳痰。咳嗽无痰或痰量甚少称为干性咳嗽；咳嗽伴有痰液称为湿性咳嗽。

1. 临床表现

咳嗽咳痰的常见病因包括呼吸道疾病，如感染、结核、出血、肿瘤等；异物、灰尘刺激性气体、过冷或过热空气等理化因素；胸膜疾病、心血管疾病以及慢性咽喉炎、鼻窦炎、食管炎、胃炎等的刺激。咳嗽的性质、音色、时间与节律，痰液性状等随病因不同而异。

（1）咳嗽与疾病：①干性或刺激性咳嗽，常见于上呼吸道炎症、气管异物、胸膜炎、支气管肿瘤；②慢性连续性咳嗽，常见于慢性支气管炎、支气管扩张、肺脓肿、空洞型肺结核；③夜间明显咳嗽，常见于左侧心力衰竭、肺结核；④犬吠样咳嗽，常见于会厌、喉部疾患和气管受压或异物；⑤金属音咳嗽，常见于纵隔肿瘤、主动脉瘤、癌肿压迫气管；⑥嘶哑性咳嗽，常见于声带炎、喉炎、喉癌、喉返神经麻痹。

（2）咳痰与疾病：①排痰量较多，且清晨或变动体位时加剧，多见于慢性支气管炎、支气管扩张、肺脓肿；②白色泡沫痰或白色黏液痰，多见于支气管炎、肺炎、支气管哮喘；③黄脓痰，多见于化脓性感染；④红色或红棕色痰，多见于肺结核、肺癌、肺梗死出血；⑤铁锈色痰，见于肺炎球菌性肺炎；⑥红褐色或铁锈色痰，见于阿米巴肺脓肿；⑦粉红色泡沫痰见于急性左侧心力衰竭；⑧果酱样痰，见于肺吸虫病；⑨胶冻样痰或带血，见于克雷伯菌肺炎；⑩灰黑色或暗灰色痰，见于各种尘肺或慢性支气管炎；⑪恶臭气味痰，见于厌氧菌感染。

2. 护理措施

（1）提供清洁舒适的环境：减少不良刺激，保持室内空气新鲜，定时开窗通风，但要避免患者着凉。维持合适的室温（一般老年人房间冬季18~24℃，夏季24~26℃）和相对湿度（50%~70%），以充分发挥呼吸道的自然防御功能。

（2）注意保暖，防止感冒：避免剧烈运动，避免进出空气污浊的公共场所，改善生活环境，避免烟雾、化学物质等有害理化因素的刺激。平时应加强身体锻炼，增强自身抗病能力，戒除吸烟习惯。

（3）保证水分的供给：每天饮水1500 mL以上，每日液体摄入量保持在2500~3000 mL，足够的水分可以保证呼吸道黏膜的湿润和病变黏膜的修复，利于痰液稀释和排出。

（4）加强营养：避免油腻、辛辣等刺激性食物，少食多餐，根据患者的饮食习惯配餐，以增强食欲。

（5）观察药物作用及不良反应：提醒患者咳嗽时应轻捂嘴，将痰咳在痰杯里或纸巾上，避免病菌传播。指导患者正确服用镇咳、祛痰药物，服用血管紧张素转换酶抑制药引起咳嗽的患者，应立即停药并及时观察药物作用及不良反应。

（6）密切观察咳嗽咳痰情况：记录痰液的色、质、量，正确收集痰标本及时送检。帮助痰多且咳痰不畅的患者排痰，鼓励患者咳嗽，轻轻拍其胸部、背部，使痰液移动，雾化吸入可使气管内分泌物湿化，易于咳出，避免服用强镇咳药。

（7）为患者提供心理护理：耐心倾听患者诉说，帮助患者消除焦虑情绪，增强战胜疾病的信心。

（8）密切观察并发症：如患者突然出现烦躁不安、神志改变、面色苍白、发绀、出冷汗、呼吸急促、咽部明显痰鸣音的症状，考虑窒息可能，立即吸痰或准备气管插管等物品，配合抢救。

（三）咯血

喉以下呼吸道任何部位的出血，经口腔咯出称咯血。

1. 临床表现

咯血一般为肺部疾病所致，咯血病因复杂，可以涉及心、肺等多个器官，从炎症、寄生虫、血液病到肿瘤，均可导致咯血。呼吸系统疾病是咯血的常见病因。1/3～1/2 的肺结核患者有痰中带血、咯血现象，有 1/3 以上的支气管肺癌患者以咯血为首发症状。

（1）咯血前先兆症状：有喉痒、胸闷、咳嗽等。

（2）咯血时伴随症状：大量咯血时伴呛咳、脉速、出冷汗、呼吸急促、面色苍白、紧张不安和恐惧情绪，呼气时有血腥味，易发生窒息、肺不张及失血性休克等并发症，危及生命。

（3）咯血的颜色与性状：肺结核、支气管扩张、出血性疾病等所致的咯血，颜色多为鲜红色；急性左心衰肺水肿所致的咯血为粉红色泡沫样痰；肺炎导致的咯血为铁锈色血痰；肺梗死引起的咯血为黏稠暗红色血痰。

（4）咯血量的多少：与受损血管的性质及数量有直接关系，但与病情的严重程度不完全一致。少量咯血指每日咯血量小于 100 mL，患者无明显自觉症状。中等量咯血指每日咯血量在 100～300 mL。大量咯血指每日咯血量在 500 mL 以上或一次咯血 300～500 mL。

2. 护理措施

（1）卧床休息：协助患者卧床休息，取患者侧卧位，或去枕平卧、头偏向一侧，大量咯血患者取头低脚高位，头偏向一侧。

（2）心理护理：给予病人精神安慰，消除患者恐惧、焦虑等心理问题，鼓励患者增强战胜疾病的信心，指导患者配合治疗和护理，嘱患者全身放松，必要时适当应用镇静药。

（3）保持呼吸道通畅：鼓励患者轻轻将血和痰液咳出，嘱患者不要屏气，以免诱发喉头痉挛，使血液引流不畅形成血块，导致窒息。痰液黏稠无力咳出者，可经鼻腔吸痰。

（4）病情观察：观察患者咯血的颜色、性状、量及出血的速度，必要时留取标本送检。密切观察患者的生命体征及意识变化，尤其是血压、脉搏、呼吸；观察患者有无胸闷、气促、呼吸困难、面色苍白、出冷汗、烦躁不安等窒息征象；有无阻塞性肺不张、肺部感染及休克等并发症的表现。对年老体弱、肺功能不全者应用镇静药和镇咳药后，注意观察呼吸中枢和咳嗽反射受抑制情况。

（5）饮食护理：大量咯血者应禁食，少量咯血者，咯血停止后可食少量温凉流食，高蛋白、高维生素、易消化的食物，多饮水，保持大便通畅。

（6）做好窒息的应急抢救准备：床旁备好急救器械和药品，如止血药、呼吸兴奋药、吸引器、开口器、金属吸引器、气管插管及气管切开包等，一旦患者出现窒息征象，立即取头低足高 45 度侧卧位，头偏向一侧，必要时用吸痰管进行机械吸引，迅速清除气道、口咽部的血块，并给予高浓度吸氧，保持气道通畅。

（7）做好输血准备：及时准备输血、输液用物，建立静脉通道，遵医嘱进行输液输血。

（四）胸痛

胸痛是指胸部的感觉神经纤维受到某些因素刺激后，产生冲动传至大脑皮质的痛觉中枢而引起的局部疼痛，为临床常见症状之一，可由多种疾病所致。胸痛的部位、严重程度并不一定和病变的部位、严重程度相一致，对胸痛的患者应认真检查，尽可能找到引起胸痛的原因。

1. 临床表现

病因包括胸膜疾病、心血管疾病、胸壁疾病、胸部外伤等。其临床表现与病变部位相关，如胸膜炎、自发性气胸等，常为单侧胸痛，心绞痛时胸痛有典型症状，肋间神经炎、肋骨骨折引起的胸痛在呼吸或咳嗽时症状加重。

2. 护理措施

（1）观察胸痛的性质、部位、持续时间，注意有无其他伴随症状，尽早查明原因及时处理。

（2）观察胸痛的伴随症状：心率、呼吸、血压、神志等的状况，发现病情异常变化及时报告医生进行抢救。

（3）胸痛的处理：①因肺部疾病所致的胸痛患者，宜取患侧卧位。伴有胸闷、气急的胸痛者宜取半卧位，耐心安慰患者，稳定其情绪，及时判断并行相应处理。②因心脏病致胸痛时，观察疼痛是否位于胸骨体上段或中段之后并波及心前区，是否有放射痛至左肩、左臂、咽、下颌，疼痛性质是否为压迫或烧灼感，采用硝酸甘油 0.5~10 mg 舌下含服治疗，严密观察病情，行心电监护。③对胸痛剧烈者，遵医嘱使用镇痛药；必要时应用约束带固定胸部，以减轻疼痛。④给予患者 4~6 L/min 流量吸氧。

（五）呼吸困难

呼吸困难是指患者自感空气不足、呼吸费力，通气、换气功能障碍，并伴有呼吸的频率、深度与节律异常，引起缺氧和/或二氧化碳潴留时出现鼻翼扇动、张口或端坐呼吸。

1. 临床表现

呼吸困难分为吸气性、呼气性以及混合性呼吸困难。吸气性呼吸困难是以吸气困难为特点，重症患者可出现三凹征，即胸骨上窝、锁骨上窝及肋间隙在吸气时明显下陷，并伴有干咳及高调的吸气性哮鸣音，多见于喉头水肿、痉挛、气管异物、气管受压或肿瘤等引起的上呼吸道狭窄梗阻。呼气性呼吸困难是以呼气时间延长、呼气费力、伴有广泛哮鸣音为特点，由肺组织弹性减弱及小支气管痉挛狭窄所致，多见于支气管哮喘、喘息性慢性支气管炎、慢性阻塞性肺气肿等。混合性呼吸困难为吸气和呼气均感费力，呼吸浅而快，常伴有呼吸音减弱或消失，由于广泛性肺组织病变使呼吸面积减少，影响换气功能所致，多见于重症肺炎、重症肺结核、大量胸腔积液及气胸等。

呼吸困难可分为轻度、中度和重度。轻度为重体力活动时出现呼吸困难；中度为轻微体力活动时（如日常活动、走路等）出现呼吸困难；重度为在安静休息状态下也出现呼吸困难，表现为端坐呼吸，平卧时呼吸困难加重。呼吸困难时出现呼吸频率、深度和节律的改变，如慢性阻塞性肺气肿，当出现肺性脑病时，呼吸节律发生变化；呼吸中枢受抑制时可出现呼吸频率减慢；酸中毒可引起呼吸加深加快。肺气肿等慢性病引起的呼吸困难逐渐发生；肺不张、大量胸腔积液时呼吸困难突然发生。另外，呼吸困难时可有咳嗽、咳痰、胸痛、发热、神志改变等伴随症状。

2. 护理措施

(1)提供良好的环境：保持室内空气新鲜，温、湿度适宜，哮喘患者室内避免有过敏原，如尘螨、花粉、刺激性气体等。

(2)休息与活动：严重呼吸困难者取半坐位或端坐位，避免紧身衣服或过厚的被盖，防止加重患者的胸部压迫感。减少不必要的谈话，以减少耗氧量。对于轻、中度的患者应合理安排休息和活动量，有计划地增加运动量和改变运动方式，如散步、慢跑、打太极拳、做体操等，提高肺活量，逐渐恢复正常活动。

(3)饮食护理：每日应摄入高热量、高维生素、易消化的饮食，避免刺激性强、易于产气的食物，防止便秘、腹胀影响呼吸，补充足够水分，防止痰液黏稠。

(4)保持呼吸道通畅：及时清理呼吸道分泌物，保持呼吸道通畅。做好口腔护理，每日清洁口腔2~3次。

(5)密切观察：观察患者呼吸困难症状是否加重或好转，呼吸困难患者可有烦躁不安、紧张、焦虑、恐惧等不良心理，加强巡视次数，倾听患者的诉说，适当安慰，以缓解其紧张情绪，增加安全感。

(6)给予吸氧：根据病情及血气分析结果合理用氧，氧气疗法是改善缺氧、缓解呼吸困难最有效的方法。

三、老年肺炎患者的护理

预习案例

患者，男，79岁，因咳嗽、气促10余天入院。既往行胆囊切除术、甲状腺腺瘤切除术，有肾结石、痛风、冠心病、不稳定性心绞痛、痔疮病史。体格检查：T 37.5℃，P 88次/分，R 24次/分，BP 125/70 mmHg。辅助检查：肺部CT显示渗出病灶，胸腔少量积液。血常规：白细胞 $8.3\times10^9/L$，中性粒细胞分类计数 $7.0\times10^9/L$，中性粒细胞百分比84.6%。

思考

1. 该患者可能患了什么疾病？常见治疗措施有哪些？
2. 该患者常见护理问题有哪些？护理措施是什么？
3. 该患者用药需要注意什么？观察要点有哪些？

肺炎(pneumonia)是指终末气道、肺泡及肺间质的炎症，是老年人尤其是高龄老年人的常见疾病，也是常见死亡原因之一。感染为最常见病因，包括细菌、病毒、真菌感染等。老年患者随年龄增大，机体抵抗力明显下降，多伴有慢性阻塞性肺疾病、肺气肿等慢性呼吸道疾病，导致免疫防御系统损害，易发生误吸以致肺部并发感染，以及感冒治疗不及时、不彻底导致肺炎。

肺炎有多种类型，根据解剖学分类，分为大叶性（肺泡性）肺炎、小叶性（支气管性）肺炎以及间质性肺炎。根据病原体分类，包括细菌性肺炎、病毒性肺炎、非典型病原体所致肺炎、肺真菌病以及其他病原体和理化因素所致肺炎。根据发病场所以及宿主环境分类，分为社区获得性肺炎和医院获得性肺炎。根据发病机制分类，分为坠积性肺炎、吸入性肺炎和局限性肺不张性肺炎。以下介绍老年人肺炎常见类型。

1. 社区获得性肺炎（community acquired pneumonia，CAP）

CAP 指在医院外罹患的感染性肺实质炎症，随着老龄化的加重以及医养结合养老机构的大量建立，伴随而来的是护理院获得性肺炎（nursing home acquired pneumonia，NHAP）。CAP 病原菌以肺炎链球菌、流感嗜血杆菌、金黄色葡萄球菌为多见。

2. 医院获得性肺炎（hospital acquired pneumonia，HAP）

HAP 亦称医疗相关肺炎，是指患者入院时不存在，也不处于潜伏期，而于入院 48 小时后在医院内发生的肺炎。老年人发病率明显高于年轻人，主要病原菌以革兰阴性杆菌为多，多重耐药菌（multi-drug resistant bacteria，MDR）引起的 HAP 发生率逐年增加。呼吸机相关性肺炎（ventilator associated pneumonia，VAP）是指经气管插管或气管切开建立人工气道，同时接受机械通气 24 小时后，或停用机械通气或拔除人工气道 48 小时内发生的肺炎，是 HAP 的一种常见类型。老年患者高龄体弱、基础疾病多，应用广谱抗生素和制酸药，会导致致病菌在患者口咽部或胃内寄生繁殖，误吸与返流发生率高，以及人工气道气囊上分泌物的隐匿性吸入，均可增加呼吸机相关肺炎发生的危险。

3. 细菌性肺炎（bacteria pneumonia）

细菌性肺炎是感染性肺炎最常见的类型。由于大量广谱或超广谱抗生素的使用，细菌耐药性增加，出现“难治性肺炎”，尤其在建立人工气道患者、老年患者以及免疫抑制药使用的患者中病死率极高，而老年患者多伴有严重基础疾病、免疫功能低下，预后较差。

4. 病毒性肺炎（virus pneumonia，VP）

VP 是由病毒侵犯肺实质而引起的肺部炎症。年龄大于 65 岁的老年人、原有心肺疾患以及慢性消耗性疾病患者多见，一般起病缓慢，先有感冒症状，症状较轻，老年患者可急性起病或合并细菌感染。

5. 吸入性肺炎（aspiration pneumonia）

吸入性肺炎指吸入食物、胃内容物及其他刺激性液体引起的化学性肺炎。发生吸入性肺炎的主要原因是老年患者易产生吞咽障碍、呕吐或隐匿性吸入，使食物、寄生于咽喉部的病菌、异物或胃内容物返流进入下呼吸道，从而引发吸入性肺炎。

6. 肺炎支原体肺炎（mycoplasma peneumonia，MP）

MP 是肺炎支原体引起的呼吸道和肺部急性炎症病变，肺炎支原体是引起 CAP 的主要病原体，占所有 CAP 病原体的 5%～30%。起病缓慢，数天到一周可无症状，接着出现乏力、头痛、咽痛、肌肉酸痛、刺激性干咳，夜间为重，不规则发热、胸闷、恶心等，胸部 X 线检查显示炎症呈斑片状或点状阴影，右肺多于左肺，可并有少量胸腔积液。临床上不易与病毒或轻度细菌性肺炎区别，常需进一步做支原体抗体检查，血清特异性补体结合试验检查。

（一）临床表现

老年人肺炎具有病因复杂，临床表现不典型、容易误诊或漏诊、并发症多的特点，易发生水、电解质及酸碱平衡紊乱、低蛋白血症、心律失常、呼吸衰竭及休克等严重并发症，病死率高。老年肺炎大致有如下临床特点。

1. 临床表现

全身感染症状不明显，早期少有发热、胸痛、咳铁锈色痰等典型症状，极少出现肺实变体征，白细胞也常不增高。

2. 呼吸系统症状

咳嗽轻微，咳痰少，甚至无咳嗽咳痰，首发症状一般以非呼吸道症状表现突出，如食欲减退、恶心、呕吐、腹胀、腹泻等消化道症状；脉速、心悸、气促、胸闷、胸痛、心律失常等循环系统症状；表情淡漠、恍惚、躁动不安等精神神经症状，易导致误诊。

3. 并发症多而重

老年患者常合并多种慢性疾病，免疫功能下降，发生肺炎后，常并发呼吸衰竭、心功能不全、水电解质紊乱、败血症、休克、DIC 等症状。后期患者常死于多脏器功能障碍综合征。

4. 病情发展

老年肺炎患者病情变化快、预后差、病死率高。老年患者患肺炎后通常使得原有疾病恶化，如充血性心力衰竭加重或突发难以解释的败血症、感染性休克、呼吸衰竭或发生肺性脑病等。

5. 辅助检查

动脉血气检查结果因肺炎严重程度和肺功能基础状况而不同。细菌性肺炎查血象，显示白细胞计数升高，而病毒性肺炎白细胞计数可正常或减低；X 线胸片检查可见斑片状阴影；痰标本涂片或细菌培养根据不同类型肺炎可有不同，对治疗与鉴别诊断具有重要意义。

（二）治疗措施

以对症治疗为主，需针对病原菌应用抗生素治疗。

1. 注意休息

患者应卧床休息，居室保持空气流通，注意隔离消毒，预防交叉感染。

2. 合理用药

给予氧疗，应用支气管扩张药物、祛痰镇咳药物及抗生素治疗。合理应用抗生素，及早进行病原学诊断，根据致病菌及药物敏感度测定选择用药，减少耐药菌的产生。

（1）致病菌确定之前，主要考虑革兰氏阳性球菌感染，首选青霉素类或第一代头孢菌素，对青霉素过敏者可用红霉素。

（2）致病菌确定后，应根据致病菌种类及药敏结果选择用药。革兰氏阳性球菌如流感杆菌、肺炎杆菌，采用广谱抗生素或联合用药，可选氨苄青霉素或用第二、第三代头孢菌素；铜绿假单胞菌、大肠杆菌、克雷伯菌，首选第二、第三代头孢菌素或第三代喹诺酮类，也可联合用药；支原体或衣原体首选红霉素或环丙沙星，用药时间为2~4周。

(3)医院获得性肺炎致病菌复杂及耐药菌多，故首选广谱抗生素，如第二、第三代头孢菌素，必要时联合用药。

3. 加强症状管理

患者出现发热、咳嗽、呼吸困难、胸痛时，应加强症状管理。具体参照本节“老年人呼吸系统常见症状和护理”相关内容。

4. 对症及支持疗法

给予患者高热量、高蛋白、高维生素、易消化的软食或半流食，少量多餐，保持充足的摄入量，利于痰液排出。

(三)护理评估

1. 健康史

了解患者有无感染、理化因素、免疫损伤、过敏及药物史，有无受凉、疲劳、上呼吸道感染等诱发因素，以及老年患者原有的基础疾病情况。

2. 身体状况

观察患者有无咳嗽、咳痰、气急、发绀、胸痛、呼吸困难等呼吸系统症状，如咳嗽性质、痰液颜色、性状、痰量，气急、发绀程度，胸痛部位等；有无恶心、呕吐、腹胀、腹泻、黄疸等消化系统症状；特别注意有无嗜睡、神志恍惚、烦躁不安、谵妄或昏迷等神经系统症状，注意和重症肺炎引起的感染性休克相鉴别。根据患者临床表现，评估患者疾病的发病阶段。

3. 辅助检查

监测白细胞总数及中性粒细胞计数和分类，检查痰涂片、细菌培养及药物敏感实验、血气分析结果等有无异常。

4. 心理—社会状况

了解患者有无焦虑、抑郁、恐惧、紧张等不良心理问题。

(四)主要护理问题

(1)清理呼吸道无效：与呼吸道分泌物多、黏稠不易咳出且咳痰无力有关。
(2)气体交换受损：与肺部炎症、气道分泌物多导致通气功能下降有关。
(3)体温过高：与感染导致的炎症反应有关。
(4)活动无耐力：与呼吸困难、乏力、倦怠或器官功能障碍有关。
(5)潜在并发症：感染性休克。

（五）护理措施

1. 一般护理

（1）环境：为患者提供安静、清洁、舒适的环境，室内温、湿度适宜，湿度50%～60%，温度18～24℃。保持室内空气新鲜，定时开窗通风，避免患者着凉。加强安全护理，对高热出现谵妄、意识不清者应用床栏，防止坠床。

（2）休息与活动：注意休息，降低机体消耗，尤其是急性期发热患者，须绝对卧床休息，以减少氧耗量，缓解头痛、肌肉酸痛等症状。胸痛剧烈者，取患侧卧位，以减轻疼痛，呼吸困难者取坐位或半坐位。

（3）饮食护理：为患者提供清淡易消化、高热量、高蛋白、富含维生素的饮食，避免辛辣、刺激性食物，少食多餐，适量饮水，提高机体的抗病能力。戒烟酒，可适当多吃水果，以增加水分和维生素。维生素C能增强人体抵抗力，维生素A对保护呼吸道黏膜有利。还要教会老年人掌握正确的进餐方法，吞咽功能障碍者，应早期进行吞咽功能训练。鼻饲患者首先听诊肺部呼吸音，有痰鸣音者先排痰或吸痰，平稳后进餐；鼻饲前，回抽胃液，确认鼻胃管是否在胃内；鼻饲时，床头抬高45°～60°或取右侧位，鼻饲完后保持1小时。营养液注入速度要慢，尽量保持安静；注入过程中必须吸痰时应停止注入。一次进餐量不超过350 mL，15～30分钟为宜；进餐1小时后方可进行吸痰或辅助咳痰。进餐后确认胃管在胃中并固定好；拔胃管时先封死管尾端。气管插管患者呕吐时，应及时吸出并观察吸出物性状。

（4）口腔护理：做好口腔护理，坚持用生理盐水漱口，保持口腔清洁。口腔护理对预防老年患者吸入性肺炎有重要意义。定期检查口腔状态，对有口腔黏膜糜烂、口腔溃疡和感染者应给予及时对症处理。牙龈炎患者，用1∶5000呋喃西林溶液漱口；真菌感染时，用5%碳酸氢钠或1∶10000制霉菌素液漱口；铜绿假单胞菌感染时，用0.1%乙酸溶液漱口。

（5）病情观察：①观察患者的意识状态、生命体征，注意呼吸的频率、节律、深度，有无呼吸困难，能否顺利排痰，监测血氧饱和度和动脉血气变化；②注意观察有无早期休克征象，如烦躁不安、面色苍白、四肢湿冷、脉搏细速、血压下降、尿量减少等；③观察患者有无呼吸衰竭、心律失常、肺脓肿等并发症表现。如患者出现意识障碍，呼吸频率>30次/分，氧分压（PaO_2）< 60 mmHg和/或氧合指数（PaO_2/FiO_2）< 300，血压< 90/60 mmHg，尿量< 20 mL/h等表现，提示病情严重，应及时报告医生，并配合医生抢救。

2. 用药护理

遵医嘱使用抗生素，抗生素应做到现用现配，按时给药，并观察疗效及用药后反应。老年患者基础疾病多，应用药物时注意观察药物不良反应，控制液体速度，防止并发症的发生。

3. 对症护理

（1）高热患者的护理见本节“症状护理”相关内容。

（2）加强翻身拍背。鼓励患者咳痰，如病情危重无力咳痰者，可给予患者吸痰处理，注意观察痰的颜色、性状和量，保持呼吸道通畅。对长期使用呼吸机治疗的患者，选择可冲洗式气管插管，定时冲洗或抽吸声门下间隙及分泌物，能降低气道或支气管肺部感染的危险。

(3)缺氧明显者给予氧气吸入，老年患者予以吸氧以防止二氧化碳潴留，根据血气分析结果调整吸氧浓度。

(4)严密监测各脏器功能，预防并发症发生。一旦出现脏器功能损害，应积极配合抢救，降低病死率。

4. 感染性休克的抢救

发现休克的异常状况，立即通知医生，备好抢救物品，积极抢救。

(1)体位：患者取中凹卧位，头胸部抬高约 20°，下肢抬高约 30°，以利于呼吸与促进静脉血液回流。

(2)吸氧：给予中、高流量吸氧，维持 PaO_2>60 mmHg，以改善缺氧状况。

(3)补充血容量：快速建立两条静脉通道，遵医嘱补液，以维持有效血容量，降低血液黏滞度，防止弥散性血管内凝血。随时监测患者生命体征、意识状态的改变，必要时留置导尿以监测每小时尿量。补液速度的调整应考虑患者的年龄和基础疾病，尤其是心功能状态，避免速度过快诱发急性心力衰竭。血容量已补足的指征有：口唇红润、肢端温暖、收缩压>90 mmHg、尿量>30 mL/h。

5. 心理护理

帮助老年人了解疾病相关知识及预防措施，与其共同制订活动及康复计划，增强其战胜疾病的信心。指导老年人缓解焦虑，消除思想压力和紧张情绪，实施针对性心理护理。鼓励患者积极配合治疗和护理，树立战胜疾病的信心。

6. 健康教育

(1)老年患者机体抵抗力及应激能力差，极易感染呼吸系统疾病，要指导患者了解肺炎病因和诱因，加强身体锻炼，避免受凉、劳累、酗酒，防止过度疲劳。避免进食辛辣刺激性食品，以免产生剧烈咳嗽。向患者说明吸烟的危害，帮助吸烟者制订戒烟计划。

(2)对患有慢性疾病卧床的老年人，指导其经常变换体位。鼓励有效咳嗽咳痰，保持呼吸道通畅，同时密切关注老年人的身体情况，出现不明原因的消化道症状、乏力、呼吸加快、心率加快、意识改变等情况时及时就医。

(3)指导老年人养成规律生活的习惯，注意劳逸结合，协助患者制订个性化的锻炼计划，指导老年人进行呼吸功能锻炼：如有效咳嗽、腹式呼吸、缩唇呼吸、呼吸操等训练，改善肺功能，增强活动耐力，提高免疫力。

(4)饮食教育：尽量多饮水，吃易消化或半流质食物，以利湿化痰液，及时排痰。肺炎常伴有高热，机体消耗甚大，故应进食高能量、高蛋白且易于消化的食物。

(5)教育患者遵医嘱按时服药，了解药物的疗效、用法、疗程、不良反应，防止自行停药或减量，并掌握药物不良反应预防知识。

(6)指导患者心理调适，老年人应该避免受抑郁、焦虑、紧张等不良因素的刺激，保持情绪乐观、精神愉快。

四、老年人慢性阻塞性肺疾病的护理

预习案例

患者，男，76岁，咳嗽、咳痰30余年，病情加重伴气促1月余入院。既往有气胸，予以胸腔闭式引流痊愈；有高血压病史，自服厄贝沙坦血压控制平稳。体格检查：T 36.4℃，P 99次/分，R 20次/分，BP 110/78 mmHg。辅助检查：肺部CT示肺气肿并肺大泡；肺部感染，合并肺结核可能，胸膜增厚粘连。血气分析：pH 7.422，PaO_2 48.9 mmHg，$PaCO_2$ 66 mmHg，BE 7 mmol/L，HCO_3^- 31.9 mol/L。

思考

1. 该患者可能患了什么疾病？常见治疗措施有哪些？
2. 该患者常见护理问题有哪些？护理措施是什么？
3. 该患者病情观察要点有哪些？

慢性阻塞性肺疾病(chronic obstructive pulmonary diseases，COPD)是一种常见且可预防的疾病，与气道和肺组织对香烟烟雾等有害气体或有害颗粒的异常慢性炎症反应有关。以持续呼吸道症状及气流受限为主要特征。最常见的呼吸道症状包括呼吸困难，咳嗽和(或)咳痰，这些症状可能被患者忽略。COPD的慢性气流受限由多种小气道疾病导致(如阻塞性支气管炎)和肺实质破坏(肺气肿)造成，两者在疾病发展起作用的相对占比因人而异。这些改变各自以不同速度发展，而不总是同时进行。慢性炎症导致结构改变，使小气道狭窄，并破坏肺实质从而导致肺泡附着物丢失、降低肺弹性回缩力。反过来，小气道的改变导致的纤毛异常及气流受限也是本病特征之一。

COPD使得肺功能进行性减退，严重影响患者的劳动能力和生活质量，以老年人群发病为主，发病率随年龄增大而增高。《中国成人肺部健康研究》指出，我国成人慢阻肺患病率：20岁以上成人为8.6%，40岁以上为13.7%，60岁以上为27%。吸烟是导致COPD的主要危险因素，不过诸如使用生物燃料及空气污染也是其危险因素。基因异常、肺发育异常及过快衰老的宿主因素也是参与COPD发生发展的重要因素。

慢性阻塞性肺疾病急性加重(acute exacerbation of chronic obstructive pulmonary disease，AECOPD)是指呼吸症状急性恶化，导致需要额外的治疗。COPD患者每年约发生0.5~3.5次急性加重，AECOPD是导致疾病快速恶化的重要原因。慢阻肺首次住院患者，3.6年内死亡率达50%，7.7年内死亡率达75%。AECOPD最常见的诱因是呼吸道感染，78%的AECOPD患者有明确的病毒或细菌感染依据。

（一）临床表现

1. 症状和体征

症状以慢性咳嗽最为常见，随病程发展可终身不愈，常为晨间咳嗽明显，咳痰一般为白色黏液或浆液性泡沫痰，偶可带血丝，清晨咳痰量较多，气促及呼吸困难症状随着病情进展逐渐加重，于急性感染期可有间断发热，体格检查出现桶状胸，肺内可闻及干湿啰音，有典型肺气肿的体征。其中以气促为主要表现者为气肿型，以炎症缺氧为主要表现者为支气管型。根据患者的症状、体征将AECOPD分为三个等级。特别注意老年COPD患者具有不同于一般成年人的特点。

AECOPD的分级及诊治(PPT)

（1）呼吸困难：老年人随着气道阻力的增加，呼吸功能发展为失代偿时，轻度活动，甚至静态时即可出现胸闷、气促的表现。

（2）机体反应能力差：典型症状弱化，在炎症急性发作时体温不升、白细胞不高、咳嗽不明显、气促不显著，可表现为厌食、胸闷、少尿等，体格检查可见精神萎靡、颜面发绀、呼吸音低或肺内啰音密集等。

（3）易反复感染，并发症多：老年人气道屏障功能和免疫功能减退，体质差，故易反复感染，且肺源性心脏病、休克、电解质紊乱、呼吸性酸中毒、肺性脑病、骨质疏松、营养不良等并发症的发生率明显增加。

2. 辅助检查

（1）肺功能检查：用于判断病变程度和患者预后情况。一般用力肺活量（forced expiratory volume，FVC）和第一秒用力呼气容积（forced expiratory volume in one second，FEV_1）均下降。吸入舒张剂后，$FEV_1<80\%$预计值，且$FEV_1/FVC<70\%$时表示气流受限不能完全可逆。因肺功能仪测定易普遍开展及可重复性高，是目前测量气流受限的通常方法。

（2）影像学检查：X线早期检查无明显变化，随着病程进展可出现肺纹理增粗、紊乱等，也可出现肺气肿表现。高分辨CT有助于诊断，CT血管成像技术（CTA）可清晰显示COPD患者支气管动脉，有利于观察气道重塑。

（3）血液检验：晚期COPD伴有呼吸衰竭或右心衰竭者，可以通过血气分析判断其呼吸衰竭的严重程度及其类型。$PaO_2<55$ mmHg时，血红蛋白和红细胞可增高。痰培养可检查出各种病原菌，常见病原菌有肺炎链球菌、流感嗜血杆菌、肺炎克雷伯菌等；血常规白细胞和血清超敏反应蛋白（CRP）升高可提示感染发生；前清蛋白随着炎症的加重逐渐降低，可与CRP共同监测COPD活动情况及严重程度。

3. 心理—社会状况

老年人因明显的呼吸困难症状导致自理能力下降，容易产生焦虑、孤独、恐惧等消极情绪，加上病情反复，长期患病，对治疗失去信心，对死亡产生恐惧。

（二）治疗措施

1. 稳定期治疗

首先应戒烟，同时可应用支气管扩张剂药物口服或吸入治疗。支气管扩张剂包括 β_2 肾上腺素受体激动药、抗胆碱能药、茶碱类、祛痰药以及糖皮质激素等药物，常用的有沙丁胺醇、异丙托溴铵、噻托溴铵、茶碱缓释或控释片、氨茶碱、盐酸氨溴索等。吸入治疗剂常用的有气雾剂和定量吸入剂，临床常用糖皮质激素与长效 β_2 肾上腺素受体激动药联合吸入制剂。同时可嘱咐患者通过增加运动耐量、减少急性加重发作频率、提高生活质量，改善肺功能。另外，长期家庭氧疗可提高 COPD 伴慢性呼吸衰竭患者生存率和生活质量，对血流动力学、运动能力和精神状态均会产生有益的影响。

2. 急性加重期（AECOPD）

临床症状主要有咳嗽、咳痰、呼吸困难比平时加重或痰量增多或呈黄脓痰，主要治疗手段如下。

（1）抗感染治疗：当患者呼吸困难加重、咳嗽伴痰量增加、有脓性痰时，可初步判断病症为病原菌类型并选用抗生素治疗，同时留取痰液标本，根据细菌培养及药敏实验、疾病严重程度选用恰当的抗生素。老年患者基础疾病多，病情复杂而危重程度高，应选择可快速清除致病菌、有效破坏生物被膜、改善患者免疫状态的抗菌药物，一般首选静脉滴注给药。

（2）支气管扩张剂治疗：支气管扩张剂是 COPD 的一线基础用药，首选吸入治疗，雾化吸入治疗具有起效快、所需药物剂量小、全身不良反应少的特点。有明显喘息，气急症状者可给予静脉、口服或吸入联合用药。常用的吸入药物有短效 β_2 受体激动药（SABA），如沙丁胺醇、特布他林；短效抗胆碱能药（SAMA），如异丙托溴铵；长效 β_2 受体激动药（LABA），如沙美特罗、福莫特罗；长效抗胆碱能药（LAMA），如噻托溴铵、格隆溴胺。推荐单一使用 SABA，或者联合吸入 SABA 与 SAMA，当效果不佳时，可联合使用低剂量茶碱类，但其安全窗口小，不良反应明显。

（3）激素治疗：老年患者急性加重期可考虑在吸入支气管扩张剂的基础上使用糖皮质激素，糖皮质激素是目前最有效的抗炎药物，可选用吸入、口服、静脉疗法，吸入疗法较口服和静脉疗法具有疗效更迅速，不良反应较少的优点。

（4）祛痰治疗：可应用祛痰药口服、静脉滴注或雾化吸入法治疗，如盐酸氨溴索、乙酰半胱氨酸、糜蛋白酶等。

（5）控制性氧疗：应给予患者持续低流量吸氧，发生了低氧血症者可给予鼻导管吸氧或通过文丘里面罩吸氧，一般吸入氧浓度为 28%～30%，应避免吸入氧浓度过高引起二氧化碳潴留。

（6）机械通气：正确评估血气分析结果，当患者存在缺氧和二氧化碳潴留时，需采取呼吸机辅助通气，及时纠正患者低氧血症、治疗急性呼吸性酸中毒、缓解呼吸窘迫、纠正呼吸肌群疲劳、降低心肌或全身耗氧量。一般 pH 7.30～7.35；$PaCO_2$ 45～60 mmHg；呼吸困难，R >25 次/分时建议采用无创呼吸机治疗；当 pH<7.25 且 $PaCO_2$>60 mmHg，吸氧时 PaO_2 < 40 mmHg，有无创正压通气（non invasive positive pressure ventilation，

NIPPV）的排除标准或 NIPPV 治疗失败时需使用有创呼吸机辅助通气。

（7）外科治疗：COPD 患者内科治疗效果不理想时，可考虑肺减容治疗，以减少无效肺组织，改善患者呼吸功能。

（8）预防血栓：对于卧床、红细胞增多症或脱水的 AECOPD 患者，排除出血风险后，均需考虑使用肝素或者低分子肝素抗凝治疗。

（三）护理评估

1. 健康史

（1）内在因素：患者是否存在支气管和肺组织老化、自主神经功能失调、肾上腺皮质功能和性腺功能减退、免疫球蛋白减少、单核巨噬细胞功能低下等症状。

（2）外在因素：询问患者是否有吸烟史、感染史、过敏史，生活环境是否接触污染源及其他理化因素等。

2. 身体状况

患者咳嗽咳痰是否规律，咳嗽、咳痰、喘息进行性加重程度，全身症状是否有疲劳、食欲缺乏和体重减轻，以及患者是否有清理呼吸道能力。

3. 辅助检查

患者是否有肺功能异常，监测血气分析指标是否异常，血清白蛋白指标、炎性指标是否正常，影像学检查有无肺气肿体征等。

4. 心理—社会状况

患者的心理状态及对诊断和治疗的理解程度，是否存在恐惧、疑虑、烦躁等不良情绪。

（四）主要护理问题

（1）气体交换受损：与气道阻塞、通气不足、呼吸面积减少有关。

（2）清理呼吸道无效：与分泌物增多、黏稠及无效咳嗽有关。

（3）睡眠形态紊乱：与呼吸困难、病情反复发作有关。

（4）营养失调：低于机体需要量，与患者消耗增加，食欲下降有关。

（5）活动无耐力：与呼吸困难、氧供与氧耗失衡有关。

（6）焦虑：与健康状况的改变、病情严重有关。

（7）潜在并发症：呼吸性酸中毒、肺性脑病、消化道出血等。

（五）护理措施

1. 休息与活动

COPD 急性期应卧床休息，协助患者取舒适卧位，常采用半卧位；保持室内空气新鲜，温湿度适宜，室温保持在 18℃～24℃，湿度保持在 50%～70%；避开花草等过敏原；减少探视。缓解期指导患者做肺康复锻炼，指导患者如何有效咳嗽排痰、如何正确进行呼吸锻炼、下肢运动锻炼等（具体见第六节肺康复）。

2. 心理护理

由于病程迁延，反复发作，多次住院，不少老年患者易产生急躁、失眠、自卑或恐惧心理。要耐心倾听患者诉说，细致观察患者病情特点，给予针对性心理疏导，消除不良情绪，鼓励其增强治疗信心，以积极的态度配合治疗。

3. 营养支持

注意老年患者出入量平衡，应食高热量、高蛋白、高维生素的易消化食物，少食多餐，避免辛辣刺激。热量比例中糖类占50%~60%，脂肪占20%~30%，蛋白质占15%~20%，其中优质蛋白占50%以上。如果患者处于应激状态，分解代谢增强，蛋白质供给需增至20%~50%，必要时经静脉补充营养。鼓励患者多饮水，以每日3000 mL为宜，多进食、多吃水果，保持大便通畅。

4. 病情观察

密切观察患者生命体征、皮肤黏膜颜色、神志、咳嗽咳痰、血气分析和水电解质酸碱平衡情况及潜在并发症症状观察。

(1)生命体征

呼吸：观察患者是否有呼吸困难、三凹征、鼻翼扇动等，同时观察是否有呼吸节律的改变。呼吸衰竭早期多为潮式呼吸，晚期出现抽泣样呼吸、叹息样呼吸、毕奥(Biot)呼吸、呼吸暂停及下颌运动。机械通气时要观察患者胸部起伏情况。

体温：观察患者体温变化和临床表现，对于发热患者予以降温处理。体温在38℃以上者给予物理降温，如温水擦拭颈部、四肢；冰袋或冷毛巾置于额、枕后、腋下或腹股沟处；冰水灌肠，温水擦浴等。

脉搏、血压：呼吸衰竭早期，由于缺氧，导致心率代偿性增快，血压增高。严重者心音微弱低钝，心率或快或慢、不规律，血压降低。

(2)皮肤、黏膜颜色和水肿程度：缺氧患者面色发青或灰白，皮肤湿冷，嘴唇和甲床明显发绀。Ⅱ型呼吸衰竭时由于二氧化碳蓄积，导致体表毛细血管扩张，可有皮肤潮红、嘴唇暗红、眼结膜充血症状。患者伴有右心功能不全、低蛋白血症时，应观察患者是否有肢体水肿，以及水肿的部位、程度、水肿处皮肤颜色和温度。凹陷性水肿常发生在腿部、骶尾部及阴囊等处，呈对称性。用手指指腹按压水肿部位5秒，然后放开，以凹陷深度来衡量水肿的程度。Ⅰ度水肿：轻微压陷，几乎测量不到；Ⅱ度水肿：凹陷深度小于5 mm；Ⅲ度：凹陷深度介于5~10 mm；Ⅳ度水肿：凹陷深度大于10 mm。

(3)神志：慢性呼吸衰竭患者随着CO_2潴留的加重，容易引起呼吸中枢受抑制，发生肺性脑病。因此应重点观察患者神志的改变，如患者神志淡漠，白天嗜睡或睡眠颠倒，烦躁，肌肉震颤，应警惕患者出现肺性脑病，及时采取措施。

(4)咳嗽、咳痰情况：观察咳嗽的时间、节律、音色、性质、伴随症状、与体位改变的关系等。若患者痰液咳出不多、呼吸困难症状加重，说明痰液阻塞呼吸道；若患者突然烦躁、大汗、面色苍白、极度呼吸困难，可能是痰液阻塞引起的窒息，要及时吸出痰液，开放气道。痰色白、量少而稀，说明病情好转；出现血痰可能是本身疾病所致或吸痰操作粗暴所致；患者痰色黄、多而稠，说明病情加重或呼吸道湿化不够，分泌物过于干燥，因此应多喝水，雾化吸入，促使痰液咳出。

（5）消化道出血的观察：由于慢性呼吸衰竭长期、严重的低氧血症，易导致胃肠黏膜屏障功能受损，引起应激性溃疡，而发生消化道出血，因此应仔细观察患者的呕吐物、大便的量、颜色、性状，及早发现消化道出血的症状。

（6）密切监测血气分析变化，分析是否存在水电解质酸碱平衡紊乱。

5. 用药护理

常用药物有抗生素、糖皮质激素、支气管扩张药、止咳祛痰药及强心利尿药等。老年人用药疗程较长，肝肾代谢增加，应密切监测用药不良反应。长期使用抗生素的患者要预防真菌感染，注意观察有无药物不良反应。由于患者长期缺氧，对洋地黄的耐受性差，极易中毒。肺心病患者使用强心药的原则是“短效小剂量”，剂量为常规剂量的1/2左右，用药过程中密切观察不良反应，也可选用非洋地黄强心药。用药前纠正缺氧和低钾血症，以防止患者出现心律失常。患者有下肢水肿时，使用利尿药脱水。利尿药常选用氢氯噻嗪、安体舒通口服，使用原则是缓慢、间歇利尿，避免因大剂量利尿引起脱水、血液浓缩、酸碱失衡、痰液黏稠等不良反应。呼吸衰竭患者慎用镇静药，如吗啡等，防止出现呼吸抑制。同时要指导患者正确使用支气管扩张药物，正确使用压力型气雾剂或定量吸入器，如β_2受体激动药、胆碱能受体激动药辅助装置的使用方法与注意事项，详细讲解吸入治疗要领并示范动作，指导患者掌握正确操作方法，确保疗效。

6. 指导患者正确接受氧疗

氧疗是纠正慢性阻塞性肺疾病导致缺氧最直接最有效的治疗方法。患者并发有Ⅱ型呼吸衰竭时宜采取持续低氧流量吸氧，一般使用鼻导管给氧，氧流量为1～2 L/min，每日氧疗应保持在15小时以上。

7. 健康教育

（1）教育COPD患者加强个人防护。在寒冷季节或气候转变时，注意防寒保暖，防止呼吸道感染。保持室内空气新鲜流通，老年人居室温度一般冬季保持在22℃～24℃、夏季26℃～28℃为宜，相对湿度50%～70%。

（2）指导COPD患者正确服用止咳化痰药物。出现痰液黏稠、痰少剧烈咳嗽等症状时，可口服复方甘草合剂或其他祛痰止咳药物。教会患者掌握正确的服药方法：①含有甘草的药物应饭后服用，如复方甘草合剂、复方甘草片等，因为空腹服用对胃黏膜刺激较强，会产生不适；②酊剂、合剂药物服用后，最好不再饮水，以保持咽部局部作用，止咳效果会更好。痰多者尽量将痰液咳出，尤其是清晨，可协助老年体弱者翻身或轻拍背部。

（3）指导COPD患者每天有计划地进行体育锻炼。锻炼方法有散步、慢跑、游泳、爬楼梯、跳舞、打太极、举重等，以不感到疲劳为宜，同时加强呼吸运动锻炼如腹式呼吸、缩唇呼吸等。

（4）COPD患者要学会以消耗最少的能量和氧气，达到最大可能的肺膨胀。指导患者取舒适体位，一般取坐位，体质较弱者取半坐位，首先放松肩和颈部肌肉，缓慢深呼吸，尽量延长呼气时间，保持有节律的呼吸。

（5）告知COPD患者在家中禁用镇静药。无论是缓解期还是急性发作期，均慎用或禁用镇静药，以防发生呼吸抑制，甚至引起呼吸暂停或肺性脑病。

(6)指导 COPD 患者熟练掌握家庭吸入治疗方法。掌握常用吸入剂的不同类型与使用方法：定量吸入剂如异丙托溴铵、万托林及必可酮等；干粉吸入剂如信必可、舒利选、奥克斯都保等。掌握超声雾化吸入治疗及氧气喷射雾化的正确使用。老年患者记忆力差需要采用书面的指导材料。

(7)指导 COPD 患者掌握家庭氧疗知识与方法。每日坚持 15 小时氧疗效果较好，氧疗时保证持续低流量吸氧，即 1～2 L/min。

吸入剂的使用与管理(PPT)

吸入制剂——欧乐欣易纳器使用演示(视频)

五、老年人肺癌的护理

预习案例

患者，男，81 岁，因咳嗽、咳痰 4 个月，呼吸困难 2 个月，痰中带血 5 天入院。既往在我院行直肠癌根治术、前列腺电切除术，有脑梗死、高血压病史。体格检查：T 36.8℃，P 76 次/分，R 19 次/分，Bp 130/75 mmHg。辅助检查：肺部 CT 显示肺门处肿块约 $2\times3\ cm^2$，纵隔淋巴结肿大。癌胚抗原 9.91 ng/mL，血沉 65.0 mm/h。

思考

1. 该患者可能患了什么疾病？常见治疗措施有哪些？
2. 该患者常见护理问题有哪些？护理措施是什么？
3. 该患者相关治疗的不良反应及注意事项有哪些？

肺癌在全球发病率和死亡率均位居前列，随着我国人口的不断增长以及社会人口老龄化的加速，老年肺癌的发病率和比重也在不断增加，其中以非小细胞肺癌为主。老年肺癌病理分型中，男性易患鳞癌，女性易患腺癌。老年患者器官功能减退，常伴随多种合并症，而肿瘤发展相对缓慢，因此诊断肺癌时常已至晚期。老年肺癌的发生与长期吸烟史、职业危害、电离辐射、肺部慢性感染疾病史、免疫功能降低以及遗传因素、空气污染密切相关。

(一)临床表现

肺癌的临床表现与肿瘤的发生部位、大小、类型、发展阶段，以及有无并发症或转移密切相关。周围型肺癌常无症状，仅在体检时偶然发现。肿瘤位于大支气管内阻塞管腔时，症状出现较早。老年肺癌患者往往伴随多种合并症，如高血压、糖尿病、冠心病、慢性阻塞性肺疾病、严重感染和贫血。老年肺癌症状如下：

1. 局部症状

（1）咳嗽：咳嗽是肺癌常见的首发症状，多为较长时期经治不愈的阵发性刺激性干咳，不易用药物控制，病情发展可有少量黏液痰。老年患者易患慢性阻塞性肺疾病，咳嗽易被忽视，以致病情延误，应引起高度重视。

（2）咯血：多见于中央型肺癌，间断性或持续性痰中带血，色泽较鲜，偶见大咯血。

（3）胸痛：肿瘤直接侵犯胸膜、肋骨和胸壁，常表现为间歇性隐痛或闷痛，侵及胸膜，疼痛加剧，已属晚期。

（4）胸闷、气急：癌肿阻塞或压迫较大支气管，导致支气管狭窄或上腔静脉阻塞，可出现胸闷气急甚至窒息。

（5）声音嘶哑：肿瘤直接压迫或转移至纵隔淋巴结压迫喉返神经可引起声音嘶哑。

（6）Honer 综合征：肺尖部肺癌压迫颈部交感神经，可引起患侧眼睑下垂、瞳孔缩小、眼球内陷，同侧额部和胸壁无汗或少汗。

2. 全身症状

（1）发热：肿瘤组织坏死引起发热，早期即可出现持续不退的低热，后期“癌性热”，采用抗炎治疗无效。

（2）消瘦：肺癌发展到晚期，长期消耗、感染以及疼痛导致食欲减退，患者消瘦明显，表现为恶病质。

3. 肺外症状

肺外症状包括内分泌、神经肌肉、结缔组织、血液系统和血管的异常改变，又称伴癌综合征，以肺源性骨关节增生症、肿瘤相关性异位激素分泌综合征为主要表现，最常见如杵状指、肢端肥大、多发性神经炎、关节痛、神经精神改变、库欣综合征、男性乳腺发育等。

4. 转移

晚期症状以淋巴结转移、胸膜受侵、肾脏转移等为主要表现。随着病程发展，会出现系列症状和体征，如上腔静脉阻塞综合征、胸腔积液、声带麻痹、心包积液、肝大、黄疸、情绪改变、呕吐甚至昏迷。到了晚期呈恶病质，极度消瘦、衰弱、精神不振等。

微课：上腔静脉阻塞患者的血管通道管理

5. 辅助检查

肺部 CT 检查无创、无痛，可作为肺癌诊断的首选方法，并可为手术提供病变部位及范围等相关信息。纤维支气管镜检查、胸腔镜检查及经皮肺穿刺活检阳性率较高，但为有创检查。老年患者因体质弱、器官功能差、合并症严重，不能耐受纤维支气管镜检查及经皮肺穿刺活检等有创性检查，而痰脱落细胞学检查则为无创检查，患者易于接受。呼出气分析技术是一种通过直接测定呼出气体中的特定成分对机体生理及病理状态进行评估的方法，可以满足老年人无创、无痛的检查要求，在肺癌的诊断、耐药基因型判断、疗效评价、预后评估等方面具有应用前景。

老年肺癌误诊可能原因有：①肺外症状多，如乏力、恶心、头痛、发热、骨关节症状等；②伴随基础疾病多，如合并慢性支气管炎、陈旧性肺结核、冠心病、高血压等；③辅助检查无特异性，如X线片上难与炎症、肺结核、炎性假瘤鉴别，所以当老年人有肺内或肺外症状时要考虑到肺癌的可能，应及时检查以减少误诊。对有肺部既往疾病史的患者，在原病灶扩大或出现新病灶时，应高度怀疑合并肺癌的可能，尽早做相关的辅助检查。

（二）治疗措施

老年患者特殊的临床表现决定其治疗决策的特殊性：①患者因不能耐受或心理恐惧而拒绝治疗；②治疗决策以家属为主要决定者，考虑到受有限寿命的限制，家属拒绝让患者接受过多的检查和治疗；③患者及家属的治疗预期为减少痛苦，改善生活质量。

老年人肺癌治疗方法上大体与普通人群一致，可以采用手术切除、局部放射治疗、全身化疗、靶向治疗、免疫治疗、中医中药、对症支持治疗等方法，但老年人各器官功能减退、耐受性降低，在具体方案的设计如手术切除范围、化疗药物品种选择、剂量和疗程等方面的考虑要比普通人群更细，难度更大。老年人肺癌的治疗如下。

1. 综合治疗原则

以患者为中心，对患者情况进行全面的了解和评估，包括年龄、性别和全身状况评估，血液检查和重要脏器如心、肺、肝、肾功能测定，以及了解其伴随疾病和精神心理状况，战胜疾病的信心，对治疗的配合程度，从而对患者能否忍受各种疗法做出充分的估计。根据辅助检查结果进行TNM分期，对TNM分期结果分析制订合理的治疗方案。

肺癌TNM分期(PPT)

2. 手术治疗

肺癌早期病变进行手术切除是最有效的治疗方法。主张肺癌的外科治疗中，老年患者应该尽量避免全肺切除。伴随外科微创技术的发展，胸腔镜越来越多地运用于肺癌的手术治疗中。65岁以上用胸腔镜做肺叶切除术患者，手术病死率和肺癌并发症发生率均低于剖胸手术。老年患者的反应较年轻患者迟钝，对身体的一些不适感觉不敏锐或不能表达出来，导致老年肺癌诊断时多属晚期，失去手术根治机会。

3. 局部放射治疗

放射治疗对小细胞肺癌最敏感，鳞癌次之，腺癌敏感性差。放射治疗对于高龄老年患者可作为一种根治性治疗手段，对老年患者施行放疗要定位精准，防止放射野过大、过小，避免发生放射性肺炎。老年患者发生放射性肺炎后诱发呼吸衰竭的概率多于年轻患者。老年肺癌患者常伴有慢性阻塞性肺疾病，而且放疗后易并发放射性肺炎及肺纤维化。放疗与化疗相结合的联合治疗有助于提高疗效。

4. 化学药物治疗

肺癌常见化疗方案(PPT)

肺癌化学药物治疗是肺癌治疗的重要组成部分，药物对肺内病灶和血行及淋巴道微转移灶均有作用，是全身性治疗。目前单药化疗和非铂类化疗均被认为是适合于老年患者的治疗方案。患者的临床特征、药物的毒性作用、患者的并发症、治疗成本以及患者的意向均是我们选择治疗药物的依据。在联合治疗中要严密观察不良反应，根据肝、肾功能、血象和身体状况评分情况，选择药物组成方案，调节剂量和给药方法，防止造成肝、肾等重要器官损害和严重的血象下降和消化道反应。

5. 靶向治疗

肺癌的靶向治疗(PPT)

靶向治疗是肺癌治疗有效且低毒的治疗手段之一，明显延长了晚期肺癌患者的生存期，成为病理明确、经济条件较好的老年肺癌患者的治疗手段。靶向治疗是利用具有一定特异性的载体，将药物或其他杀伤肿瘤细胞的活性物质选择性地运送到肿瘤部位，把治疗作用或药物效应尽量限定在特定的靶细胞、组织或器官内，而不影响正常细胞、组织或器官的功能，从而提高疗效、减少不良反应的一种方法。适用于既往接受过化疗、不适于化疗的晚期或转移性肺癌。靶向治疗不良反应少，老年患者更易于接受。

6. 免疫治疗

肺癌的免疫治疗(PPT)

免疫治疗是通过增强机体的免疫反应或利用各种方法刺激机体免疫系统反应来抵抗肿瘤细胞，肺癌的免疫治疗特指免疫检查点抑制剂治疗。免疫治疗的出现，为很多肺癌患者带来了新的希望。免疫治疗已经成为肿瘤晚期治疗的基石，未来可能与化疗一样，成为常规治疗手段。随着 O 药(opdivo)与 K 药(keytruda)在中国的上市以及今后更多的国产药物的上市，增加了临床诊疗过程中对药物的选择。肺癌免疫治疗共识指出，虽然免疫治疗不良反应轻，但随着应用增加和时间增长，会有很多新的不良反应涌现，需高度重视免疫治疗特有的不良反应，慎用于体力状况(performance status，PS)评分大于 2 分，高龄(> 65 岁)的肺癌患者。

7. 其他治疗

(1)控制感染：结合痰培养和药敏实验选择抗生素。

(2)祛痰、缓解支气管痉挛：中医中药治疗有抗癌和扶正作用，如中药制剂康莱特、香菇多糖、榄香烯、扶正冲剂等；免疫反应调节剂如干扰素、白细胞介素、胸腺肽等，在肺癌治疗中亦有辅助作用。另外高营养支持，三级止痛治疗等对止痛、改善食欲和一般状况、提高生活质量都很重要。

(三)护理评估

1. 健康史

了解患者的性别、年龄、职业、婚姻状况、营养状况、疾病史、药物过敏史，评估患者有无肺癌家族史，有无吸烟史及慢性肺部疾病，生活职业环境中有无长期接触铀、镭等放射性物质及致癌性物质等与疾病相关因素。

2. 身体状况

了解患者肺癌发病时间，发病特点，有无咳嗽、咯血、咯血量及症状发生时间，有无胸痛，胸痛性质和程度，是否发热、声嘶，有无上腔静脉阻塞综合征表现等。评估患者的身体状态，有无对患者生活质量造成影响。

3. 辅助检查

检查患者血液化验有无肿瘤标志物升高，有无肺功能受损，影像学判断患者肿块位置、大小、数量，有无淋巴结和远处器官转移等。

4. 心理—社会状况

评估患者的心理状态是否能承受疾病的压力，有无恐惧、焦虑等不良情绪。

（四）主要护理问题

（1）气体交换受损：与肿瘤侵犯肺部组织，呼吸面积减少以及换气功能障碍有关。

（2）清理呼吸道无效：与气道分泌物多、痰液黏稠以及咳嗽无力有关。

（3）疼痛：与癌细胞浸润、肿瘤压迫或转移有关。

（4）营养失调：低于机体需要量，与肿瘤导致机体过度消耗、压迫食管导致吞咽困难、化疗导致食欲下降、摄入量不足有关。

（5）恐惧：与预感到治疗对机体功能的影响和死亡威胁有关。

（6）活动无耐力：与癌因性疲乏、化疗药物使用以及摄入量不足有关。

（7）潜在并发症：咯血、化疗药物毒性反应、放疗不良反应、靶向治疗不良反应、免疫治疗不良反应等。

（五）护理措施

1. 气体交换受损的护理

（1）休息与活动：患者采取舒适卧位，严重者采取身体前倾卧位，使用呼吸机辅助呼吸，根据病情调节活动量，以不感觉劳累、不加重病情为宜，冬季注意保暖。

（2）病情观察：观察患者呼吸困难的程度，监测动脉血气分析和水电解质、酸碱平衡。

（3）吸氧：呼吸困难伴有低氧血症者，遵医嘱予以吸氧，一般采取鼻导管持续吸氧，并及时根据病情遵医嘱调节氧流量。

（4）用药护理：遵医嘱予以支气管扩张药、祛痰药物，密切观察用药效果及不良反应。

2. 清理呼吸道无效的护理

（1）保持呼吸道通畅：对于痰多黏稠、不易咳出的患者，嘱其多饮水或者遵医嘱予以雾化吸入，从而湿化气道、稀释痰液。指导患者有效咳嗽，咳嗽时，患者取坐位，稍前倾，屈膝或者双足下垂，双臂环抱一枕头，先进行深而慢的腹式呼吸 3～5 次，然后深呼吸末屏住呼吸 3～5 秒，缩唇缓慢尽力吐气，再深呼吸末屏气 3～5 秒，短促有力咳嗽 2～3 次，咳嗽时收缩腹肌或者按压上腹部，协助痰液咳出。或者遵医嘱予以有效叩背排痰、机械排痰或体位引流。

（2）病情观察：观察咳嗽、咳痰的情况，以及痰液的颜色、性质、量。

（3）用药护理：密切观察用药效果及不良反应。止咳药中可待因有麻醉中枢神经、镇咳作用，会引起恶心、呕吐、便秘等不良反应，并因抑制咳嗽而加重呼吸道阻塞。祛痰药中溴己新偶见恶心、转氨酶升高，胃溃疡者慎用；盐酸氨溴索属于润滑性祛痰药，不良反应较轻。

3. 疼痛的护理

（1）准确评估：注重影响疼痛的积极和消极因素。对疼痛产生积极和消极影响的因素包括：①疼痛的性质及类型（如神经性疼痛还是躯体性疼痛，疼痛迅速加剧还是持续存在）；②是否存在其他症状，如恶心或呼吸困难；③是否对疼痛恐惧；④是否存在其他的恐惧或焦虑，尤其是对死亡的恐惧；⑤是否以往有过成功应对疼痛的经历；⑥是否存在抑郁，心理状态是否良好；⑦是否有精神痛苦；⑧家庭或其他内部成员关系紧张还是相互支持；⑨失望还是充满希望；⑩疼痛对患者、家庭、医护人员意味着什么。

疼痛评估(视频)

（2）心理护理：帮助患者树立信心，稳定情绪，解除紧张和焦虑情绪，注意分散患者注意力。通过听音乐、看电视或尽可能注意感兴趣的事来分散痛感。家属可通过肌肤的抚慰、解释或聊些轻松话题缓解患者的烦躁、忧虑情绪。殷切的关心体贴也可缓解疼痛。建立“舒适家庭病房”，因为舒适可使心理、生理异常减轻到最低限度。

（3）减少可诱发和加重疼痛的因素：①提供安静的环境，调整舒适的体位，保证患者充分的休息；②小心搬动患者，滚动式平缓地给患者变换体位，避免拖、拉动作，必要时寻求协助，支撑患者各肢体，防止用力不当引起病变部位疼痛，告知患者不要突然扭曲或转动身体；③指导、协助胸痛患者用手或枕护住胸部，以减轻深呼吸、咳嗽或变换体位引起的胸痛。

（4）严格按“三阶梯方案”原则（按阶梯给药，口服给药，按时给药，个体化给药，注意具体细节）准确及时给药，观察效果及不良反应。包括了解治疗的基本原则，向患者说明接受治疗的效果，助患者正确用药，评估治疗效果，及时向医生报告，积极防治不良反应等。

4. 营养失调的护理

（1）选择合适的营养方式，人体的营养来源可分为三个方面：膳食营养、肠内营养、肠外营养。应该以膳食营养为主，膳食营养不足时，再辅以肠内、肠外营养。

（2）创造清洁、舒适、愉快的进餐环境，尽可能安排患者与他人共同进餐，以调整心情，促进食欲。

（3）制订全面的饮食营养计划：根据患者的饮食习惯，给予高蛋白、高热量、高维生素、易消化饮食，动、植物蛋白应合理搭配，如蛋、鸡肉、大豆等。调配好食物的色、香、味，以刺激食欲。安排品种多样化饮食，尽量增加患者的进食量和进食次数。①早中期肺癌患者消化系统功能是健全的，应抓紧时间给机体补充全面的营养，以提高抵抗力，防止或延缓恶病质的发生。②针对肺癌患者咳嗽、咯血等症状，注意给予“补血饮食”。

③肺癌患者放疗或化疗后白细胞下降时，饮食上应全面补充营养，多食肉、鱼、蛋、奶、豆类食品以及新鲜的蔬菜水果，可配合多食乌鸡、脊骨、排骨、肝脏、动物血、阿胶、花生米（不去皮）、红枣等补血食物。④吞咽困难者应给予流质饮食，进食宜慢，取半卧位以免发生吸入性肺炎或呛咳，甚至窒息。病情危重者应采取喂食、鼻饲或静脉输入脂肪乳剂、复方氨基酸和含电解质的液体。氨基酸的平衡有助于抑制癌肿的发展，锌和镁对癌细胞有直接抑制作用。⑤肺癌患者应避免食用刺激性的食物，高纤维膳食可刺激肠蠕动，有助消化、吸收和排泄功能。如患者易疲劳或食欲不佳，应少量多餐。

5. 恐惧的护理

患者对自身疾病的恐惧、受化疗不良反应的影响以及对治疗效果的质疑等，极易出现消极心理情绪，此时护理人员应热情积极与患者沟通，向其告知疾病相关治疗，化疗的方式、效果以及治疗效果良好的病例，提高患者的信任度及信心，保持乐观的心态接受治疗。

6. 活动无耐力的护理

（1）将患者日常所需物品置于患者随手可及之处，患者卧床休息时，将床栏拉起，将呼叫铃置于患者旁，告知有需要时按铃呼叫。

（2）指导患者定时翻身，下床活动时防止跌倒，动作一定要缓慢，先缓慢坐起 30 秒，然后在床边坐 30 秒，再站起来 30 秒，若无不适才开始行走，防止直立性低血压。活动时由家属陪伴，必要时搀扶。保持病室和周围环境安全、无杂物，光线充足，地面干燥。

（3）保证营养摄入量：创造一个良好的进食环境，保证食物的色、香、味，以增进患者的食欲。对患者及家属讲解保持充足摄入量的重要性，鼓励患者多进食。给予高蛋白、高热量、高维生素、清淡易消化的饮食，必要时遵医嘱给予肠内肠外营养。

（4）制订活动计划，告知患者运动训练的治疗作用，鼓励患者进行体力活动，循序渐进增加活动量，制订个体化的运动方案。活动过程中需监测患者有无胸痛、呼吸困难、头晕、大汗、面色苍白、低血压等，出现此类情况时应立即停止活动，若休息后症状仍不缓解，及时通知医生进行处理。

7. 咯血的护理

（1）保持呼吸道通畅：评估咯血量及大量咯血窒息的风险，咯血时一般取侧卧位，病情不允许侧卧时可取平卧位，头偏向一侧。鼓励患者轻微咳嗽，将血液及时咯出，避免不慎将咯出的血块吸入气管或肺部而引起窒息，必要时立即给予负压吸引吸出积血，保持呼吸道通畅。

（2）心理护理：评估患者精神心理状态及咯血危险因素；评估患者有无紧张、焦虑、恐惧心理，有无高血压、失眠、沉思、紧张、烦躁不安、心悸等状况；咯血时给予患者精神安慰，避免紧张，必要时给予镇静药，并适当给予止血等对症治疗。

（3）咯血期间要密切观察咯血的颜色、性状、量及生命体征的变化，随时报告医生。

（4）咯血量小的患者应静卧休息，大咯血者应绝对卧床休息。

（5）密切观察有无窒息先兆：如果出现极度烦躁不安、表情恐惧或精神呆滞，喉头作响、呼吸浅速或骤停，应立即让患者取头低足高位，撬开患者口腔，用手掌拍击背部，尽量排出口腔、咽喉部积存的血块，或用吸引器将喉或气管内的积血吸出，恢复呼吸道通畅。

(6)大咯血患者应暂禁饮食。咯血停止后或少量咯血时，应给予温凉流质或半流质饮食，忌服浓茶、咖啡等刺激性饮料，并保持大便通畅。

肺癌患者的围术期护理(PPT)

8. 肺癌手术患者的护理

(1)术前护理：做好患者心理护理，饮食指导，安排好患者活动与休息时间，嘱咐患者戒烟 2 周，做好备皮等术前准备。

(2)术后护理：术后指导患者选取正确体位，密切观察病情变化，做好饮食护理，胸腔闭式引流管的护理等。

六、老年人呼吸系统的康复护理

预习案例

患者，女，58 岁，已婚，2020 年 1 月 13 日到武汉出差，1 月 17 日返家，1 月 20 日因发热、咳嗽伴呼吸困难入院就诊，1 月 22 日予无创呼吸机治疗，肺康复小组指导患者练习床旁呼吸操。2020 年 3 月 4 日，国家卫生健康委办公厅发布《关于印发新冠肺炎出院患者康复方案(试行)的通知》(国卫办医函〔2020〕189 号)，为改善新冠肺炎出院患者的呼吸功能、躯体功能、心理功能、日常生活活动能力及社会参与能力，规范康复操作技术及流程，进一步促进其全程康复，制定了《新冠肺炎出院患者康复方案(试行)》。

思考

1. 肺康复的内容包括哪些?
2. 如何为患者实施肺康复?

肺康复(pulmonary rehabilitation，PR)是根据患者详细评估结果所进行的一系列有计划、全面的干预措施，主要包括(但不仅限于)健康教育、运动治疗和行为改变。其主要目的是改善慢性肺疾病患者心理和生理条件，提高长期健康行为的依从性。肺康复主要目标是减轻症状，改善生活质量以及在日常活动中增加身体及情感的参与。有效的肺康复具有多学科、个体化及注重改善患者躯体功能和社会功能 3 个特点。肺康复队伍由医生、呼吸师、护士、物理治疗师、职业治疗师、社会工作者、心理咨询师或精神科医生等组成。

肺康复治疗能明显改善肺部疾病尤其是稳定期 COPD 患者的生活质量。2019 年全球慢性阻塞性肺疾病防治会议(Global Initiative for Chronic Obstructive Lung Disease，GOLD)明确提出，COPD 总体治疗方案是以改善症状和生活质量为主要目标的个体化治疗。肺康复治疗已被证实具有延缓 COPD 患者肺功能下降，改善呼吸困难，提高健康相关生活质量的效果，为医学界所广泛关注。GOLD 和各国的 COPD 防治指南均已将肺康复列为 COPD 非药物治疗中的主要推荐疗法。随着对 COPD 研究的不断深入，对肺康复的认识亦有了长足的发展和进步。

（一）肺康复的主要内容

1. 健康教育

健康教育是通过对患者进行系统、有计划、有组织的教育活动，促使患者自觉采纳有益于健康的行为和生活方式。其目的在于使患者了解肺脏的正常解剖结构和生理，COPD 的病理生理改变，COPD 需要的医学检测诊断评估，使患者学会正确呼吸、排痰和吸氧的方法，正确使用药物和呼吸装置的方法，认识到肺康复锻炼的好处及健康营养饮食的重要性，早期识别 COPD 急性加重的方法。健康教育的持续时间短则数周、多则数月，随访周期更加不固定。通过系统合理的健康教育可使患者获得全面的疾病知识，提高治疗依从性，促使患者自觉改变不良生活方式，提高自我护理、健康行为及日常生活活动能力等，明显改善生活质量。

2. 运动训练

运动锻炼是肺康复训练的核心。除肺部病理变化影响外，骨骼肌消耗与外周骨骼肌功能障碍亦是慢性肺疾病患者运动不耐受的重要原因。因此，运动锻炼受到肺康复研究者的重视。运动训练能提高肌肉细胞的有氧和无氧代谢，提高患者的呼吸效率、减轻呼吸困难、改善心肺系统协调工作的能力，提高患者运动耐量，改善其生活质量。

（1）运动锻炼形式：运动训练包括极量和亚极量运动。亚极量运动可提高运动耐力，循证医学等级为 A 级，被推荐为肺康复的常规项目，被一致支持并推荐使用。它主要采用下肢有氧运动的形式，包括步行、跑步、爬楼梯、平板运动、功率自行车等；极量运动和呼吸肌训练的循证医学等级为 B 级，通常指四肢肌力训练及各种呼吸锻炼。

（2）运动训练时间及频率：在开始锻炼时，以不出现气短为宜。每次坚持 5~10 分钟，每日 4~5 次。逐渐适应后，可将锻炼时间延长至每次 20~30 分钟，每日 3~4 次。肺康复指南中推荐 COPD 患者接受 6~12 周，每周 3 次，每次 10~45 分钟的运动训练。肺康复的效果是与运动训练时间成正比的，时间越长，效果越好。为了维持运动效果，除了每周常规训练外应增加家庭为基础的运动训练方式。把运动训练融合在日常生活中非常必要，如积极参与种花、扫地等力所能及的家务，或积极进行各项运动。

（3）运动训练强度：运动开始锻炼时，以慢步行走为主，锻炼方式可逐渐过渡到慢跑、登梯、骑脚踏车、做家务、打太极拳、做广播体操、练习呼吸操和气功等。训练强度是影响运动康复效果的重要因素，二者之间存在正相关的剂量效应关系。但是由于 COPD 患者多伴有心功能不全，运动锻炼增加了心脏的负担，因此有必要控制运动锻炼的强度。高强度运动锻炼不适合于病情重、依从性较差的患者。目标心率（target heart rate，THR）可作为大多数 COPD 患者运动强度的指标，适宜的运动强度为：运动心率 = 60%~70%THR，运动强度原则上应遵循个体化的原则，对于重度以上的患者应该渐进性地增加运动强度。

3. 有效排痰

（1）叩背排痰法：每 2 小时翻身拍背 1 次，拍背时间 5~15 分钟，每个治疗部位重复时间3～5分钟，叩击频率为2～5次/秒，于餐后1小时和餐前半小时进行。叩背时，手呈弓形，五指并拢，以腕部为支点，惯性摇动手掌，固定双臂，屈曲肘部。沿着支气管走向由下而上，由外向内拍打。

（2）有效咳嗽：咳嗽前先缓慢深吸气，吸气后稍屏气片刻，躯干略向前倾，然后两侧手臂屈曲、平放在两侧胸壁下部、内收并稍加压，咳嗽时腹肌用力收缩，腹壁内陷，一次吸气，可连续咳嗽3声。停止咳嗽并缩唇将余气尽量呼出。再缓慢吸气或平静呼吸片刻，准备再次咳嗽。

（3）振动排痰机：通过振动排痰机松动痰液有两个模式，第一个模式穿透力强，能力释放较低，主要松懈黏附在气管壁上的痰液；第二个模式穿透力弱，能量释放较大，主要是从小气道向大气道排出痰液。

（4）体位引流：体位引流应在饭前进行，高龄、虚弱无力以及对引流体位不耐受者，胸廓或脊柱骨折、严重骨质疏松以及近期大咯血者不宜进行体位引流。根据湿啰音集中部位及X线片提示，协助患者取有效引流体位。坐位或半坐卧位促进肺上叶引流；由一侧卧位转为仰卧位，再转为另一侧卧位，以利于肺中叶引流；头低足高仰卧位有利于肺下叶引流。每种体位维持5～10分钟，身体倾斜度为10°～45°。

体位引流(视频)

4. 呼吸肌训练

呼吸肌训练的目的是增强呼吸肌的肌力和耐力。

（1）仰卧位或半坐卧位腹式呼吸：患者取仰卧位或半坐卧位，两膝半屈（或膝盖下垫小枕），使腹肌放松做深呼吸，一手放于上腹部，另一手放于前胸部，吸气时，膈肌最大程度下降，腹部鼓起，腹部手随吸气向上抬起，胸部手在原位不动，抑制胸廓运动；呼气时，腹部内收，腹部手随呼气下降，膈肌上抬，增加呼气潮气量。

肺康复之呼吸功能锻炼(视频)

（2）站立或坐位腹式呼吸：患者双手叉腰，用鼻吸气，用口呼气，深深吸气，吸气时腹部鼓起，缓缓呼气，呼气时腹部慢慢内收。

（3）缩唇呼吸方法：首先深吸气，然后缩唇做吹口哨样呼气，缓慢呼出气体，自然调节呼吸频率和呼吸深度，以能使距离嘴唇30 cm处、与嘴唇等高点水平的蜡烛火焰随气流倾斜，不致熄灭为宜。每天3次，每次30分钟，体力衰弱者每次可减至15～20分钟。

5. 氧气疗法

慢性肺疾病患者由于气流受限，长期缺氧，往往引起心、脑、肾等全身多脏器功能损害，近年来研究发现，COPD患者进行肺康复锻炼配合长期家庭吸氧治疗，不仅可以改善患者血流动力学、降低肺循环治疗，还可改善患者的精神状态、提高生活质量，患者的运动能力也有很大提高。英国的肺功能康复与长期氧疗管理的最新指南指出，长期氧疗和有效的肺功能康复能在很大程度上提高COPD患者的生存质量，节约国家医疗费用。

6. 神经肌肉电刺激

神经肌肉电刺激（neuromuscular electrical stimulation，NMES）是一项体表刺激外周收缩，从而改善严重COPD患者肌肉功能的技术，已经在严重的四肢肌肉无力和卧床

CDPD 患者中测试了 NMES 的效果。有研究表明膈肌的移动度影响 COPD 患者的呼吸困难和运动耐受性。膈肌起搏包括体内膈肌起搏（implanted diaphragm pacer，IDP）和体外膈肌起搏（external diaphragm pacer，EDP）。前者主要适用于提供长期的通气支持，而后者则多用于短期的辅助治疗。

7. 自我管理与家庭管理

国外更注重 COPD 患者的自我管理和家庭管理，自我管理被认为是一个成功控制 COPD 的关键因素，因为主动的“自我管理”能力有助于减少疾病的严重程度或疾病加重的频率，降低患者住院率，同时提高健康相关生活质量。家庭管理包括指定家属监督患者服药情况，鼓励患者参加社区运动训练，加强患者营养管理，监督患者家庭氧疗。

（1）自我管理的目标：了解自己的病情，坚持规范治疗，防范可能导致加重和急性发作的因素，及时在医生指导下采取干预措施，阻止病情加重，采取自我保健和康复措施，维持良好的肺功能状态。自我管理的主要内容包括：避免接触有害气体或颗粒、健康饮食、劳逸结合、预防感冒与缓解压力。

（2）戒烟：是自我/家庭管理的第一步，研究发现家庭成员吸烟对哮喘及其他呼吸疾病患者都极为不利，“一手、二手、三手烟”的危害同样巨大。因此，戒烟对患有 COPD 或者家族患有 COPD 的朋友来说显然是非常重要的。《COPD 指南》指出戒烟能有效缓解 COPD 患者的肺功能下降，戒烟同样可以改善患者本人、家人及同处于一个空间的其他人的健康。

（3）预防感冒：是防止 COPD 急性加重的关键，因此患者应接种流感疫苗，避免接触感冒患者，避免置身于感冒病原体污染的环境中，加强在公共场所的自我防护（洗手和戴口罩），注重家居环境的空气质量，通过锻炼和采取保健措施提高自身的抗病能力，积极治疗高血压、糖尿病等基础疾病，注意膳食平衡，多饮水、多食果蔬等。

（4）科学使用药物，按需使用支气管舒张剂，在专科医生指导下规范使用糖皮质激素，合理使用抗生素。

（二）肺康复的实施

1. 实施肺康复的对象和评估

（1）实施肺康复的对象：①肺功能检测异常；②由于肺疾病引起健康有关的生活质量降低。

（2）相对禁忌证：缺血性心脏病、充血性心力衰竭、急性冠心病、重度肺动脉高压以及肝功能严重异常。

（3）评估的内容：患者病史、体检和其他检查结果、营养状况、日常生活活动能力（ADL）和运动能力、文化程度、社会心理和发展的目标。

2. 患者的训练

（1）要达到肺康复训练的目的，患者须了解自己的病情和自我管理的原则。

（2）训练过程：包括评估患者教育的需要，选择学习的方式和训练的内容。

（3）训练的内容：疾病有关知识的宣教、呼吸训练、支气管管理技术（有效咳嗽、体位引流）、药物应用、呼吸治疗方法、自我评估、症状管理和社会心理问题。

3. 运动的评估和训练

(1) 训练前需要评估运动量、检测运动性低氧血症、确定需要吸入的氧浓度、非肺部原因引起运动受限、运动引起的支气管痉挛和营养状况。

(2) 运动训练的内容：训练的方式、持续时间、频率、上下肢锻炼，肌力与耐力训练，呼吸肌力训练和家庭运动计划。

4. 社会心理评估和干预

慢性肺部疾病患者面临来自疾病本身、心理和社会等多方面的压力，因此患者积极的生活态度以及良好的自我调节能力和适应能力是决定生活质量的最主要因素。肺康复可为患者提供一个良好社会支持环境，包括建立足够的支持系统、重视性生活的影响、压力和情绪的管理和控制。

5. 持续质量改善和跟踪随访

持续质量改善(continuous quality improvement，CQI)贯穿肺康复的全过程，并通过不断评估患者康复治疗的结果，修改确定康复方案，为患者提供最合适的康复服务，并且在完成院内康复计划后继续患者的家庭康复跟踪，其主要内容包括康复效果、支持群体、志愿者。

肺康复已经引起临床医护人员及社会的广泛重视，其可以改善慢性肺疾病患者的呼吸困难症状，提高运动耐力。临床医生应该根据患者的实际情况综合考虑各方面因素，确定适合患者的个性化、综合、切实可行的康复治疗方案。肺康复作为COPD患者标准治疗的内容之一，在我国仍处于起步阶段，但今后将进入快速发展期，人人享有肺康复是和谐社会的目标。

(张京慧　师正坤)

第五节　老年人泌尿系统

一、泌尿系统老化的改变

预习案例

患者，男，70岁，近1年来夜尿次数增多，每晚排尿3~5次，每次尿量小于100 mL，睡眠受到明显影响。近3个月来发生过2次尿潴留，均到医院急诊导尿。近1个月来排尿困难加重，常不能控制排尿而尿湿衣裤，患者十分担忧与痛苦。

思考

1. 该患者的护理问题有哪些？针对患者的护理问题，采取哪些相应的护理措施？

2. 泌尿系统老化有哪些改变？

老化是人类面临的一种复杂的自然现象。随着年龄的增长，人体各器官和组织细胞逐渐发生形态、功能和代谢等一系列退行性变化，严重影响老年人的身心健康。

随着我国经济社会发展、人民生活水平提高和人口老龄化进程的加速，老年泌尿系统疾病的总体发病率逐年提高。因此，认识老年人泌尿系统的变化，了解老年泌尿系统的病症，才能更好地维护老年人的身心健康。

（一）肾脏

老年人肾脏重量减轻，80 岁时肾脏的重量较中青年时减轻 1/5。肾小球基底膜增厚、肾小球膜扩大，肾小球数量及体积减小，70～90 岁时肾小球数量减少约 1/2。加之肾动脉及其各级分支有不同程度的硬化，内膜增厚，弹力纤维增生，直径$<100\ \mu m$，小血管常有玻璃样变性，肾内血管变细、弯曲或缩短，使肾血流量减少到只有原来的 1/2。肾小球硬化的比率增高，故肾脏功能在老年期迅速下降，如肾小球滤过率、氨基和尿酸的清除率、肾脏的浓缩与稀释功能均下降，容易导致代谢产物蓄积、药物蓄积中毒甚至肾衰竭；另外肾脏分泌的前列腺素、红细胞生成素、肾素等减少，导致老年人易发生水、钠排出障碍及贫血等。老年人的肾脏改变，也使其对药物和某些化学制剂的毒性作用特别敏感，易发生肾衰竭。

（二）输尿管

输尿管为一肌性管道，由平滑肌细胞构成，内含起搏细胞，起搏细胞在尿液的刺激下引起兴奋，诱发输尿管蠕动。老年人输尿管平滑肌层变薄，支配肌肉活动的神经细胞减少，输尿管收缩降低，将尿送入膀胱的速度减慢，并且容易返流，引起肾盂肾炎。

（三）膀胱

老年人膀胱缩小，膀胱容积减小，为 250～300 mL（一般成年人的膀胱容积为 300～500 mL）；肌层变薄，纤维组织增生，肌肉萎缩，使膀胱括约肌收缩无力，导致尿外溢、残余尿增多、尿频、夜尿增多、排尿无力、排尿不畅等症状的发生。同时，因增龄导致的女性膀胱下垂与男性前列腺肥大、水分摄入不足、尿液酸性降低等也易造成老年人泌尿道感染与结石，甚至诱发膀胱癌。老年女性因盆底肌肉松弛，易引起压力性尿失禁，造成生活的不便与困窘。

（四）尿道

女性尿道较短，为 4～5 cm。随着年龄增长，尿道肌肉逐渐萎缩、纤维化、括约肌松弛、尿流速减慢或排尿无力。由于尿道口充血肥大，尿道黏膜出现皱褶或狭窄，进而出现排尿困难。另外，老年女性因尿道腺体分泌黏液减少，抗菌能力减弱，导致老年女性泌尿道感染的发生率增加。男性尿道较长，为 18～20 cm，老年男性尿道纤维化变硬，括约肌松弛，故也常出现尿急或排尿不畅。

（五）前列腺

前列腺衰老始于40岁，40~60岁时主要为腺外区出现退行性变化，表现为平滑肌萎缩，结缔组织增生，折叠于腺泡内的上皮组织开始消失。60岁以后这种变化累及整个前列腺，腺体腔内出现前列腺结石，并逐年增多，这些变化与睾丸萎缩、性激素分泌紊乱有关；而且有35%以上的男性出现前列腺良性增生，表现为间质纤维组织增多、平滑肌增生、腺体增大；前列腺的黏膜腺和黏膜下腺因结节状增生压迫尿道，导致尿道阻塞，使排尿时逼尿肌压力增加，致使膀胱壁代偿性肥大，进而使膀胱壁产生许多小房，小房进而发展成憩室，致使膀胱括约肌失敏而致尿潴留。

二、老年人前列腺增生的护理

预习案例

患者，男，72岁，因夜尿频繁、进行性排尿困难5月入院。患者5个月前起出现夜尿增多，每次尿量小于150 mL，排尿费力，尿线细。此后症状逐渐加重，近1个月小便5~6次/晚，排尿更加困难，严重时尿失禁。既往未发生过尿潴留，有烟酒嗜好。患高血压8年，长期服药。体格检查：前列腺增大如鸽子蛋大小。辅助检查：超声检查示前列腺大小为5.5 cm×4.0 cm×4.2 cm，残余尿量为104.6 mL；尿动力学检查示最大尿流率为8.9 mL/s。

思考

1. 患者拟行前列腺切除术，围术期的主要护理诊断/问题有哪些？

2. 针对该患者的护理诊断/问题，应采取哪些相应的护理措施？

良性前列腺增生（benign prostatic hyperplasia，BPH）简称前列腺增生，俗称前列腺肥大，是引起中老年男性排尿障碍最为常见的一种良性疾病。主要表现为以组织学上的前列腺间质和腺体成分的增生、解剖学上的前列腺增大、尿动力学上的膀胱出口梗阻和下尿路症状为主的临床症状。

BPH病因尚未完全明确。目前公认高龄和有功能的睾丸是前列腺增生发病的两个重要因素，两者缺一不可。前列腺增生的发病率随年龄的增长而增加，其发生机制尚不明确，可能是由于上皮和间质细胞增殖和细胞凋亡的平衡性破坏引起。相关因素有雄激素与雌激素的相互作用、生长因子、炎症细胞、神经递质及遗传因素等。

（一）临床表现

BPH的症状取决于前列腺增生的部位，引起尿路梗阻的程度以及有无并发症。前列腺大小与症状的严重程度无直接关系。

1. 症状与体征

(1)尿频：尿频是前列腺增生最早出现的症状。开始时表现为夜尿增多，每次尿量不多，随之白天也出现尿频。原来没有夜尿的患者，若出现夜尿 1~2 次表示有早期梗阻；当夜尿超过 3 次，则表示膀胱出口梗阻已达到一定程度。这些症状的产生主要与逼尿肌无抑制性收缩及低顺应性膀胱有关。

(2)梗阻症状：排尿困难是前列腺增生的主要症状，表现为排尿起始缓慢，尿线变细、无力，射程短，尿终末滴沥，继而发展为需借助于腹压帮助排尿，出现间歇性排尿。发展至后期，尿流不成线，呈点滴状，不能完全排空或完全不能排尿。

(3)梗阻并发症：当前列腺增生引起下尿路梗阻达到一定程度，可引起尿潴留及充盈性尿失禁。某些因素如药物、着凉、饮酒、憋尿、性生活及吃辛辣食物等可加重尿频、尿急及排尿困难。梗阻晚期，尿潴留及膀胱内压增高，可造成双输尿管扩张及肾积水，导致肾功能损害甚至尿毒症；也可因腹压增高引起痔疮、疝及脱肛等。

(4)体征：直肠指诊可触到增大的前列腺，表面光滑、质韧、有弹性，边缘清楚，中间沟变浅或消失。

2. 辅助检查

(1)直肠指诊：是前列腺增生患者重要的检查项目之一，需在膀胱排空后进行。

(2)尿常规：尿常规可以确定下尿路症状患者是否有血尿、蛋白尿、脓尿及尿糖等。

(3)前列腺超声检查：可经腹壁或直肠，测量前列腺形态、大小、有无异常回声、突入膀胱的程度，以及残余尿量。经直肠超声检查还可以精确测定前列腺体积。经腹部超声检查可以了解膀胱壁的改变以及有无结石、憩室或占位性病变。

(4)残余尿量测定：残余尿量可预测 BPH 的临床进展，而残余尿量 ≥ 39 mL 的 BPH 患者发生临床进展的可能性更大；残余尿量的增多是症状恶化的危险因素，如果残余尿量持续增加，则预示着患者发生急性尿潴留的风险增加。

(5)尿流率检查：可确定前列腺增生患者排尿的梗阻程度。最大尿流率为尿流率检查中的主要指标，最大尿流率存在个体差异和容量依赖性。因此，尿量为 150~200 mL 时进行检查较为准确，重复检查会增加可靠性。

(6)血清前列腺特异抗原(prostate-specific antigen，PSA)：测定前列腺有结节或质地较硬时，PSA 测定有助于排除前列腺癌。

(二)治疗措施

1. 非手术治疗

(1)观察等待：这是一种非药物、非手术的治疗措施，包括患者疾病知识教育、生活方式指导、定期监测等。轻度下尿路症状的患者或者中度以上症状但生活质量尚未受到影响的患者可以采用观察等待。

(2)药物治疗：前列腺增生患者药物治疗的短期目标是缓解患者的下尿路症状，长期目标是延缓疾病的临床进展。适用于梗阻症状轻、残余尿量 < 50 mL 者。常见的药物包括 α 受体阻滞药、5α 还原酶抑制药和植物制剂等。α 受体阻滞药主要是通过阻滞分

布在前列腺和膀胱颈部平滑肌表面的肾上腺素能受体，松弛平滑肌，缓解膀胱出口动力性梗阻，适用于有中重度下尿路症状的前列腺增生患者。常用药物有特拉唑嗪、阿夫唑嗪及坦索罗辛等。5α 还原酶抑制药主要通过抑制体内睾酮向双氢睾酮的转变，进而降低前列腺内双氢睾酮的含量，达到缩小前列腺体积、改善下尿路症状的治疗目的。适用于治疗前列腺体积增大同时伴有中重度下尿路症状的前列腺增生的患者。常用药物有非那雄胺和度他雄胺。

2. 手术治疗

排尿梗阻严重、残余尿量 > 60 mL，或出现良性前列腺增生导致的并发症如反复尿潴留、反复泌尿系统感染、膀胱结石，药物治疗效果不佳而身体状况能耐受者，应考虑手术治疗。经典的外科手术方法有经尿道前列腺电切术（transurethral resection of the prostate，TURP）、经尿道前列腺切开术（transurethral incision of the prostate，TUIP）以及开放性前列腺摘除术。目前 TURP 仍是前列腺增生手术治疗的“金标准”。

3. 其他治疗

主要包括激光治疗、经尿道微波热疗、经尿道针刺消融术、前列腺尿道网状支架等，常用于尿道梗阻较重而又不能耐受手术者。

（三）护理评估

1. 术前评估

（1）健康史：了解患者的年龄、生活习惯、烟酒嗜好、饮食习惯、排尿习惯、睡眠情况等；既往有无发生尿潴留、尿失禁，有无并发腹股沟疝、内痔或脱肛，有无其他慢性病如高血压、糖尿病、脑血管疾病等，有无手术史、外伤史；询问患者有无服用性激素类药物，有无使用治疗前列腺增生的药物等，目前或近期有无服用影响膀胱出口功能或导致下尿路症状的药物。

（2）身体状况：评估患者排尿困难的程度，排尿次数、时间及每次尿量，饮水量，有无血尿、膀胱刺激症状，有无尿失禁，有无肾积水及肾积水程度，肾功能受损情况，有无其他合并症。

（3）辅助检查：了解超声检查显示的前列腺大小、残余尿量，尿流率检查提示尿路的梗阻程度。

（4）心理—社会情况：评估患者是否因夜尿、排尿困难、尿潴留感到焦虑及生活不便，患者与家属是否了解该病的治疗方法及自我护理方法。

2. 术后评估

了解患者手术方式、麻醉方式与效果，术中出血、补液、输血情况。术后患者生命体征是否平稳，意识是否清楚，伤口是否干燥，有无渗液、渗血，膀胱冲洗是否通畅，血尿程度及持续时间，有无发生出血、TUR 综合征、膀胱痉挛、尿失禁、尿道狭窄等术后并发症。

（四）主要护理问题

（1）排尿形态改变：与膀胱出口梗阻有关。

(2)疼痛：与逼尿肌功能不稳定、导尿管刺激、膀胱痉挛有关。

(3)潜在并发症：术后出血、TUR 综合征、尿失禁、尿道狭窄。

(五)护理措施

1. 非手术治疗的护理/术前护理

(1)心理护理：护士应理解患者因尿频、夜尿、排尿困难与尿潴留所引起的身心痛苦，帮助患者更好地适应前列腺增生所带来的生活不便。给患者介绍前列腺增生的主要治疗方法，鼓励患者树立治疗疾病的信心。

(2)饮食护理：嘱患者多吃粗纤维、易消化食物，以防便秘引起腹压增高，导致前列腺出血。忌饮酒及食辛辣、刺激性食物，预防尿潴留。多饮水，勤排尿。

(3)急性尿潴留的护理：①避免急性尿潴留的诱发因素，如受凉、过度劳累、饮酒、便秘、久坐；指导患者适当限制饮水，可以缓解尿频症状，注意液体摄入时间，如夜间和社交活动前限水，但每日的摄入量不应少于 1500 mL；勤排尿、不憋尿，避免尿路感染；注意保暖，预防便秘。②当发生尿潴留时，及时留置导尿管或膀胱造瘘管，并做好管道护理。

(4)用药护理：α 受体阻滞药类主要副作用为头晕、直立性低血压，应睡前服用。用药后至少卧床休息 30 分钟，改变体位时动作宜慢，预防跌倒，同时与其他降压药分开服用，避免对血压产生影响。5α 还原酶抑制药主要副作用为勃起功能障碍、性欲低下、男性乳房女性化等。起效缓慢，停药后易复发，告知患者应坚持长期服药。

(5)安全护理：夜尿次数较多的患者，应嘱其白天多饮水，睡前少饮水。夜间睡前应在床旁准备便器。如需起床如厕，应有家属或护士陪护，以防跌倒。

(6)做好术前准备：前列腺增生患者大多为老年人，常合并慢性病，术前应协助做好相关检查，评估其对手术的耐受力。慢性尿潴留者，应先留置导尿管引流尿液，改善肾功能；尿路感染者，应用抗生素控制炎症。术前指导患者有效咳嗽、排痰的方法，防止术后肺部感染；术前晚灌肠，防止术后便秘。

2. 术后护理

(1)病情观察：观察患者神志、生命体征、尿量、尿液颜色及性状。

(2)饮食：术后 6 小时无恶心、呕吐者，即可进流食。患者宜进食易消化、高纤维、富含营养的食物，以防便秘。留置导尿管期间应鼓励患者多饮水，每日 2000 mL，可稀释尿液、冲洗尿路以预防泌尿系统感染。

(3)膀胱冲洗的护理：术后用生理盐水持续冲洗膀胱 3~5 日，以防止血凝块形成致尿管堵塞。根据尿液颜色调整冲洗速度，色深则快，色浅则慢。若血凝块堵塞管道致引流不畅，可采取挤捏尿管、施行高压冲洗、调整导管位置等方法；如无效可用注射器抽取无菌生理盐水进行反复抽吸冲洗，直至引流通畅。准确记录尿量、冲洗量和排出量，尿量 = 排出量 − 冲洗量，同时观察记录引流液的颜色和性状；术后均有肉眼血尿，随冲洗持续时间的延长，血尿颜色逐渐变浅，若尿液逐渐加深，应警惕有活动性出血，及时通知医生处理。

密闭式持续膀胱冲洗(视频)

(4)引流管的护理：术后利用导尿管的水囊压迫前列腺窝与膀胱颈，起到局部压迫止血的目的。

导尿管的护理：①妥善固定，取一粗细合适的无菌小纱布条缠绕导尿管并打一活结置于尿道外口，将纱布往尿道口轻推，直至压迫尿道外口，注意松紧度合适；将导尿管牵拉并固定于大腿内侧，稍加牵引，以利于止血；②保持管道通畅，防止导尿管折叠、扭曲、受压、堵塞；③保持会阴部清洁，每日两次消毒尿道外口。

拔管指征：①经尿道前列腺切除术后5~7日尿液颜色清澈，即可拔除导尿管；耻骨上前列腺切除术后7~10日拔除导尿管。②开放性手术的耻骨后引流管在术后3~4日，待引流量很少时拔除。③膀胱造瘘管通常留置10~14日后拔除。

(5)常见并发症的护理。

膀胱痉挛：①及时安慰患者，缓解其紧张焦虑情绪；②保持膀胱冲洗液温度适宜，可用温热毛巾湿热敷会阴部；③减少气囊/尿管囊内液体；④保持尿管引流通畅；⑤遵医嘱给予解痉镇痛的药物，必要时给予镇静药。

尿失禁：术后尿失禁多为暂时性，一般无需药物治疗，可指导患者进行盆底肌训练、膀胱功能训练，必要时行电刺激、生物反馈治疗。

出血：术后保持排便的通畅，避免用力排便时腹压增高引起出血；术后早期禁止灌肠或肛管排气，避免刺激前列腺窝引起出血。

经尿道切除术综合征：患者因术中大量的冲洗液被吸收，可致血容量急剧增加，出现稀释性低钠血症。患者出现烦躁不安、血压下降、脉搏缓慢等状况，严重者出现肺水肿、脑水肿、心力衰竭等症状，血清钠浓度低于正常水平。术后应加强病情观察，注意监测电解质变化；一旦出现不良症状，立即吸氧，遵医嘱给予利尿药、脱水剂，减慢输液速度；静脉滴注3%氯化钠溶液纠正低钠；有脑水肿征象者遵医嘱予以降低颅内压治疗。

尿道狭窄：属远期并发症，与尿道瘢痕形成有关。定期监测残余尿量、尿流率，必要时行尿道扩张术或尿道狭窄切除术。

(6)术后指导：指导患者定期门诊随访，前列腺术后应在1个月、3个月、6个月和1年内门诊随访；造瘘者应每1~2周门诊复查以了解膀胱功能恢复情况；术后有尿路狭窄者应从术后2~3周起做尿道扩张术。

3. 健康宣教

(1)日常生活指导：指导患者养成定时排尿的习惯，避免憋尿，必要时适当调整外出和社交时间，以保证安心排尿。40岁以上男性，应尽量避免久坐等刺激会阴部的行为，避免短时间内大量饮酒，防止前列腺充血；尽量少骑自行车。

(2)避免诱因：注意避免引起急性尿潴留的因素，如着凉、大量饮酒、吃辛辣刺激食物等。

(3)康复指导：①若有溢尿现象，指导患者继续做肛提肌训练，方法是吸气时收缩下腹部、肛门，呼气时放松，以尽快恢复尿道括约肌功能；②尿道狭窄症状：术后若尿线出现逐渐变细，甚至排尿困难者，应及时到医院检查和处理，出院后若出现阴囊肿大、疼痛、发热等附睾炎症状应及时去医院就诊；③定期进行尿流动力学、前列腺超声检查，复查尿流率及残余尿量。

(4)用药指导：指导患者选择合适的治疗方法。选择口服药物治疗的患者，应坚持按医嘱服药，切勿随意停药或增、减药量，以保证治疗效果。

(5)饮食指导：饮食应清淡易消化，多吃蔬菜、水果，少吃辛辣刺激食物，限酒；多吃西瓜、冬瓜等利尿的食物，减少前列腺充血的机会。

微课：良性前列腺增生的护理

三、老年人前列腺癌的护理

预习案例

患者，男，72岁，因进行性排尿困难2年余就诊。患者生命体征平稳，直肠指诊示前列腺Ⅱ度肿大，质硬。辅助检查：泌尿系统超声检查示：前列腺增大；TPSA 28.6 ng/mL，FPSA 2.01 ng/mL；前列腺MRI(平扫+增强)示前列腺右侧周围带异常信号，考虑前列腺癌可能性大。患者在超声引导下行直肠前列腺穿刺活检术，病理检查示前列腺癌。完善各项术前准备后，于全麻下经腹膜外途径行腹腔镜前列腺癌根治术。

思考

1. 该患者目前主要的护理问题有哪些？
2. 针对上述护理问题，应采取哪些护理措施？

前列腺癌(carcinoma of prostate)是源自前列腺上皮的恶性肿瘤，主要好发于老年男性，在我国，小于60岁的男性前列腺癌发病率较低，超过60岁的男性发病率明显增长。世界范围内，前列腺癌发病率在男性所有恶性肿瘤中位居第二。美国前列腺癌的发病率已经超过肺癌，成为第一位危害男性健康的肿瘤。随着我国人口老龄化及诊疗技术的进步，前列腺癌发病率亦逐年提高。前列腺癌的病因尚不清楚，可能与年龄、遗传、种族、癌前病变、饮食、环境污染等有关。

(一)临床表现

1. 症状与体征

(1)梗阻症状：前列腺癌的膀胱颈部阻塞症状与良性前列腺增生几乎无差别，表现为尿流缓慢、尿急、尿流中断、排尿不尽、尿频、严重时可引起尿潴留或尿失禁等症状。

(2)转移症状：当肿瘤侵犯到包膜及其附近的神经周围淋巴管时，可出现会阴部疼痛及坐骨神经疼痛。骨痛是常见的症状，表现为腰骶部及骨盆的持续性疼痛，卧床时更为剧烈。其他转移症状有下肢水肿、淋巴结肿大、皮下转移性结节、病理性骨折等。

(3)全身症状：全身症状表现为消瘦乏力、低热、进行性贫血、恶病质或肾功能衰竭。

2. 分级与分期

(1)分级：采用 Gleason 分级法分级。根据腺体分化程度以及肿瘤在间质中的生长方式作为分级标准，以此评价肿瘤的恶性程度，该方法已广泛应用于临床。Gleason 将肿瘤分成主要类型和次要类型，每个类型分为 5 级，1 级分化最好，5 级分化最差。两种类型分级之和为 Gleason 得分。Gleason 得分 2~4 分属于分化良好癌，5~7 分属于中等分化癌，8~10 分属于分化差或未分化癌。

(2)分期：多采用 TNM 分期系统。根据肿瘤侵犯范围不同，分为 5 期：T0 期为无原发肿瘤证据；T1 期为不能被扪及和影像学难以发现的临床隐匿肿瘤；T2 期肿瘤局限于前列腺内；T3 期肿瘤穿透前列腺包膜；T4 期肿瘤固定或侵犯除精囊外的其他临近组织。N、M 代表有无淋巴结转移或远处转移。

3. 辅助检查

直肠指诊联合前列腺特异性抗原(prostate-specific antigen，PSA)检查是目前公认的早期发现前列腺癌最佳初筛方法。

(1)直肠指诊：直肠指诊可触及前列腺结节，质地坚硬。大多数前列腺癌起源于前列腺的外周带，直肠指诊对前列腺癌的早期诊断和分期都有重要价值。

(2)前列腺特异性抗原(PSA)检查：PSA 作为单一检测指标，与直肠指诊、经直肠前列腺超声检查相比，具有更高的前列腺癌阳性诊断预测率。也是目前诊断前列腺癌、评估各种治疗效果和预测预后的重要肿瘤标志物。PSA 检查应在射精 24 小时后、膀胱镜检查或导尿等操作后 48 小时、前列腺直肠指诊后 1 周、前列腺穿刺后 1 个月进行。目前国内外比较一致的观点是血清总 PSA(tPSA) > 4. 0 ng/mL 为异常。对初次 PSA 异常者建议复查。

(3)影像学检查：经直肠超声检查可帮助寻找可疑病灶，初步判断肿瘤大小，引导行穿刺活检。MRI、CT 可显示前列腺包膜的完整性、肿瘤是否侵犯前列腺周围组织及器官、盆腔淋巴结受侵犯情况及骨转移的病灶。全身核素骨显像检查(emission computed tomography，ECT)可比常规 X 线检查提前 3~6 个月发现骨转移灶。

4)前列腺穿刺活检：前列腺系统性穿刺活检是诊断前列腺癌最可靠的检查。

(二)治疗措施

根据患者的年龄、全身状况、临床分期及病理分级等综合因素考虑治疗方案。

1. 非手术治疗

(1)等待观察和主动监测：前列腺癌即刻的根治性治疗对患者生存率有一定帮助，但同时也可能影响患者的生活质量和增加治疗的并发症。为防止前列腺癌的过度治疗，在充分尊重患者意愿基础上，学术界提出针对前列腺癌的“观察等待”和“主动监测”两种处理方法。观察等待是指对于已明确前列腺癌诊断的患者，通过密切观察、随诊，直到出现局部或系统症状(下尿路梗阻、疼痛、骨相关事件等)时，才对其采取姑息性治疗的一种保守治疗前列腺癌的方法。适用于不愿意或体弱不适合接受主动治疗的前列腺癌患者。主动监测则是指对于已明确前列腺癌诊断，有治愈性治疗适应证的患者，因担心生活质量、手术风险等因素，不即刻进行主动治疗而选择严密随访。选择主动监测的患者必须充分知情、了解并接受肿瘤局部进展和转移的危险性。

(2)内分泌治疗：任何去除雄性激素和抑制雄性激素活性的治疗均可称为内分泌治疗。前列腺癌是一种激素依赖性肿瘤，降低体内雄激素水平和抑制雄激素作用可诱导癌细胞的凋亡。主要适用于转移性前列腺癌、治愈性治疗后局部复发或远处转移者、去势抵抗期的雄激素持续抑制。可采用手术去势或药物去势(黄体生成素释放激素类似物，LHRH-α)抑制睾酮的分泌，也可以应用抗雄激素药物竞争性阻断雄激素与前列腺细胞上雄激素受体的结合。

(3)放射治疗：可分为外放射和内放射2种。外放射治疗是前列腺癌的根治性治疗手段，具有疗效好、适应证广、并发症少等优点，适用于各期前列腺癌患者。内放射使用放射性粒子植入(如^{125}I)治疗，主要适用于T2期以内的前列腺癌。

(4)化学治疗：化疗是去势抵抗前列腺癌的重要治疗手段。转移性前列腺癌往往在内分泌治疗中位缓解时间18~24个月后逐渐对激素产生非依赖而发展为去势抵抗前列腺癌。主要用于内分泌治疗失败者，常用药物有环磷酰胺(CTX)、5-氟尿嘧啶(5-FU)、阿霉素(ADM)、卡铂、长春新碱及紫杉醇(PTX)等。

2. 手术治疗

(1)根治性前列腺切除术：是治愈局限性前列腺癌最有效的方法之一。主要术式有传统的开放性经会阴、经耻骨后前列腺癌根治术及近年发展的腹腔镜前列腺癌根治术和机器人辅助腹腔镜前列腺癌根治术。手术适应证要考虑肿瘤的临床分期、患者的预期寿命和总体健康状况。尽管手术没有硬性的年龄界限，但应告知患者，70岁以后手术并发症及死亡率将会随年龄增长而增加。

(2)双侧睾丸切除术与包膜下睾丸切除术：用于T3、T4期的前列腺癌患者进行手术去势。

(三)护理评估

1. 健康史

(1)一般情况：了解患者的年龄、生活习惯、烟酒嗜好、饮食习惯、排尿习惯、睡眠情况等。

(2)既往史：评估患者有无其他慢性病如高血压、糖尿病、脑血管疾病等；手术史、外伤史；有无下肢水肿、骨痛、贫血等转移灶的表现及恶病质。

2. 身体状况评估

患者是否有尿频、尿急、排尿不尽等排尿改变症状。前列腺癌侵犯精囊时可出现血精。

3. 辅助检查

通过监测PSA值以及直肠指检、前列腺穿刺活检等检查来诊断前列腺癌及其分期。

4. 心理—社会情况

患者及家属对病情、术后并发症是否有所认识，以及对康复的期望值，以此进行疏导。

（四）主要护理问题

(1) 恐惧或焦虑：与对疾病认识不足、担心疾病预后有关。
(2) 疼痛：与手术有关。
(3) 潜在并发症：尿失禁、勃起功能障碍，与手术有关。
(4) 营养失调：低于机体需要量与癌肿高消耗有关。

（五）护理措施

1. 术前护理

(1) 心理护理：患者会表现出对癌症的否认、对预后的恐惧。根据患者的具体情况，做有针对性的心理疏导，以消除其恐惧、焦虑、绝望的心理。告诉患者早期前列腺癌可长期生存，中晚期前列腺癌多数通过内分泌治疗和放疗有望生存 5 年以上。少数老年人可能无法接受睾丸切除术，需讲明睾丸切除术对身体无影响，术后病灶可缩小或消失，甚至转移灶消失。

(2) 肠道准备：根治性前列腺切除术须做肠道准备。术前 3 日开始口服肠道不吸收的抗生素，应食少渣半流质食物；术前常规禁食禁饮，术前晚及术晨清洁灌肠。

2. 术后护理

(1) 饮食护理：术后 6 小时无恶心、呕吐症状，可进流质，鼓励患者多饮水，1~2 日后无腹胀即可恢复正常饮食。

(2) 观察生命体征：前列腺血管丰富，易出血，并且前列腺癌大多是老年患者，且多患高血压、心血管疾病，因此应严密观察其生命体征变化。

(3) 疼痛的护理：可根据不同情况给予镇痛和心理护理，疼痛较重者遵医嘱给予药物止痛。

(4) 引流管的护理：准确标识，妥善固定，保持管道通畅，密切观察并记录引流液的颜色、性状、量。

(5) 手术治疗并发症的护理。①尿失禁：主要由括约肌功能不全、逼尿肌功能不稳定和顺应性下降引起，通常在术后 1 年内得到改善。应鼓励患者坚持盆底肌肉训练，配合电刺激和生物反馈治疗等措施进行改善。②勃起功能障碍：术中损伤血管、神经，继而诱发缺氧，导致勃起组织纤维化，出现勃起功能障碍。应加强心理护理，遵医嘱使用西地那非治疗，注意观察有无心血管并发症。

(6) 内分泌治疗并发症的护理。①性功能障碍：睾酮水平的下降可使患者出现性欲下降和勃起功能障碍。治疗间歇期，随着雄激素水平升高，症状能够得到一定的缓解。②血管舒缩症状：典型表现为面部一阵潮热，向下扩散到颈部和躯体，随后出汗，一般持续时间少于 5 分钟，一天之内可发作 10 余次。原因是雄激素缺乏可导致下丘脑负反馈机制改变、儿茶酚胺分泌增加刺激下丘脑体温调节中枢引发热度增加。症状较轻者可行物理降温，注意避免感冒；症状较重者遵医嘱使用雌激素、孕激素、抗抑郁药、维生素E等药物治疗。③男性乳房女性化：在雌激素治疗时发生率为50%~80%，单一抗雄激素治疗时发生率为50%~70%，该现象与雌二醇增加有关。雌激素受体拮抗剂他莫昔芬可用于乳房增大、疼痛的治疗。④其他：患者可出现肝功能受损、肥胖、骨质疏松、心血管和代谢并发症等。应注意监测患者肝功能、血糖、血脂指标；指导患者补充钙剂、进行体育锻炼。

(7)出院指导：指导患者术后适当锻炼，合理饮食，加强营养，增强体质。禁止高脂肪饮食，特别是动物脂肪，红色肉类是前列腺癌危险因素。进食易消化、含纤维多的食物，保持大便通畅。根治性前列腺切除术后2个月内避免剧烈活动，如跑步、骑自行车等，防止继发性出血。嘱患者定期直肠指诊和测定PSA以判断预后复发情况，每3~6个月复查一次。

四、老年泌尿系统的康复护理

预习案例

患者，男，72岁，夜尿增多，进行性排尿困难已2年，病情加重2个月入院。患者2年前开始出现夜尿增多，每晚2~3次，尿频、排尿不畅、尿线变细、射程变短、尿后滴沥，近2个月夜尿增加到4~5次/晚，排尿困难症状较前加重。无肉眼血尿、无腹痛、腰痛。

思考

1. 患者出现了哪些并发症？发生的可能原因有哪些？
2. 针对上述症状，护士该如何做好患者的康复护理？

随着年龄的增长，老化对泌尿系统的影响表现出多种方式。特别是在经历某种疾病，压力状态或其他生理变化导致生理需求增加或妨碍泌尿系统功能时，老年人的泌尿系统则会发生功能性障碍。因此，认识老年人泌尿系统的变化，了解老年人易患泌尿系统的病症，正确做出护理诊断并实施相应的护理措施，对促进老年人身体康复是十分有益的。

(一)尿潴留

尿潴留是临床泌尿外科常见的症状之一，一般以老年人比较多见。老年男性常见病因有良性前列腺增生、尿路感染；老年女性常见病因包括膀胱颈纤维薄弱及原发性膀胱感觉神经病变等。

1. 心理护理及健康指导

若尿潴留是因为情绪紧张或焦虑所致，则要安慰患者，消除紧张和焦虑情绪，采取各种方法诱导患者放松心情，并指导患者养成定时排尿的习惯。

2. 提供隐蔽的排尿环境

尽量为尿潴留患者提供单人病房，若不具备条件，要注意用屏风遮挡患者，请无关人员回避。提供温暖便器，使患者舒适。

3. 调整排尿的体位和姿势

酌情协助卧床患者取适当体位，如扶卧床患者略抬高上身或坐起时鼓励患者身体前倾，以手加压腹部以增加腹内压。尽可能使患者以习惯姿势排尿。对需要卧床休息或某些手术患者，应事先有计划地训练床上排尿，以免因不适应排尿姿势的改变而导致尿潴留。

4. 诱导排尿

利用某些条件反射诱导排尿，如听细细的流水声，用温水冲洗会阴或温水坐浴或采取用针刺中极、曲骨、三阴交穴或艾灸关元、中极穴等方法，刺激排尿。

5. 热敷、按摩

热敷下腹部及用手按摩下腹部，可放松肌肉，促进排尿。切记不可强力按压，以防膀胱破裂。

（二）尿失禁

尿失禁造成的身体异味、反复尿路感染及皮肤糜烂等，容易给患者及其家庭带来经济负担和精神负担，所以要特别注意评估尿失禁老年人是否发生孤僻、抑郁等心理问题，是否已发生社交障碍，造成家庭的经济负担和精神负担等。

1. 皮肤护理指导

患者及其照护者应及时更换尿失禁护理用具；注意会阴部清洁，每日用温水擦洗，保持会阴部皮肤清洁干燥；变换体位、减轻局部受压、加强营养等，预防压疮等皮肤问题的发生。

2. 饮水

向老年人解释尿液对排尿放射刺激的必要性，保持每日摄入的液体量在2000~2500 mL，适当调整饮水时间和量，睡前限制饮水，以减少夜间尿量。避免摄入有利尿作用的咖啡、浓茶、可乐、酒类等饮料。

3. 饮食与大便管理

告诉老年人坚持均衡饮食，保证热量和蛋白质供给；摄取足够的纤维素，必要时用药物或灌肠等方法保持大便通畅。

4. 康复活动

(1) 盆底肌肉训练：可分别在不同卧位时进行训练。站立位时双脚分开与肩同宽，尽量收缩骨盆底肌肉并保持 10 秒，然后放松 10 秒，重复与放松 15 次；坐位时双脚平放于地面，双膝微微分开，与肩同宽，双手放于大腿上，身体微微前倾，

盆底肌肉功能训练(PPT)

尽量收缩骨盆底肌肉并保持10秒，然后放松10秒，重复收缩与放松15次；仰卧位时双膝微屈约45°，尽量收缩盆底肌肉并保持10秒钟，然后放松10秒，重复收缩与放松15次。

（2）膀胱训练：具体步骤是让患者在白天每小时饮水150~200 mL，并记录饮水量及饮入时间；根据患者平常的排尿间隔，鼓励患者在急迫性尿意感发生之前如厕排尿；若能自行控制排尿，2小时没有尿失禁现象，则可将排尿间隔再延长30分钟，直到将排尿时间间隔逐渐延长至3~4小时。该训练方法可增加膀胱容量，以应对急迫性的感觉，并延长排尿间隔时间。

5. 用药护理

指导老年人遵医嘱正确用药，讲解药物的作用及注意事项，并告知患者不要依赖药物而要配合功能锻炼的重要性。

（三）泌尿系统感染

近年来，老年患者发生泌尿系感染的比例居高不下，且以继发性感染更为常见，病程长、病症反复、难以治愈。尿路感染是老年人群中一种常见病，年龄越大，发病率越高。为此，根据该病因制定出相应的护理措施是非常必要的，能够有效地提高老年人泌尿系感染的治愈率，防止并发症的发生，促进老年人的身体康复。

1. 遵医嘱用药并复诊

根据患者检查情况进行全程、足量、规范的抗生素治疗是防止耐药菌形成及避免炎症转为慢性迁延的关键，因此无论原有症状是否消失，遵照医嘱复诊非常重要及必要。

2. 生活护理

嘱患者多饮水，保持日尿量在2000 mL左右，且尿色较清无明显异味，注意保持外阴清洁。患者需避免辛辣刺激性食物。

3. 充分休息，避免熬夜

（四）围术期康复

由于老年患者合并症较多，做好老年患者泌尿系统疾病围术期康复护理非常重要。

1. 术前训练指导

指导患者学会床上排尿，女性患者床上使用便盆，男性患者床上使用尿壶，这将有利于提高术后患者床上排尿的成功率，以便于术后早期拔除导尿管，防止导尿管相关性尿路感染。指导患者进行有效咳嗽排痰训练：先做深呼吸，而后胸腹肌骤然收缩，将气冲出气道，告知患者学会保护腹部伤口，以减轻咳嗽引起的疼痛。对于有吸烟史的老年患者应告诫其戒烟，以免术后并发症的发生。

2. 术后康复指导

（1）密切监测患者生命体征，如有异常及时通知医生，配合医生做好处理。

（2）术后告知患者禁食禁饮、去枕平卧位相关知识及注意事项。做好术后引流管相关知识的指导，保持引流管的通畅，防止引流管扭曲、滑脱、阻塞，观察引流液的颜色、量、性质。长期带导尿管的患者，应教会其膀胱功能锻炼的方法。

(3)缓解术后疼痛：疼痛会影响患者术后的康复，因此术后疼痛相关知识指导非常重要。使用药物镇痛与非药物镇痛方法相结合治疗，告知患者术后疼痛时进行放松疗法，张口呼吸或者增加腹压按压切口等，指导患者术后有效咳嗽，尤其是肺功能差、经常吸烟的老年患者，减少肺部并发症。

(4)饮食指导：加强术后营养支持治疗，除静脉输入营养药物外，应鼓励患者进食高蛋白、高维生素、高纤维、清淡、易消化的食物，多进食蔬菜、水果，保持大便通畅，防止便秘，对于术后3天仍未排便者，可根据患者本身情况遵医嘱予以缓泻药治疗。

(5)出院指导：在患者出院时要加强健康宣教，鼓励患者保持乐观情绪，讲解预防疾病的相关知识，进行康复指导，向患者及家属讲解出院后的注意事项，叮嘱患者按时复查，使其出院后能得到最大限度的康复，提高生活质量。

课程思政

尿路感染的典型临床表现，即尿路刺激征，最早在《内经》中就有相关记载，《素问·六元正纪大论篇》称之为“淋閟”。在《中藏经》《诸病源候论》《备急千金方》等中医著作中，古代医者根据淋证病因的不同，将其分成不同的种类。目前临床上用得比较多的是气淋、血淋、热淋、膏淋、石淋、劳淋六种分类方法。“邪之所凑，其气必虚”，这说明中医很早已经认识到正气是决定发病的关键，邪气之所以能侵袭人体致病，必是正气虚弱；同时，也认识到情志对人体健康的影响，所以提出增强体质，舒畅情志，消除外邪入侵等是预防淋证发病和病情反复的关键。这与现代医学提出的健康包括身体健康、心理健康和社会健康的观点相契合。

(刘窈　卢灿华)

第六节　老年人生殖系统

一、生殖系统老化的改变

预习案例

患者，女，72岁，绝经22年，阴道不规则出血2次入院。入院前2个月患者无明显诱因出现阴道流血，色鲜红，量少，无腹痛。3天后阴道流血自然停止。入院5天前患者感腰部胀痛，无明显腹痛，3天前起，再次出现阴道少量出血。患者平素身体健康，无糖尿病、高血压等慢性疾病史。专科护理评估：外阴发育正常，已婚已产型；阴道通畅，黏膜光滑，阴道内壁充血，较多黄色分泌物，宫颈口见血性分泌物；宫体触及 6 cm×5 cm 大小实性包块，压迫于后穹隆。彩超提示子宫内膜增厚 11 mm；CT 提示子宫占位性病变。

思考

1. 该患者可能罹患什么疾病？
2. 生殖系统老化有哪些改变？

（一）解剖学特点

1. 外阴

自围绝经期开始，女性外生殖器逐渐退化，至老年期明显萎缩。外生殖器的萎缩性改变通常以阴道入口处最为明显，表现为阴道入口逐渐缩小，呈孔状，边缘发硬，同时前庭大腺分泌减少，导致性交困难；阴道入口萎缩导致尿道开口倒向阴道入口，以致导尿时不易找到尿道外口；尿道外口因受萎缩变短的阴道前壁牵拉，尿道黏膜外翻，易受到阴道内细菌及外来病菌的侵袭，故老年女性易患尿道肉阜、尿路感染等疾病；由于尿道黏膜萎缩及括约肌松弛，尿道关闭机制存在不同程度的障碍，老年女性易出现尿意急迫或尿失禁。围绝经期及老年期女性的外生殖器萎缩常引起病理学上的进一步变化，从而易发生外阴瘙痒、外阴白色病变及外阴炎等疾病。

课程思政

《诸病源候论.卷四十四》妇人杂病诸候：妇人阴痒是虫蚀所为。三虫九虫在肠胃之间，因脏虚虫动作，食于阴。其虫作势，微则痒，重者乃痛。《女科经纶.杂证门》：妇人有阴痒生虫之证也，厥阴属风木之脏，木朽则蠹生，肝经血少，津液枯竭，致气血不能荣运，则壅郁生湿。湿生热，热生虫，理所必然。《疡医大全.卷二十四》：妇人阴户作痒，乃肝脾风湿流注，亦有肝火郁结而成。

2. 阴道

围绝经期及绝经后由于卵巢功能逐渐消退，老年期阴道萎缩加重，穹隆变平坦，萎缩的子宫颈、阴道部和阴道穹隆处于同一平面。最后阴道顶端狭窄形成漏斗状，阴道入口则呈钮孔状，萎缩变化以阴道上 1/3 段及阴道口特别明显，老年女性阴道分泌物减少，易造成性交不快或困难，有时可发生性交损伤。

围绝经期

围绝经期女性伴随阴道上皮的萎缩变薄，阴道上皮细胞糖原含量减少，阴道杆菌作用糖酵解产生的乳酸减少，阴道内 pH 上升，自弱酸性（pH 4.5）变为中性或碱性，阴道的自洁作用减弱或消失，阴道内致病菌生长，菌群失调。另外，阴道组织结构的改变，使阴道易受细菌侵袭而发生老年性阴道炎，严重者可发生瘢痕性狭窄或粘连性闭锁。

3. 宫颈

老年期宫颈扁平，穹隆完全消失，阴道顶端呈漏斗状；宫颈黏膜萎缩，腺体数目减少，宫颈黏液分泌量降低，宫颈管缺乏黏液栓保护，易发生上行性感染；宫颈口缩小，宫颈管狭窄甚至发生粘连，如宫腔内存在癌肿或感染病灶，易导致宫腔积血或积脓。

宫颈刮片

老年期宫颈鳞状上皮与柱状上皮的交界线（鳞柱交界）向宫颈管内推移，深入宫颈管内，移行带也位于宫颈管深处，致使老年女性宫颈癌好发于宫颈管内，宫颈表面常光滑而癌肿已侵及宫颈管深部，肉眼不易辨认，早期诊断困难，因此，对绝经后女性行宫颈刮片细胞学检查时，除在宫颈表面取材外，必须从宫颈管中刮取标本，以提高老年女性宫颈癌的早期诊断率。

4. 宫体

绝经后子宫体萎缩较宫颈明显，宫体与宫颈的比例由性成熟期的 2∶1 恢复至婴幼儿时期的 1∶2。绝经后子宫退化，肌肉萎缩，子宫肌瘤患者进入绝经期后，肌瘤组织也随着子宫的退化而缩小。绝经后老年女性宫口狭小，宫颈狭窄或已经闭锁，行诊断性刮宫时，子宫探针不易进入宫腔，如强行探入则可能穿破子宫。同时，绝经后伴随着子宫的退化，子宫韧带及骨盆底组织变松弛，子宫由前倾前屈位变为后倾，容易发生子宫脱垂。

少数老年女性仍有雌、雄激素产生，在其体内可见到增殖的子宫内膜，发生率为 1%～25%。

5. 卵巢

自围绝经期开始，卵巢的功能逐渐减退，其组织形态也发生明显变化。

6. 前列腺

老年男性因激素减少造成前列腺增生，体积变大，易引起尿路梗阻。60 岁后，前列腺结石增多，是尿路梗阻的原因之一。

7. 乳腺

绝经及老年女性乳腺组织学可见，导管上皮细胞变平或消失，腺小叶结构大大减少或消失，小乳管和血管消失，间质纤维发生玻璃样变性、钙化等。乳腺癌则好发于脂肪或纤维组织显著增加，而乳腺腺体已明显退化和萎缩的乳腺中。

（二）生理学特点

1. 卵巢

围绝经期卵巢衰老退化时发生两种结构上的改变：卵细胞的进行性减少和间质细胞的增加。绝经后期所有性激素分泌水平均有所降低，而以雌激素下降最为明显。进入老年期以后，性激素水平进一步全面下降。

（1）雌激素的变化：绝经 10 年以上的雌二醇值降低到卵泡期的 10%左右。

(2)孕酮的变化：绝经期女性血中孕酮与羟孕酮水平在给予地塞米松后降低，而给予促肾上腺皮质激素(adreno cortico tropin hormone，ACTH)后则上升，证明绝经后肾上腺也是产生孕酮的重要器官。

(3)雄激素的变化：绝经后女性卵巢的卵泡萎缩，功能衰退，雌激素明显减少；但卵巢间质细胞增加，分泌雄激素量有所增加。一些绝经后女性出现多毛症，可能就是由于雌激素生成减少同时雄激素相对增加所致。

2. 睾丸

血清睾酮水平随衰老而降低。血清睾酮浓度降低可能引起老年人血红蛋白、去脂肪体重的减少，还可能导致记忆功能的改变。

3. 乳腺

随着年龄的增长，女性在绝经前期由于雌激素和孕激素的缺乏，乳腺已开始萎缩，腺上皮细胞消失，管腔变细，但因脂肪积聚外观肥大。

二、老年人宫颈癌的护理

预习病例

患者，女，65岁，因体检发现"宫颈病变"半月余入院。患者绝经8年，半月前患者至当地医院就诊查HPV示"16型阳性"，病理报告示(宫颈)局部浸润，(颈管)黏膜慢性炎症，并见少许游离上皮宫颈上皮内瘤变(cervical intraepithelial neoplasia，CIN)Ⅱ级。无接触性出血，无腹痛腹胀，无发热畏寒等不适。护理体查：T 36.8℃，P 70次/分，R 19次/分，BP 132/72 mmHg。妇科检查：外阴呈已婚已产式；阴道通畅，有少许白色分泌物；宫颈重度糜烂，略萎缩，质地中，无举痛；子宫体示子宫前位，略小，无压痛；双侧附件区可扪及增厚，无压痛。辅助检查：B超示绝经后子宫，子宫肌瘤；经阴道扫查示子宫缩小，内膜线不清，位于宫体后壁可见一个大小约25 mm×20 mm的低回声肿块，边界清，内部回声欠均匀；彩色多普勒血流显像(color doppler flow iaging，CDFI)示内部可见血流信号，双侧卵巢显示不清。

思考

1. 该患者可能患了什么疾病？有哪些治疗措施？

2. 该疾病常见的护理问题有哪些？怎样进行护理？

3. 患者在接受化疗、放疗时，预计会有什么不良反应？注意事项有哪些？

宫颈癌是严重威胁女性身体健康的最常见的恶性肿瘤之一，其发病率仅次于乳腺癌，位于女性恶性肿瘤发病的第二位。全世界每年有50万新增病例，80%的宫颈癌发生在发展中国家，其中我国病例占 28.8%，约 14 万。

宫颈癌的发病年龄高峰为 35～39 岁和 60～64 岁。近年来，随着我国老年人口的增加，老年宫颈癌发病率也相应增加。大量研究显示宫颈上皮内瘤变发展为宫颈浸润癌需 10～15 年，而原位癌发展为浸润癌需 3～10 年，这一时期正是我们防治宫颈癌的关键时期。但目前我国对老年女性宫颈癌的普查不够重视，在围绝经期及绝经期后宫颈病变的演化过程中未能进行必要的宫颈筛查和诊断。此外，绝经后女性宫颈癌早期多无明显症状，以阴道不规则出血及分泌物增多为主要症状，接触性出血发生率明显降低，这可能与老年人性生活频度减少以及绝经后女性鳞柱交界部上移、移行带不能完全暴露有关。因症状缺乏典型性，不少老年患者未能及时就诊，使得宫颈癌发现时即以中晚期的浸润癌为多见。

（一）临床表现

早期患者常无明显的症状和体征，随着病变发展可出现以下表现。

1. 阴道流血

早期多为接触性出血，即性生活或妇科检查后阴道流血；后期则为不规则阴道流血。出血量多少与病灶大小、侵及间质内血管情况有关，若侵蚀大血管可引起大出血。老年患者常诉绝经后不规则阴道流血。一般外生型癌出血较早、量多；内生型癌出血较晚。

2. 阴道排液

多数患者有白色或血性、稀薄如水样或米泔样排液，伴有腥臭味。晚期癌组织坏死继发感染时则出现大量脓性或米泔样恶臭白带。

3. 晚期症状

根据癌灶累及范围出现不同的继发性症状。病变累及盆壁、闭孔神经、腰骶神经等，可出现严重持续性腰骶部或坐骨神经痛；侵犯膀胱或直肠，可出现尿频、尿急、便秘等；癌肿压迫或累及输尿管时，可引起输尿管梗阻、肾盂积水及肾功能衰竭；当盆腔病变广泛时，可因静脉和淋巴回流受阻，导致下肢肿痛。晚期还可有贫血、恶病质等全身衰竭症状。

（二）治疗措施

根据临床分期、患者全身情况等综合分析后给予个体化的治疗方案。一般采用手术和放疗为主、化疗为辅的综合治疗方案。

子宫颈癌的分期

1. 手术治疗

主要适用于ⅠA～ⅡA 的早期患者，无严重内外科合并症，无手术禁忌证者。根据病情选择不同术式，如筋膜外全子宫切除术、改良广泛性子宫切除术或广泛性子宫切除术及盆腔淋巴结切除术，必要时行腹主动脉旁淋巴结清扫或取样。

2. 放射治疗

适用于部分ⅠB2期和ⅡA2期及ⅡB～ⅣA期患者；全身情况不适宜手术的早期患者；宫颈局部病灶较大者术前放疗；手术后病理报告显示存在高危因素需辅助放疗者。放疗包括腔内照射和体外照射。早期病例以局部腔内照射为主，体外照射为辅；晚期患者则以体外照射为主，腔内照射为辅。放疗的优点是疗效高，危险少；缺点是个别患者对放疗不敏感，并可引起放射性直肠炎、膀胱炎等并发症。

3. 化学药物治疗

主要用于宫颈癌灶直径>4 cm的手术前进行新辅助化疗；与放疗同步化疗，增强放疗的敏感性；不能耐受放疗的晚期或复发转移患者的姑息治疗。常采用以铂类为基础的联合化疗，常用的药物有顺铂、卡铂、紫杉醇、吉西他滨、托泊替康。

（三）护理评估

一般认为，子宫颈癌有较长癌前病变阶段，通常从CIN发展为浸润癌需要10～15年，子宫颈癌患者在发生浸润前几乎可以全部治愈。因此，在全面评估基础上，力争早期发现、早期诊断、早期治疗是提高患者5年存活率的关键。

1. 健康史

在询问病史时应注意患者的婚育史、性生活史以及与高危男子有性接触的病史。老年患者常主诉绝经后不规则阴道流血。注意识别与发病有关的高危因素及高危人群。详细记录既往妇科检查发现、子宫颈刮片细胞学检查结果及处理经过。

2. 身心状况

早期患者一般无自觉症状，多因在普查中发现异常的子宫颈刮片报告而就诊。患者随病程进展出现典型的临床症状，表现为点滴样出血或因性交、阴道灌洗、妇科检查而引起接触性出血，出血量增多或出血时间延长可致贫血。恶臭的阴道排液使患者难以忍受，当恶性肿瘤穿透邻近器官壁时可形成瘘管。晚期患者则出现消瘦、贫血、发热等全身衰竭症状。

通过双合诊或三合诊进行盆腔检查可见不同临床分期患者的局部体征：宫颈上皮内瘤样病变、镜下早期浸润癌及极早期宫颈浸润癌患者局部无明显病灶，宫颈光滑或与慢性宫颈炎无明显区别。随着宫颈浸润癌的生长发展，根据不同类型，宫颈局部表现不同。外生型癌可见宫颈表面有呈息肉状或乳头状突起的赘生物向外生长，继而向阴道突起形成菜花状赘生物；合并感染时表面有灰白色渗出物，触之易出血。内生型则表现为宫颈肥大、质硬、宫颈管膨大如桶状，宫颈表面光滑或有表浅溃疡。晚期患者因癌组织坏死脱落，宫颈表面形成凹陷性溃疡或被空洞替代，伴恶臭。癌灶浸润阴道壁时，局部见有赘生物；宫旁组织受侵犯时，妇科检查可扪及宫旁双侧增厚，结节状，质地与癌组织相似；浸润盆腔者形成冰冻骨盆。

双合诊

早期宫颈癌患者在普查中发现报告异常时会感到震惊和疑惑，常激发进一步确诊的多次就医行为。确诊后患者会产生恐惧感，会害怕疼痛、被遗弃和死亡等。与其他恶性肿瘤患者一样会经历否认、愤怒、妥协、忧郁、接受等心理反应阶段。

3. 辅助检查

早期病例的诊断采用子宫颈细胞学检查和/或高危 HPV DNA 检测、阴道镜检查、子宫颈活组织检查的“三阶梯”诊断程序，组织学诊断为确诊依据。同时，根据患者具体情况进行胸部 X 线、静脉肾盂造影、膀胱镜及直肠镜检查、超声检查以及 CT、MRI、PET-CT 等影像学检查评估病情。

（四）主要护理问题

（1）恐惧：与确诊宫颈癌需要进行手术治疗有关。

（2）排尿障碍：与宫颈癌根治术后影响膀胱正常张力有关。

（五）护理措施

1. 协助患者接受各种诊治方案

评估患者目前的身心状况及接受诊治方案的反应，利用挂图、实物、宣传资料等向患者介绍有关宫颈癌的医学常识、各种诊治过程、可能出现的不适及有效的应对措施。为患者提供安全、隐蔽的环境，鼓励患者提问，与患者共同讨论健康问题，解除其疑虑，缓解其不安情绪，使患者能以积极态度接受诊治过程。

2. 鼓励患者摄入足够的营养

评估患者对摄入足够营养的认知水平、目前的营养状况及摄入营养物的习惯。注意纠正患者不良的饮食习惯，兼顾患者的嗜好，必要时与营养师联系，以多样化食谱满足患者需要，维持体重。

3. 术前准备

认真执行腹部、会阴部术前护理流程，并让患者了解各项操作的目的、时间、可能的感受等，以取得患者主动配合。尤其注意于手术前 3 日选用消毒剂或氯己定等消毒宫颈及阴道。菜花型癌患者有活动性出血可能，需用消毒纱条填塞止血，按医嘱及时取出或更换纱条，并做好交接班。手术前夜认真做好清洁灌肠，保证肠道清洁、通畅。发现异常及时与医生联系。

4. 协助术后康复

宫颈癌根治术涉及范围广，患者术后反应也较一般腹部手术者大。要求每 15~30 分钟观察并记录 1 次患者的生命体征及出入量，平稳后再改为每 4 小时记录 1 次。注意保持导尿管、腹腔引流管通畅，认真观察引流液性状及量。通常按医嘱于术后 48~72 小时取出引流管，术后 7~14 日拔除导尿管。患者拔除导尿管后 1~2 小时自行排尿 1 次，如不能自解应及时处理，必要时重新留置导尿管。拔除导尿管后 4~6 小时测残余尿量 1 次，若残余尿超过 100 mL 则须继续留置导尿管，少于 100 mL 者每日测 1 次，有 2~4 次均在 100 mL 内者说明膀胱功能已恢复。对于有条件的医院，可采用生物电反馈治疗仪预防和治疗宫颈癌术后尿潴留，促进膀胱功能恢复。指导卧床患者进行床上肢体活动，以预防长期卧床并发症的发生。注意渐进性增加活动量，包括日常生活自理。术后需接受放疗、化疗者按有关内容进行护理。

5. 做好出院指导

护士要鼓励患者及家属积极参与出院计划的制订过程，以保证计划的可行性。凡接受手术治疗的患者，必须见到病理报告单才可决定出院日期。根据病理报告中显示的高危因素决定后续是否需要接受放疗和/或化疗。向出院患者说明按时随访的重要性，出院后 1 个月内行首次随访，治疗后 2 年内每 3 个月复查 1 次，3~5 年内每半年复查 1 次，第 6 年开始每年复查 1 次。随访内容包括盆腔检查、阴道涂片细胞学检查和高危型 HPV 检测、X 线胸片、血常规及子宫颈鳞状细胞癌抗原（squamous cell carcinoma antigen，SCCA）检查等。护士注意帮助患者调整自我，协助其重新评价自我能力，根据患者具体状况提供有关术后生活方式的指导，包括根据机体康复情况，逐渐增加活动量和强度，适当参加社交活动或恢复日常工作。性生活的恢复需依术后复查结果而定，护士应认真听取患者对性问题的看法和疑虑，提供针对性帮助。

三、老年人乳腺癌的护理

预习案例

患者，女，69 岁，因发现右乳肿块 10 天入院。既往体健，B 超示右乳多发实质性结节，乳腺影像报告和数据系统显示为（breast imaging reporting and data system，BI-RADS）4C 类；右乳部分导管扩张。双乳钼靶示右乳头后侧及内下象限肿块，为 BI-RADS 4B 类。专科体查：两侧乳房发育良好，基本对称，双侧乳房外上象限局部皮肤无明显异常；挤压乳头及附近腺体，双侧乳头无溢液；右侧乳房内下象限区，约 5 点钟方位乳晕旁可扪及 1 个肿物，大小约 2.5 cm×2.5 cm，质硬、边不清，活动度差，表面不光滑，与皮肤无粘连；左侧乳房未扪及肿物；双侧锁骨上未扪及肿物。体格检查：T 36.5℃，P 76 次/分，R 18 次/分，BP 134/72 mmHg。

思考

1. 该患者可能患了什么疾病？常见的治疗措施有哪些？

2. 该患者常见的护理问题有哪些？护理措施是什么？

3. 该患者如果接受手术、化疗、放疗、靶向治疗、内分泌治疗、免疫治疗等，常见的不良反应及注意事项有哪些？

乳腺癌是全世界女性最常见的恶性肿瘤之一，据世界卫生组织国际癌症研究中心的最新统计，2020 年中国女性新发癌病例数为 209 万，其中新发乳腺癌病例为 42 万，占女性恶性肿瘤的 19.9%。老年乳腺癌发病率一直居高不下，不少国家或地区有逐年上升趋势，但也有些国家和地区的老年乳腺癌死亡率在近年来有下降趋势，下降原因可能归功于早期诊断和合理治疗。

老年乳腺癌绝大多数为女性，男性仅占 1%左右。老年乳腺癌的发病率因国家和地区的发达程度而异，总体说来，欧美等发达国家的发病率较高，欠发达地区的发病率较低。老年乳腺癌的发病率明显高于整体女性人群的发病率，并随年龄的增加而升高。

老年乳腺癌的病理分型约90%为浸润性癌，其中70%以上为浸润性导管癌。在浸润性癌中，小叶浸润癌尤其是黏液癌的比例随着年龄的增加而有所升高；在肿瘤级别上，老年乳腺癌的组织学特点，常以低增殖、高分化居多。老年乳腺癌激素受体阳性率较高，且有随年龄增长而升高的趋势。乳腺癌的发生是遗传因素、生活方式和环境暴露等多种因素及其相互作用的结果。

（一）临床表现

1. 症状和体征

（1）乳房肿块。乳房肿块是乳腺疾病患者最常见的临床表现，典型的乳腺癌多表现为无痛性肿块，老年乳腺癌临床上90%以上表现为乳腺肿块。肿块早期因无痛、增长速度较慢而常被忽视，或因经济、社会等因素就诊时常为晚期。

（2）乳头溢液。乳头溢液有生理性与病理性之分。生理性乳头溢液主要包括：①妊娠期和哺乳期的乳汁分泌现象；②围绝经期女性也可有少量的乳头溢液。临床所谓的乳头溢液通常指的是病理性乳头溢液。溢液的性状多样，可为血性、血清样、水样、浆液性、脓性或者乳汁样等，具有血性溢液患者，恶性比例者不超过10%，但非血性乳头溢液也不能排除恶性病变的可能。

（3）乳头乳晕异常。①乳头回缩：当肿瘤侵犯乳头或乳晕下区时，乳腺的纤维组织和导管系统可因肿瘤侵犯而缩短，牵拉乳头，使乳头偏向病灶一侧，临床可见两侧乳头不在同一平面。病变进一步发展可使乳头扁平、回缩、凹陷，直至完全缩入乳晕下。部分乳头回缩可因先天发育不良或慢性炎症所致，与乳腺癌引起乳头凹陷的区别是乳头可用手指牵出。②乳头糜烂：是Paget病（又称湿疹样乳腺癌）的典型症状，常伴乳头瘙痒、烧灼感。早期可见乳头皮肤增厚、变红、粗糙，进而糜烂、脱屑、结痂，如同皮肤湿疹；进一步发展可形成溃疡，并逐步侵犯乳晕区皮肤，整个乳头可被浸润而消失。60%的患者伴有乳房内肿块，并可引起腋窝淋巴结肿大。显微镜下可见典型的Paget细胞：细胞大，胞质丰富、浅染，核大呈卵圆形空泡状，核仁明显，染色质粗糙，核分裂象多见。细胞呈巢状、腺样结构，散布于表皮内。

（4）皮肤改变。①皮肤粘连：肿瘤侵犯腺体和皮肤之间的Cooper韧带使其缩短，牵拉皮肤，致肿瘤表面皮肤凹陷，即“酒窝征”。发生在末端导管和腺泡上皮的乳腺癌，与皮肤较近，较易出现这种现象。当肿瘤较小时，引起的皮肤粘连不明显，如检查不仔细容易漏诊。②皮肤红肿：乳腺皮肤红肿和局部皮温增高常见于乳腺炎，也可见于乳腺癌，称之为“炎性乳腺癌”。由于乳腺皮下淋巴管中充满癌栓，引起癌性淋巴管炎，从而使皮肤呈炎症样表现，颜色由淡红到深红，开始时比较局限，不久即扩大到大部分乳腺皮肤，同时伴有皮肤水肿。触诊时皮肤增厚、粗糙，表面温度升高。③皮肤浅表静脉曲张：肿瘤体积较大或生长较快的乳腺肿瘤，肿瘤表面皮肤薄，可见到其皮下曲张的静脉。这种征象多见于乳腺的巨纤维腺瘤及分叶状肿瘤，乳腺癌较少见。④皮肤水肿：各种原因导致的乳房皮下淋巴管回流障碍都可引起皮肤水肿。乳腺癌时皮肤水肿是因为乳房皮下淋巴管被癌细胞堵塞、淋巴回流障碍所致。由于皮肤与皮下组织在毛囊处联结最为紧密，可在毛囊处形成许多凹点，使皮肤呈现“橘皮样”改变，属乳腺癌典型的晚期表现。⑤皮肤溃疡：乳房皮肤溃疡是典型晚期乳腺癌直接侵犯皮肤的临床表现。⑥皮肤卫星结节：乳腺癌晚期，癌细胞沿淋巴管、腺管或纤维组织直接浸润到皮内并继续生长，在主癌灶周围皮肤形成散在分布的质硬结节，即皮肤卫星结节。

(5)乳房疼痛：有个别病例显示肿块部位疼痛是早期乳腺癌的唯一症状，可在临床发现乳腺肿块之前出现。有报道称，绝经后女性出现乳房疼痛，尤其是伴有腺体样增厚者，需警惕乳腺癌的发生。患者可有牵拉感，尤其是在向患侧卧位时感觉更为敏感。晚期乳腺癌如肿瘤侵犯胸壁神经可出现明显疼痛。

(6)区域淋巴结肿大：区域淋巴结肿大就诊常提示恶性肿瘤的可能。乳腺癌最多见的淋巴结转移部位为同侧腋窝淋巴结，其次为同侧内乳淋巴结。表现为转移部位淋巴结肿大、质硬，起初肿大的淋巴结可以推动，最后相互融合、固定。肿大的淋巴结如果侵犯、压迫腋静脉，常会导致同侧上肢水肿；如果侵及臂丛神经可引起肩部酸痛。少数病例以腋窝淋巴结肿大作为首发症状就诊，临床体格检查和乳腺影像学检查均未发现乳腺肿块，称为隐匿性乳腺癌，占所有乳腺癌的0.3%~1%。

2. 辅助检查

(1)钼靶X线检查：是利用X线的物理性质及人体乳房组织不同的等密度值，将乳房的二维图像投影于X线片上进行观察的诊断方法，是目前诊断乳腺疾病尤其是早期发现乳腺癌的最重要且最有效的方法，也是许多欧美发达国家公认的乳腺癌筛查首选手段。

(2)超声检查：超声检查不仅在乳腺疾病的诊断中占有重要地位，更广泛应用于乳腺癌筛查。

(3)MRI检查：MRI检查乳腺癌灵敏度高达94%~100%，但特异度较低，而且各种研究报道的结果相差很大，为37%~97%。

(4)组织病理学检查：是诊断乳腺癌的“金标准”。

(5)细胞学检查：对于不适合或不必要进行组织学检查的乳头溢液、乳头/乳房皮肤糜烂溃疡、乳腺囊性肿块，以及复发和转移性乳腺癌等疾病，细胞学检查有重要的临床价值。

在老年乳腺癌的诊断和筛查中，超声检查乳腺癌的检出率虽然高于钼靶的检出率，但由于老年乳腺癌患者乳腺腺体和肿瘤形态的复杂性、多变性，使用钼靶联合超声诊断乳腺癌可提高检出率，降低漏诊的风险。

(二)治疗措施

老年乳腺癌的治疗较为复杂，国际老年肿瘤学协会(SIOG)和欧洲乳腺癌专家协会(EUSOMA)于2012年要求综合考虑每位患者的生理年龄、肿瘤分期、预测寿命、风险与绝对获益、治疗的耐受性、患者意愿以及可能会影响治疗的各种因素后给与个体化治疗。

1. 外科治疗

目前，外科治疗仍然是老年乳腺癌治疗最为重要的手段。临床上最常采用的手术方式有：①改良根治术；②保乳手术；姑息性手术。

2. 放射治疗

对于早期乳腺癌患者，保乳手术后可考虑免除放疗。但对于身体素质佳、腋窝淋巴结累及者应权衡考虑放疗对局部复发率的控制和放疗的不良反应，并与患者充分沟通后进行个体化决策。

3. 内分泌治疗

内分泌治疗是激素受体阳性乳腺癌患者综合治疗的重要手段之一。大量证据显示，只要激素受体阳性，不论患者年龄大小，内分泌治疗均可显著降低其复发风险率，延长患者生存期。在临床上，常用的内分泌辅助治疗药物有他莫昔芬和 AI（芳香化酶抑制药）；常用的内分泌挽救治疗药物有他莫昔芬和 AI、氟维司琼、孕激素。老年乳腺癌患者使用他莫昔芬和 AI 时，应权衡利弊，年龄大、基础疾病多，肿瘤复发风险低的患者，优先考虑使用他莫昔芬。

4. 化学药物治疗

化疗一般不与内分泌治疗或放疗同时进行，往往化疗结束后再行内分泌治疗。放疗和内分泌治疗可先后或同时进行。化疗的目的是降低肿瘤复发，提高总生存率。化疗同时会产生诸多不良反应，常见的不良反应包括胃肠道不适、骨髓抑制、发热等。患者行化疗可能会有获益，但同时化疗带来的风险也比一般人群更高，对此应进行充分的风险和获益评估，在科学权衡和深入沟通后再作决策。

乳腺癌常用的联合化疗方案

5. 靶向治疗

针对 HER-2 基因过表达的老年乳腺癌患者，目前并无直接证据表明其获益与风险异于年轻患者，故检测指标仍采用一般原则。靶向治疗前应明确既往无心脏器质性病变病史，且治疗前左心室射血分数（left ventricular ejection fraction，LVEF）≥ 50%。曲妥珠单抗是目前临床上对乳腺癌 HER-2 阳性者最为成熟、使用最多的直接对抗 HER-2 蛋白的生物治疗制剂。老年患者心脏储备功能差，应更加密切观察患者反应并及时根据体重调整曲妥珠单抗的剂量。

HER-2基因过表达与曲妥珠单抗治疗

（三）护理评估

1. 术前评估

（1）健康史及相关因素：了解患者的月经史、孕育史、哺乳情况、饮食习惯、生活环境等；既往有无乳房良性肿瘤；有无乳腺癌家族病史。

（2）身体状况：①乳房外形和外表，两侧乳房的形状、大小是否对称，乳头是否在同一水平，近期有无出现一侧乳头内陷的现象；乳房浅表静脉是否扩张；乳房皮肤有无红、肿及橘皮样改变，乳头和乳晕有无糜烂。②乳房肿块，了解有无乳房肿块，肿块大小、质地和活动度，肿块与深部组织的关系，表面是否光滑、边界是否清楚；有无局限性隆起或凹陷等改变情况。③癌症远处转移的征象，如锁骨上、腋窝淋巴结和其他部位有无肿大淋巴结，淋巴结的位置、大小、数目、质地及活动度；有无肺、骨和肝转移的征象。④全身的营养状况以及心、肺、肝、肾等重要器官的功能状态。⑤辅助检查，包括特殊检查及与手术耐受性有关的检查。

(3)心理和社会支持状况：评估患者面对恶性肿瘤对生命的威胁、不确定的疾病预后、乳房缺失致外形受损、各种复杂而痛苦的治疗(手术、放疗、化疗、内分泌治疗等)、婚姻生活可能受影响等问题产生的焦虑、恐惧等心理反应；评估患者对拟采取的手术方式以及手术后康复锻炼知识的了解和掌握程度；家属尤其是配偶对本病及其治疗、疾病预后的认知程度及心理承受能力。

2. 术后评估

评估皮瓣和切口愈合情况，有无皮下积液；患肢有无水肿，肢端血循环情况，患肢功能锻炼计划实施及肢体功能恢复情况；对康复期保健和疾病相关知识了解和掌握程度。

(四)主要护理问题

(1)恐惧/焦虑：与对癌症的恐惧、乳房缺失外形受损、预后不确定、治疗费用高等有关。

(2)有组织完整性受损的危险：与留置引流管、患侧上肢淋巴引流不畅、头静脉被结扎、腋静脉栓塞或感染有关。

(3)疼痛：与手术创伤、局部加压包扎等有关。

(4)有感染的危险：与引流管不畅、皮下积液有关。

(5)睡眠紊乱：与恐惧、焦虑及治疗的影响、切口疼痛等有关。

(6)自我形象紊乱：与乳房切除、化疗导致头发脱落有关。

(7)潜在并发症：出血、皮下积液，患肢水肿、血栓、皮瓣坏死、口腔黏膜改变。

(8)有跌倒的危险：与患者术后体虚及化疗导致的癌因性疲乏有关。

(9)有便秘的危险：与患者麻醉药物的应用、术后进食少、活动减少有关。

(10)知识缺乏：缺乏有关术后患肢功能锻炼的知识。

(五)护理措施

1. 术前护理

(1)心理干预：患者在围术期容易出现紧张、焦虑、恐惧等不良心理现象。老年人会因为惧怕死亡、术后切口疼痛、身体体型改变和经济负担加重而出现焦虑、恐惧情绪。面对老年患者的不良心理，护理人员应该积极主动安慰患者，动员患者家属、朋友给予支持。同时医护人员应主动向患者介绍乳腺癌的手术方法，正确评估术后切口疼痛程度，教会患者一些切实可行的缓解疼痛方法，如转移注意力、松弛疗法等，教会患者保持舒适体位，以减轻痛苦。还可以借助病友志愿者现身说法帮助其渡过心理调适期，发挥同伴支持的良性影响。

(2)基础疾病的治疗与护理：绝大多数老年患者患有一些慢性疾病，如高血压、糖尿病、冠心病和慢性呼吸道疾病等。老年患者年龄偏大，各器官功能低下，对手术的应激能力差，这增加了手术风险与护理难度。因此，术前应详细全面评估，对患者基础疾病做出恰当处理。

2. 术中护理

协助患者取正确体位，给予适当心理干预，消除对手术室环境的紧张、恐惧心理。建立静脉输液通道，密切观察生命体征，做好防压力性损伤、防血栓及保暖护理，避免着凉。

3. 术后护理

(1)病情观察：护士根据医嘱常规进行静脉输液、心电监护、吸氧护理，密切观察伤口敷料渗血、渗液以及引流液的色、量、性质等的变化并详细记录。对扩大根治术患者要注意观察其呼吸频率，出现胸闷、呼吸困难应及时报告医生，及早处理肺部并发症。

(2)卧位护理：患者术后回病房宜将床头抬高20°~30°，6小时后无呕吐反应将床头摇高至半卧位。半卧位有利于患者伤口引流液的引流，膈肌下移，改善患者呼吸状态。

(3)引流管护理：保持引流管通畅，密切观察引流液的颜色、性质和量。引流液的颜色逐渐变淡，引流量连续3天小于10 mL，局部无积血积液，创面皮肤紧贴，即可考虑拔管。

(4)患肢护理：术后引流管未拔除前，应避免患肢外展，起床时勿用患肢支撑用力，以免影响腋窝皮瓣愈合。每班须观察患肢血运情况，注意皮肤颜色、温度，局部是否有肿胀、麻木等情况。乳癌根治术后，患肢不宜行静脉穿刺、肌内注射、皮下注射，避免抽血、测量血压等，勿压迫患肢，防止淋巴水肿的发生。

(5)并发症的护理：①预防压力性损伤，老年患者因皮肤血运差，易发生压疮，鼓励患者早期下床活动，若需绝对卧床，则可给予气垫床、减压贴，抬高床头床尾高度，改变受力点以防止压力性损伤发生。②疼痛的护理，关心体贴患者，解释疼痛的原因及疼痛持续时间，给予患者精神安慰和心理疏导。取半卧位有利于减轻切口张力；观察疼痛的性质，如果因加压包扎所致疼痛，可根据情况适当调整胸带松紧度；必要时遵医嘱予以止痛药镇痛。③预防血栓，术后抬高患肢；嘱患者进行下肢踝泵运动，踝泵运动分踝关节屈伸和环绕两个动作，每个动作保持10秒，每次练习10分钟，每天练习10次；告知家属予以患肢被动按摩；嘱患者多喝水。④预防跌倒、坠床，告知患者在活动下床时严格遵循“3个30秒”的原则。平时上厕所及外出活动时须家属陪伴；适度运动，量力而行。⑤预防便秘，嘱患者多喝温开水，多吃蔬菜水果，适当运动、按摩腹部促进肠蠕动。⑥预防皮瓣坏死，注意观察伤口情况，发现并发症及时处理；早期可用可见光治疗仪局部治疗，每次15~20分钟，促进局部血液循环；如出现皮肤全层坏死，将坏死皮肤完全剪除，并湿敷换药，促使皮下肉芽组织生长；遵医嘱应用抗生素；植皮术后嘱患者减少活动，卧床休息；每日更换敷料1~2次，并观察新生表皮有无生长；给予高蛋白、富含营养的食物，促进伤口愈合；做好心理护理。⑦预防和治疗淋巴水肿，乳腺癌患者术中进行过淋巴结清扫，使淋巴循环受阻，术后可能会出现患侧上肢淋巴水肿。术后可在患者腋下垫纱垫予压迫，并将患者患测上肢举起或者垫高，以利于局部淋巴液的回流，预防患侧上肢淋巴水肿；不可在患肢测血压及静脉穿刺。术后恢复期患者要保证休息，避免劳累，避免用患肢提重物及做重复性多的劳动，如拖地板、搓衣服、切菜等；避免穿过紧的衣服，戴过紧的手表、首饰等。术后及时复查，一旦发生淋巴水肿须立即就医治疗。

微课：淋巴水肿综合治疗与护理

淋巴水肿预防操(视频)

淋巴水肿自我引流操(视频)

（六）乳腺癌术后康复护理

乳腺癌根治手术可导致患侧上肢功能障碍，并影响患者正常生活。加强锻炼，最大限度地恢复患肢功能，是康复治疗的最终目标。随着康复医学的发展，乳腺癌术后康复已由单纯的身体康复提升到生理—心理—社会的整体康复。

1. 功能康复

患肢功能康复是乳腺癌术后康复治疗的重要环节，通过功能康复可缓解术后患肢关节制动、动力肌缺损、患肢水肿、瘢痕挛缩等而引发的功能障碍。

(1)患肢功能障碍的表现和主要原因：

1)患肢运动功能受限：①由于作为动力肌的胸大肌和胸小肌被切除，使患肢上举、外展、内收、负重等功能出现障碍；②术后患肢较长时间用三角巾固定，肢体呈屈肘90°位固定于胸前使患肢运动受限；③手术患侧胸部及腋窝皮肤范围缩减及瘢痕挛缩，负压引流管的保留导致运动受阻。

2)患肢血液及淋巴循环障碍：因术中腋静脉分支及腋窝淋巴结组织被切除，导致静脉及淋巴液回流障碍，部分患者术后早期发生患肢水肿。

3)患肢神经功能障碍：由于胸壁的一些知觉神经被切除，造成胸前部皮肤的感觉、温觉及痛觉失常。

除上述原因外，还有护士缺乏康复知识、宣教不到位、患者对肢体功能康复的重要性认识不足、依从性差、手术方式及放疗、伤口愈合延迟等均可导致功能恢复延迟。

(2)功能康复的指导原则：①根据人体肌肉运动特点，科学地发挥胸大肌和胸小肌的协同肌功能，最大限度恢复患肢上举、内收、内旋、提物负重等运动功能；②根据机体修复工程生理特点，科学地进行功能锻炼，促进伤口正常愈合；③根据人体关节活动基本特点，合理选择功能锻炼项目。

(3)功能康复的方法：分为5个阶段。第一阶段，术后24小时内肩关节制动，术后第2天(超过24小时)~第3天进行指关节、腕关节、肘关节主动运动(不抗阻)；第二阶段(术后第4~7天)，在指、腕、肘关节活动度训练的基础上，增加抗阻运动；第三阶段(术后第8~第10天)，术后1周引流管拔除后，可循序渐进地进行肩关节活动度训练，逐渐增加至正常范围(治疗师给予肩关节活动度被动训练和患者爬墙训练，患者面对墙壁或侧方站立，手指触摸墙壁，逐渐向上，达到训练肩前屈或外展活动度的目的)；第四阶段(术后第11~14天)，除以上肩关节活动度训练外，增加渐进式抗阻肌力训练(形式为哑铃、推墙：患者面对墙站立、双手平举支撑墙壁，缓慢屈曲肘关节，同时身体前倾，伸直肘关节，身体恢复原位)，以及简化版八段锦训练；第五阶段(术后第14天，患者可以出院)继续爬墙训练、渐进式抗阻肌力训练、简易八段锦训练，增加有氧运动(形式为每周3次以上，每次快走30~45分钟)。

乳腺癌术后康复操(视频)

为加速伤口愈合及减少术后并发症，根据患者的不同情况，可选用微波仪、激光仪、电疗仪、磁疗仪或光疗、水疗、蜡疗、冷疗、热疗等疗法。也可采用气功、按摩等方法。

(4)功能康复的注意事项：①康复不要操之过急，要循序渐进；②患肢上举运动要保持脊柱直立，避免借脊椎向健侧弯曲的力量来抬高患肢上举能力；③术后早期，患肢只能沿躯体冠状轴进行前举和屈伸运动，外展运动要根据伤口情况。一般在术后第10~第14天开始，避免伤口不愈和积液等合并症的发生；④出现伤口不愈、淤血、积液等情况康复时间向后推迟，同时应减少患肢功能锻炼次数，同时限制肩关节前屈和外展。

(5)功能康复评定：手术前、术后引流管拔除后分别评估患肢功能。具体方法为：用肢体角度尺测量患肢肩关节前屈、后伸、水平内收、水平外展、外展、外展位内旋及外旋活动度；用皮尺测量上肢虎口、腕横纹、腕横纹上下5 cm、肘横纹、肘横纹上下5 cm、腋窝周径，5个部位周径以厘米为单位记录，以评估患肢是否出现水肿。根据测量，了解患者的术式及伤口情况，予以患者个体差异化指导锻炼。测量患肢活动度，并与术前活动度测定数值相对比以评估康复效果。

2. 形体康复

对于不能或不愿意接受乳房重建手术的乳腺癌患者来说，义乳佩戴是较为理想的选择。但是要根据自身条件、手术范围、乳房形态、大小来选配适合的义乳。

(1)佩戴义乳的目的有弥补形体缺陷、促使患者心态平衡的作用；更重要的是义乳可以预防因失乳导致身体脊柱两侧的重量失衡，而引起斜颈、斜肩，肩颈疼痛和脊柱侧弯；虽然改良后的乳腺癌根治术，保留了胸大肌和(或)胸小肌，但女性胸肌并不发达，手术后术侧胸壁外观皮肤下薄弱的胸肌包着肋骨、肺及心脏，失去乳房脂肪组织的保护，外伤的风险增大。佩戴义乳也有对胸部保暖的作用：脂肪组织在乳房的解剖结构中占有重要位置，同时人体乳房对减少胸部温度扩散有一定作用。人体胸腔内肌肉运动所产生的热量为胸腔内温度提供有力保障。可是手术切除胸大、小肌和乳房造成胸部产热少、散热多，患者可感觉患侧胸部发凉，左侧更会感到胃寒及进食后有流到体外的感觉。配戴义乳后可减少胸部皮肤散热量，保证胸腔内适宜的温度。

(2)佩戴义乳的方法：现临床使用的义乳种类很多，有棉质过渡义乳、硅胶义乳等。其中使用较多的为硅胶义乳。配制时根据健侧乳房选择型号合适的义乳。

3. 心理康复

为患者提供综合社会支持，促进社会活动能力的恢复。医护人员可以根据患者的需要，积极调动环境因素与社会资源，给患者提供帮助、鼓励和支持，最大限度地恢复患者的社会功能。

(1)专业支持：以提供医学信息和心理支持为主，可以开设康复课程、专业讲座，设立康复热线、康复活动室、康复网站，出版康复相关的书籍等。

(2)家庭支持：以鼓励家属参与患者的诊治和康复过程为主，可以开设家属信息咨询窗口，为家属提供交流平台等。

(3)病友支持：以康复病友志愿者的参与为主，可以采用病房探视或新病友座谈会的形式，建议在医护人员的专业指导和监督下进行。

4. 饮食指导

现代医学研究表明，引起乳腺癌的原因是多方面的。目前来说，还没有证据证明任何一种食物和乳腺癌的发病有明确必然关系，但不良饮食习惯可能与乳腺癌的高发有一定关联，因此乳腺癌患者需要重视饮食结构的科学合理，而不是忌口民间流传的各种所谓“发物”。饮食的关注重点不是“吃什么”，而是“怎么吃”！

由于部分乳腺肿瘤的生长需要依赖于雌激素，因此以下几类动物性雌激素食物对乳腺癌患者是明确禁食的，包括蜂王浆、蜂胶、雪蛤、胎盘类制品、不明成分保健品。同时应禁烟、酒。除此之外，正常食物乳腺癌患者都可以食用。

根据《中国居民膳食指南》(2021 版)的建议，乳腺癌患者应遵循以下饮食原则：①食物多样，谷类为主；②吃动平衡，维持健康体重；③多吃蔬菜、奶类、大豆；④适量吃鱼、禽、蛋、瘦肉；⑤少盐、少油。

5. 随访指导

(1)乳腺癌患者在术后应定期随访，以了解患者的生存状况，以及患者对辅助治疗的依从性和不良反应等。

(2)随访时间：术后(或结束辅助化疗后)第 1~2 年每 3 个月 1 次，第 3~4 年每 4~6 个月 1 次，第 5 年开始每年 1~2 次。

(3)随访检查内容：触诊体检、肝脏超声、血生化和血常规。

(4)其他特殊检查：乳房 X 线(每年 1)次，妇科检查(三苯氧胺治疗中每年 1~2 次)，骨密度(芳香化酶抑制剂治疗中)。

(5)骨扫描、CT 或 MRI 等可用于有症状的患者，但不推荐无症状患者常规应用。

四、老年人生殖系统的康复护理

预习案例

患者，女，68 岁，因发现阴道脱出物 2 月余入院。患者自诉已绝经 20 年。2 个月前劳动后发现阴道脱出一肿物，约鸡蛋大小，晨轻暮重，平卧休息时缓解，不伴下腹胀痛感、溢尿。患者有高血压病 1 年余，最高血压 160/90 mmHg，未服药。护理检查：T 36.5℃，P 76 次/分，R 18 次/分，BP 123/73 mmHg。妇科检查：外阴发育正常，阴道口可见宫颈，嘱患者用力可见宫颈脱出，阴道前壁脱出可达处女膜外；阴道通畅，无充血；宫颈常规大小，光滑；宫体萎缩，后位。辅助检查：妇科 B 超示子宫内膜增厚、子宫萎缩；白带常规示 PC（+），清洁度Ⅱ度；TCT 未见上皮内膜病变及恶性肿瘤细胞、炎症。

思考

1. 盆底康复的适应证及禁忌证？
2. 如何为患者实施盆底康复？

女性盆底康复治疗（pelvic floor rehabilitation，PFR）系指在整体理论的指导下，施行对盆底支持结构的训练加强及功能恢复。PFR 的意义有三点：预防盆底支持结构的缺陷与损伤；改善与治疗压力性尿失禁，治疗某些尿急、尿频、夜尿症、排空异常及盆腔疼痛等；巩固手术治疗或其他治疗的疗效。

（一）老年盆底康复治疗的意义

女性盆底功能障碍性疾病

随着人口逐渐老龄化及人们对生活质量要求的提高，盆底损伤和功能退化造成以盆底器官脱垂或尿失禁为主要症状的盆底功能障碍性疾病的发病率逐年增高，严重影响到中老年女性的健康和生活质量。如何进行老年女性盆底肌康复治疗和训练已成为目前国内外医学界备受关注的新课题。当今，治疗盆底功能障碍性疾病的方法包括手术治疗和保守治疗。手术方式有近百种，其目的是通过补片等方法重塑盆底“吊床”的解剖结构，从而有望恢复盆底功能。但手术有严格的适应证，并存在着一定的风险，且对于一些轻型产后骨盆底功能障碍症（pelvic floor dysfunction，PFD）有时效性，尤其是老年患者因年老体弱不能耐受手术，更宜采用保守治疗。保守治疗包括药物治疗、盆底肌锻炼、电刺激及生物反馈技术等方法。药物治疗主要适用于急迫性尿失禁，但口服药物副作用大。盆底肌锻炼、阴道哑铃、电刺激及生物反馈技术是目前盆底功能康复治疗的主要方法，它能改善盆底肌肉张力和收缩性，增强盆腔器官和膀胱颈的支持力，增加尿道括约肌力量，抵抗盆腔内压力的增加，以改善尿失禁和盆腔器官脱垂等盆底功能障碍，在老年盆底康复治疗中具有非常重要的应用价值。

（二）盆底功能评估

1. 询问病史

评估前应进行详细的病史采集，包括孕产史、内外科慢性疾病史，尤其是慢性腹压增高史，如慢性便秘、慢性咳嗽、糖尿病等容易导致盆底功能障碍的高危因素。

2. 检测及评估

(1)会阴检查：主要了解会阴有无伤口，局部有无红肿、硬结、触痛或压痛，会阴体弹性，阴道口能否闭合，最大屏气向下用力时会阴平面下移度及同坐骨结节平面的关系。会阴骶神经分布区域的痛温觉，了解有无神经损伤。

(2)妇科检查：主要了解子宫、宫颈位置，并进行盆腔器官脱垂定量分期法(pelvic organ prolapse quantitation，POP-Q)评分。

(3)泌尿功能检测：确诊尿失禁及其类型。包括一般体格检查、尿常规检查(排除下尿路梗阻和泌尿系感染引起的排尿异常)、压力诱发试验、膀胱颈抬高试验，尿动力检查、尿垫试验及72小时排尿记录(排尿日记)。

(4)直肠检查：用于评价休息状态或自主收缩状态下的肛门括约肌的动能。

(5)盆底肌功能评估：患者在康复治疗前后均应行盆底功能评估，运用生物反馈的技术，以肌电信号或压力结果作为指标，对盆底肌群的缩放功能及等级进行评价，以便制订个性化的盆底康复治疗方案及疗效评价。目前临床上常用以下几种方法。

1)手测肌力法：患者取膀胱截石位，检查者位于患者的右侧，将示指和中指轻轻置入阴道内，并指导患者按给予的提示进行阴道收缩，评估Ⅰ类纤维和Ⅱ类纤维的功能情况。Ⅰ类肌纤维为慢收缩纤维，主要维持静息状态下盆腔脏器的正常功能及状态，功能特点是强直收缩，收缩时间长，不容易疲劳，恢复较慢，自我修复能力较差。Ⅱ类肌纤维为快收缩纤维，阶段性收缩，快速短暂，易疲劳，主要参与动态下的支持作用，如在咳嗽、打喷嚏腹压突然增高时，快纤维强烈收缩以对抗突然增加的腹压，维持盆底各脏器的相互平衡与稳定。手测肌力法以6秒限定时间内所能收缩的次数和持续时间来分级。

2)阴道最大收缩压：通过放置气囊压力探头于阴道或肛门内，通过压力转换器测得阴道最大收缩压，单位 cmH_2O 或 mmHg，正常人应大于 20~30 cmH_2O。

3)盆底肌电图描记法(Glazer评估法)：Glazer评估法由美国Glazer教授于1997年研究并提出，2003年首次被欧洲生物反馈协会采纳，经过多年的反复论证和多次修订而应用于临床。表面肌电信号，是神经肌肉系统在进行随意性和非随意性活动时的生物电变化，经表面电极引导、放大显示和启示所获得的维持电压时间序列信号。Glazer评估法利用表面肌电信号，对盆底肌肉活动程序化的测量，反映盆底肌肉收缩功能，为正常人或伴有盆底肌肉功能障碍的人群提供了一组描述盆底表面肌电的数据图。

课程思政

《景岳全书.卷三十九》：妇人阴中突出如菌如芝，或挺出数寸谓之阴挺。此或因胞络伤损，或因分娩过劳，或因郁热下坠，或因气虚下脱，大都此证当以升补元气、固涩真阴为主。

（三）盆底康复治疗策略

1. 老年盆底康复治疗的适应证

盆腔器官脱垂定量分度（POP-Q）Ⅰ、Ⅱ度；尿失禁轻中度患者；盆腔手术治疗前后辅助治疗；围绝经期女性盆底功能保健；提高性生活质量（无性高潮、性交痛）。

子宫脱垂的分度

2. 老年盆底康复治疗的禁忌证

盆底失去神经支配，感知障碍者；盆底炎症急性期（膀胱、阴道、直肠或肛门感染）；阴道活动性出血、会阴局部水肿者；重度盆腔器官脱垂单纯康复治疗；胸部装有同步心脏起搏器者、严重心律失常者；盆腔区恶性肿瘤（结肠/直肠或泌尿生殖器癌症）；脑电图异常、不能配合治疗者。

（四）盆底康复治疗常用方法

1. 盆底肌肉锻炼

盆底肌肉锻炼也称凯格尔锻炼法（Kegel exercise），1940 年美国妇产科医生 Anold Kegel 针对女性尿失禁，子宫、膀胱、直肠脱垂和阴道紧缩度降低等问题，创建了盆底肌肉康复锻炼法，简称 Kegel 法，至今已有 70 余年历史，经过不断改进，对盆底肌肉康复更为有效。

（1）原理：患者通过自主的、反复的盆底肌肉群收缩和舒张，增强支持尿道、膀胱、子宫和直肠的盆底肌张力，增加尿道阻力，恢复松弛的盆底肌，达到预防和治疗老年女性尿失禁和生殖器官脱垂的目的。

（2）方法：指导患者吸气时尽力收缩肛门持续 5 秒，呼气时放松，反复练习直至掌握，避免腹部吸气时加压和腿部及臀部肌肉的参与。每次连续做 15~30 分钟，每天进行 2~3 次，或每天做 150~200 次。可以在一天中的任何时间进行，取站立、仰卧和坐位等任何体位，强度和时间可以逐渐增加，6~8 周为一个疗程。

（3）疗效评价：盆底肌功能锻炼有不受时间、地点及体位限制的特点，简单易行，接受度强，适用范围广。虽然有时因动作单调，无固定练习模式，练习过程乏味而不能很好地坚持，难以达到理想效果。但只要在医务人员指导及家属鼓励和督促下，教会患者正确的锻炼方法，并坚持练习就有很好的效果，该方法是盆底功能障碍性疾病康复治疗的首选方法。

（4）注意事项：对于锻炼者应给予适当的鼓励和督促，增强其康复治疗的信心，坚持锻炼，增加疗效；及时进行盆底功能的评估，观察疗效和锻炼方法的正确与否，以便得到及时纠正。

2. 盆底康复器（阴道哑铃）

盆底康复器又叫阴道哑铃，是一种形似健身哑铃，用于锻炼盆底肌的器材，该方法由 Plevnik 教授于 1985 年提出，阴道哑铃的质量从 20~70 g 不等，分 5 个质量级，编号为 1~5，质量逐渐增加。

（1）方法：使用时，从最轻的阴道哑铃开始，使其停留在阴道内持续 15~20 分钟。

当感觉到使用20 g重量的哑铃，能在阴道内掌控自如时，可以逐渐增加哑铃的质量来练习。能适应较重的阴道哑铃后，可通过一些活动过程，如上楼梯搬重物、咳嗽跳等来加强练习。每天1次，每次15~20分钟，3个月为一疗程。

（2）疗效评价：阴道哑铃训练患者可以自己在家里进行训练，具有简单易行、安全、有效、无不良反应等特点，有效率能达80%，平时结合凯格尔训练、疗效更佳，可作为盆底肌锻炼有效的补充手段。相对于单纯进行凯格尔锻炼者，阴道哑铃训练可以更有效地加强盆底肌肉的收缩力，帮助纠正凯格尔训练时额外施加腹压的错误方法，可以作为家庭长期锻炼的一种方法。

（3）注意事项：使用阴道哑铃时应注意个人卫生，避免与他人交叉使用引起感染；锻炼期间要定期复查和进行盆底肌功能评估，监测肌力恢复情况。

3. 电刺激

电刺激是一种较早应用于临床治疗盆底肌肉损伤及萎缩的方法。电刺激能提高神经肌肉兴奋性，唤醒部分因受压而功能暂停的神经细胞，促进神经细胞功能恢复。其对盆底肌肉的作用主要有以下几个方面：①延缓肌肉萎缩进程，减轻肌量丢失；②缩短肌肉运动单位电活动及自发性肌肉收缩活动出现的时间；③加速神经轴突再生速度，缩短肌肉失去神经支配时间；④改进肌肉运动功能恢复的质量；⑤电刺激诱发损伤或萎缩肌肉被动性收缩可以给患者一个良好的心理安慰。

（1）机制：通过放置在阴道内的电极传递不同强度电流，刺激盆底肌肉和神经，提高神经肌肉的兴奋性，唤醒部分因受压而功能暂停的神经细胞，被动锻炼肌力，预防肌肉萎缩，促进神经细胞功能的康复，使盆底肌肉收缩强度和弹性增强。也可反射性抑制膀胱兴奋，通过神经回路进一步增强括约肌收缩，加强控尿。同时刺激神经和肌肉，形成冲动，兴奋交感通路并抑制副交感通路，抑制膀胱收缩功能，降低逼尿肌代谢水平，增加膀胱容量，加强储尿能力，从而达到盆底功能康复和治疗的目的。

（2）方法：将消毒的治疗头轻柔地放进阴道（探头上两边或两个金属部位均应置于阴道口内），根据临床诊断选择相应的治疗程序，调节电刺激强度，电流从0 mA开始，逐渐增加，以患者最大承受能力，但又不感觉疼痛为标准。每次治疗20~30分钟，每周2~3次，10次为一疗程，2~3个月后进行第二疗程，平时结合凯格尔训练。

（3）疗效评价：电刺激治疗对尿失禁症状的改善率为35%~60%，有研究追踪调查电刺激治疗的长期效果，发现在电刺激后的9个月~36个月间，有效率可达56%~91%，并有30%的患者能达到正常控尿。

（4）注意事项：康复治疗前应进行常规白带及血乙肝表面抗原、HIV、梅毒血清学检查；为避免交叉感染，治疗探头做到专人专用或一人一消毒；由接受过专门培训的盆底理疗师实施；严格遵循操作程序，调节电刺激强度时，应循序渐进，逐渐增强，以免灼伤阴道壁。

4. 生物反馈技术

生物反馈是应用现代科学技术，将人们意识不到的生物信号，如肌电、脑电、皮温、心率、血压等转变为可以被人察觉到的信号，如视觉、听觉信号，让患者通过声音及可视图像反馈刺激大脑来调控身体的功能，从而学会在一定范围内通过意识调控内脏器官的活动，纠正偏离正常范围的内脏活动的一种治疗和锻炼方法。其特点为针对性强、无损伤、无痛苦、无副作用、方法简便，目前广泛应用于临床治疗。

(1)机制：生物反馈是一个过程，训练患者利用反馈信息，正确地调整或控制自己的躯体功能，以治疗疾病。生物反馈方法包括肌肉生物反馈、膀胱生物反馈、A3 反射、场景反射等，让患者通过声音及可视图像反馈刺激大脑来进行盆底肌收缩训练，最终让患者在没有生物反馈设备的帮助下进行正确的锻炼，一旦获得满意效果，就可转为行为治疗，以达到能独立进行正确的盆底肌锻炼的目的。

(2)方法：将生物反馈治疗仪探头置入阴道或直肠内，以检测盆底肌肉电信号活动，并采用模拟的声音或视觉信号反馈给患者和治疗者，使患者根据这些信号训练，学会自主控制盆底肌的收缩和舒张，同时理疗师可通过反馈的信息指导患者掌握正确的锻炼方法。

(3)疗效评价：文献报道生物反馈治疗的有效率在 70%～80%。有研究随访 3 个月至 7 年，有效率仍达 71%。

(4)注意事项：生物反馈康复治疗时，要人机互动，通过听取口令，观察屏幕显示的盆底肌肉收缩情况，进行正确的盆底肌锻炼，避免腹部肌肉和臀部肌肉、下肢肌肉的错误性用力；同时理疗师可通过显示的反馈信息，及时、耐心地指导患者学会正确的用力方法。

（周金平　钟静）

第七节　老年人运动系统

运动系统主要由骨、关节和骨骼肌三种器官组成。它们构成人体的轮廓，支持体重，保护内脏，占人体体重的大部分。本节介绍运动系统因老化而产生的改变以及老年人运动系统常见疾病——骨质疏松症和退行性骨关节病患者的护理。

骨与关节的基本解剖

一、运动系统老化的改变

预习案例

患者，女，65 岁，因外出活动时不慎摔伤，致左髋部疼痛伴活动受限收入骨科，入院诊断为左股骨颈骨折，入院后护士小王负责该患者的全部护理工作，经积极完善术前准备，4 天后在全麻下进行了“左侧全髋关节置换术”，术后予以防感染、防血栓形成、防压力性损伤、止痛、护胃等处理。出院前，责任护士详细告知患者预防跌倒的方法，并为其进行有关饮食、运动及用药等方面的指导。

思考

1. 股骨颈骨折好发于哪些人群？为什么？

2. 护士为患者进行出院指导时，为什么重点是防跌倒的宣教？

（一）骨骼

骨骼生长发育完成后仍在不断进行骨的吸收和重吸收，年轻人的这两个过程处于动态平衡。中年后这种平衡开始逐渐被打破，出现骨的吸收大于骨的生成，成熟的骨单位逐渐减少，当这种负平衡发展到一定程度则表现为骨皮质变薄，骨小梁减少变细且数量减少，最终导致骨单位容积内的骨量减少，骨质量降低，使骨的脆性增加而易发生骨折。为什么人在中年以后骨量呈下降趋势，具体原因目前还不清楚，认为与种族、年龄、内分泌、活动、接触阳光以及饮食有关。骨质中的有机成分和蛋白质逐渐减少，具体表现为骨质疏松。骨质疏松症是困扰老年人的主要疾病，它的发病率已经紧随糖尿病和老年痴呆之后，成为第三位老年疾病。

骨的有机质和无机质

（二）骨骼肌

随着年龄的增长，骨骼肌逐渐萎缩，肌肉组织间脂肪、结缔组织及水分增多，使肌肉呈假性肥大，弹性下降，收缩力减弱，造成老年人手的握力降低，背部肌无力，很容易发生腰肌扭伤。

肌肉减少症（肌少症）是以肌量减少、肌力下降和肌功能减退为特征的综合征，它与老年人跌倒和骨折风险增加、活动能力和生活质量下降等有关，是导致老年人失能发生的关键原因。中国 60 岁以上的社区老年人肌少症的发病率达 10.4%。有研究指出老年女性肌少症患病率高于老年男性，病情也更严重。由于肌肉力量、敏捷度下降，加上老年人脑功能的衰退，活动更加减少，最终导致老年人动作迟缓、笨拙、步态不稳等。由于老年人卧床不起或限制在轮椅上等，使活动更加减少，进一步导致肌肉的老化，形成恶性循环。同时肌少症延缓老年股骨颈骨折患者术后康复进程，肌少症患者具有较高的并发症发生率及远期死亡率。

老年人肌少症口服营养补充中国专家共识

恰当的营养尤其是富含蛋白质的饮食是减少老年人肌少症、改善活动能力的前提。运动可以有效逆转失能，应鼓励老年人进行多种方式的联合性运动。

（三）关节

1. 关节软骨

老年人软骨呈退行性变，软骨细胞丢失，制造胶原蛋白、蛋白多糖的能力下降，不能保持足够水分。出现软骨磨损、弹性降低、关节周围组织纤维化、关节囊硬化、关节灵活性降低，软骨表面变淡黄且粗糙、透明性差，软骨深层出现裂隙的表现。磨损严重时软骨下骨裸露，关节间隙变窄，而磨损较小的外围软骨面出现增生、肥厚，在关节边缘形成隆起的软骨圈，骨化形成骨赘，导致关节面生物应力的不平衡。软骨下骨在承受应力和摩擦力最大的中央部位骨密度增加，呈象牙样硬化，而周边软骨下骨萎缩、骨质疏松或囊性变。软骨下骨随着生物应力的变化不断塑形，导致关节变形。

2. 滑膜

退化的滑膜萎缩变薄，表面的皱褶和绒毛增多，滑膜细胞的细胞质减少，纤维增多，基质减少，代谢功能减弱。滑膜下层的弹力纤维和胶原纤维均随退变而增多，因此滑膜表面和毛细血管的距离扩大，引起循环障碍。滑膜循环障碍的结果可出现软骨损害。

3. 滑液

滑液由血浆透析物和滑膜细胞（主要是 B 细胞）所分泌的透明质酸所构成。退变时滑液减少，变得十分黏稠，悬浮有许多软骨碎片及断裂绒毛，滑液中透明质酸减少，而细胞数明显增多，并发滑膜炎症时，则滑液中有大量炎症细胞。

4. 椎间盘

由于脱水、软骨纤维化和黏多糖的改变，椎间盘变扁平，椎间隙变窄，脊柱的高度变短；形成骨赘且粗钝的椎间盘的边沿，将椎间盘的韧带和附着在椎体上的骨膜推开。

二、老年人骨质疏松症的护理

预习案例

患者，女，65 岁，因外出活动时不慎摔伤，致左髋部疼痛伴活动受限收入骨科，入院诊断为左股骨颈骨折，入院后护士小王负责该患者的全部护理工作，积极完善术前准备，髋部和腰椎 X 线双能骨密度（DXA）检查示骨质疏松，骨折危险性高；医嘱予以碳酸钙维生素 D 口服，每日 1 次，每次 0.6 g，依降钙素针 10 U 肌内注射，每日 1 次。4 天后在全麻下进行了“左侧全髋关节置换术”，术后予以防感染、防血栓形成、防压力性损伤、止痛、护胃及补充钙剂等处理。出院前，责任护士详细告知患者预防跌倒的方法，并为其进行有关饮食、运动及用药等方面的指导。

思考

1. 患者容易骨折的原因是什么？

2. 护士为患者进行的饮食、运动及用药方面的指导有哪些内容？

骨质疏松症(osteoporosis，OP)是一种以骨量减低、骨组织微结构破坏，导致骨质脆性增加、易于骨折为特征的代谢性疾病。2001年美国国立卫生研究院指出，骨质疏松症是以骨强度下降和骨折风险增加为特征的骨骼疾病，骨强度涵盖骨量和骨质量两大要素。随着人口老龄化，OP和骨质疏松性骨折发病率不断上升。

骨质疏松性骨折的流行病学及髋骨骨折的影响

OP可分为原发性和继发性两大类。其中，原发性骨质疏松症包括绝经后骨质疏松症(Ⅰ型)、老年骨质疏松症(Ⅱ型)和特发性骨质疏松症(包括青少年型)。Ⅱ型骨质疏松症是机体衰老在骨骼方面的一种特殊表现，也是骨质脆性增加导致骨折危险性增大的一种常见病。

老年人随着年龄的增长，骨代谢中的骨重建处于负平衡状态。这是因为一方面破骨细胞的吸收增加，另一方面成骨细胞的功能衰减。此外，老年骨质疏松的发生还与内分泌因素、营养因素、生活方式以及免疫遗传因素有关。

(一)临床表现

1. 症状与体征

(1)疼痛：是骨质疏松最常见的症状，以腰背痛多见。疼痛沿脊柱向两侧扩散，仰卧位或者坐位时疼痛减轻，直立时后伸或久立、久坐时疼痛加剧，日间疼痛减轻，夜间和清晨醒来时加重，弯腰、肌肉运动、咳嗽、用力大便时加重。

(2)身高降低：发生骨质疏松后，脊柱容易压缩变形，加上椎间盘萎缩变薄、脊柱弹性下降、变短、弯曲，形成驼背，使老年人身高降低。

(3)骨折：骨质疏松性骨折又称脆性骨折，是骨质疏松症最常见和最严重的并发症。即使外力作用不大，也可悄然发生腰椎压缩性骨折、桡骨远端骨折、股骨近端和股骨颈上端骨折。许多患者因此致残，给家庭和社会带来沉重的负担。

(4)呼吸功能下降：老年人发生胸、腰椎压缩性骨折，脊柱后弯，胸廓畸形后，使肺活量和换气量明显下降，出现胸闷、气短、呼吸困难等症状。

微课：脆性骨折的危险因素及预防

2. 辅助检查

(1)生化检查：包括骨形成的指标如血清碱性磷酸酶(AKP)、骨钙素(BGP)检查；骨吸收的指标如羟脯胺酸、羟赖氨酸、血浆酸性磷酸酶检查；骨矿物质指标如血清中的钙、磷、镁和一些微量元素以及尿液中的钙、磷、镁的含量检查。

(2)X线检查：普通X线检查可观察骨皮质的厚度，骨小梁的数量、质量、排列变化，有无骨硬化及骨折来确定骨质疏松的程度；骨小梁形态检查检测股骨近端骨小梁类型指数、跟骨骨小梁类型指数和骨小梁间隙。骨密度X线检测是通过选用与骨矿物质相同原子序数、不同厚度的金属片(通常使用铝锑)，与被检骨同时照射。

(3)骨密度仪检测：有光子测量检查(SPA)和双能X线法(DEXA)，DEXA是采用X光束穿过被检骨后，以高能、低能两个接收探头接收衍射的X光，经过计算机数据处理后得出骨密度、骨矿物质含量。

(4)定量 CT(QCT)检查：QCT 是采用许多束光子从多个不同方向对受检者投照，形成三维立体摄影，然后将其变成一个二维平面图，光子通过人体后衰减的程度经计算机处理后得出 CT 值来确定骨密度以及骨矿物质含量。

(5)核医学检查：核医学检查法是通过用基本粒子轰击靶组织，使其中的原子裂变，同时接收裂变所放出的射线，根据其强度来计算该元素含量的一种方法；另一种方法是通过用 ^{99m}Tc 标记靶组织元素，然后通过计算滞留量得出被查元素的量。

课程思政

骨骼健康与否往往跟各个脏器的健康息息相关。2000 多年前的中医名著《黄帝内经》就说过："肾气热，则腰脊不举，骨枯而髓减，发为骨痿。"这里提到的"骨枯"与现代医学的腰背疼痛、身材缩短、驼背、骨折等骨质疏松的临床表现基本相似。

《黄帝内经》又曰：有骨痿者，补肾法治之。由此提出补肾壮骨、健脾益气、活血通络是中医药治疗骨质疏松的基本原则。

(二)治疗措施

在临床上应用于治疗骨质疏松的药物主要有三类，一类是抗骨吸收药，第二类是促进骨形成的药物，第三类是矿化作用的药物。不论采用何种药物，补充足够的钙和维生素 D 是必不可少的。

1. 抗骨吸收的药物

雷洛昔芬在骨骼中与雌激素受体结合，发挥类雌激素的作用，抑制骨吸收，增加骨密度，降低椎体骨折发生的风险。降钙素具有升高绝经后女性骨质疏松患者腰椎和全髋骨密度的作用，它对近期骨质疏松性椎体骨折引起的急性背痛有疗效。对于大部分高风险骨折(髋骨、非椎体、椎体)患者，双膦酸盐(阿仑膦酸盐、利塞磷酸盐、唑来膦酸等)可作为首选用药。

2. 促进骨形成的药物

四烯甲萘醌能够促进骨的形成，并有一定抑制骨吸收的作用，能够轻度增加骨质疏松症患者的骨量，适用于骨质疏松患者提高骨量。甲状旁腺类似物——重组人甲状旁腺素氨基端 1-34 活性片段能刺激成骨细胞活性，促进骨生成，增加骨密度，改善骨质量，降低椎体和非椎体骨折的发生风险。中药制剂如仙灵骨葆胶囊(片)、骨疏康胶囊(颗粒)、金天格胶囊及强骨胶囊也可以促进骨形成。

3. 矿化作用的药物

临床上常用的有碳酸钙和维生素 D_3。维生素 D_3 能使肠正常吸收钙，纠正低血钙，减轻骨与肌肉的疼痛，使已增高的血浆碱性磷酸酶降低或趋于正常，降低已增高的血浆甲状旁腺浓度而使之趋于正常，从而促进骨质矿化。由于老年人皮肤合成维生素 D 能力下降、肾脏对25(OH)D的1α羟化能力及消化道吸收功能减弱，所以老年人群尤其是老年骨质疏松患者维生素D的缺乏更常见。活性维生素D_3及其类似物不需要经过肾脏1α羟化酶羟化就有活性，更适用于老年人、肾功能减退以及1α羟化酶缺乏或减少的患者。目前国内用于治疗骨质疏松症的活性维生素D及其类似物有1α羟维生素D_3(α-骨化醇)和1，25双羟维生素D_3(骨化三醇)两种。对于明显缺乏维生素D的老年骨质疏松患者，必要时可补充普通维生素D以纠正维生素D的营养缺乏，同时给予活性维生素D以发挥其对骨质疏松症的治疗作用。

(三)护理评估

1. 健康史评估

了解患者的生活方式是否长期卧床及活动过少，体力活动是刺激骨形成的基本方式，长期卧床及活动过少的老年人更容易发生骨质疏松；此外，吸烟、酗酒，高蛋白、高盐饮食，大量饮用咖啡，光照减少均是老年人骨质疏松的易发因素。

2. 身体评估

评估患者有无骨痛和肌无力，患者多表现为腰背疼痛或全身骨痛，疼痛为弥漫性，无固定部位，于劳累或活动后加重，负重能力下降或不能负重。患者骨质疏松严重时，可因椎体骨密度降低导致脊柱椎体压缩变形，每个椎体缩短2 mm，身长平均缩短3~6 cm，严重者伴驼背。部分骨质疏松老年人常因为轻微活动或创伤如打喷嚏、弯腰、负重、挤压或摔倒诱发骨折而就诊。

3. 辅助检查

(1)生化检查：包括骨形成指标、骨吸收指标及血、尿骨矿成分检查。老年人发生改变的主要指标有①骨钙素(BGP)是骨更新的敏感指标，可有轻度升高；②尿羟赖氨酸糖苷(HOLG)是骨吸收的敏感指标，可升高；③血清镁、尿镁均有所下降。

(2)X线检查：当骨量丢失超过30%时才能在X线片上显示出骨质疏松，表现为皮质变薄、骨小梁减少变细，骨密度减低、透明度加大，晚期出现骨变形及骨折。其中锁骨皮质厚度下降至35~40 mm时易伴有椎体压缩性骨折。

(3)骨密度检查：WHO采用处于峰值骨量阶段的年轻成年女性的骨密度，作为确定骨质疏松症的诊断标准，骨密度每低于峰值骨量的一个标准差，骨折的危险度就会增加1倍，若骨密度低于同性别峰值量的25个标准差以上，即为骨质疏松症。可采用单光子SPA、DEXA、QCT检查测定骨密度。

4. 心理—社会状况

老年人可能因为外形改变而不愿进入公共场所，也会因身体活动不便或者担心骨折而拒绝锻炼，从而不利于身体功能的改善。髋骨骨折会给老年人及家属带来重大的心理压力，他们认为发生骨折就意味着生命终结的到来，因此老年人术后抑郁症的发生率增高。

(四)主要护理问题

(1)慢性疼痛：与骨质疏松、骨折及肌肉疲劳、痉挛有关。

(2)躯体活动障碍：与骨痛、骨折引起的活动受限有关。
(3)潜在并发症：骨折，与骨质疏松所导致的骨脆性增加有关。
(4)情境性自尊低下：与椎体压缩引起的身长缩短或驼背有关。

(五)护理措施

本病主要通过补充钙剂以及使用钙调节剂进行药物治疗，同时结合光疗、高频电疗、运动及营养疗法可进一步提高治疗效果，可对骨折老年人实施介入或手术治疗。护理的总体目标是老年人能正确使用药物或非药物的方法减轻或解除疼痛，增加舒适感；老年人能按照饮食及运动原则，合理进餐和活动，维持躯体的功能；无骨折发生或骨折的老年人未因限制活动而发生有关的并发症；老年人能正视自身形象的改变，情绪稳定，无社交障碍，具体措施如下。

1. 休息与活动

根据每个人的身体状况，制订不同的活动计划。对可以运动的老年人，每天进行适当的体育活动以增加和保持骨量；对因为疼痛而活动受限的老年人，维持关节的功能位，每天进行关节的活动训练，同时进行肌肉的等长等张收缩训练，以保持肌肉的张力；对因骨折行固定或牵引的老年人，要求每小时尽可能活动身体数分钟，如扭动足趾，作足背屈和跖屈等运动。

2. 营养与饮食

老年骨质疏松患者每天钙的摄入量应为800~1200 mg，维生素D的需求量每天为600~800 U。而国外最新研究表明，65岁以上的男性和绝经后女性每天需要1200~1500 mg的钙才能维持体内的正钙平衡，每天最少需要维生素D 800 U。因此，要鼓励老年人多摄入富含钙和维生素D的食物。富含钙的食品有牛奶、乳制品、大豆、豆制品、芝麻酱、海带、虾米等；富含维生素D的食品有禽、蛋、肝、鱼肝油等。此外还可补充钙剂，老年人适合服用碳酸钙。较高基线镁、钾及较多蔬菜水果摄入与较高骨密度相关，因此还应鼓励老年人多摄入含镁、钾的食物，尽量多摄入蔬菜和水果。

3. 减轻或缓解疼痛

骨质疏松引起疼痛的原因与腰背部肌肉紧张及椎体压缩性骨折有关，通过卧床休息，使腰部软组织和脊柱肌群得到松弛可显著减轻疼痛。休息时应卧于加薄垫的木板或棕垫床上，仰卧时头不可过高，在腰下垫一薄枕，必要时可使用背架、紧身衣等限制脊柱的活动度，也可通过洗热水浴、按摩、擦背的方式以促进肌肉放松。音乐治疗、暗示疏导等方法对缓解疼痛也很有效。对疼痛严重者可遵医嘱使用镇痛药、肌肉松弛剂等药物，对骨折者应通过牵引、介入或手术方法最终缓解疼痛。

4. 预防并发症

尽量避免弯腰、负重等行为，同时为老年人提供安全的生活环境或装束，防止跌倒和损伤。对已发生骨折的老年患者，应每2小时翻身一次，保护受压部位，指导老年人进行呼吸和咳嗽训练，做被动和主动的关节活动训练，定期检查防止并发症的出现。

跌倒应急预案演练(视频)

5. 用药护理

(1)钙制剂：如碳酸钙、葡萄糖酸钙等。注意不可与绿叶蔬菜一起服用，防止形成钙螯合物而降低钙的吸收，使用过程中增加饮水量，通过增加尿量减少泌尿系统结石形成的机会，并防止便秘。

(2)钙调节剂：包括降钙素、维生素 D、雌激素和雄激素。降钙素使用过程中要监测老年人有无面部潮红、恶心、腹泻和尿频等不良反应，若出现耳鸣、眩晕、哮喘和便意等表现应停用，如果大剂量短期使用，注意有无继发性甲状腺功能低下的表现。在服用维生素 D 的过程中，要监测血清钙和肌酐的变化。对使用雌激素的老年女性患者，应详细了解家族中有无肿瘤和心血管方面的病史，监测子宫内膜的变化，注意阴道出血情况，定期做乳房检查，防止肿瘤和心血管疾病的发生。雄激素多用于男性 OP 的治疗，雄激素对肝有损害，并常导致水、钠潴留和前列腺增生，在治疗过程中要定期监测体重、肝功能、前列腺等。

(3)二膦酸盐：包括依替膦酸二钠、帕米膦酸钠、阿仑膦酸钠、唑来膦酸钠等。此类药物可引起皮疹或暂时性的低钙血症，且口服引起食管病变较多见，所以要晨起空腹服用，同时饮清水 200~300 mL，至少半小时内不能进食或喝饮料，也不能平卧，以减轻对食管的刺激。静脉注射要注意血栓性疾病的发生，同时应监测血钙、磷和骨吸收生化标志物。

6. 心理调适

与老年人倾心交谈，鼓励其表达内心感受，明确其忧虑根源。指导老年人穿宽松上衣掩盖形体的改变，也可穿背部有条纹或其他修饰的衣服改变人的视觉效果。强调老年人在资历学识或人格方面的优势，使其认识到个人的力量，增强自信心，逐渐适应形象的改变。对髋骨骨折的患者在手术恢复期出现严重疼痛和功能障碍时要及时给予帮助，鼓励患者尽早进行康复训练，告知老年人及其家属，骨折后的前几个月下肢的功能可能会有明显的恢复，以增加他们的信心。

7. 健康指导

(1)用药指导：指导老年人服用可咀嚼的片状钙剂，且应在饭前 1 小时及睡前服用，钙剂应与维生素 D 同时服用。教会老年人观察各种药物的不良反应，明确告知各种不同药物的使用方法及疗程。

(2)运动指导：指导患者每日进行适当运动和户外日光照晒。在活动中应防止跌倒，避免过度用力，也可通过辅助工具协助完成各种活动。

(3)饮食指导：提供每天的饮食计划单，学会各种营养素的合理搭配，尤其要指导老年人多摄入含钙及维生素 D 丰富的食物。

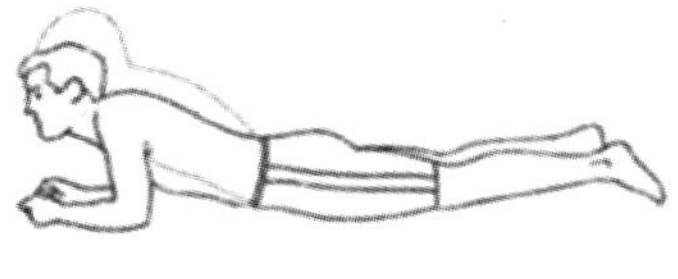

(4)康复训练：康复训练应尽早实施，在急性期注意卧、坐、立姿势，卧位时应平卧、低枕、背部尽量伸直，坚持睡硬板床；坐位或立位时应伸直腰背，收缩腰肌和臀肌，增加腹压。在慢性期应选择性地对骨质疏松症好发部位的相关肌群进行运动训练，如通过仰卧位抬腿动作做腹肌训练，采用膝手卧位做背肌训练等(图 5-1)。同时可配合有氧运动增强体质，通过翻身、起坐、单腿跪位等动作训练维持和增加老年人的功能水平。

图 5-1　膝手卧位

(5)健康教育：提供有关的书籍、图片和影像资料，讲解骨质疏松发生的原因、表现及其辅助检查结果及治疗方法。

(6)中医中药：以补肾为主、健脾为辅的中医疗法对骨质疏松有一定疗效，可配合使用。

三、老年退行性骨关节病患者的护理

预习案例

患者，女，80岁，左膝关节疼痛10年余，病情加重10余天收入骨科，入院诊断为左侧膝骨关节炎。入院后髋部和腰椎X线双能骨密度(DXA)检查示骨质疏松；医嘱予以碳酸钙维生素D口服，每日1次，每次0.6 g，依降钙素针10 U，肌内注射，每日1次，补充钙剂。3天后在全麻下进行了“左侧膝关节置换术”，术后予以防感染、防血栓形成、防压力性损伤、止痛、护胃，继续补充钙剂等处理。出院前，责任护士对患者进行了有关饮食、运动及用药等方面的详细指导。

思考

1. 该患者为什么会患膝骨关节炎？
2. 提升该患者骨密度的方法有哪些？

老年退行性骨关节病(degenerative osteoarthritis)又称骨关节炎、肥大性关节炎，属于常见的风湿性疾病。严重阻碍老年患者的日常生活活动能力，影响其生活质量，被认为是第二位使患者丧失工作能力的疾病(仅次于心脏病)。

老年退行性骨关节病属于关节老化，尤其是软骨的老化等现象较为严重，它代表着关节衰老，故称为老年退行性骨关节病。其发病原因复杂且多变，主要与年龄、肥胖、损伤、饮食、气候及免疫生化和遗传等有关。年龄是影响老年退行性骨关节病的首要因素，60岁以上的人群中约50%以上的人在X射线片上有骨关节疾病的表现，其中约有80%的老年人有临床症状；在75岁以上的人群中约有80%以上的老年人有骨关节疾病的临床症状。创伤或机械性磨损也易导致退行性骨关节病，如关节内骨折后对位不良、长期负重工作引起的关节劳损、运动所致的扭伤导致关节受力不均等，膝关节包括半月板破裂后修复不良均可引起老年退行性骨关节病。长期进行重体力劳动的老年人群体，膝关节和脊柱等部位常年磨损，关节软骨失去正常的光滑性而变得粗糙，同时关节周围的关节囊、韧带、肌腱也出现劳损，关节周围出现增生等。有些老年性退行性骨关节病还与饮食和气候有较大关系，一方面关节软骨内没有血管，饮食结构的变化、营养不良等均可加重该病的发展；另一方面长期居住在潮湿寒冷的环境容易诱发该病的发生和发展。

（一）临床表现

1. 症状

骨关节病临床表现为关节疼痛、功能障碍、关节肿大、关节摩擦音加重、活动度下降，还表现在晨僵、关节积液及骨性肥大等。疾病早期，疼痛发生在关节活动后，休息可缓解。疾病晚期，疼痛可在轻微活动甚至休息时出现，好发于脊柱颈椎和腰椎，双膝关节、双足跟骨和手指关节等处，患者疼痛、麻木、行动不便而逐渐加重。

2. 体征

临床查体时可见关节压痛、肿胀和畸形，在手、趾和膝关节可以触及无症状的骨凸出物，手的远端指间关节背面可见希伯登结节；近端指间关节背面可见夏尔结节。

3. 辅助检查

X 射线检查可见关节间隙变窄，软骨下骨质致密，骨小梁断裂，有硬化和囊性变。关节边缘有唇样增生。后期骨端变形，关节面凹凸不平。关节内软骨剥落，骨质碎裂进入关节，形成关节内游离体。

其中膝关节骨性关节炎根据严重程度可分为轻度、中度和重度。轻度表现为关节疼痛，特别是在着凉或者劳累之后疼痛比较明显，有膝关节僵硬的感觉，X 线片上可以看到轻微的骨质增生、关节面硬化、关节间隙正常；中度表现为关节疼痛加重，X 线片表现为骨质增生更加严重、关节间隙轻微变窄，以及少量的骨赘形成，可有轻度的膝内翻或者膝外翻；重度表现为膝关节严重的疼痛、关节活动受限、关节严重的内翻或者外翻畸形，X 线片表现为关节间隙变窄、大量骨赘形成、严重的骨质增生。

（二）治疗措施

主要是缓解疼痛，减少增生骨刺周围软组织的慢性非特异性炎症渗出，消炎、消肿，改善关节活动功能，防止或缓解关节病变进一步发展，预防关节畸形。

1. 药物疗法

治疗上常采用补益肝肾、强筋壮骨、祛风散寒、除湿活血、通络止痛等药物，包括药物内治、外敷、熏洗等。药物导入法可以扩张血管，促进局部血液循环和新陈代谢，改善机体生理功能，促进神经系统恢复，既可缓解和消除症状，又可抑制骨关节病的发生，对骨组织起到了一定的抗退化衰老、消炎止痛、松解粘连等作用，从而达到“通则不痛”的目的。对于关节周围组织，即可刺激皮肤释放组胺引起三联反应，又可改善组织含水量与局部营养和代谢，使局部供血改善，营养等物质供应充足，代谢产物的排除加快，有利于局部病变部位的循环、营养和代谢。

2. 针灸疗法

针灸疗法可改善人体血液和淋巴循环，加强局部组织的供氧，使局部血液循环得到改善，加快病理产物的清除，有利于炎症病灶的消散和吸收。温针灸疗法起到活络止痛、散寒除湿的作用，使病情得以缓解。

3. 运动疗法

运动训练能加强机体肌组织和骨组织的活性，增加其功能和稳定性，有效增加其力量，不但可以减缓肌萎缩的快速发展，减轻关节的疼痛，而且对于骨关节病炎症的消退、气血的调和、食欲的增加等有较好效果，是治疗早、中期老年退行性骨关节病的有效方法。

运动疗法的效果及方法

针对老年退行性骨关节病的症状，临床医生、康复治疗师或监护人员应当为患者制定因人而异的运动处方，并将肌力训练和有氧运动训练相结合。一方面肌力训练可以增加肌组织的力量，加强骨关节的稳定性，重新调整关节面的应力分布，促进关节内滑液的分泌，增加软骨营养，有利于组织重建和修复；另一方面有氧运动训练能有效地提高患者的心肺功能，增加血液流动速度，对患者机体的代谢、免疫和生化等方面均会起到较好的应激作用，对提高其疗效具有较好的作用。

4. 其他疗法

针对较为严重的持续性疼痛及关节活动障碍显著，日常活动进行性受限的老年退行性骨关节病患者需要考虑进行开放性手术治疗，而一般性的患者尽可能采用非手术方法治疗，将以上几种方法综合应用，其治疗效果将更加显著。基因治疗方法是一种新的治疗方法，该方法从基因转染的角度进行设计，为当前治疗老年退行性骨关节病的研究热点。

（三）护理评估

1. 健康史

本病的发生是多种因素联合作用的结果，临床上骨关节炎常分为原发性和继发性，引起关节发生以上改变的原因，原发性与继发性有所不同。原发性骨关节炎的发病原因可能与一般易感因素和机械因素有关。前者包括遗传因素、免疫学因素、生理性老化、肥胖、性激素、吸烟等。后者包括长期不良姿势导致的关节形态异常、长期从事反复使用关节的职业或剧烈的文体活动对关节的磨损等。老年人退行性骨关节病绝大部分为原发性。继发性骨关节炎的常见原因为关节先天性畸形、关节创伤、关节面的后天性不平衡及其他疾病等。

2. 身体评估

（1）关节疼痛：评估患者关节疼痛部位、程度、性质，是否有伴随症状，有无止痛药用药史。

（2）关节肿胀、畸形：评估患者关节有无肿胀以及肿胀程度；有无关节畸形，如手指屈曲或侧偏畸形，第一腕掌关节可因骨质增生出现“方形手”等。

（3）关节活动情况：有无关节活动不灵活，特别是在久坐或清晨起床后关节是否有僵硬感，是否要经过一定时间后才感到舒服；有无关节内卡压现象。各关节可因骨赘、软骨退变、关节周围肌肉痉挛及关节破坏而导致活动受限。

3. 辅助检查

本病无特异性的实验室指标，放射学检查具有特征性改变。

（1）X 线平片：典型表现为受累关节间隙狭窄，软骨下骨质硬化及囊性变，关节边缘骨赘形成，关节内有游离骨片。严重者关节面萎缩、变形和半脱位。

(2)CT：用于椎间盘病的检查，效果明显优于X线。

(3)MRI：不仅能发现早期的软骨病变，而且能观察到半月板、韧带等关节结构的异常。

4. 心理—社会状况

骨性关节炎主要表现为反复或持续的关节疼痛、功能障碍和关节变形，给老年人的日常生活及心理健康带来很大的危害。疼痛使老年人不愿意过多走动，社会交往减少；功能障碍使老年人的无能为力感加重，产生自卑心理；疾病的迁延不愈使老年人对治疗失去信心，产生消极悲观的情绪。

（四）主要护理问题

(1)疼痛：与关节退行性变引起的关节软骨破坏及骨板病变有关。

(2)躯体活动障碍：与关节疼痛、畸形或脊髓压迫所引起的关节或肢体活动困难有关。

(3)有跌倒的危险：与关节破坏所致的功能受限有关。

(4)无能为力感：与躯体活动受限及自我贬低的心理压力有关。

（五）护理措施

本病的治疗原则包括减轻或消除症状，改善关节功能，减少致残。对症状较轻，无明显功能障碍者主要采用保守治疗，对症状严重、保守治疗无效，或关节畸形影响日常工作和生活者，宜采用手术治疗。治疗护理的总体目标是：老年人能通过有效的方法使疼痛减轻；关节功能有所改善；能积极应对疾病；能独立或在帮助下完成日常的生活活动。具体护理措施如下。

1. 一般护理

老年人宜动静结合，急性发作期限制关节的活动，一般情况下应以不负重活动为主，因为规律而适宜的运动可有效预防和减轻病变关节的功能障碍。肥胖老年人更应坚持运动锻炼，尽量选择运动量适宜、能增加关节活动的运动项目，如游泳、做操、打太极拳等，且在饮食上注意调节，尽量减少高脂、高糖食品的摄入，从而达到减肥的目的。

2. 减轻疼痛

对患髋关节骨关节炎的老年人来说，减轻关节的负重和适当休息是缓解疼痛的重要措施，可使用手杖、拐杖、助行器站立或行走。疼痛严重者，可采用卧床牵引限制关节活动。膝关节骨关节炎的老年人除适当休息外，可通过上下楼梯时抓扶手、坐位站起时手支撑扶手的方法减轻关节承受的压力，膝关节积液严重时，应卧床休息。另外，局部理疗与按摩综合使用对任何部位的骨关节炎都有一定的镇痛作用。进一步的疼痛管理办法参见老年患者慢性肌肉骨骼肌疼痛管理中国专家共识。

老年患者慢性肌肉骨骼疼痛管理中国专家共识(2019)

3. 用药护理

如关节经常出现肿胀，不能长时间活动或长距离行走，X线平片显示髌股关节面退变的患者，则可在物理治疗的基础上加用药物治疗。

（1）非甾体抗炎药：主要起到镇痛的作用。建议使用吡罗昔康、双氯芬酸、舒磷酸硫化物等镇痛药，这几种药不但不良反应小，而且双氯芬酸、舒磷酸硫化物对软骨代谢和蛋白聚合糖合成具有促进作用。尽量避免使用阿司匹林、水杨酸、吲哚美辛等不良反应大、且对关节软骨有损害作用的药物。用药时注意使用最低有效剂量，在炎症发作期使用，症状缓解后立即停止，药物剂量和种类选择注重个体化。对使用按摩、理疗等方法可缓解疼痛者，最好不服用镇痛药。

（2）透明质酸：通过关节内注射，可较长时间缓解症状和改善关节功能。主要用于膝关节，尤其适用于X线显示轻度、中度的病例。

（3）氨基葡萄糖：不但能修复损伤的软骨，还可以减轻疼痛。常用药物有硫酸氨基葡萄糖（维骨力）、氨糖美辛片、氨基葡萄糖硫酸盐单体（傲骨力）等。硫酸氨基葡萄糖最好吃饭时服用，氨糖美辛片饭后即服或临睡前服用效果较好。

4. 手术护理

对症状严重、关节畸形明显的晚期骨关节炎老年人，多行人工关节置换术。术后护理因关节部位的不同而有所区别。髋关节置换术后患肢需皮牵引，应保持有效牵引，同时要保证老年人在牵引状态下的舒适和功能；膝关节置换术后患肢用石膏托固定，应做好石膏固定及患肢的护理。

5. 心理护理

首先为老年人安排有利于人际交往的环境，如床距窗户较近，窗户的高度较低，房间距老年人活动中心较近等，增加其与外界环境互动的机会。其次，主动提供一些能使老年人体会到成功的游戏活动，并对其成就给予诚恳的鼓励和奖赏以增强老年人的自尊心和自信心。另外，为老年人分析导致无能为力的原因，协助其使用有效的应对技巧，鼓励老年人学会自我控制不良情绪等。

6. 健康指导

（1）健康教育：结合老年人的自身特点，用通俗易懂的语言介绍本病的病因、不同关节的表现、X线平片结果、药物及手术治疗的注意事项。

（2）保护关节：注意防潮保暖，防止关节受凉受寒。尽量使用大关节而少用小关节，如用屈膝屈髋下蹲代替弯腰和弓背；用双脚移动带动身体转动代替突然扭转腰部；选用有靠背和扶手的高脚椅就座，且膝髋关节成直角；枕头高度不超过15 mm，保证肩、颈和头同时枕于枕头上。多做关节部位的热敷，热水泡洗、桑拿。避免从事可诱发疼痛的工作或活动，如长期站立等，减少爬山、骑车等剧烈活动，少做下蹲动作。

（3）增强自理能力：对于肢体活动受限的老年人，应据其自身条件及受限程度，运用辅助器具或特殊的设计以保证或提高老年人的自理能力。如门及过道的宽度须能容许轮椅等辅助器通过；室内地板注意防滑并避免有高低落差。

（4）康复训练：进行各关节的康复训练，通过主动和被动的功能锻炼，可以保持病变关节的活动度，防止关节粘连和功能活动障碍。不同关节的锻炼根据其功能有所不同。①髋关节康复锻炼，早期练习踝部和足部的活动，鼓励老年人尽可能做股四头肌的收缩，除去牵引或外固定后，床上练习髋关节的活动，进而扶拐下地活动。②膝关节早期应练习股四头肌的伸缩活动，解除外固定后，再练习伸屈及旋转活动。③肩关节主要练习外展、前屈、内旋活动。④手关节主要锻炼腕关节的背伸、掌屈、桡偏屈、尺偏屈。还可指导患颈椎病的老年人于症状缓解后做颈部的运动体操。具体做法是：先仰头，侧偏头颈使耳靠近肩，再使头后缩转动。每个动作后头应回到中立位，再做下一个动作，动作宜慢。

(5)用药指导：用明显的标记督促老年人定时、定量、准确服药，并告知药物可能有的不良反应，教会老年人监测方法。

四、老年人运动系统的康复护理

预习案例

参考“老年退行性骨关节病患者的护理”的预习案例。

思考

1. 术后怎样指导患者使用拐杖?
2. 术后怎样指导患者站立行走?

(一)医用健身器材的使用

1. 医用健身器材

医用健身器材主要是指专业的康复训练器械，是针对各种原因(如偏瘫、截瘫、截肢等)引起的机体功能障碍，在康复治疗师的指导帮助下，借助于器材进行功能训练，以达到最大限度的恢复身体机能，增进健康。

医疗机构康复训练器械及用途

2. 操作标准

在康复人员指导下，由护理员带领老年人使用康复器材进行相应的康复训练，具体标准详见二维码。

带领老年人使用康复器材

3. 使用目的

肌肉在老年期会发生进行性退化，表现为肌肉的弹性、力量、耐力、控制力减弱等老化症状。缺乏运动是肌肉老化的一个重要因素。我国老年人所做的健身活动大多以传统的静功和放松功为主，肌肉力量锻炼相对较少，而现有研究表明肌力训练对老年人健康起着重要的作用。因此，正确使用健身器材不仅可以增加肌力，提高老年人的平衡能力、协调性和敏捷性，而且还可以帮助老年人调整身体状态，保持正常体重，防治骨质疏松。患有关节炎，腕、手关节功能受限，中风后偏瘫的老年人可以通过专业的康复器材进行针对性的功能训练，可使老年人最大限度地恢复身体功能，预防残疾的发生。

4. 注意事项

每次锻炼时间以30~60分钟为宜；健身前应充分做好热身活动；使用健身器材时，护理员应随时观察老年人的情况，确保安全。

（二）拐杖使用

1. 概述

拐杖是助行器具的一种，一般的拐杖大多由木材、钢材或铝合金制成，小巧、轻便。拐杖的种类有：T字形手杖、四脚手杖、带座拐杖、腋杖、前臂支撑杖、肘拐等。一般情况下使用T字形手杖或带座拐杖，下肢截肢者和瘫痪的老年人可选用腋杖。平衡能力差，特别是上肢肌肉力量低下的老年人可以选用四脚手杖或肘拐。

2. 操作

护理员指导老年人使用拐杖时要告知老年人使用拐杖的注意事项；严格遵从医生和康复师对拐杖的选择和步行要求指导老年人；拐杖放置在老年人随手可及的固定位置；行走中避免拉拽老年人的胳膊，以免造成老年人跌倒和骨折。具体步骤与标准见二维码。

指导老年人使用拐杖

（三）站立行走活动

1. 目的

帮助老年人进行站立行走活动，能提高老年人的肌肉纤维弹性，强化肢体的主要肌肉组织，促进血液循环，对骨质疏松、糖尿病、高血压等疾病有着积极的作用，能很好地维持身体各组织器官的生理功能，保障身体健康。

2. 操作

协助老年人站立行走活动时应注意依据老年人的具体情况制订行走计划，循序渐进，持之以恒；老年人在进行站立行走训练时要分步进行，不可操之过急，要做到三个30秒；护理员在协助老年人进行站立、行走活动时应根据老年人的身体状况选择适宜的转移方法，避免对老年人的腰椎、颈椎造成损伤。

指导老年人站立行走

下床行走与拐杖使用(视频)

（陈文凤　郑晓凤）

第八节　老年人内分泌系统

一、内分泌系统老化的改变

预习案例

患者，男，77岁，因“头晕8个月，病情加重伴视物模糊20天”入院。既往有高血压、高血脂及慢性支气管炎病史，无“肝炎、结核”等传染病史，无外伤手术史，无输血史，无药物过敏史，预防接种史不详。入院时生命体征平稳，步态蹒跚，入院后空腹血糖8.55 mmol/L，甘油三酯2.69 mmol/L，甲状腺功能：FT_3 2.7 pmol/L，FT_4 7.14 pmol/L，TSH 4.54 mIU/mL，促黄体生成素1.39 IU/mL，雌二醇<18.350 pmol/L，皮质醇(8 am) 81.76 pmol/L，皮质醇及肾上腺促皮质素(ACTH)大致正常。颅脑CT考虑左侧基底节小片状脑梗死及垂体瘤。主要诊断为垂体功能减退症：垂体卒中(可能)，垂体瘤(可能)。

思考

1. 老年人内分泌系统可能有哪些改变?

2. 该患者主要的病情观察和护理要点是什么?

随着年龄增加，老年人内分泌系统发生相应变化，主要影响内分泌腺体的功能。由于老年人伴发病较多，内分泌代谢疾病的症状多不典型，极易与伴发病或者老年人正常的衰老症状相混淆，从而造成误诊或漏诊。因此推荐老年人定期体检，检查内分泌代谢系统激素指标，有利于早期发现老年代谢性疾病，从而及时干预，减少损害，延长寿命。

(一)垂体、肾上腺功能减退

大量研究表明年龄对下丘脑—垂体—肾上腺轴(hypothalamic-pituitary-adrenal axis, HPA)的影响是由肥胖、性别和压力刺激类型共同决定的。总体来说，老年人HPA轴功能相比于中青年更为活跃，长期HPA轴功能活跃可能导致老年人情绪障碍、记忆力下降、骨密度降低、免疫与代谢功能异常。

垂体本身疾病是影响老年垂体—肾上腺功能的另一个重要因素，最常见的原因是垂体大腺瘤或垂体周围肿瘤压迫导致垂体内分泌细胞受损。其他因素如垂体手术治疗后、淋巴细胞性垂体炎以及垂体萎缩等也能影响垂体功能。垂体肾上腺功能减退常表现为糖皮质激素缺乏的症状，如乏力、易倦、应激能力差、容易生病和缺乏兴趣，严重的患者可以出现纳差、精神萎靡、低血糖及低血压。

（二）甲状腺功能异常

年龄是影响甲状腺轴活性的重要因素，血清促甲状腺激素（thyroidstimulating hormone，TSH）总体上随着年龄的增加而增加，但缺乏锻炼、营养物质摄入过少、糖皮质激素、创伤性疾病和抑郁等因素都会抑制老年人 TSH 分泌，从而弱化 TSH 随年龄增加的作用。此外，慢性疲劳、肥胖、2 型糖尿病、服用某些药物或自身免疫性疾病也能促进老年人 TSH 分泌，从而加强 TSH 增龄效应。血清三碘甲状腺原氨酸（triiodothyronine，T3）浓度随着年龄增加而下降，这可能会引起老年人认知功能下降或精神抑郁。当伴发器官衰竭、营养不良、系统性炎症或消耗性疾病时老年患者血清 T3 水平降低。

老年甲亢患者在临床上多属于淡漠型甲亢，表现为冷漠、疲劳、抑郁、厌食、体重减轻和便秘等，有时以心脏相关症状或其他代谢异常就诊，故易造成漏诊或误诊，且老年甲亢患者易出现心衰和心血管疾病，骨折风险高。老年甲减在临床也不少见，需根据临床表现和症状区别对待。

（三）甲状旁腺功能异常

老年甲状旁腺功能异常分为甲状旁腺功能亢进和甲状旁腺功能减退，其中甲状旁腺功能减退多继发于甲状腺全切手术后。甲状旁腺功能亢进发病率随年龄增长而增加，以女性患者为多，乏力和骨质疏松为其常见症状。主要是由于甲状旁腺激素（parathyroid hormone，PTH）分泌过多使骨质溶解，骨钙释放入血，肾小管和肠道回吸收钙的能力加强从而引起血钙增高。老年人继发性甲状旁腺功能亢进主要见于慢性终末期肾脏功能不全需血液透析或腹膜透析的患者，针对此类患者应注意检测 PTH 水平，早期给予补充适量钙制剂和较大剂量骨化三醇有助于维持血钙和 PTH 水平。老年人甲状旁腺功能亢进常合并高血压和糖、脂代谢异常，合并高血压的发病机制尚不清楚，考虑与高血钙引起血管舒张功能和肾脏功能受损有一定关系，而糖脂代谢异常的机制则考虑与甲状旁腺功能亢进患者本身存在的胰岛素抵抗有关。

（四）性腺功能减退和更年期表现

性腺轴活性受年龄影响大，随着年龄增加，男性迟发性性腺功能减退症和女性更年期综合征发病率增加。老年人性腺功能减退往往表现为性功能下降及性激素缺乏引起的相关表现，如男性雄激素下降就会引起脂肪存储增多、肌肉含量减少和代谢率下降；女性雌激素缺乏则会引起一系列全身不适的更年期症状，适当的补充性激素对男性和女性患者而言都是一个较好的选择。

二、老年糖尿病患者的护理

预习案例

患者，男，67岁，因“多尿，烦渴，多饮，体重下降18年，双下肢麻木6个月余”入院。既往否认高血压、冠心病病史及“肝炎、结核”等传染病史，无外伤手术史，无输血史，无药物过敏史，预防接种史不详。入院时测随机血糖13.5 mmol/L，血酮0.0 mmol/L。入院后糖化血红蛋白(HbA_1C)12.0%，尿蛋白定量0.34 mg/24 h，微量白蛋白144.0 mg/L。肌电图示周围神经病变(运动+感觉纤维)，心电图未见明显异常。入院后予以门冬及甘精胰岛素皮下注射降血糖、予硫辛酸及甲钴胺营养神经、予前列地尔改善微循环等治疗。

思考

1. 糖尿病的治疗措施有哪些?
2. 患者住院前血糖控制情况如何?
3. 患者可能合并哪些糖尿病并发症?
4. 胰岛素治疗常见的不良反应有哪些?

课程思政

消渴之名，首见于《内经》。中医认为消渴症包括上、中、下三消，上消就是口渴欲饮，口渴，喜欢喝水；中消是指消谷善饥，吃的多，吃了还饿，饿了还吃；下消就是多尿。《素同·奇病论篇》说：“此肥美之所发也，此人必数食甘美而多肥也，肥者令人内热，甘者令人中满，故其气上溢，转为消渴。”历代医家，在《内经》的基础上，对本病研究又有进展。《金匮要略》立消渴专篇，提出三消症状及治疗方药。《外台秘要·消中消渴肾消》篇引《古今录验》说：“渴而饮水多，小便数有脂，似麸片甜者，皆是消渴病也。”《诸病源候论·消渴候》说：“其病变多发痈疽。”《河间六书·宣明论方·消渴总论》篇说：“消渴一证，故可变为雀目或内障。”可见古代医家对消渴的临床症状和并发症早已有比较深刻的认识。

老年糖尿病(senile/elderly diabetes mellitus)是指年龄≥60岁(WHO界定≥65岁)，包括60岁以前诊断和60岁以后诊断的糖尿病患者，具有患病率高、起病隐匿、异质性大、危害大等特点。

我国老年糖尿病患病率

（一）临床表现

糖代谢状态与糖尿病诊断

2 型糖尿病是老年糖尿病的主要类型，老年糖尿病患者由于患病年龄、病程、身体健康状态、各脏器和系统功能、并发症与合并症、合并用药情况、经济情况、医疗支持、治疗意愿等差异较大，导致临床症状互不相同且缺乏特异性。

1. 病情隐匿，症状不明显

随着年龄的增长，肾糖阈增加，口渴机制受损，因此，老年糖尿病患者多尿、多饮、多食和体重减轻（“三多一少”）的症状不明显。老年糖尿病患者常伴有乏力、易疲倦、轻度口渴、体重减轻、尿频、多汗、阳痿及皮肤瘙痒等非特异性症状，这些症状在非老年患者中被视为非特异性症状，但应视为老年糖尿病患者的典型表现之一，在临床上若出现两项以上上述症状，即应怀疑患糖尿病的可能。

2. 低血糖症状不典型

年龄是发生严重低血糖的独立危险因素。老年糖尿病患者发生低血糖的风险增加，加之感知低血糖的能力和低血糖后的自我调节和应对能力减弱，更容易发生无意识低血糖、夜间低血糖和严重低血糖，出现临床不良后果如诱发心脑血管病变、加重认知障碍甚至死亡。与非老年人相比，老年人低血糖引起儿茶酚胺分泌相对减少，缺乏心悸和出汗等交感神经兴奋的表现，常常表现为乏力和精神症状，尤其是易发生眩晕、定向障碍、跌倒和突发行为改变等。伴有认知功能障碍、自主神经病变、或服用 β 受体阻滞剂，或有反复低血糖发作史的患者尤其需要警惕严重低血糖的发生，应适当放宽血糖的控制目标，尽量选用低血糖风险低的降糖药物，并严密监测血糖变化。

3. 糖尿病急性并发症的死亡率较高

高渗性高血糖状态（hyperosmolar hyperglycemic state，HHS）是糖尿病的严重急性并发症之一，临床以严重高血糖而无明显酮症酸中毒、血浆渗透压显著升高、脱水和意识障碍为特征。由于老年人口渴感觉减退或消失，认知能力下降，高血糖未控制又未充分补液时，在感染、胃肠功能紊乱和高糖输液等诱因作用下，会引起高血糖和血浆高渗。部分老年糖尿病患者以 HHS 为首发症状，典型表现为脱水和神经系统症状和体征。通常患者的血浆渗透压 > 320 mOsm/L 时，即可以出现精神症状，如淡漠、嗜睡等；当血浆渗透压 > 350 mOsm/L 时，可出现定向力障碍、幻觉、上肢扑翼样震颤、癫痫样发作、偏瘫、偏盲、失语、视觉障碍、昏迷和阳性病理征。

糖尿病酮症酸中毒（diabetic ketoacidosis，DKA）多因停用胰岛素或出现感染、外伤等应激情况时诱发，表现为食欲减退、恶心、呕吐、腹痛，常伴头痛、烦躁、嗜睡等症状，呼吸深快，呼气中有烂苹果味（丙酮气味）；病情进一步发展，出现严重失水现象，尿量减少、皮肤黏膜干燥、眼球下陷，脉快而弱，血压下降、四肢厥冷；到晚期，各种反射迟钝甚至消失，终至昏迷。

由于年龄增长及疾病因素，老年人的心、肺、肝和肾功能常减退，严重缺氧及肾功能不全的患者可并发乳酸酸中毒，表现为恶心、呕吐、腹痛、低血压、呼吸深大或意识障碍等。血糖、渗透压、酮体、血气及乳酸检测有助于疾病鉴别诊断。

4. 糖尿病慢性并发症多且较严重

60岁前诊断的老年糖尿病患者糖尿病病程较长，合并糖尿病慢性并发症的比例高。60岁以后新发糖尿病患者症状多不典型，血糖相对易于控制，存在糖尿病并发症的风险相对较低，但合并多代谢异常及脏器功能受损情况较多见。

老年糖尿病慢性并发症包括糖尿病大血管病变、微血管病变和神经病变。大血管病变以动脉粥样硬化为基本病理改变，主要包括心、脑及下肢血管病变，表现为冠心病、高血压、下肢疼痛，间歇性跛行、糖尿病足等，具有症状相对较轻或缺如，但病变范围广泛且严重，治疗困难，预后差等特点，是老年糖尿病伤残和死亡的主要原因。微血管病变主要包括糖尿病视网膜病变和糖尿病肾病，表现为视力下降、视物模糊或失明，蛋白尿、低蛋白血症、水肿、尿少及皮肤瘙痒等。老年糖尿病患者神经系统损害常见，包括中枢神经系统病变、周围神经病变、自主神经病变等，表现为疼痛、麻木、感觉异常、恶心、呕吐、便秘与腹泻交替等。

5. 合并老年综合征

老年糖尿病患者易于出现包括跌倒、骨折、痴呆、尿失禁、谵妄、晕厥、抑郁症、疼痛、睡眠障碍、药物滥用、帕金森综合征、压力性损伤、便秘、营养不良、听力障碍和衰弱综合征等在内的老年综合征，严重影响患者的生活质量和预期寿命，增加了糖尿病管理的难度。

6. 特殊表现

老年糖尿病患者还可有肩周关节疼痛伴中、重度关节活动障碍，糖尿病性肌病，精神心理改变、足部皮肤大疱和肾乳头坏死等其他特殊表现。

（二）治疗措施

老年糖尿病的治疗目标是减少急慢性并发症导致的伤残和早亡，改善生存质量，提高预期寿命。需要综合评估老年糖尿病患者的血糖控制水平、胰岛B细胞功能、并发症和合并症、自我管理水平等，确定个体化控制目标和治疗策略。老年糖尿病的治疗措施包括医学营养治疗、运动治疗和药物治疗等。

老年糖尿病患者血糖、血压、血脂的治疗建议

1. 医学营养治疗

医学营养治疗是糖尿病的基础治疗手段，包括对患者进行个体化营养评估、营养诊断、制订相应营养干预计划，并在一定时期内实施及监测。营养治疗通过调整饮食总能量、饮食结构及餐次分配比例来控制血糖，有助于维持理想体重并预防营养不良发生，是糖尿病及其并发症的预防、治疗、自我管理以及教育的重要方法。

人体进入老年阶段后，代谢水平随着年龄的增长而逐渐下降，同时运动机能也逐渐降低，导致身体素质逐年下降。一部分老年患者存在长期能量摄入超标的现象，表现为内脏脂肪存储过多、肌肉存量衰减型肥胖；另有部分老年患者因多种原因合并食欲减退、味觉或嗅觉异常、吞咽困难、口腔或牙齿等问题以及各种可能影响消化食物过程的功能障碍，导致体重过低和/或肌少症的发生。不良的饮食习惯（饮食结构单一、进食方式欠合理）是促成血糖波动大的重要影响因素，而不恰当的限制饮食也会给老年糖尿病患者带来额外的风险。

老年糖尿病患者的饮食管理应当保证所需热量供给、合理调配饮食结构(适当限制甜食，多进食能量密度高且富含膳食纤维、升血糖指数低的食物)和进餐模式(少吃多餐、慢吃、后吃主食)，以保持良好的营养状况、改善生活质量。老年糖尿病患者的饮食结构中，碳水化合物供能应占50%~60%，没有肾脏病限制时，蛋白质的每日摄入量应为1.0~1.3 g/kg(体重)，合并肌少症或严重营养不良的老年人每天至少摄入蛋白质1.5 g/kg(体重)，推荐以蛋、奶制品、动物肉类和大豆蛋白等优质蛋白为主，摄入适量膳食纤维。

2. 运动治疗

运动锻炼也是糖尿病的基础治疗方式,规律运动有助于控制血糖,减少心血管危险因素,减轻体重,提升幸福感。老年糖尿病患者运动前需要进行运动安全性评估,制定个体化的运动方案。常见的运动方式为有氧运动,如散步、快走、慢跑、打太极拳、练瑜伽、跳舞、游泳等。如果没有禁忌证,也可以每周进行2~3次抗阻运动,包括抬腿保持、举重物等,以锻炼肌肉力量和耐力。严重低血糖、糖尿病酮症酸中毒等急性代谢并发症,以及合并急性感染、增殖性视网膜病变、严重心脑血管疾病(不稳定性心绞痛、严重心律失常、一过性脑缺血发作)等情况下禁忌运动,病情控制稳定后方可逐步恢复运动。

3. 药物治疗

临床上常用的降糖药物包括口服降糖药、胰岛素和GLP-1受体激动剂等，需要根据患者的降糖目标、现有血糖情况、重要脏器功能状态和经济承受能力等因素选择合理、便利、可行的降糖药物。

(1)口服降糖药：根据作用效果的不同，口服降糖药可分为以促进胰岛素分泌为主要作用的药物如磺脲类、格列奈类、二肽基肽酶4(dipeptidyl peptidse 4，DPP-4)抑制药和通过其他机制降低血糖的药物如双胍类、噻唑烷二酮类(TZDs)、α-糖苷酶抑制药、钠-葡萄糖共转运蛋白2(sodium-dependent glucose transporters 2，SGLT2)抑制药，各种药物的作用机理、服用方法及主要不良反应互不相同。

口服降糖药的分类

临床上一般首选不易出现低血糖的口服降糖药物如二甲双胍、α-糖苷酶抑制药和DPP-4抑制药等。对使用上述药物血糖难以达标，但自我管理能力较强，低血糖风险可控的患者，可酌情选用胰岛素促泌剂包括磺脲类药物和餐时血糖调节剂，但应尽量避免使用降糖效果很强、作用时间很长、低血糖纠正困难，可能给患者带来严重不良后果的药物。肾功能不全的患者要慎用主要从肾脏排泄的药物；心力衰竭的患者要慎用加重心脏负荷的药物；骨质疏松的患者要慎用影响骨代谢的药物；严重缺氧状态下要慎用可能导致乳酸增高的药物等。此外，造影检查如使用碘化对比剂时，应暂时停用二甲双胍，并鼓励患者多饮水。

(2)胰岛素制剂：胰岛素治疗是控制高血糖的重要手段，根据来源和化学结构的不同，胰岛素可分为动物胰岛素、人胰岛素和胰岛素类似物。根据作用特点的差异，胰岛素又可分为超短效胰岛素类似物、常规(短效)胰岛素、中效胰岛素

各种胰岛素制剂及作用特点

(NPH)、长效胰岛素、长效胰岛素类似物、预混胰岛素和预混胰岛素类似物。

与口服药治疗相比，胰岛素治疗需要医务人员与患者间更多的合作，并且需要患者掌握更多的自我管理技能。选择胰岛素治疗方案时，要充分考虑到患者胰岛素治疗的获益性、使用的便利性和可能出现的不良问题，以及患者的视力、双手精细配合操作的能力、出现低血糖时的自我应对能力等因素。需要指导患者继续坚持饮食控制和运动，鼓励和指导患者自我监测血糖，帮助患者或家属掌握胰岛素的注射方法，了解低血糖发生的危险因素、症状以及自救措施。

胰岛素剂型和注射装置(视频)

微课：胰岛素治疗

(3)胰高血糖素样肽-1受体激动药(GLP-1RA)：包括短效和长效制剂，短效制剂需每天注射，长效GLP-1RA每周注射1次。GLP-1RA以葡萄糖浓度依赖的方式促进胰岛素分泌、抑制胰高糖素分泌，并能延缓胃排空，通过中枢性的食欲抑制来减少进食量，从而起到降低血糖，降低体重和改善血脂、血压和体重的作用。单独使用GLP-1RA不会明显增加低血糖发生的风险，可以单独使用或与其他降糖药联合使用。GLP-1RA的常见不良反应为胃肠道症状（如恶心、呕吐等），主要见于初始治疗时，不良反应可随治疗时间延长逐渐减轻。

(三)护理评估

1. 健康史

了解患者糖尿病病程、治疗经过、自我管理情况，如饮食、运动、药物及血糖监测等，评估住院原因或住院目的、其他基础疾病、低血糖防治知识、过敏史和大小便等。

2. 身体状况

测量患者身高、体重，评估患者有无视物模糊、四肢末梢麻木、疼痛或感觉异常、双下肢有无水肿、皮肤有无破损等，评估患者足背动脉搏动、鞋袜、指甲/趾甲，评估患者跌倒、压力性损伤及深静脉血栓风险等。

3. 辅助检查

监测患者血糖、血酮、糖化血红蛋白、胰岛功能、肝肾功能、血脂和大小便等，检查眼底、神经和血管，筛查糖尿病并发症。

4. 心理—社会状况

评估患者有无焦虑、抑郁、恐惧、紧张等不良心理问题。

(四)主要护理问题

(1)发生低血糖的危险：与药物剂量过大、饮食控制过严或运动过度有关。

(2)活动无耐力：与并发症有关。

（3）排便形态紊乱：便秘或腹泻，与糖尿病植物神经病变有关。

（4）知识缺乏：缺乏糖尿病自我管理知识。

（5）潜在并发症：HHS。

（五）护理措施

1. 低血糖的预防与护理

低血糖防治及处理流程

低血糖是指各种原因引起的血糖浓度过低状态，当血糖降低并出现相应的症状和体征时，就称为低血糖症。对于非糖尿病患者来说，血糖小于 2.8 mmol/L 可以诊断为低血糖症。糖尿病患者血糖小于 3.9 mmol/L 就属于低血糖。

（1）低血糖危险因素：包括胰岛素或胰岛素促分泌剂过量、给药时间不当或剂型错误、外源性葡萄糖摄入减少或延迟（如进食延迟，主食摄入过少等）、内源性葡萄糖生成下降（如大量饮酒）、葡萄糖利用增加（如运动）以及胰岛素敏感性增高（如减重后、运动量增加后、或血糖控制改善，以及夜间等）。此外，肾功能不全时，对胰岛素的清除减少；垂体肾上腺皮质功能减退，对抗低血糖的防御机制减弱；降糖治疗过于激进，目标值设定偏低；既往发生过低血糖等，都是低血糖的危险因素。

胰岛素、磺脲类和格列奈类均可引起低血糖。应用这些药物的时候，应提醒患者根据医嘱用药，不要随意调整剂量，在正确的时间内用药，采用两种胰岛素强化治疗的患者，需要特别注意胰岛素的剂型是否正确。其他种类的降糖药，如二甲双胍、葡萄糖甘酶抑制药、Dpp-4 抑制药、TZDs 等单独使用时一般不会导致低血糖。

（2）低血糖预防：针对以上危险因素，应指导患者正确用药，不要随意增加或减少剂量；嘱患者按时吃饭，不要漏餐或延迟进餐；每餐均进食定量的主食；不要空腹饮酒；运动时适当加餐；经常监测血糖；按时就诊，调整药物等。

微课：低血糖防治

（3）低血糖表现：葡萄糖是脑组织的主要能量来源，低血糖时，脑组织供能减少，患者常常会出现自主神经症状，如心悸、出汗、饥饿感；低血糖如果没有及时处理，就会出现中枢神经症状，如神志改变、认知障碍，抽搐，甚至昏迷。老年糖尿病患者低血糖症状常常不典型，容易发生无意识低血糖、夜间低血糖和严重低血糖。

低血糖处理(视频)

（4）低血糖处理：意识清醒者，进食 15~20 g 糖类食品（葡萄糖为佳）；意识障碍者，静脉注射 50% 葡萄糖液 20~40 mL。每 15 分钟监测血糖，血糖仍 ≤ 3.9 mmol/L，再给予葡萄糖口服或静脉注射葡萄糖；血糖 > 3.9 mmol/L，但距离下一次就餐时间在 1 小时以上，给予含淀粉或蛋白质食物；血糖 ≤ 3.0 mmol/L，给予 50% 葡萄糖液 60 mL 静脉注射。低血糖纠正后，分析原因，监测血糖，预防再次发生低血糖及注意低血糖诱发的心脑血管疾病；低血糖未纠正，则继续静脉注射 5% 或 10% 的葡萄糖，或加用糖皮质激素，密切监测血糖和生命体征，注意低血糖诱发的心脑血管疾病。

2. 活动无耐力的护理

(1)根据患者身高、体重、活动量和病情制订饮食计划，指导患者定时定量进餐。

(2)将患者日常所需物品置于患者随手可及之处，将呼叫铃置于患者旁，告知有需要按铃呼叫，必要时家属陪护。

(3)协助或指导患者按时翻身，保持床单位干燥、平整、无屑，及时清洁皮肤，更换衣物。

(4)指导患者下床活动时动作要缓慢，防止跌倒，遵循3个30秒原则，活动时由家属陪伴，必要时搀扶。保持病室和周围环境安全、无杂物，光线充足，地面干燥。

3. 便秘或腹泻的护理

(1)指导便秘患者适当进食富含纤维素的食物，补充水分，养成定时排便的习惯，必要时遵医嘱使用开塞露、服用缓泻剂或清洁灌肠。

(2)指导腹泻患者用温水清洗或用柔软的纸巾擦拭肛周，保持肛周及会阴部皮肤清洁干燥，必要时可涂抹造口护肤粉或水胶体膏剂(如赛肤润)。

(3)密切观察大便次数、颜色和性状。

4. HHS的护理

(1)遵医嘱补液：24小时总的补液量一般应为100~200 mL/kg。首选0.9%氯化钠注射液，第1小时给予1.0~1.5 L，随后补液速度根据脱水程度、电解质水平、血渗透压、尿量等调整。HHS患者补液本身即可使血糖下降，当血糖下降至16.7 mmol/L时需补充5%含糖液，直到血糖得到控制。

(2)胰岛素治疗：当单纯补液后血糖仍大于16.7 mmol/L时，开始应用胰岛素治疗，以0.1 U/(kg·h)持续静脉输注。当血糖降至16.7 mmol/L时，应减慢胰岛素的滴注速度至0.02~0.05 U/(kg·h)，同时继续以葡萄糖溶液静滴，并不断调整胰岛素用量和葡萄糖浓度，使血糖维持在13.9~16.7 mmol/L，直至HHS高血糖危象的表现消失。

(3)补钾：在开始胰岛素及补液治疗后，若患者的尿量正常，血钾低于5.2 mmol/L即应静脉补钾，一般在每升输入溶液中加氯化钾1.5~3.0 g，以保证血钾在正常水平。如治疗前已有低钾血症，尿量≥40 mL/h时，在补液和胰岛素治疗同时必须补钾。

(4)基础护理：患者应卧床休息，做好基础护理，保证患者舒适。同时监测患者生命体征、血糖和血渗透压，记录出入水量。

(5)预防血栓：评估血栓风险，指导患者在床上做足背伸屈运动，必要时采用气压治疗或抗凝治疗，观察肢体周径、肿胀和疼痛表现。

5. 糖尿病教育

(1)糖尿病基础知识教育：告知患者糖尿病的危害、治疗措施和控制目标，帮助患者树立战胜疾病的信心。

(2)饮食教育：指导患者合理控制总热量，定时定量进餐，注意进餐顺序(蔬菜—肉类—主食)，戒烟限酒。一般每天主食半斤左右，全谷物、杂豆类应占主食摄入量的三分之一；蔬菜1斤左右，两餐之间进食少量水果，种类颜色多样；每天1个鸡蛋，1杯牛奶，50~100 g豆制品；100 g左右鱼禽，畜肉少量；2~3汤勺油，6 g盐(1啤酒盖)。

(3)运动教育：指导患者穿宽松舒适的衣服和鞋袜，随身携带糖尿病患者身份识别卡、含糖食物和水，餐后开始运动，选择合适的运动方式，每次运动30~60分钟，每周运动不少于3次，要达到中等运动强度（即运动时心率达最大心率的50%～70%，感觉有点费力，心跳和呼吸加快，但不急促）等。

（4）用药指导：指导患者正确服用降糖药物，观察药物的疗效和不良反应。告知患者胰岛素和GLP-IRA的种类、作用时间、进餐时间、注射部位、注射方法、保存携带方法及观察胰岛素治疗的不良反应，如体重增加、水肿、视力模糊、低血糖等。

（5）血糖监测教育：指导患者正确监测血糖，与患者一起制订血糖监测计划和血糖控制目标。

低血糖宣教（视频）

（6）并发症教育：指导患者遵医嘱用药，按时监测血糖、血压和体重，定期到医院复诊，早期发现和治疗糖尿病并发症。

三、老年甲状腺功能亢进症患者的护理

预习案例

患者，女，62岁，因“多食、多汗、手抖、心慌、消瘦6个月”入院。既往有高血压病史，但平日控制良好，否认肝炎、结核、伤寒等传染病史，无手术、外伤及输血史，否认药物过敏史，预防接种史不详。体格检查：T 37.1℃，P 80次/分，R 20次/分，BP 117/60 mmHg；B超示甲状腺弥漫性肿大，甲状腺右侧叶有实质性结节，双侧颈部多发淋巴结肿大；辅助检查结果显示 FT_3 27.37 pmol/L，FT_4 80.2 pmol/L，TSH<0.005 mIU/L，甲状腺球蛋白抗体（TgAb）228.7 IU/mL，甲状腺过氧化物酶抗体（TPOAb）>600 IU/mL，促甲状腺激素受体抗体（TRAB）3.94 IU/L。

思考

1. 该患者可能患了什么疾病？常见的治疗措施有哪些？
2. 该类患者常见的护理问题是什么？护理措施是什么？
3. 该类患者药物治疗的不良反应及注意事项有哪些？

甲状腺毒症（thyrotoxicosis）是指血液循环中甲状腺激素（TH）过多，引起神经、循环、消化等系统的兴奋性增高和代谢亢进为主要表现的一组临床综合征。其中由于甲状腺本身合成和分泌甲状腺激素增加所导致的甲状腺毒症称为甲状腺功能亢进症（hyperthyroidism，简称“甲亢”）。如果不具有特异的临床症状和体征，并且 FT_4 和 FT_3 水平正常，仅仅出现TSH降低，称为亚临床甲状腺功能亢进症（subclinical hyperthyroidism，简称亚临床甲亢）。

甲亢是一种常见的内分泌疾病，任何年龄均可发病。老年人甲状腺功能亢进症（简称老年甲亢）是指60岁以上人群的甲亢，包括60岁以前患病延续至60岁之后，以及60

岁之后方患病两种情况。从病因及病理生理的本质上来说，老年甲亢与其他人群甲亢并无不同，均指由多种病因导致甲状腺激素分泌过多引起的临床综合征，但从流行病学、病因构成、症状、体征及诊治方法的选择来说，老年甲亢仍然具有其特殊性。据报道，老年甲亢的患病率约为0.5%~2.3%，约占所有甲亢患者的10%~15%，且女性发病率高于男性。而老年人亚临床甲亢更常见，患病率达3%~8%。近年来，随着甲亢诊断技术的提高，老年甲亢患病率有逐年增加趋势。但老年甲亢由于临床表现不典型，容易造成误诊或漏诊，延误病情。

老年甲亢的病因及发病机制

（一）临床表现

老年甲亢患者，起病隐袭，高代谢综合征、眼征和甲状腺肿均不明显，因此又称为"淡漠型甲亢"(apathetic hyperthyroidism)。老年患者常表现为单一系统疾病，临床中患者常因明显消瘦而被误诊为恶性肿瘤，因心房颤动被误诊为冠心病。

1. 心血管系统

老年人甲亢常以心律失常及心功能不全等心血管异常为首发症状，常因伴有胸闷、心悸等症状就诊，很容易被误诊为冠状动脉硬化性心脏病。老年甲亢相关性心脏病有以下特点：①老年人甲亢者因β受体数目减少，多伴缺血性心脏病而心率不快，需甲亢控制后心血管病情才能控制；②心律失常多见，主要表现房颤，老年人不明原因的房颤约10%由甲亢引起，心房颤动者可能发展为心力衰竭，容易引起清晨死亡，也使栓塞性脑卒中的危险性增加；③较易诱发或加重心绞痛，发生充血性心力衰竭。

2. 消化系统

胃肠道症状与老年人胃肠功能减退、胃酸缺乏、胃蠕动减弱、心衰等原因有关。与成人甲亢患者大多有食欲亢进不同，老年甲亢患者食欲亢进者不到患者总数的1/4。多数患者表现为食欲不振、纳差、厌食、恶心、呕吐、腹泻、疲乏无力等，易被误诊为消化系统的恶性肿瘤。有的患者出现肝功能异常，甚至肝脾肿大。

3. 精神神经系统

主要表现为神志淡漠、反应迟钝、抑郁不欢、嗜睡、寡言少语、记忆力减退、重者昏睡等症状。也有少部分患者表现为多疑、躁狂、幻想、妄想、精神错乱等精神病样表现。

4. 骨代谢系统

老年甲亢患者较同年龄阶段正常人群骨质疏松的风险增高。临床上发现，甲亢患者骨质重吸收标志物(血浆钙、尿羟脯氨酸)、骨生成标志物(血浆碱性磷酸酶和骨钙素)以及骨胶原降解标志物(尿吡啶交联)均明显升高；而自发或医源性亚临床甲亢的绝经后女性患者中，还发现骨密度降低。

5. 肌病

肌肉软弱无力是老年人甲亢的特点，常见四肢远端肌无力、肌萎缩，表现为行动困难，上、下楼和蹲起时都感困难，有的出现眼肌或低钾周期性麻痹等，腱反射减弱或者消失。

6. 甲状腺肿

绝大多数的非老年甲亢患者有程度不等的弥漫性、对称性甲状腺肿大，其表面可闻及血管杂音，但老年甲亢患者1/3~2/3无甲状腺肿大，即使肿大也仅为轻度或以结节性甲状腺肿为多见，仅有1/4可以听到甲状腺表面血管杂音。这种差异主要与老年甲亢的病因并非Graves病有关。

7. 眼征

突眼及有眼征者少，大约不到患者总数的1/2；相反，可出现眼睑下垂，眼神呆滞，甚至眼球凹陷等。

8. 震颤

尤为多见，尤其双手平举向前伸出时，但因老年人震颤可有多种原因引起，因此并不具诊断的特殊性。

（二）治疗措施

老年甲亢的主要治疗方法包括抗甲状腺药物治疗（antithyroid drugs，ATD）、手术治疗和放射性^{131}I治疗。其中内科药物治疗是最基本方法，^{131}I放疗也是比较常用的方法，而手术治疗相对较少。

1. 药物治疗

口服抗甲状腺药物治疗与非老年人相同，常用的ATD分为硫脲类和咪唑类药物。硫脲类有甲硫氧嘧啶（methylthiouracil，MTU）及丙硫氧嘧啶（propylthiouracil，PTU）等；咪唑类有甲巯咪唑（methimazole，MMI）和卡比马唑（carbimazole，CMZ）等。临床普遍使用PTU和MMI，其抗甲状腺的作用机制相同，通过抑制甲状腺内过氧化物酶系及碘离子转化为新生态碘或活性碘，从而抑制TH的合成。PTU还具有抑制T_4在外周组织中转化成T_3以及改善免疫监护功能的作用，因此临床上一度将PTU作为首选药物。长期的临床应用提示MMI疗效优于PTU，其不良反应相对较少，肝损害发生率也显著低于PTU，并且MMI的作用主要取决于药物的浓度，可以采用小剂量每日一次顿服的用药方法。因此MMI诸多的优点成为老年甲亢患者的首选。药物的治疗过程可分为3个阶段：

（1）症状控制阶段：一般需1~3个月，服药剂量一般小于非老年人，可加普萘洛尔等β受体阻滞剂，在开始治疗的2~4周因抗甲状腺药作用尚未显效，主要靠普萘洛尔等控制症状，老年人如遇支气管哮喘、慢性阻塞性肺疾病等需慎用β受体阻滞药。

（2）药物剂量递减阶段：一般需2~3个月。当达到临床症状基本缓解，甲状腺功能检测FT_3、FT_4恢复正常时，可以开始减药。首次减药一般可减少日服量的1/3，此后每月根据FT_3、FT_4、TSH情况，调整剂量。

（3）维持阶段：维持剂量一般为每天甲巯咪唑5~10 mg，维持剂量过小，甲亢复发率增高，原则上剂量不变，直到停药为止。

2. ^{131}I治疗

该疗法利用甲状腺摄取^{131}I后释放β射线，破坏甲状腺滤泡上皮而减少TH的分泌。放射性^{131}I治疗在以下情况可作为老年甲亢的首选治疗方法：①毒性多结节性甲状腺肿；②毒性甲状腺腺瘤不能耐受手术者；③Graves病用抗甲状腺药物治疗后复发；④其他甲状腺性甲亢不能手术治疗或手术治疗后复发者。老年人对[131] I敏感性较差，治疗时要增加剂量。用[131]I治疗毒性多结节性甲状腺肿的剂量一般大于常规剂量，我国多采用多次小剂量法，其致永久性甲减的发生率少于大剂量法，但10年内累积发生率仍可达20%~30%。由于甲状腺功能减低较甲亢易于治疗，因此认为此治疗对老年甲亢仍是比较安全、有效、简便的方法。

[131] I治疗偶可产生放射性甲状腺炎，造成大量甲状腺激素的释放，可能诱发潜在的心血管风险，故老年患者通常于开始[131]I治疗前，需以抗甲状腺药物控制甲状腺功能、β受体阻滞剂控制心率，减少快速性心律失常的危险性。[131]I治疗后，也需要短期口服抗甲状腺药物治疗，一般选择从治疗后1-2周开始，以避免与碘相互干扰，从而降低治疗效果。

3. 手术治疗

老年甲亢一般不选择手术治疗，主要是因为老年人基础疾病较多、风险较大。如果老年甲亢患者伴有甲状腺压迫症状或诊断为毒性多结节性甲状腺肿或可疑恶性结节伴甲亢的患者建议手术治疗。

4. 老年亚临床甲亢的治疗

老年亚临床甲亢的危害虽小于临床甲亢，但也可诱发房颤，导致骨质疏松，引起肌肉无力，使得心血管死亡率增加40%左右，并可引起老年痴呆。老年亚临床甲亢不治疗者每年约有0.5%~1%的风险进展为显性甲亢。建议有以下情况的老年亚临床甲亢患者应及时进行治疗：TSH<0.1 mIU/L、年龄≥65岁、未行雌激素或二碳磷酸盐化合物治疗的绝经女性、存在心脏危险因素、患骨质疏松症或有甲状腺功能亢进症状。对于血清TSH水平在0.1~0.4 mIU/L之间的患者，可继续监测TSH变化，必要时使用β受体阻滞剂进行对症治疗。

（三）护理评估

1. 健康史

详细询问患者患病的起始时间、主要症状及其特点，如有无明显消瘦、心悸、乏力、头晕、昏厥、神经质或神志淡漠、腹泻、厌食、心房颤动、震颤和肌病等症状。询问患病后检查和治疗经过，目前用药情况和病情控制情况等。

2. 身体评估

评估患者有无眼球突出、眼睑下垂、眼球凹陷等；评估患者甲状腺是否呈弥漫性、对称性肿大，有无震颤和血管杂音；评估患者有无心律失常以及肌无力等症状。

3. 实验室及其他检查

检测甲状腺相关激素水平，包括总三碘甲状腺原氨酸（T_3）、游离三碘甲状腺原氨酸（FT_3）、总甲状腺素（T_4）、游离甲状腺素（FT_4）和促甲状腺激素（TSH）；检测促甲状腺激素受体抗体（TRAb）、甲状腺球蛋白抗体（TGAb）、甲状腺微粒体抗体（TMAb）或抗甲状腺过氧化物酶抗体（A-TPO）；进行甲状腺影像学检查，包括甲状腺B超、甲状腺摄[131] I功能测定和甲状腺显像等；进行心脏检查如超声心动图、心电图、24小时动态心电图或心肌灌注等。

4. 心理—社会状况评估

评估患者患病后对日常生活的影响，是否有睡眠、活动量及活动耐力的改变。评估患者的精神心理状态，如有无神志淡漠、嗜睡、反应迟钝等。评估患者及家属对疾病知识的了解程度。

（四）主要护理问题

（1）有感染的风险：与抗甲状腺药物导致白细胞减少有关。

（2）有跌倒的风险：与肌无力或低钾周期性麻痹有关。

（3）营养失调：低于机体需要量，与能量摄入小于代谢需求有关。

（4）活动无耐力：与蛋白质分解增加、心功能减退、肌无力等有关。

（5）知识缺乏：缺乏自我护理知识及药物治疗知识。

（五）护理措施

1. 预防感染

（1）环境：保持病室内空气清新，物品清洁，按时通风，定期使用消毒液擦拭室内家具、地面，限制病室探视人数。

（2）无菌操作：医护人员操作时严格遵守无菌原则和执行手卫生，防止交叉感染。

（3）病情监测：密切观察患者生命体征和血常规，询问患者有无咽痛不适。发热时可采用温水擦浴及冰敷等物理降温方法，咽痛时遵医嘱使用漱口液漱口。当粒细胞绝对值$\leq 0.5\times10^9/L$者，应给予保护性隔离，并向患者及家属解释其必要性。

（4）加强营养支持：鼓励患者进食高蛋白、高热量、富含维生素的清淡食物，必要时遵医嘱静脉补充营养素，以满足机体需要。对已有感染或发热的患者，若病情允许，应鼓励其多饮水，补充机体丢失的水分和有助于细菌毒素的排出。

（5）生活护理：督促患者注意个人卫生，勤漱口、沐浴和更衣，保持头发、口腔、皮肤、指甲及会阴部清洁、干燥。秋冬季节要注意保暖，防止受凉。

（6）治疗配合与护理：遵医嘱合理使用抗生素预防和控制感染。为确保有效的血药浓度，给药时间和剂量要准确，注意观察药物疗效及不良反应。

2. 预防跌倒

参见第四章第六节跌倒与坠床的护理相关内容。

3. 营养失调的护理

（1）饮食治疗的原则：向患者说明摄取足够营养素的重要性，鼓励患者少量多食进餐，以高热量、高蛋白、高维生素、易消化的饮食为主。避免摄入过咸、过甜及辛辣食物。

（2）制订饮食计划：与患者共同制订饮食计划。指导患者及家属改进烹饪方式，增加食物的色、香、味，刺激患者食欲。主食应足量，可以增加奶类、蛋类、瘦肉等优质蛋白以纠正体内的负氮平衡，多摄取新鲜蔬菜和水果。并发心脏病的患者应避免大量饮水，以防因血容量增加而加重水肿和心力衰竭。避免进食含碘丰富的食物，食用无碘盐，忌食海带、紫菜等海产品，慎食卷心菜、甘蓝等易致甲状腺肿的食物。

(3)营养状况评估：观察并记录患者每天进餐次数、量、品种，以了解其摄入的营养素能否满足机体需要。定期测量体重，监测有关营养指标的变化。

4. 活动无耐力的护理

(1)休息与活动：根据患者目前的活动量及日常生活习惯，与患者及家属共同制订个体化活动计划。活动时以不感疲劳为原则，适当增加休息时间，维持充足睡眠，病情重、心力衰竭者应严格卧床休息。

(2)生活护理：协助患者完成日常的生理活动。如洗漱、进餐、如厕等。协助或指导患者按时翻身，保持床单位干燥、平整、无屑，及时清洁皮肤，更换衣物。

(3)环境：保持病室和周围环境安全、无杂物，光线充足，地面干燥。保持环境安静，避免嘈杂，限制探视时间，相对集中时间进行治疗。

5. 老年甲亢的健康教育

(1)疾病知识指导：介绍有关甲亢的知识，教会患者自我护理。患者如有甲状腺肿大的症状，应指导其注意加强自我保护，上衣领宜宽松，避免压迫甲状腺，严禁用手挤压甲状腺以免 TH 分泌过多，加重病情。鼓励患者保持身心愉快，避免精神刺激或过度劳累，建立和谐的人际关系和良好的社会支持系统。

抗甲状腺药物的常见不良反应及处理措施

(2)用药指导：指导患者坚持遵医嘱按剂量、按疗程服药，不可随意减量和停药，并密切观察药物的不良反应，及时处理。服用抗甲状腺药物的前 3 个月，每周查血象 1 次，每隔 1~2 个月复查肝功能和甲状腺功能。

四、老年人内分泌系统的康复护理

预习案例

患者，女，65 岁，已婚，多尿、多饮、多食 20 余年，尿潴留 1 个月入院。既往有高血压、冠心病病史。B 超显示膀胱尿残余量 250 mL。

思考

1. 糖尿病膀胱的临床表现有哪些？
2. 如何为糖尿病膀胱患者实施康复锻炼？

糖尿病膀胱(diabetic cystopathy，DCP)，又称糖尿病膀胱功能障碍(diabetic bladder dysfunction，DBD)，是糖尿病长期作用下引起的以各种下尿路症状(lower urinary tract symptoms，LUTs)为主的并发症，包括早期的膀胱过度活动症(overactive bladder，OAB)，到后期的排尿障碍和尿潴留。DCP 的临床表现主要是以膀胱敏感性下降、最大膀胱容量增加、膀胱收缩

膀胱再训练流程图

功能障碍、残余尿量增加等为特点的症状群，有时伴尿急、尿失禁及反复尿路感染。早期治疗对膀胱功能的恢复有极大帮助，因此，对于糖尿病合并有 LTUs 的患者，应在控制血糖同时行针对膀胱功能损害的相关治疗，如药物治疗和手术治疗等，并指导患者训练膀胱功能，必要时行清洁间歇导尿。

（一）膀胱功能训练

膀胱功能训练的目的是保护上尿路功能，保证储尿期和排尿期膀胱压力处于安全范围内，重建或部分重建下尿路功能，促进膀胱排空，提高控尿能力，减少残余尿量，预防泌尿系感染，保护肾功能，提高患者生活质量。但须注意禁忌症，如意识障碍、膀胱或尿路严重感染、严重前列腺肥大或肿瘤等。

1. 排尿习惯训练

详细记录患者 3 天的排尿情况，确定排尿模式；根据排尿模式和日常习惯，确定排尿间隔时间表；排尿间隔时间不少于 2 小时，在预定的时间提示并协助患者排尿。

2. 意念排尿训练

适用于留置导尿的患者。放尿前 5 分钟，嘱患者平卧，全身放松，想象自己在一个安静、宽敞的卫生间，听着潺潺的流水声，准备排尿，并尝试自己排尿，然后医护人员或家属缓缓放尿。

3. 诱导排尿训练

（1）利用条件反射诱导排尿：协助可以行走的患者到洗手间，根据情况坐或蹲，同时打开水龙头，让患者听流水声；卧床的患者，放置便器，用温热毛巾外敷膀胱区或用温水冲洗会阴，边冲洗边轻轻按摩膀胱隆突处。

（2）开塞露塞肛诱导排尿：采用开塞露塞肛，促使逼尿肌收缩、内括约肌松弛而导致排尿。

4. 反射性排尿训练

导尿前半小时，以手腕的力量，指腹轻轻叩击耻骨上区/大腿上 1/3 内侧，50~100 次/分，每次叩击 2~3 分钟。或牵拉阴毛、挤压阴蒂/阴茎或用手刺激肛门诱发膀胱反射性收缩，产生排尿。如患者存在逼尿肌收缩不良，膀胱内压力长时间高于 40 cmH_2O，膀胱—输尿管返流，膀胱容量过小，复发性尿路感染持续存在时禁忌进行反射性排尿训练。

5. 代偿性排尿训练

括约肌反射亢进、逼尿肌括约肌失调、膀胱出口梗阻、膀胱输尿管—肾脏反流、颅内高压、尿道异常、心率失常或不适合行屏气动作者，禁忌进行代偿性排尿训练。

（1）Crede 排尿法：在脐上一横指触及膀胱底处，患者双手拇指置于髂嵴处，其余手指放在膀胱底，由膀胱底向体部环形按摩 3~5 分钟，再把双手重叠放于膀胱上，慢慢向耻骨后下方由轻到重挤压，直至排出尿液，操作时可配合让患者听流水声。

（2）Valsalva 屏气法：患者取坐位，身体向前倾，吸气屏气，增加腹压，向下用力做排尿动作促进排出尿液。

6. 盆底肌训练

患者全身放松，取坐位、站位或卧位，收缩及夹紧肛门口与尿道口（女性尿道口、阴道口），像忍住大小便一样，持续5~10秒，放松5~10秒，重复练习5~10次。

（二）间歇性导尿

间歇性导尿（intermittent catheterization，IC）指不将导尿管留置于膀胱内，仅在需要时置入导尿管，排空后即拔除，是国际尿控协会推荐的协助膀胱排空的有效方法和金标准。

IC包括无菌间歇性导尿（sterile intermittent catheterization，SIC）和清洁间歇性导尿（clean intermittent catheterization，CIC），推荐医院采用SIC，家庭和社区采用CIC。尿道生理解剖异常，膀胱容量小于200 mL，膀胱内感染，严重的尿失禁，每天摄入大量液体无法控制者，不能配合插管或不能按计划插管者，治疗效果不佳者禁止使用间歇导尿。

IC使用时机取决于患者病情状况和导尿目的，病情稳定的状况下，获得患者同意后应尽早开始。操作前后执行手卫生。能够自行排尿的患者，自行排尿后再行IC，建议睡前行IC，以减少夜尿。根据患者情况选择合适的导尿管，首选一次性无菌亲水涂层导尿管，无涂层导尿管需搭配无菌润滑液，推荐男性使用10 mL润滑液，女性使用6 mL润滑液，不必常规使用抗菌润滑液；首选细腔导尿管，推荐男性使用长度为10~12 cm，女性使用长度为12~14 cm。插管时动作应轻柔，插管困难时可尝试深呼吸或更换导尿体位，遇阻力时可对导管施加轻柔的压力或暂停5~30秒，等待括约肌放松，再插管。根据患者病情，指导患者正确执行饮水计划，一般每天饮水1500~2000 mL，每次不超过400 mL，睡前3小时避免饮水。利用排尿日记记录患者导尿信息、液体摄入与排出量、泌尿系症状，评估其下尿路功能状况。根据自主排量与残余尿量决定每日导尿频率，常规每天4~6次，每次不宜超过400~500 mL，如果导尿量超过500 mL/次或超过3 L/天，或导尿次数超过6次/天，需重新评估液体摄入量与导尿频率，定期做尿常规、泌尿系B超、残余尿量测定、肾功能和尿动力学检查。残余尿量小于100 mL或为膀胱容量的20%，无其他泌尿系并发症，可考虑停止间歇性导尿。

（吴辽芳）

第九节　老年人消化系统

预习案例

患者，男，70 岁，退休干部，便秘、食欲下降 3 个月，病情加重 3 天入院。既往有高血压史；发病以来，小便正常，入睡难、早醒；既往有吸烟史，每日 10~20 支，偶饮酒，自诉口腔干燥，味觉减退，胃肠消化功能减弱。护理评估：T 36.8℃，P 78 次/分，R 18 次/分，BP 140/90 mmHg，营养中等，腹部触及肠型，考虑大便引起，无肌紧张、无反跳痛，生活自理能力评定 90 分，轻度依赖，跌倒评估 35 分，中度危险；血栓评分 2 分，低度危险。

思考

1. 该患者患了什么系统的疾病？
2. 消化系统老化有哪些改变？

一、消化系统老化的改变

随着年龄的增长，消化系统的组织结构和生理功能都将出现一系列的改变，这些改变是老年人消化系统疾病发生的基础，如牙齿随着年龄的增长逐渐损坏、脱落；唾液腺分泌减少，口腔干燥，味觉减退，吞咽能力下降等；老年人消化道黏膜和肌层萎缩，胃酸及胃蛋白酶分泌减少，胰腺分泌功能下降，各种酶活性降低，胃肠消化功能减弱，并导致钙、铁及维生素 B_{12} 吸收障碍；肠壁平滑肌萎缩，胃肠弛缓性扩张，蠕动无力，导致食糜转化延缓、便秘、内脏下垂，胃肠道功能紊乱。具体解剖特点介绍如下。

（一）食管

衰老所致食管的组织学改变为食管黏膜上皮逐渐萎缩，平滑肌层变薄，支配该部位的神经节细胞数目减少；黏膜固有层弹力纤维增加，食管腺腺体周围也出现弹力纤维。部分老年人食管下括约肌（LES）位置上移，张力较差，贲门松弛，易发生反流性食管炎。由于食管平滑肌层变薄、萎缩，老年人 LES 腹内段长度缩短，老年人食管裂孔疝发生率随年龄增长而增高，但多数无症状。食管运动功能的增龄变化表现为食管推进性（蠕动性）收缩减少，非推进性（非蠕动性）收缩增加。健康成年人食管体部收缩压由近及远逐渐升高，老年人往往失去这一规律，远端食管收缩压明显低于非老年人。老年人食管收缩压力减弱发生于食管远端，使食管对食物颗粒的清除能力减弱。肠内容物反流和食管运动功能异常导致的食管酸清除能力下降，同时随着年龄的增长，唾液腺分泌减少，使食管对酸的清除率减弱，延长了食管的酸暴露时间，是老年人胃食管反流病发生的重要原因。

（二）胃

目前较为公认的观点是胃酸分泌减少与胃黏膜萎缩的病理过程有关，而与衰老过程关系不大。有研究发现，健康老年人胃黏膜前列腺素E含量比青年人明显减低。老年人胃溃疡的患病率比非老年人高。组织学检查表明，50岁以上的人胃窦移行带上移，部分老年人胃幽门腺黏膜可占据整个胃小弯。目前认为，胃黏膜固有层胶原组织增生是老年人胃黏膜变化的基本病理改变。固有层特别是腺体间和黏膜肌层的结缔组织增生并胶原化，增生的胶原组织沿微管系统与胃黏膜上皮细胞分隔，影响了氧和营养物质的扩散，是导致腺体发生萎缩性变化的原因之一。最近的研究表明，老化的胃黏膜增生活跃，胃壁厚度无增龄性变化，但胃腺体高度减低。有研究观察到，老年人胃黏膜微动脉中层存在电子致密物的沉积。由于胃黏膜代谢率比胃壁其他各层为高，因而受血流量减少的影响较大。虽然老化的胃黏膜处于增生活跃状态，但由于血流减少等因素的影响，同样的损伤后，老化胃黏膜对损伤的抵抗和修复能力远低于非老化者。

（三）小肠

年轻人的小肠绒毛呈指状，老年人的小肠绒毛变宽而弯曲。小肠黏膜上皮细胞数目减少，黏膜纤维化增加，黏膜表面积减少。肠黏膜随增龄变化的机制尚未明确。动物实验表明，肠细胞更新率下降是引起绒毛衰老变化的原因之一，可能与缺血，细菌菌落变异有关。老年人常发生动脉硬化、栓塞，或因心力衰竭、低血压、低血容量等使血液灌注减少而致胃肠道缺血。小肠缺乏侧支循环，故易出现小肠缺血。正常小肠上段内存在少量细菌，因老年人肠蠕动减弱，胃酸减少等综合因素使小肠内细菌增多，过度繁殖，导致细菌过度繁殖综合征，而产生亚临床吸收不良。

老年人小肠吸收功能的减退很可能是这些形态学变化的结果，也与老年人活动量减少，肠血流变化和消化能力减低有关。随年龄的增长，小肠腺逐渐萎缩，小肠液分泌减少，消化酶分泌和调节功能下降，如小肠淀粉酶，肠激酶和分解多肽为氨基酸的肽酶及分解双糖的消化酶水平均显著下降，导致小肠消化功能减退。老年人易出现吸收不良综合征，表现为木糖、半乳糖、维生素B、胡萝卜素、叶酸和脂肪吸收减少。人类小肠运动功能随年龄增长基本保持相对稳定。摄食时老年人小肠的运动功能下降，老年人十二指肠憩室，小肠假性肠梗阻综合征也较常见。

（四）大肠

老年人大肠在形态方面的改变为黏膜萎缩、肠腺形态异常、结缔组织增多、肌层变薄、肌纤维萎缩、小动脉硬化或扭曲等老化改变，导致大肠黏膜分泌减少，肠蠕动减弱，肛门直肠功能紊乱，使老年人结肠容易扩张形成憩室。随着纤维结肠镜的普及，发现大肠形态变化的另一特点是肠黏膜表面突向肠腔处出现肥大性赘生物。组织学检查其与正常大肠腺相近，外观如露滴状，称“微小息肉”，其实为肠腺的增生延长。肛门胶原组织随年龄增长，替代了肛门内括约肌的平滑肌组织，因此老年人肛门肌肉弹性减弱，张力下降。随年龄增长肠腺结构异常，分泌黏液减少，润滑粪便作用下降。老年人大肠肌张力的减低导致结肠运输减慢，内容物通过结肠的时间延长。肠蠕动减慢，使肠内水分过多吸收，也是造成粪便干结的原因。随年龄增长直肠壁弹性减弱，直肠壁对内容物牵张感受器应激性减退，内脏感觉阈值升高导致老年人易发生便秘，老年人肛门括约肌张力降低，易导致大便失禁。

二、老年人牙周炎的护理

预习案例

患者，男，65 岁，因刷牙出血 1 年，牙龈反复肿痛，牙齿松动 3 月入院。患者诉一年前刷牙出血，晨起偶有唾液中带血，呈鲜红色，偶有在进食硬物时，双侧后牙有咬合痛，无自发痛，无夜间痛。体格检查：T 36.2℃，P 100 次/分，R 25 次/分，BP 140/85 mmHg。口腔卫生差，牙结石Ⅲ度，牙菌斑(+++)，牙龈红肿明显，探诊出血，袋深普遍 4~6 mm，附着丧失普遍 2~4 mm，右下第一磨牙、第二磨牙Ⅱ度松动。锥形束投照计算机重组断层影像设备示：全口牙槽骨不同程度的吸收。

思考

1. 该患者可能患了什么疾病？常见治疗措施有哪些？
2. 该患者常见护理问题有哪些？护理措施是什么？
3. 该患者牙周刮治术后的注意事项有哪些？

牙周炎是导致我国成年人牙齿丧失的首位原因。2015 年第四次全国口腔健康流行病学调查结果显示，65~74 岁老年人中存留牙数为 22.5 颗，城市高于农村；全口无牙的比例为 4.5%，农村高于城市；缺牙已修复治疗比例为 63.2%。随着我国进入老龄化社会，牙周病尤其是牙周炎更将成为突出的保健问题。

牙周炎是由牙菌斑生物膜引起的牙周组织的感染性疾病，导致牙齿支持组织(牙龈、牙周膜、牙槽骨和牙骨质)的破坏——牙周袋形成和炎症、进行性的附着丧失和牙槽骨吸收。其病因与牙周微生物、牙石、殆创伤、食物嵌塞、不良修复体、遗传因素、内分泌紊乱等密切相关。近年有学者提出将牙周炎列为糖尿病并发症的第六位，牙组织的炎症尤其是牙周炎还可能成为某些全身疾病的危险因素等。一旦患了牙周炎，现有的治疗手段可以使牙龈的炎症消退，疾病停止发展，但已被破坏的牙周支持组织则不能完全恢复到原有水平，其危害远大于牙龈炎。

(一)病因

1. 牙周微生物

正常情况下，寄居在口腔的许多细菌以错综复杂的方式共栖，菌群之间及菌群与宿主之间保持相对平衡状态。当口腔中的正常菌群失去相互制约，或者微生物与宿主之间失去平衡时，可能导致内源性感染、为外源性感染提供条件或致敏宿主等情况，从而造成牙周组织的破坏。老年人牙周炎是多因素疾病，牙菌斑生物膜是其发病的始动因子，长期存在的慢性牙龈炎症向深部牙周组织扩展形成牙周炎。牙周炎的致病菌包括伴放线聚集杆菌、牙龈卟啉单胞菌、福塞坦氏菌、直肠弯曲菌、中间普氏菌、具核梭杆菌等。

牙菌斑生物膜的形成及临床意义

2. 局部因素

局部因素是指影响牙周健康的口腔以及牙齿、牙石方面的因素，这些因素会促进牙菌斑的堆积，或者造成牙周组织的损伤，或加重已经存在的牙周组织的损伤。①牙石（dental calculus）是沉积在牙面或者修复体表面的已钙化或正在钙化的菌斑以及沉淀物，由唾液或龈沟液中的矿物盐逐渐沉积而成。根据牙石沉积的部位，以龈缘为界，分为龈上牙石和龈下牙石。牙石对牙周组织的危害主要来自其表面堆积的菌斑，牙石使菌斑与组织表面紧密接触，从而引起组织的炎症反应。此外，牙石的多孔结构易吸附大量的细菌毒素，并且妨碍口腔卫生措施的实施。因此，去除牙石是治疗牙周炎及维持疗效的基本原则。②𬌗创伤是指不正常的𬌗接触关系或者过大的𬌗力，造成咀嚼系统各部位的病理性损害或适应性变化，此过程包括损伤期、修复期、改形重建期。单纯、短期的𬌗创伤并不会引起牙周袋的产生，也不会引起或加重牙龈的炎症，但长期的𬌗创伤伴随严重的牙周炎或者明显的局部刺激因素时，会加重牙周袋和牙槽骨的吸收。③食物嵌塞是指在咀嚼过程中食物被咬合压力楔入相邻两牙牙间内的情况。食物嵌塞是困扰老年人的口腔病症，导致局部牙周组织炎症和破坏的常见原因之一，也是老年人就诊的重要原因之一。食物嵌塞的机械作用和细菌定植除了可以引起牙龈组织的炎症和出血之外，还容易引起牙龈退缩、龈乳头炎、邻面龋、牙槽骨吸收和口臭等。④不良修复体：充填体悬突是菌斑容易聚集和细菌增殖的场所，因为这些区域难以进行彻底牙间清洁，而且悬突还会刺激牙间乳头引起炎症，甚至导致牙槽骨的吸收；若可摘式局部义齿卡环位置过低、基托边缘压迫牙龈等，可造成牙龈的炎症和退缩；固定修复体的龈缘位置、密合程度与牙周病变密切相关；延伸到龈下的修复体的边缘对牙龈组织的危害较大；修复材料的光洁度和性能对牙龈有着不同的影响，高度磨光的陶瓷比牙釉质更不容易滞留牙菌斑。

3. 全身性因素

可能与遗传因素、不良生活习惯（如吸烟）、内分泌紊乱（如糖尿病）、心血管疾病、营养代谢障碍、精神因素、自主神经功能紊乱、免疫缺陷等有关。

4. 其他因素

年龄、种族、性别、牙周病既往史、社会经济地位等均是牙周炎的危险因素。

（二）临床表现

1. 牙龈出血

刷牙或进食时牙龈出血或口腔异味。牙龈呈鲜红或暗红色，在牙石堆积处有不同程度的炎性肿胀甚至增生，探诊易出血，甚至流脓；少数病程较长或曾经接受过不彻底治疗的患者，其牙龈可能相对致密，颜色较浅。老年人牙周炎牙龈常表现为牙龈退缩，龈乳头变平，牙间隙暴露。

2. 牙周袋形成

牙周袋是牙周炎最重要的病理改变和临床特征之一。老年人常表现为多个患牙有深牙周袋形成，严重时有溢脓。

牙龈炎与早期牙周炎的区别

3. 附着丧失

由于长期的细菌及其他局部刺激因素使老年人牙周炎患牙附着丧失较为严重。

4. 牙槽骨吸收

老年人牙周炎发生的牙槽骨吸收表现为水平型、垂直型或混合型吸收，特点为牙槽骨大量丧失，而且这种破坏吸收是很难修复重建的。

5. 牙齿松动移位

由于牙周支持组织大量丧失，牙槽骨吸收严重，患者常表现为口内多个牙松动，松动度达Ⅱ度以上，加上力的作用，牙齿常发生移位，进一步加重牙周组织破坏。

6. 晚期伴发病变和症状

老年人牙周炎患者除有牙周袋形成、牙龈炎症、牙周附着丧失、牙槽骨吸收外，晚期常可出现其他伴发病变和症状，如牙齿移位；由于牙松动、移位和龈乳头退缩，造成食物嵌塞；由于牙周支持组织减少，造成继发性创伤；牙龈退缩使牙根暴露，对温度刺激敏感，甚至发生根面龋；深牙周袋内脓液引流不畅或身体抵抗力降低时，可发生急性牙周脓肿；深牙周发炎接近根尖时，可引起逆行性牙髓炎；牙周袋溢脓和牙周间隙内食物嵌塞，可引起口臭等。

急性牙周脓肿患者就诊时可有急性面容、体温过高、淋巴结肿大等症状，发病突然，在患牙的唇颊侧或舌腭侧牙龈形成椭圆形或半球状的肿胀，牙龈发红、水肿，表面光亮。脓肿的早期炎症浸润广泛，组织张力较大，疼痛较剧烈，可有搏动性疼痛；因牙周膜水肿，患牙有“浮起感”、叩痛、松动明显；脓肿的后期脓液局限，扪诊有波动感，疼痛稍减轻，此时指轻压牙龈可有脓液自袋内流出，或脓肿自行从表面破溃，肿胀消退。脓肿可以发生于单个牙齿，也可同时发生于多个牙齿，或此起彼伏。慢性牙周脓肿一般无明显症状，可见牙龈表面有窦道开口，挤压时有少许脓液流出。

（三）治疗措施

老年人牙周炎的治疗目标是彻底清除菌斑、牙石等病原刺激物，消除牙龈的炎症，使牙周袋变浅和改善牙周附着水平，并争取适当的牙周组织再生，而且要使这些疗效能长期稳定地保持。

1. 清除局部致病因素

（1）控制菌斑：指导患者正确刷牙，并督促其持之以恒；必要时使用牙线、牙缝刷、冲牙器等控制菌斑；也可应用化学药物如氯己定溶液含漱。

（2）彻底清除牙石，平整根面：清除牙石和菌斑是实施了数百年的机械方法，仍是目前最有效的基础治疗手段。龈上牙石的清除称为洁治术；龈下牙石的清除称为龈下刮治术或深部刮治术，其目的是尽量清除微生物和搅乱菌斑生物膜，防止或延缓龈下菌斑的重新形成；根面平整术(root planing)是将暴露在牙周袋内的含有内毒素的病变牙骨质刮除，使根面符合生物学要求，有利于牙周支持组织重新附着于根面。

经过彻底的洁治和根面平整后，临床上可见牙龈的炎症和肿胀消退，出血和溢脓停止，牙周袋变浅、变紧，这是由于牙龈退缩以及袋壁结缔组织中新生的胶原纤维使牙龈变得致密，也可能有新的结缔组织或长结合上皮附着于根面。

(3)牙周袋及根面的局部药物治疗：对一些炎症严重、肉芽组织增生的深牙周袋，在刮治后可使用复方碘液，它有较强的消炎、收敛作用，注意避免烧灼邻近的黏膜。

对基础治疗反映不佳的慢性牙周炎患者，或刮治难以彻底的深牙周袋以及器械不易到达的解剖部位，可以采用牙周袋内局部放置抗菌药物。缓释剂型可以使药物长时间释放到牙周袋内，消灭或减少袋内的致病菌。可选用的药物如甲硝唑，四环素及其同族药物如米诺环素(Mi-nocycline)、多西环素(强力霉素，doxycycline)，以及氯己定等。牙周袋内的药物治疗只能作为机械清除牙石的辅助治疗，一般只在龈下刮治后视需要才用药。

2. 牙周手术

基础治疗后6~8周时复查疗效，若仍有5 mm以上的牙周袋，且探诊仍有出血，或有些部位的牙石难以彻底清除，则可视情况决定再次刮治或需进行牙周手术。手术可在直视下彻底刮除根面或根分叉处的牙石及不健康的肉芽组织，还可修整牙龈和牙槽骨的外形、植骨或截除病情严重的患根等，改正牙周软硬组织的外形，形成一种有利于患者控制菌斑的生理外形。

3. 建立平衡的𬌗关系

通过松动牙的结扎固定、各种夹板固定、调𬌗等治疗使患牙活动度减少，消除继发性或原发性咬合创伤，改善咀嚼功能。

4. 全身治疗

对一些炎症和整体情况较重的患者可以在龈上洁治后，先全身给予抗菌药物，在炎症减轻的情况下，随即进行龈下刮治，这有利于较彻底地实施龈下刮治。对于一些有全身疾病的牙周炎患者，如重度心血管疾病、未控制的糖尿病等，在牙周治疗过程中也需要给予特殊处理，如在进行牙周全面检查和治疗(尤其是手术)前后给予抗生素。同时应积极治疗并控制全身性疾病，以利牙周组织愈合。

吸烟者对牙周治疗的反应较差，应劝患者戒烟。在戒烟的初期，牙龈的炎症可能有一过性的“加重”，探诊后出血有所增加。这是由于烟草使小血管收缩、使牙龈角化加重的作用被消除的结果。经过戒烟和彻底的牙周治疗后，将出现良好的疗效。

5. 拔除患牙

对于有深牙周袋、过于松动的严重患牙，如确已无保留价值，应尽早拔除，这样可以消除微生物聚集，有利于邻牙的彻底治疗；同时也避免牙槽骨的继续吸收，保留牙槽嵴的高度和宽度，以利义齿修复；避免反复发作牙周脓肿和因患牙松动而使患者只用另一侧咀嚼。

（四）护理评估

1. 健康史

了解患者有无心血管疾病、内分泌系统疾病、血液传染性疾病及免疫缺陷等相关性疾病，有无家族病史、过敏史等，女性患者还应了解月经史和生育史；患病后的诊疗经过，有无其他并发症。

2. 身体状况

了解患者牙痛的部位、性质、特性、牙松动、牙龈出血、口腔黏膜溃疡等情况；菌斑、软垢、牙石和色渍沉积，有无食物嵌塞和口臭等情况；了解刷牙方法、刷牙次数、使用牙线，口腔保健检查等情况。

3. 辅助检查

X线或锥形束投照计算机重组断层影像设备（cone beam computer tomography，CBCT）检查显示，慢性牙周炎牙槽嵴顶高度降低，有水平及垂直骨吸收。牙周脓肿可见骨嵴破坏，可有骨下袋。

4. 心理—社会状况

评估患者是否因口臭、牙龈红肿、出血产生自卑、焦虑心理，是否因疼痛出现烦躁、性格变化、忧虑、恐惧、紧张等不良心理问题。

（五）常见护理问题

（1）牙周组织受损：与牙周组织炎症有关。

（2）知识缺乏：缺乏口腔卫生知识。

（3）营养失调：低于机体需要量与牙齿疼痛、牙齿松动、牙齿缺失导致食欲下降、摄入量不足有关。

（4）焦虑：与牙周组织破坏严重，牙槽骨重度吸收，出现牙齿松动、脱落，影响功能及面容有关。

（5）潜在并发症：牙周脓肿等。

（六）护理措施

微课：口腔日常健康

1. 饮食护理

应均衡饮食，戒烟，补充富含蛋白质、维生素A、维生素D、维生素C及钙和磷的营养食物，增强牙周组织对致病因子的抵抗力和免疫力。

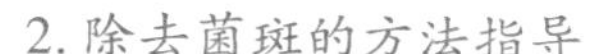
2. 除去菌斑的方法指导

BASS刷牙法(视频)

（1）自然清除法：即牙齿在咀嚼食物中的自洁作用。

（2）机械清除法：有个人清除（辅助性清除、口腔冲洗器冲洗）和手术清除法（预防性清洁术、洁治术）。患者需要掌握正确的刷牙方法，合理使用口腔卫生辅助用品包括牙线、牙缝刷等，必要时进行预防性清洁术和洁治术：预防性清洁术是由专业人员用橡皮杯和含氟化物的糊剂等打磨用具磨光牙面、去除牙菌斑的方法，而洁治术是由专业人员进行洁治磨光，去除牙石的一种方法。也可使用抗菌剂、酶制剂、化学杀菌剂等进行化学清除。

3. 龈下刮治术(根面平整术)的护理

龈下刮治术通常在洁治术后待牙龈炎症减轻、出血减少时进行。

(1)术前护理：①向患者介绍龈下刮治术的意义、步骤、时间、预后、合并症、治疗费用等，指导患者在治疗过程中不要用口呼吸，避免误吞冲洗液、碎屑；治疗过程中有不适则举手示意，不能随意讲话及转动头部及躯干，以防导致口腔软组织切割伤；②准备麻醉药品，3%过氧化氢溶液、0 2%氯已定冲洗液(或0.1%新洁尔灭)，洁牙机手柄及龈下工作尖，龈下刮治器1套、超声治疗仪。

(2)术中护理：及时调节患者体位与光源，暴露术野，观察局部黏膜健康状况；协助患者用0.2%氯已定冲洗液(或0.1%新洁尔灭)含漱；协助医师进行局部麻醉，安装洁牙机手柄及龈下工作尖，调节光源、协助牵拉口角、用弱吸及时吸唾，用细头的强吸管及时吸除术区的血液以保持术野清晰；根据患牙的位置选择合适的刮治器并及时传递，用乙醇棉球擦拭器械表面血液及肉芽组织；根据需要递3%过氧化氢、0.2%氯已定液(或0.1%新洁尔灭)交替冲洗手术区，及时给牙周袋上药；手术过程中密切观察患者全身情况，有异常情况及时向医师汇报。

(3)术后护理：术后患者休息30分钟无明显渗血方可离开。麻醉过后可能会有疼痛，嘱咐患者按医嘱正确使用镇痛药，缓解疼痛。嘱患者不要反复吸吮或吐唾以免口内负压增加，引起出血；术后当日可进食温凉食物或流质食物，不宜进食过热、过硬的食物，以防止出血。保持口腔清洁，术后当天可正常刷牙，进食后注意漱口，预防感染。必要时按医嘱服用抗生素，并观察服药后有无不良反应。术后1周后复诊，分区刮治，刮治完成后第1、3、6个月复诊。

4. 牙周脓肿的护理

患者就诊时若局部肿胀明显，疼痛难忍，甚至伴有发热等全身症状，接诊时应注意观察，安排优先就诊。体温异常者，注意监测体温变化，及时对症处理。需切开排脓时，做好术前护理以及手术配合(同龈下刮治术，必要时递引流条置切口引流脓液)，嘱患者术后24~48小时内复诊，拔除引流条。

5. 心理护理

向患者介绍疾病发生的原因、治疗方法、预后及预防措施，消除其焦虑情绪，引导患者配合治疗与护理。患者担心牙体、牙列缺损时，可向患者介绍修复体使其对修复体有正确的认识；减轻患者因担心缺牙引起的恐惧、紧张心理。

6. 维护期的牙周支持疗法

预防病情的复发有赖于患者持之以恒的日常菌斑控制，以及定期的复查、监测和必要的后续治疗。复查的间隔期可根据病情和患者控制菌斑的程度来确定。复查内容包括口腔卫生情况、牙周袋探诊深度、牙龈炎症及探诊后出血、根分叉病变、牙槽骨情况、修复体情况等，并对残存的病情进行相应的、必要的治疗。定期的复查和维护期支持治疗是牙周炎疗效能长期保持的关键条件之一，基础治疗一经结束即进入维护期。

课程思政

战国时代的《黄帝内经》素问篇中均有关于牙周病的描述，如牙龈红、流血、“肉不着骨”、牙伸长等，并记有治疗方法。口腔不洁、牙面堆积物是牙周病的原因。见诸文字的确切描述如王焘在《外台秘要》中对龈上牙石和龈下菌斑及其治疗有生动准确的描述：“附齿有黄色物，如烂骨状，名为食床。凡疗齿者，看有此物，先以钳刀略去之，然后依方用药。其齿龈内附齿根着，形如鸡子膜，有如蝉翼缠着齿者，亦须细看之，不尔，其齿龈永不附着齿根也。”关于牙周病的预防，中外古代医学均强调晨起及饭后漱口，唐代盛行用盐水漱口或揩齿、按摩、叩齿等护齿方法。关于治疗《黄帝内经》有用针刺治牙疾的记载，唐代有用器械刮除牙石的描述和药物、手术等治疗方法的记录。

7. 老年人口腔保健

（1）目标：WHO 在 2001 年正式提出“8020”计划，即 80 岁的老年人应至少留有 20 颗功能牙。或者通过最低限度的修复，尽可能恢复口腔功能，提高老年人的生活质量。

（2）内容及措施：①提高老年人自我口腔保健能力和意识，针对老年人普遍存在的口腔卫生问题、心理状态、旧传统观念与习惯，开展口腔卫生健康教育宣传活动，选择老年人适用的牙刷，做到正确刷牙，定期洁牙，正规剔牙，餐后漱口；对有义齿的老年人，保护基牙免受不良因素的刺激；老年人的口腔卫生保健活动尽量由本人完成，医护人员和家属应协助老年人有效避免各种导致其不能坚持的因素。②定期口腔健康咨询和检查，老年人应 3 到 6 个月检查 1 次，发现问题及时处理；每次检查均应了解老年人的口腔状况、对口腔健康的认识和心理状态的改变，针对问题做出相应评估和有效的建议。③营养均衡，减少食糖量，改用糖代用品，增加蛋白质、矿物质、维生素的摄入量，合理使用氟化物；在调整饮食的同时，做好口腔保健操，提高口腔各组织的适应能力，减缓老化的速度，增进健康。

（3）老年人口腔自我保健：鼓漱，叩齿，运舌和牙龈按摩均有利于口腔健康。

鼓漱是利用水在口内流动的冲击力去除滞留的食物残渣，加强牙龈、颊部肌肉和腮腺导管的血循环，促进牙龈上皮的角化，增强牙周组织的防御能力，维护牙龈健康，防止口腔黏膜的萎缩，使老年人唾液分泌增加。鼓漱的方法为口内含水，紧闭嘴唇，利用颊部鼓起与回落反复运动，使水在口内流动，对牙齿等口内组织产生冲击力，达到清除滞留的食物残渣、按摩牙龈的目的。然后换水再漱，如此数次。颊部鼓动的频率与次数以自身耐受而定。提倡饭后、临睡前鼓漱。

叩齿是指通过反复的空咬合运动，使上下牙相互短暂叩击。叩齿方法是轻微闭口，使上下牙齿相互轻轻叩击数十次，尽量使所有牙都相互接触，用力不可过大，防止咬舌。经常叩齿可使牙齿稳固，不易松动和脱落，咀嚼力加强，促进消化机能。叩齿需量力而行，持之以恒。如果患有严重牙周病，则不宜叩齿。

运舌对防治老年性口腔黏膜病，舌体萎缩有良好的效果，并可刺激唾液分泌增加，防止口苦口臭。运舌的方法是用舌头在口腔前庭内进行左右、上下来回转动。

牙龈按摩的方法有两种：一种是在刷牙时进行，将刷毛以45°轻压于牙龈上，牙龈受压暂时缺血，当刷毛放松时局部血管扩张充血，反复数次；另一种是用食指进行牙龈按摩，漱口后将干净的右手食指置于牙龈黏膜上，由牙根向牙冠做上下方向的揉按，沿牙龈水平做前后方的揉按，依次按摩全口所有位点的牙龈数分钟，反复50次。通过按摩牙龈，增加牙龈组织液循环，有助组织的代谢，提高牙周组织抵抗力，减少牙周病的发生。

三、老年人胃食管反流病的护理

预习案例

患者，男，72岁，退休干部，于1月前无明显诱因出现胸骨后灼热不适入院。症状主要累及胸骨上段后方，餐后1小时出现较多，空腹状态下症状较轻，每次持续时间达数小时不等，伴呃逆、嗳气，偶有恶心，无呕吐，无反酸，无吞咽困难，无心慌、胸闷等，既往有高血压史，发病以来，小便正常，入睡困难，易醒，既往有吸烟史，每日10~20支，偶饮酒。

护理评估：T 36.3℃，P 88次/分，R 18次/分，BP 130/70 mmHg，营养中等，腹平软，上腹部有压痛，无肌紧张、无反跳痛，生活自理能力评定90分，轻度依赖；跌倒评估35分，中度危险；血栓评分2分，低度危险；焦虑量表评分SAS 65分，中度焦虑倾向，抑郁量表评分SDS 40分，正常。辅助检查：胃镜检查、食管测酸测压检测示食管体部运动功能障碍。

入院诊断：胃食管反流病、高血压3级(极高危组)。

思考

1. 该患者目前有哪些主要的护理问题？

2. 为促进疾病恢复、减少并发症，我们应采取哪些有效的护理措施？如何进行健康教育？

胃食管反流病(gasroesophageal reflux disease，GERD)是指胃内容物异常反流至食管所引起的慢性症状和/或组织损伤，典型症状是烧心和反酸，此病在老年人中发病率高。

(一)临床表现

老年GERD患者烧心和反酸等较少见，但食管外症状如上腹部不适、体重减轻、贫血等症状发生率较高，胃镜下食管黏膜损害程度较重，24小时食管pH监测食管酸暴露程度较高。

1. 返流症状

反酸、返食、反胃、嗳气等多在餐后明显或加重，平卧或躯体前屈时出现，因返流物多为酸性，反酸常伴胃灼热，是胃食管反流病最常见的症状。老年人 GERD 继发于食管裂孔疝者较多，易发生胃食管反流，合并胃溃疡，所以两种疾病并存的也多。可采用胃食管反流病量表（Gerd-Q 量表）进行疾病相关评估。

Gerd-Q量表

2. 返流物刺激食管引起的症状

相关症状主要包括烧心、胸痛、吞咽困难等。烧心是指胸骨后烧灼感，常在餐后 1 小时出现，特别进食辛辣食物后、躯体前驱、卧位或用力屏气、腹压增高时可加重。返流物刺激食管痉挛导致胸痛，疼痛发生在胸骨后或剑突下。严重时可为剧烈刺痛，并向背部、胸部、肩部、颈部、耳后放射，此时酷似心绞痛。部分患者也可出现吞咽困难，是由食管痉挛或功能紊乱导致，症状呈间歇性，进食固体或液体食物均可发生。少数由于食管狭窄引起，症状呈持续性进行性加重，有严重食管炎或并发食管溃疡者，可伴吞咽疼痛。

3. 食管以外刺激症状及其他症状

如声嘶、咳嗽、哮喘、咽喉炎、龋齿等，也可导致鼻窦炎和反复发作中耳炎。部分患者有咽部不适、异物感、棉团感，但不伴有吞咽困难，称为癔球症。

4. 并发症

上消化道出血是因食管黏膜炎症、糜烂或溃疡所致，可有呕血和/或黑便，食管黏膜不断少量出血可致轻度缺铁性贫血，溃疡偶可见大量出血；食管狭窄；Barrett 食管是食管腺癌的主要癌前病变。

5. 辅助检查

患者多需要行胃镜检查，动态 24 小时食管 pH 以及胆汁返流监测，食管压力测定，质子泵抑制（proton-pump inhibitor，PPI）试验，钡餐检查等。内镜与活组织检查是诊断返流性食管炎最准确的方法，其他食管吞钡 X 线检查可作为辅助参考。

（二）治疗措施

1. 内科治疗

大多数的 GERD 患者疾病呈慢性和复发性，内科治疗的目的为减轻返流及减少胃分泌物的刺激及腐蚀。内科治疗适用于有轻度返流性食管炎症状或因高龄、合并其他疾病及不愿手术者。

（1）改变不良生活方式：睡眠时抬高床头 15～20 cm，睡前勿进食，避免食用可能诱发返流症状的食物，如咖啡、巧克力、辛辣或酸性食物、高脂饮食等，忌烟酒，均可减轻食管返流的发作。

（2）减少腹腔内压力：避免持重、弯腰等动作，勿穿过紧衣裤。对肥胖患者应减轻体重，减少腹内压及返流。积极治疗便秘。

（3）用药：包括促胃肠动力药和抑酸药。

2. 外科治疗

目的是修补裂孔疝、抗返流及纠正食管狭窄。手术的适应证：食管旁裂孔疝；裂孔疝合并有返流性食管炎，症状反复发作经内科治疗无效；返流性食管炎已出现严重并发症如反复呼吸道炎症、食管溃疡、出血、瘢痕性狭窄；巨大裂孔疝出现压迫或梗阻症状者。食管旁裂孔疝可行疝的修补，同时应行抗返流手术，以免术后发生返流。解除食管狭窄经扩张治疗无效者须手术治疗。

3. 中医治疗

体针主穴为内关、足三里，备穴为肝俞、胃俞、上腕、公孙。耳针取神门、胃、食管，中度刺激并留针。

4. 并发症的治疗

食管狭窄者除极少数严重纤维狭窄需行手术切除外，绝大部分狭窄可定期行内镜下食管扩张治疗。Barrett 食管可使用 PPI 治疗及长期维持治疗，加强随访，早期识别异型增生，发现重度异常增生或早期食管癌时及时手术。

（三）护理评估

1. 健康史

评估患者的一般情况，包括性别、年龄、文化程度、职业，是否吸烟、饮酒，自理能力如何，询问个人饮食情况、运动情况、生活习惯、住院次数等。了解患者的既往史、现病史、家族史、过敏史、主要症状、用药史等。了解有无与疾病相关的诱因和病因。

2. 身体状况

评估患者出现返流的时间，如是否在进食后。观察患者疼痛部位、性质及持续时间，询问患者有无吞咽困难、咳嗽等症状。可采用胃 Gerd-Q 量表进行评估。

3. 辅助检查

X 线检查能够显示严重的食管炎和食管裂孔疝；内镜检查是一种理想的确定食管炎的方法，能对食管炎进行分级，但不能用于观察返流本身；食管 24 小时 pH 监测，测酸是诊断返流性食管炎的金标准。

4. 心理—社会状况

了解患者对疾病的认知程度及态度、对治疗的信心，家庭关系及支持度，有无因生活质量下降导致的焦虑、抑郁心理，是否存在怀疑、悲观、无奈等情绪反应。

（四）主要护理问题

（1）疼痛：与返流物刺激有关。

（2）舒适的改变：与疾病引起胸骨后灼热不适、伴呃逆、嗳气、恶心等有关。

（3）睡眠形态紊乱：失眠与担忧病情有关。

（4）营养失调：低于机体需要量与疼痛及吞咽困难导致摄入过低有关。

（5）焦虑：与症状反复出现、疾病迁延不愈有关。

（五）护理措施

1. 一般护理

指导患者症状严重时卧床休息，减轻肌肉张力，同时应尽量采用左侧卧位，由于重力的作用使食管自胃推进的左旋蠕动波被伸直，并使胃食管连接区在一个较胃池相对低垂的位置。症状较轻时，可适当活动，加快胃排空，促进肠蠕动，缓解便秘。应加强口腔护理，因为返流物溢入口腔，食物残渣腐败后易滋生细菌，继发真菌感染，可引起口腔溃疡等，故对于能自理者劝告患者早晚刷牙，餐后漱口；若出现口腔溃疡，可根据感染菌使用针对性的口腔护理液。肥胖患者应减轻体重，保持大便通畅，不宜穿太紧的内衣，避免经常弯腰及重体力劳动。积极参加文化体育活动，打太极拳、跑步、打羽毛球等，保证足够的睡眠。

2. 饮食护理

患者应进食清淡、易消化食物。餐后不宜立即卧床，白天进食后慢走或端坐 30 分钟，睡前不进食，抬高床头 15～20 cm，减少夜间胃液返流。避免不能耐受的食物，以防诱发恶心和疼痛，增加胃内压力。合理安排食谱，避免过多食用咖啡、巧克力等诱发返流的食物；忌食过冷、过热、辛辣等刺激性食物。指导患者少食多餐，细嚼慢咽，改变饱餐习惯，减少胃膨胀及食物残留，餐后及返流后饮温开水适量以减少食物对食管的刺激；吞咽固体食物有困难时给予流质和半流质饮食。适当增加蛋白质摄入，如瘦猪肉、牛肉、鸡肉、豆制品等，补充营养并加快机体修复。

3. 用药护理

根据医嘱给予患者抑酸治疗（如奥美拉唑）和促胃动力药（如西沙比利）。告知患者药物的作用、服用方法及注意事项。用药过程中注意观察药物的毒副作用，如口干、腹泻等。促进胃肠动力的药物宜在饭前 15～30 分钟服用，抑制胃酸分泌的药物宜餐后 30 分钟至 2 小时服用，胃黏膜保护剂宜饭前 1 小时或睡前服用。

4. 心理护理

胃食管反流病常有反酸、呃逆或伴反食、有酸味或苦味感觉，易产生紧张、焦虑、恐惧等不良心理问题。通过交流、观察及心理评估，了解每位患者的性格特征、对疾病的认识程度及心理反应。针对患者心理变化特点，以深厚的情感、温柔的语言、热忱的态度，对患者进行心理疏导、放松疗法、认知疗法等心理干预，帮助患者克服心理障碍。此外，充分发挥社会和家庭的作用支持、帮助患者，使患者保持良好的心情。

四、老年人消化性溃疡的护理

预习案例

患者，男，72 岁，退休干部，于 20 天前进食后出现上腹部不适伴呕吐多次，呕吐物多为胃内容物，呕吐后上腹部不适缓解，无腹泻腹痛，9 天前进行钡餐检查，无钡剂排出，而后给予胃肠减压。15 年前出现间断上腹痛，空腹时明显，进食后可自行缓解，偶见夜间饥饿痛醒，有胆结石史，高血压史，发病以来，小便正常，入睡困难，易醒，既往有吸烟史，每日 10～20 支，偶饮酒。护理评估：T 36.3℃，P 88 次/分，R 18 次/分，BP 130/70 mmHg，营养中等，腹平软，上腹部有压痛，无肌紧张、无反跳痛。辅助检查：大便隐血试验阳性，胃镜提示十二指肠溃疡，病理结果显示溃疡改变。入院诊断：幽门梗阻、十二指肠溃疡、高血压3级(极高危组)。

思考

1. 该患者目前有哪些主要的护理问题？

2. 为促进疾病恢复、减少并发症，我们应采取哪些有效的护理措施？如何进行健康教育？

消化性溃疡是临床上老年人的常见病和多发病，包括胃溃疡(gastric ulcer，GU)和十二指肠溃疡(duodelnal ulcer，DU)。老年消化性溃疡(peptic ulcer in the aged，PUA)是指60岁以上的老年人患有胃溃疡、十二指肠溃疡或同时患有胃、十二指肠溃疡，亦可发生于食管下段、胃空肠吻合口周围及含有异位胃黏膜的梅克尔憩室(又称回肠远端憩室，是胚胎期卵黄管退化不全所致的残留物，是儿童期较常见的消化道畸形，发生率为1%~2%)。溃疡不同于糜烂，其黏膜缺损超过了黏膜肌层，多数患者具有典型临床特点，即慢性、周期性、节律性上腹痛。DU多见于青壮年，而GU多见于中老年人。老年人胃溃疡的发病率高于年轻人，据统计，国内65岁以上的老年人胃溃疡发病率为5.2%，70岁以上增至8.5%。但也有部分老年消化性溃疡属于十二指肠球部溃疡和胃复合溃疡。老年消化性溃疡往往具有不典型的临床症状，且随着年龄增长容易引起各种并发症，严重损害身体健康，严重者甚至会引发其他消化系统恶性疾病，从而威胁到生命安全。

(一)临床表现

1. 疼痛

消化性溃疡所致的疼痛多具有慢性、长期反复、规律发作的特点，但由于老年人消化道粘膜呈退行性变，对溃疡疼痛不敏感，又有非甾体抗炎药的止痛作用，所以疼痛症状并不典型。老年人消化性溃疡疼痛程度往往较轻，少部分患者在病程中不觉疼痛，直至出现并发症才被诊断，被称为无痛性溃疡。另外，老年人消化性溃疡所致的上腹痛缺乏节律性，相当一部分老年患者疼痛部位模糊，易误诊为其他疾病。

2. 急性症状

老年人消化性溃疡易表现出急性症状，如疼痛、出血、梗阻及穿孔。部分患者以出血、穿孔、幽门梗阻为首发症状，有时伴有非特异性表现，如腹部饱胀感、食欲不振、恶心及无痛性呕吐、体重减轻、心悸、头晕、胸闷等继发性贫血的表现等。

3. 并发症

老年人消化性溃疡易发生并发症，主要包括出血、穿孔、幽门梗阻、癌变。

(1)出血：高龄、女性、基础疾病、非甾体抗炎药、非阿司匹林类抗凝血药、幽门螺杆菌感染、复合性溃疡是其独立危险因素，65岁以上患者出血的发生率明显升高，75岁以上患者则进一步增高，非甾体抗炎药引起的出血风险要高于幽门螺杆菌感染。

(2)穿孔：急性穿孔是消化性溃疡最严重的并发症，如果突然发生上腹部剧烈疼痛，即应考虑穿孔的可能。大部分老年人虽有穿孔，但其疼痛并不十分明显，观察病情时，注意其差异性。

(3)幽门梗阻：良性幽门梗阻多由消化性溃疡所致，梗阻时给予胃肠减压持续负压引流，可显著改善腹胀，有利于溃疡面的愈合。

4. 辅助检查

(1)胃镜和胃黏膜组织活检：是确诊消化性溃疡首选的检查方法，可直接观察溃疡部位、大小、性质、分期。鉴别胃的良性和恶性溃疡必须由活组织检查来确定。

(2)X 线钡餐检查：适用于对胃镜检查有禁忌证或不愿接受胃镜检查者。龛影是直接征象，对溃疡诊断有重要价值。

(3)幽门螺杆菌(helicobacter pylori，HP)检测：有无幽门螺杆菌感染决定治疗方案的选择。检测方法分为侵入性和非侵入性两大类。侵入性检测需通过胃镜取黏膜活检，主要包括快速尿素试验、组织学检查和幽门螺杆菌培养。快速尿素酶试验是侵入性检查的首选方法。非侵入性检测主要有血清学检查及 C13 呼气试验，可作为根除治疗后复查的首选方法。

微课：幽门螺杆菌的前世今生

(4)胃液分析和血清胃泌素测定：一般仅在疑有胃泌素瘤时做鉴别诊断之用。

(5)大便隐血试验阳性：提示溃疡处于活动期，一般经治疗 1~2 周内可转阴，如持续阳性，应考虑癌变。

(二)治疗措施

治疗的目标是消除病因、缓解症状、愈合溃疡、防止复发和防治并发症。

1. 药物治疗

(1)降低胃酸药物：包括抗酸药和抑制胃酸分泌药两类。抗酸药为一类弱碱药物，常用药物有氢氧化铝凝胶、铝碳酸镁、复方氢氧化铝等。抑制胃酸分泌的药物包括 H_2 受体拮抗药和质子泵抑制药，H_2 受体拮抗药常用药物有雷尼替丁、西咪替丁，质子泵抑制药常见药物有奥美拉唑、兰索拉唑、泮托拉唑、雷贝拉唑等。抗酸药常于餐中及餐后即刻服用，或餐前服用，对于老年人要特别注意抗酸药物引起的便秘和腹泻；若需同时服用抑酸药，则两药应间隔 1 小时以上服用；静脉给药需控制速度，速度过快可引起低血压和心律失常，不良反应一般为乏力、头痛、嗜睡和腹泻；吸烟可降低药物疗效，故应鼓励患者戒烟。

(2)胃黏膜保护药物：胶体枸盐酸铋剂(colloidal bismuth，CBS)，通过与溃疡面渗出的蛋白质相结合，形成一层防止胃酸与胃蛋白酶侵袭的保护屏障，有抗幽门螺杆菌作用，不良反应少，为避免胶体铋剂在体内过量蓄积，故不能连续长期用；服药过程中可使牙齿、舌变黑，可使用吸管吸入；部分患者服药后出现便秘和黑便，停药后可自行消失。硫糖铝与 CBS 作用相似，但不能抗 HP，由于该药在酸性环境中作用强，故应在三餐前及睡前 1 小时服用，且不宜与制酸剂同服，该药不良反应轻，主要为便秘、皮疹。米索前列醇，具有抑制胃酸分泌，增加胃十二指肠黏膜的黏液和碳酸氢盐分泌和增加黏膜血流等作用，常见不良反应为腹泻。

(3)根除 HP 治疗：根除 HP 治疗可使大多数 HP 相关溃疡患者完全达到治疗目的，目前推荐采用以质子泵抑制药或胶体铋剂为基础加上两种抗生素的三联治疗方案。阿莫西林服用前应询问患者有无青霉素过敏史，使用过程中注意有无迟发型过敏反应的出现，如皮疹。甲硝唑可引起恶心、呕吐等胃肠道反应，应在餐后半小时服用。

2. 手术治疗

对于内科积极治疗无效且病情加重的患者或考虑恶性溃疡等并发症的消化性溃疡者可考虑外科手术治疗。

(三)护理评估

1. 健康史

评估患者的一般情况，包括患者的性别、年龄、文化程度、职业，是否吸烟、饮酒，自理能力如何，询问个人饮食情况、运动情况、生活习惯、住院次数等。了解患者的既往史、现病史、家族史、过敏史、主要症状、用药史等。有无 HP 感染、胃黏膜保护作用是否正常、有无胃排空延缓和胆汁反流现象、有无使用解热镇痛药等。

2. 身体状况

评估患者是否出现疼痛，是否与进食有关。观察患者疼痛部位、性质及持续时间，有无呕血、黑便、穿孔等并发症出现，有无体重减轻、营养不良、贫血、周围循环衰竭等全身症状。

3. 辅助检查

包括血常规、大便常规检查，大便隐血试验、HP 检测。出血后 24~48 小时行急诊内镜检查，为上消化道出血的首选诊断方法。

胃肠镜检查前后的健康宣教(视频)

4. 心理—社会状况

评估患者有无紧张、恐惧或焦虑的心理反应，尤其是反复出血者，有无悲观、沮丧、对治疗失去信心、不合作等情绪；患者及家属对疾病及治疗的认识程度。了解患者家庭成员的基本情况、家庭结构、家庭生活周期、家庭功能、家庭危机、家庭资源等。

(四)主要护理问题

(1)疼痛：与胃酸刺激溃疡面、或溃疡穿孔引起上腹部疼痛有关。
(2)舒适度改变：与腹胀、反酸、嗳气和呕吐有关。
(3)体液不足：与消化道出血、持续胃肠减压、体液丢失有关。
(4)有跌倒的危险：与贫血、年纪大、精神差有关。
(5)潜在并发症：出血、穿孔、幽门梗阻、癌变。
(6)恐惧：与担忧出血导致生命或健康受到威胁有关。
(7)焦虑：与病情长、反复、负性心理有关。
(8)知识缺乏：缺乏疾病和用药相关知识。

（五）护理措施

老年消化性溃疡的护理目标是促进疾病恢复、避免并发症、加强自我管理、维持及促进老年人的正常功能。护理过程中应考虑老年期变化对疾病以及护理的影响。

1. 一般护理

症状较重或有并发症者，应卧床休息，以缓解疼痛等症状；溃疡缓解期，鼓励患者适当活动，避免餐后活动。指导老年患者改变不良的生活方式，适度运动。

2. 饮食护理

指导患者定时定量规律进食以维持正常消化活动的节律，避免餐间零食和睡前进食；患者宜少食多餐，避免过饱，少食可避免胃窦部过度扩张引起的促胃液分泌增加，以减少胃酸对病灶的刺激，多餐可经常保持胃内适量的食物以中和胃酸，利于溃疡面的愈合；进食时要细嚼慢咽，以减少对消化道过强的机械刺激，同时咀嚼可增加唾液分泌，后者具有稀释和中和胃酸的作用。选择营养丰富、易于消化的食物，溃疡活动期主食应以面食为主；适量摄入具有中和胃酸的食物如脱脂牛奶；避免食用对胃黏膜有较强刺激的生、冷、硬的食物及粗纤维多的蔬菜水果，如洋葱、芹菜及韭菜等；忌用强刺激胃酸分泌的食品和调味品如油炸食物以及浓咖啡、浓茶、酸醋及辣椒等。

3. 症状护理

观察患者腹部疼痛的部位、性质、程度、持续时间、疼痛与饮食的关系、伴随症状及诱发因素、疼痛有无规律性、有无季节性等。帮助患者认识和去除病因。对服用非甾体抗炎药者，若病情允许，应立即停药；对嗜烟酒者，制订戒烟酒计划。指导患者缓解疼痛的方法如采用局部热敷或针灸等方法止痛。监测生命体征及腹部体征的变化，及时发现并发症。注意观察患者呕血便血的程度，监测脉搏、呼吸、血压及神志改变等；观察有无呕吐、呕吐物的颜色、量、性质、次数及气味等，频繁呕吐时要注意观察尿量、有无脱水征、营养不良等；对突发性腹部剧痛，应注意有无穿孔的发生；急性穿孔和瘢痕性幽门梗阻时，应立即遵医嘱做好各项术前准备；急性幽门梗阻时，注意观察患者呕吐量、性质、气味，准确记录出入水量，禁食禁水、行胃肠减压，保持口腔清洁，遵医嘱静脉输液，做好解痉药和抗生素的用药护理。

4. 用药护理

老年人肝肾功能均有不同程度的减退，用药应个体化、从小剂量开始，密切注意药物的不良反应。熟悉各类药物的疗效、副作用，掌握老年患者的用药情况并给予用药指导。

5. 心理护理

紧张、焦虑的心理可增加胃酸分泌，是诱发和加重老年人消化性溃疡的重要因素，护理人员应指导和帮助患者调整自身情绪，正确认识和对待消化性溃疡，并保持良好的精神状态。在避免负性情绪的同时也要防止过度的兴奋与惊喜，保持平和、乐观、开朗的情绪，克服不良的心理影响。教会患者身体放松的方法，积极争取家庭和社会的支持，保持良好心态。

6. 健康指导

(1)疾病知识指导：讲解引起和加重溃疡病的相关因素。嘱咐患者生活应有规律，劳逸结合，避免过度紧张和劳累，选择合适的锻炼方式，提高机体抵抗力。养成良好的饮食习惯及卫生习惯，戒除烟酒，避免摄入刺激性食物。

(2)用药指导：指导患者遵医嘱服药，学会观察药物疗效和不良反应，不随意停药或减量，避免病情复发。慎用或勿用阿司匹林、泼尼松、咖啡因及利血平等致溃疡的药物。

(3)识别并发症并及时就诊：告知患者用药治疗后若上腹疼痛节律发生变化或加剧，或出现呕血、黑便等，应立即就诊。

7. 上消化道大出血的护理

上消化道大出血一般是指在数小时内失血量超过 1000 mL 或超过循环血量的 20%，是临床常见急症，以消化性溃疡并发上消化道出血最为常见。病情变化快或病情严重者，可导致急性周围循环衰竭、休克、甚至危及生命。上消化道大出血典型特征性的临床表现为呕血和血便，其次有发热、氮质血症等，还有头昏、心悸、乏力、直立性晕厥、口渴、肢端冷感、心率加快、血压偏低等症状。当出血量进一步加大，或出血速度加快影响到有效循环血量时患者会出现周围循环衰竭、休克症状。

(1)休息：大出血时患者要绝对卧床休息、头偏向一侧，取下义齿；对于清醒的患者嘱其吐出口中血块和分泌物等；昏迷者要及时帮助其清除口腔内容物，保持呼吸道通畅，同时防止误吸和窒息。

(2)迅速建立静脉通路：迅速建立 2~3 条静脉通道，穿刺成功后及时留取血常规、电解质、出凝血时间、血型、输血前四项等血液标本，同时为患者输血做好准备；遵医嘱输液、输血以保证有效循环血容量，患者出血量超过 1500 mL 可遵医嘱加压输液、输血。密切观察输液、输血反应，注意控制输液速度，避免因输液过快、过多而引起肺水肿、原有心脏病加重和心衰。

(3)备抢救物品：遵医嘱予以心电监护、血氧饱和度监测、吸氧，同时备好吸痰器、止血药、升压药和镇静药等抢救物品。

(4)病情观察：观察患者的神志、瞳孔变化、皮肤与甲床色泽、每小时尿量等并做好记录。注意观察呕血前的征兆，如果患者感到头昏乏力，喉部痒感、异物感，烦躁不安，频繁呃逆，胃部饱胀、烧灼感、口渴，四肢发冷，血压下降和脉速时，提示消化道可能再次出血，应积极做好抢救准备。若治疗过程中，患者血压不升高或升高后又下降，提示存在继续出血。24 小时内失血量超过 1000 mL 或超过循环血量的 20%，患者收缩压 <90 mmg，心率>110 次/分，血红蛋白浓度<70 g/L 时，患者病情危重，提示上消化道大出血。有高血压病史的患者，如果 24 小时内血压下降超过基础血压的 20%也应考虑上消化道大出血发生，应立即报告医生。

(5)用药：遵医嘱予以静脉、口服止血药及抑制胃酸分泌的药物。因大出血患者常可出现恐惧的心理状态，必要时可遵医嘱给予镇静药。

注射用生长抑素主要用于严重急性食道静脉曲张出血，严重急性胃或十二指肠溃疡出血，或并发急性糜烂性胃炎或出血性胃炎，以及胰腺疾病引起的出血。具体用法及剂量是先缓慢静脉推注 0.25 mg，而后通过输液泵给药，以每小时 0.25 mg 的速度持续静脉滴注。在两次输液给药间隔大于 3~5 分钟的情况下，应重新静脉注射本品 0.25 mg，以确保给药的连续性。当出血停止后（一般在 12~24 小时内），继续用药 48~72 小时，以防再次出血。给药速度过快，容易引起恶心呕吐，诱发再次出血。

凝血酶粉广泛用于局部止血，可采取口服、局部灌注或内镜下喷洒等方法，凝血酶冻干粉严禁注射，如误入血管可导致血栓形成局部坏死危及生命。凝血酶冻干粉必须直接与创面接触，才能起止血作用，应新鲜配制使用。抑制胃酸分泌的药物有艾斯奥美拉唑、奥美拉唑等对消化性溃疡引起的出血效果较好，可用于静脉滴注和静脉注射，出血停止后可改为口服。

凝血酶与血凝酶(视频)

（6）内镜治疗：消化性溃疡合并上消化道出血做好急诊胃镜的准备，首先遵医嘱予以纠正休克、补充血容量、改善贫血，做好生命体征的测量，当收缩压<80 mmHg 或基础压降低 25%以上、心率>120 次/分，血红蛋白<60 g/L 不宜采用。

（7）手术：配合介入治疗准备，如若效果不好，采取手术治疗。

（8）饮食：出血期间应禁食，消化性溃疡引起的出血可在出血停止 24 小时后进食温凉流质，根据病情逐渐过渡到半流质、软食，避免粗糙坚硬或刺激性食物。

（9）安全：患者在排便时或便后起立时易晕厥，告知患者排大小便时在床上使用便盆或尿壶。待病情平稳后起立、站起时动作要缓慢，避免出现头晕，心慌不适症状，出汗时要立即卧床休息，及时告知医护人员。

（10）心理护理：尽量关心、体贴、安慰患者，向患者和家属解释出血是暂时的，经过治疗是可以纠正的，使其消除紧张和恐惧心理，使患者克服心理障碍，树立战胜疾病的信心，积极配合医护人员的救治工作。

8. 健康指导

（1）针对原发病进行健康教育：引起上消化道出血的病因很多，应帮助患者及家属有针对性地掌握与疾病相关的知识，减少再度出血的危险。在医生指导下积极治疗原发病，如消化性溃疡等。

（2）饮食指导：注意饮食卫生和饮食规律，进食营养丰富、易消化的食物，避免过饥、暴饮暴食，避免进食粗糙、油炸、粗纤维的食物，避免过冷、过热、产气多的食物和饮料，务必戒烟、戒酒。

（3）生活指导：生活起居有规律，劳逸结合，保持豁达乐观的心境，注意心身平衡，避免长期精神紧张，过劳过累。

（4）用药指导：指导患者合理用药，应尽量少用或不用对胃有刺激性的药物，如必须使用时，应同时使用保护胃黏膜药物，并定期复查。

（5）指导患者识别出血和处理：患者和家属应学会识别早期出血表现及应急措施，如出现头晕、心悸、呕血、黑便等症状时，立即卧床休息，减少活动，头偏向一侧。若症状无缓解，应立即送医院治疗。

五、老年人消化系统的康复护理

预习案例

患者，男，70岁，退休干部，于3天前进食后出现上腹部不适，黑便2天，15年前出现间断上腹痛，空腹时明显，进食后可自行缓解，偶见夜间饥饿痛醒，患有高血压，发病以来，小便正常，入睡困难，易醒，既往有吸烟史，每日10~20支，偶饮酒。入院诊断：十二指肠溃疡、高血压3级(极高危组)。

思考

1. 结合患者情况，请制定出相应的康复护理措施。

老年人消化系统疾病康复护理重在将康复的技能及方法传授给患者及并发症的预防，以提高患者生活质量。通过收集老年患者的相关资料，做出康复评定，给予康复治疗，最后结合康复宣教，制订合理的个性化方案，依靠护理人员的专业知识及技能，采用适当方法，逐项落实，以达到预期的治疗目的。

（一）康复护理评定

1. 生理功能评定

(1)疼痛：采取疼痛评估的各种方法，如采用视觉模拟评分法(visual analogue scale, VAS)。

(2)消化功能评定：①胃液分泌功能检查，萎缩性胃炎时空腹血清胃泌素明显升高，而胃液中胃酸分泌缺乏。②肝功能评定，肝功能失代偿期时转氨酶常有轻、中度增高，一般以ALT(GPT)增高较显著。

2. 日常生活能力评定

可采用ADL评分表评估。

3. 心理评定

采用宗式焦虑自评量表、宗式抑郁自评量表评估。

（二）康复治疗

1. 物理因子疗法

能促进胃血液循环及营养状况、促进胆汁分泌，调节胃黏膜的分泌功能，具有消炎解痉止痛，改善循环和防治消化不良等作用，常用仪器有胃肠治疗仪、水疗仪等。

2. 运动疗法

按个人需要拟定规律的活动计划，低强度运动对胃酸分泌或胃排空有一定的影响，随着运动强度的增加，胃酸分泌明显减少。对于慢性十二指肠溃疡患者，在运动中或在静息期均出现高酸反应，对于老年人，不建议中等至大强度运动，应以低强度运动为宜，如散步、慢跑、做操、打太极等。加强肌肉运动，指导患者进行增强膈肌、腹肌的运动，以增加胃肠道蠕动和肌张力。

3. 心理治疗

能有效改善或消除患者忧郁、焦虑和抑郁心理。一般采用心理支持、疏导的治疗方法，鼓励患者正确认识疾病，树立战胜疾病的信心，积极配合治疗，使患者从心理支持系统中得到帮助、消除心理障碍。

（1）放松训练：通过肌肉放松、气功等技术来完成放松训练、舒缓焦虑的情绪。

（2）认知疗法：改变患者的错误认识，消除患者紧张、恐惧心理。如对功能性胃肠病患者，告知其所患疾病，并没有器质性改变，以解除患者的顾虑，提高对治疗的信心。

4. 生物反馈治疗

生物反馈治疗是一种纠正不协调排便行为的训练法。主要用于治疗肛门括约肌失调、盆底肌、肛门外括约肌排便时矛盾性收缩导致的便秘。

（三）康复护理措施

1. 饮食护理

保持健康的饮食习惯尤为重要，切忌饮食过快过饱，应戒烟、戒酒，避免不良刺激。过饱过快饮食易导致消化吸收障碍，吃零食会破坏胃消化酶的正常分泌规律，造成“积劳成病”；吸烟可增加溃疡病和胃癌的发生率；过量饮酒则可损伤黏膜，造成胃出血、穿孔等；过于辛辣刺激的食物可引起胃肠道黏膜充血，形成慢性胃肠炎。

2. 心理护理

护理过程中应理解、同情患者，使患者能适应角色，保持良好的心态，积极配合治疗，护理人员应时刻掌握康复对象的心理动态，除心理康复治疗外还应及时地、耐心地做好心理护理工作。洞察患者心理和了解患者思想动态情况，随时捕捉患者的思想波动，为患者提供及时有效的心理疏导，排除心理障碍，增加患者的康复信心。

（曾育峰　谌　静）

第十节　老年人血液系统

一、血液系统老化的改变

（一）老年人血液系统的特点

老年人骨髓中具有造血功能的红骨髓容量减少，造血功能的应激能力下降；T淋巴细胞、B淋巴细胞发生功能变化，免疫功能减低，易发生感染和肿瘤；血液循环中丙种球蛋白增加，可使血沉加快；血小板黏附性和聚集性增加。

（二）老年人骨髓造血功能的生理性改变

老年人的骨髓腔变小，造血组织逐渐减少，造血干细胞的再生能力明显较年轻人低，部分骨髓细胞被脂肪和结缔组织所代替，红骨髓变为黄骨髓，同时网状骨质减少。造血干细胞的再生能力明显较年轻人低，70 岁以上老年人的造血组织可减少一半，胸腺、淋巴组织和脾也逐渐萎缩。

（三）老年人造血生长因子的生理性改变

老年人造血干、祖细胞增殖能力减弱，红细胞生成素产生减少，其他造血生长因子：粒细胞集落刺激因子、粒—巨噬细胞集落刺激因子、血小板生成素减少。

（四）老年人血液成分的生理性改变

红细胞的寿命随着增龄而轻度缩短，老年男性的外周血红蛋白水平和血细胞比容下降，但其下降幅度较小，而老年女性的外周血红蛋白水平变化幅度不定。红细胞 2，3-二磷酸甘油酸的水平也随着增龄出现下降的趋势。外周血中白细胞总数不随年龄增大而变化，但中性粒细胞核分叶过多，可有 4 个核或更多叶的核。随年龄增长，T 淋巴细胞的绝对计数及相对计数开始减少。老年人血小板数无明显变化，但血小板的黏附性和聚集性增高，凝血因子活性增强，纤溶系统相对活跃，因此老年人血液常处于高凝状态，易发生血栓，且血液中摄入的铁、叶酸、维生素 B_{12} 减少。

（五）老年人常见或多发的血液病

贫血、多发性骨髓瘤、淋巴瘤、慢性淋巴细胞白血病、出血性与血栓性疾病在老年人中常见。

二、老年人多发性骨髓瘤的护理

预习案例

患者，男，83 岁，因浑身乏力、臀部疼痛半月余入院。既往体健，无家族史。体格检查；T 36.6°C，P 88 次/分，R 17 次/分，BP 139/79 mmHg。血常规：红细胞 1.3×10^{12}/L，白细胞 5.4×10^{9}/L，血小板 206×10^{9}/L。骨髓象：骨髓中浆细胞异常增生，并伴有质的改变。蛋白尿（+++）。影像学：盆骨 X 线有溶骨性损害。

思考

1. 该患者可能患了什么疾病？常见治疗措施有哪些？
2. 该患者常见护理问题有哪些？护理措施是什么？

多发性骨髓瘤（multiple myeloma，MM），是发生于 B 淋巴细胞的恶性浆细胞肿瘤。骨髓瘤细胞在骨髓内克隆性增殖，引起溶骨性骨骼破坏；骨髓瘤细胞分泌单株免疫球蛋白，正常的多株免疫球蛋白合成受抑，本周蛋白随尿液排出；常伴有贫血，肾衰竭和骨髓瘤细胞髓外浸润所致的各种损害。

（一）临床表现

1. 骨骼损害

骨髓瘤细胞在骨髓中增生，刺激由基质细胞衍变而来的成骨细胞过度表达白细胞介素-6(IL-6)，激活破骨细胞，导致骨质疏松及溶骨性破坏。骨痛为常见症状，以腰骶部最多见，其次为胸背部、肋骨和下肢骨骼。活动或扭伤后剧痛者有自发性骨折的可能。单个骨骼损害称为孤立性浆细胞瘤。

2. 感染

感染是MM患者的首位致死原因。由于正常多克隆免疫球蛋白及中性粒细胞减少，免疫力下降，容易发生各种感染，如细菌性肺炎和尿路感染，甚至败血症。病毒感染以带状疱疹多见。

3. 贫血

贫血的发生与骨髓瘤细胞浸润抑制造血、肾功能不全等有关。90%以上患者出现程度不一的贫血，部分患者以贫血为首发症状。疾病早期贫血轻，后期贫血严重。

4. 高钙血症

高钙血症发生机制主要包括破骨细胞引起的骨再吸收和肾小球滤过率下降导致钙的清除能力下降，患者血钙升高多表现为呕吐、乏力、意识模糊、多尿或便秘等。

5. 肾功能损害

肾功能损害是本病的重要表现之一。临床上主要表现为蛋白尿、管型尿和急、慢性肾衰竭。急性肾衰竭多因脱水、感染、静脉肾盂造影等引起。肾衰竭是本病仅次于感染的致死原因。慢性肾衰竭的发病机制：游离轻链（本周蛋白）被近曲小管吸收后沉积在上皮细胞胞质内，使肾小管细胞变性，功能受损，如蛋白管型阻塞，则导致肾小管扩张；高血钙引起多尿以及少尿；尿酸过多，沉积在肾小管，导致尿酸性肾病。

6. 高黏滞综合征

高黏滞综合征发生率为2%~5%。临床表现为头痛、眩晕、眼花、耳鸣、手指麻木、冠状动脉供血不足、慢性心力衰竭、意识障碍甚至昏迷。血清中M蛋白增多，尤其是IgA易聚合成多聚体，使血液黏滞性过高，引起血流缓慢、组织淤血和缺氧。在视网膜、中枢神经和心血管系统尤为显著。

7. 出血倾向

出血的主要原因为血小板减少，且M蛋白包在血小板表面，影响血小板的功能；凝血障碍（M蛋白与纤维蛋白单体结合，影响纤维蛋白多聚化，M蛋白尚可直接影响因子Ⅷ的活性）及血管壁因素也是出血的重要原因（高免疫球蛋白血症和淀粉样变性损伤血管壁）。临床表现多为鼻出血、牙龈出血和皮肤紫癜。

8. 淀粉样变性和雷诺现象

少数患者，尤其是IgD型患者，可发生淀粉样变性，常见舌、腮腺肿大，心脏扩大，腹泻或便秘，皮肤苔藓样变，外周神经病变以及肝、肾功能损害等。如M蛋白为冷球蛋白，则引起雷诺现象。

9. 髓外浸润

(1)器官肿大：如淋巴结、肾、肝和脾肿大。

(2)神经损害：胸、腰椎破坏压迫脊髓所致截瘫较常见，其次为神经根受累；若出现多发性神经病变，则表现为双侧对称性远端感觉和运动障碍。如同时有多发性神经病变(polyneuropathy，P)、器官肿大(organomegaly，O)、内分泌病(endocrinopathy，E)、单株免疫球蛋白血症(monoclonal gammopathy，M，也叫M-蛋白)和皮肤改变者(skin changes，S)，称POEMS综合征。

(3)髓外浆细胞瘤：孤立性病变位于口腔及呼吸道等软组织中。

(4)浆细胞白血病：系骨髓瘤细胞浸润外周血所致，浆细胞超过2.0×10^9/L时即可诊断，大多属IgA型，其症状和治疗同其他急性白血病。

(二)治疗措施

1. 无症状或无进展的多发性骨髓瘤

患者可以选择观察病情，每3个月复查1次。

2. 有症状的多发性骨髓瘤

(1)化学治疗：初始治疗为诱导化疗。来那度胺为有效的沙利度胺类似物，与地塞米松联合用于治疗复发/难治性多发性骨髓瘤。

(2)干细胞移植：自体干细胞移植可提高缓解率，改善患者总生存期和无事件生存率，适合移植患者的标准治疗。疗效与年龄、性别无关，与常规化疗敏感性、肿瘤负荷大小和血清β2-微球蛋白水平有关。

(3)骨病的治疗：二磷酸盐有抑制破骨细胞的作用，如唑来膦酸钠每月4 mg静脉滴注，可减少疼痛，部分患者出现骨质修复。放射性核素内照射有控制骨损害、减轻疼痛的疗效。

(4)高钙血症：每日补液2000～3000 mL进行水化和利尿，保持尿量每天大于1500 mL；使用二磷酸盐、糖皮质激素和(或)降钙素治疗。

(5)贫血：可考虑促红细胞生成素治疗。

(6)肾功能不全：水化、利尿治疗，减少尿酸形成和促进尿酸排泄；有肾衰竭者积极透析；慎用非甾体类抗炎镇痛药；避免使用静脉造影剂。

(7)高黏滞综合征：又称高黏血症，血浆置换可用于有症状的高黏滞综合征患者。

(8)感染：若出现感染症状应用抗生素治疗。对粒细胞减少的患者可给予重组人粒细胞刺激因子(G-CSF)。

(三)护理评估

1. 健康史

了解患者是否有电离辐射、慢性抗原刺激、EB病毒或卡氏肉瘤相关的疱疹病毒感染史。

2. 身体状况

观察患者发热症状，是否有上呼吸道感染、肺炎、泌尿系统感染；是否有骨质疏松、肾脏病变。

3. 辅助检查

监测血象、骨髓象、血液生化、单株免疫球蛋白血症、血钙、磷测定、血清 β_2 微球蛋白和血清白蛋白、C-反应蛋白和血清乳酸脱氢酶、尿和肾功能，细胞遗传学、影像学检查等有无异常。

4. 心理—社会状况

大多数患者在确诊后会产生恐惧、烦躁、焦虑、悲观等一系列严重的心理问题，这些不良心理反应对疾病的治疗及转归极为不利，因此护士应评估患者的心理状态，鼓励患者以积极的态度对待疾病，保持情绪稳定，树立信心，积极配合治疗。

（四）主要护理问题

（1）疼痛：与骨髓瘤细胞浸润骨骼和骨膜有关。

（2）活动无耐力：与贫血有关。

（3）组织完整性受损：与血小板减少引起出血倾向有关。

（4）排尿异常：与肾功能损害有关。

（5）有受伤的危险：与骨质破坏、骨质疏松引起病理性骨折有关。

（6）有感染的危险：与机体免疫防御能力下降有关。

（7）有皮肤完整性受损的危险：与长期卧床局部皮肤受压过久引起压力性损伤有关。

（五）护理措施

1. 病情观察

了解患者骨痛的部位、性质、程度，一般多位于身体负重处，如腰骶部、下背部，如果出现某部位骨痛加重，可能发生病理性骨折，应及时处理；如果患者出现食欲不振、厌食、恶心、呕吐及多尿，则提示高钙血症的可能；观察患者有无贫血及出血的表现，如面色苍白，活动后心悸、气促，牙龈出血、视物模糊等；有无反复感染症状，反复感染是骨髓抑制的晚期征象，可导致患者免疫力降低；定期监测肾功能的变化，注意监测尿常规。

2. 休息与活动指导

（1）平日应睡硬板床加海绵垫，硬板床能使患者的骨骼、脊柱等保持平直，避免骨组织受到损伤；海绵垫使支持体重的面积宽而均匀，从而降低骨隆突部皮肤所受的压力，使患者感觉柔软、舒适，延长翻身的间隔时间。

（2）避免剧烈活动和扭腰、转体等动作。翻动患者时，要轻、稳、准、协调、用力均衡，避免推、拖、拉、拽，并注意上、下身保持在同一平面上，防止骨骼扭曲现象。以免摩擦、磨破患者的皮肤及引起翻身所致病理性骨折，使摆正体位处于功能位置。

（3）患者避免长时间站立、久坐或固定一个姿势，防止骨骼因负重发生变形。适度活动，以促使肢体血液循环。外出活动时，应由家人陪同以防跌伤。

（4）卧床休息时，应注意加强床旁护理，保持舒适卧位。

3. 饮食指导

指导患者进食高热量、高维生素、高钙、高蛋白质、低钠饮食，同时增加摄水量，保证每日尿量在1000~2500 mL。戒除烟酒，以消除钙吸收障碍的因素。多摄取粗纤维食物，保持排便通畅，预防便秘。

4. 症状护理

(1)骨痛：①患者应卧床休息，对疼痛剧烈的患者，给予镇痛药，卧床期间，协助患者洗漱、进食、大小便及个人卫生等；②对于长期卧床、全身多处骨痛的老年患者，应使用气垫床，协助卧床患者每1~2小时变换体位，保持患者肢体功能位，并予以肢体按摩，进行肢体被动或主动活动锻炼；③神经性疼痛的患者可给予局部封闭或理疗；④病理性骨折的患者，使用围腰夹板固定，不做弯腰及剧烈运动，使用辅助活动器具，保障活动安全，防止损伤，卧床期间进行被动肢体活动。

(2)贫血：轻度贫血患者可适当活动，应避免劳累，重度贫血期间须卧床休息。取半卧位，以利于呼吸。对于极度虚弱患者，应全面协助生活护理。

(3)出血：严密观察出血倾向，如面色苍白、乏力烦躁、生命体征异常、呕血、黑便、牙龈出血、鼻出血、血尿等。去除可能引起出血的因素，勿接触锐利物品，剪短指甲，勿抓皮肤、挖鼻孔、剔牙等，以免引起皮肤、鼻腔及口腔出血，勿用力大便，可鼓励患者多饮水，嘴唇可涂擦甘油以保持湿润。

5. 活动障碍的护理

帮助患者在可以活动的范围内进行活动，鼓励行走，防止骨骼进一步脱钙，为患者提供拐杖、手杖、靠背架等；活动时注意安全，防止摔伤；协助瘫痪卧床患者每1~2小时变换体位，并每日2次按摩下肢及做屈伸关节等被动活动；受压部位皮肤给予温热毛巾按摩或其他理疗，防止皮肤压力性损伤的发生。

6. 预防感染

指导患者养成良好的个人卫生习惯，注意用物清洁；保持休养环境整洁，空气流通，定时消毒；注意保暖，防止受凉感冒；少去公共场所，避免交叉感染；合理使用抗生素，护理操作时严格遵守无菌原则；骨髓受抑严重时，应考虑保护性隔离；监测体温的变化，每日测体温4~6次，及早发现感染征象。

7. 心理护理

评估患者的心理特点，根据患者不同的心理采取不同的护理措施。给予患者真诚的关心和帮助，多与其交流、沟通，介绍已康复病例，鼓励其建立乐观的心态。在患者疼痛及情绪消极时，尊重患者的感受并及时采取治疗及护理措施。同时关注患者家属的情绪，适时倾听其感受并真诚地予以帮助及理解，以避免家属的不良情绪影响患者。对不了解病情的患者，护士应配合医生及家属做好保密工作。

8. 健康教育

(1)疾病知识：告知患者易出现病理性骨折的原因，嘱其注意卧床休息，使用硬板床或硬床垫；适度活动可促进肢体血液循环和血钙在骨骼的沉积，减轻骨骼的脱钙。注意劳逸结合，尤其是老年患者，避免过度劳累、做剧烈运动和快速转体等动作。

(2)用药指导与病情监测：遵医嘱用药，有肾损害者避免应用损伤肾功能的药物，病情缓解后仍需定期复查与治疗。若活动后出现剧烈疼痛，可能为病理性骨折，应立即就医。注意预防各种感染，一旦出现发热等症状，应及时就医。

三、老年人淋巴瘤的护理

预习案例

患者，男，75 岁，因颈部淋巴结进行性肿大 1 个月余入院。既往体健，无家族史。体格检查：T 38.6℃，P 108 次/分，R 21 次/分，BP 108/69 mmHg。血常规：红细胞 4.3×10^{12}/L，中性粒细胞分类计数 9.0×10^{9}/L。颈部淋巴结活检：淋巴组织增生性病变，细胞核异型明显。

思考

1. 该患者可能患了什么疾病？常见治疗措施有哪些？
2. 该患者常见护理问题有哪些？护理措施是什么？
3. 该患者病情观察要点有哪些？

淋巴瘤起源于淋巴结和淋巴组织，与免疫应答过程中淋巴细胞增殖分化产生的某种免疫细胞恶变有关，是免疫系统的恶性肿瘤。淋巴瘤可发生于身体的任何部位，通常以实体瘤形式生长于淋巴组织丰富的组织器官中，其中以淋巴结、扁桃体、脾及骨髓等部位最易受累。原发部位可在淋巴结，也可在淋巴结外的淋巴组织。临床上以无痛性、进行性淋巴结肿大和局部肿块为特征，同时可有相应器官受压迫或浸润受损症状。组织病理学上将淋巴瘤分为霍奇金淋巴瘤（Hodgkin's lymphom，HL）和非霍奇金淋巴瘤（non-Hodgkin's lymphom，NHL）两大类。

淋巴瘤的发病年龄中位数接近 60 岁，20 年来其发病率以每年 8%～10%的速度上升，以老年淋巴瘤患者增加尤为明显。目前认为年龄超过 60 岁的淋巴瘤患者为老年淋巴瘤患者。淋巴瘤的发病率快速上升主要与人群寿命延长，机体免疫监视功能降低导致免疫功能紊乱有关，环境恶化也是包括淋巴瘤在内的肿瘤发病率持续升高的一个重要因素。

（一）临床表现

1. 霍奇金淋巴瘤（HL）

霍奇金淋巴瘤又称霍奇金病，老年霍奇金淋巴瘤一般表现为无痛性淋巴结肿大，80%为膈上淋巴结肿大，其病变侵及锁骨上淋巴结、纵隔淋巴结和腋窝淋巴结。肿大的淋巴结可以活动，也可互相粘连融合成块，触诊有软骨样感觉。少数可浸润器官组织或因深部淋巴结肿大压迫，引起各种相应症状（见 NHL），5%～16%的 HL 患者发生带状疱疹，发热、盗汗、瘙痒及消瘦等全身症状较多见。

2. 非霍奇金淋巴瘤（NHL）

除 HL 以外的淋巴瘤都属于 NHL。根据病理检查结果，进一步把 NHL 分为前体淋巴组织肿瘤、成熟B细胞肿瘤、成熟T和NK细胞肿瘤三大主要类别。

老年NHL可以发生在身体的任何部位，随年龄增长而发病增多，男性较女性为多；除惰性淋巴瘤外，一般发展迅速，有远处扩散和结外侵犯倾向，对各器官的侵袭较霍奇金淋巴瘤多，常以高热或各系统症状为主要临床表现。咽淋巴环病变占老年非霍奇金淋巴瘤的10%~15%，发生部位多在软腭、扁桃体，其次为鼻腔及鼻窦，临床有吞咽困难、鼻塞、鼻出血及颌下淋巴结肿大表现。胸部以肺门及纵隔受累最多，半数有肺部浸润或(和)胸腔积液。可致咳嗽、胸闷、气促、肺不张及上腔静脉压迫综合征等。累及胃肠道的部位以回肠为最多，其次为胃，结肠很少受累。临床表现有腹痛、腹泻和腹部包块，症状可类似消化性溃疡、肠结核或脂肪泻等，常因肠梗阻或大量出血施行手术而确诊。脾大仅见于较后期的病例。腹膜后淋巴结肿大可压迫输尿管，引起肾盂积水。肾损害主要为肾肿大、高血压、肾功能不全及肾病综合征。中枢神经系统病变累及脑膜及脊髓为主。硬膜外肿块可导致脊髓压迫症。骨骼损害以胸椎及腰椎最常见，表现为骨痛，腰椎或胸椎破坏，脊髓压迫症等。约20%的老年NHL患者在晚期累及骨髓，发展成急性淋巴细胞白血病。皮肤受累表现为肿块、皮下结节、浸润性斑块、溃疡等。

（二）治疗措施

1. 化学治疗

多采用联合化疗，HL常用ABVD（A：阿霉素；B：博来霉素；V：长春花碱；D：达卡巴嗪）方案；NHL常用CHOP（C：环磷酰胺；H：阿霉素；O：长春新碱；P：泼尼松）方案。

2. 放射治疗

常用于早期淋巴瘤患者的治疗。

3. 手术治疗

常用于淋巴瘤的诊断及淋巴瘤局部病变的治疗，包括剖腹探查及脾切除。

4. 移植

对于身体状况较好的老年人，以往对化疗敏感的复发霍奇金淋巴瘤和非霍奇金淋巴瘤患者，也可考虑进行干细胞移植支持下的大剂量化疗及放疗。

（三）护理评估

1. 健康史

了解患者是否有病毒感染史，是否有接触杀虫剂、染发剂、放射线照射经历，是否患有自身免疫性疾病如系统性红斑狼疮等。

2. 身体状况

观察患者是否有持续或周期性发热，是否有盗汗、疲乏及消瘦以及皮肤瘙痒情况。

3. 辅助检查

检查患者是否贫血，白细胞、中性粒细胞计数、嗜酸性粒细胞是否异常，脾功能有无亢进；骨髓象能否找到R-S细胞；淋巴结活检结果是淋巴瘤确诊和分型的主要依据；胸部X线、腹部超声、胸(腹)部CT或PET-CT等有助于确定病变的部位及其范围；检测血沉、血清乳酸脱氢酶活性、血清碱性磷酸酶活力或血钙、抗人球蛋白试验指标是否正常。

4. 心理—社会状况

患者在患病后会出现明显消瘦，食欲不佳，心理负担较重的状态。护士应及时评估患者的心理活动，抓住时机给患者进行心理疏导，尽量排除患者悲观情绪。

（四）主要护理问题

(1)体温过高：与机体抵抗力下降合并感染有关。
(2)营养失调：低于机体需要量，与放、化疗致恶心、呕吐、纳差等有关。
(3)舒适的改变：与淋巴结外侵犯及放射治疗和化学治疗有关。
(4)活动无耐力：与贫血、组织缺氧有关。
(5)有组织完整性受损的危险：与皮肤瘙痒及放疗和化疗有关。
(6)有感染的危险：与放疗和化疗有关。
(7)低效型呼吸型态：与淋巴结肿大压迫有关。
(8)潜在并发症：上腔静脉压迫综合征。
(9)预感性悲哀：与担心疾病恶性程度及预后有关。
(10)照顾者角色困难：与疾病致家庭意见冲突及经济条件等有关。
(11)知识缺乏：缺乏与疾病相关的知识。

（五）护理措施

1. 病情观察

(1)监测体温变化：发热时，观察患者有无畏寒、咽痛、咳嗽等伴随症状，酌情予温水擦浴或冰块物理降温，必要时遵医嘱予药物降温，观察降温效果；及时更换被服，保持被服整洁干燥，并鼓励患者饮水及进食。

微课：老年人淋巴瘤的护理

(2)观察患者营养状况、活动情况、排便情况等。

(3)观察淋巴结肿大的部位、程度及相应器官的压迫症状，去除或减少不良刺激，如疼痛、不适宜的活动等。患者取半卧位利于呼吸，保持呼吸道通畅，必要时给予氧气吸入，一般采用持续低流量给氧；遵医嘱给予镇痛药；如出现心悸、气促、腹痛等，及时报告医生，及时处理，随时做好气管切开的准备，防止窒息。

免疫化疗相关不良反应及防治(PPT)

(4)观察放疗和化疗的不良反应，及时报告医生，予以处理。
(5)观察患者情绪变化，了解其社会支持系统情况。

2. 心理护理

理解关心患者，向患者及家属介绍本病的相关知识及成功病例，使患者安心配合治疗和护理；治疗前向患者解释放疗和化疗中可能出现的不良反应，消除顾虑，取得配合；嘱家属及亲友给予支持和鼓励，建立社会支持网；注意患者的情绪变化，随时予以疏导。

3. 淋巴结活检术的护理

术前予以解释安慰，消除患者顾虑；术后观察伤口出血及疼痛情况，及时更换敷料，必要时遵医嘱给予镇痛药。

4. 放疗期间的护理

治疗前清洁皮肤，去除皮肤上的油脂及覆盖物，着宽松棉质内衣；放疗期间给予清洁易消化饮食，少食多餐。

5. 化疗期间的护理

输液港使用及并发症处理(视频)

化疗前，患者在知情前提下签署化疗同意书。使用静脉化疗时，选择好合适的静脉及穿刺方式，如留置针穿刺或中心静脉置管等，化疗过程中加强巡视，并做好患者的相关教育，尽可能避免药物外渗，特别是长春碱类及蒽环类强刺激性化疗药。一旦发生外渗，应及时处理。化疗期间还应指导患者多休息，以减少消耗；鼓励患者进食，保证营养摄入。食物以清淡、易消化、无刺激为宜。多饮水，每日 2000~3000 mL。必要时给予静脉营养支持；病室保持整洁，空气流通。每日进行空气消毒，减少陪伴探视人员，谢绝患有感冒的人员探视；加强皮肤、口鼻及会阴部的清洁，便后坐浴；指导患者监测体温，及早发现感染征兆；遵医嘱监测血象及肝肾功能变化，血象过低患者采用保护性隔离，并遵医嘱予以抗生素控制感染；严密观察患者皮肤、黏膜有无出血表现。指导患者避免外伤，穿刺后延长按压时间至不出血为止。

6. 健康教育

(1)疾病知识指导：缓解期或全部疗程结束后，患者仍应保证充分休息、睡眠，适当参与室外锻炼，如散步、打太极拳、做体操、慢跑等，以提高机体免疫力。食谱应多样化，加强营养，避免进食油腻、生冷和容易产气的食物。口腔及咽喉部溃疡者可进牛奶、麦片粥及清淡食物。若唾液分泌减少造成口舌干燥，可饮用柠檬汁、乌梅汁等。注意个人卫生，皮肤瘙痒者避免抓挠，以免皮肤破溃。沐浴时避免水温过高，宜选用温和的沐浴液。

(2)用药指导与病情监测：向患者说明近年来由于治疗方法的改进，淋巴瘤缓解率已大大提高，应坚持定期巩固强化治疗，可延长淋巴瘤的缓解期和生存期。指导患者应遵医嘱坚持用药，不能擅自停药、换药或者擅自增减药物剂量，定期复查。若有身体不适，如疲乏无力、发热、盗汗、消瘦、咳嗽、气促、腹痛、腹泻、皮肤瘙痒、口腔溃疡等，或发现肿块，应及早就诊。

(3)心理指导：耐心与患者交谈，了解患者对疾病知识和对未来生活的看法，给予适当的解释，鼓励患者积极接受治疗。在长期治疗过程中，患者可能会出现抑郁、悲观等负性情绪，甚至放弃治疗。指导家属充分理解患者的痛苦和心情，注意言行，避免推诿、埋怨，营造轻松的环境，以解除患者的紧张和不安。

课程思政

《黄帝内经》曰："人之所有者，血与气耳。"认为血液是人身体中最宝贵的物质，能奉养流行到哪里，哪里组织的功能活动就能得到充分发挥而体现出神用，故《灵枢营卫生会》讲："血者，神气也。"《素问至真要大论》曰："谨守病机，各司其属，疏其血气，令其调达，而致和平。"脾胃为生化之源，血液滋生于脾；而肾主骨生髓，精髓可化血，故其根在肾。心血不足，出现贫血；脾气虚耗，难以统血，而且出血；肝失疏泄，往往引起气滞血瘀。"平衡膳食、辨证用膳"在血证中占有重要地位。膳食均衡，粗细搭配，荤素适宜；也强调饮食需有节，不宜偏食或暴饮暴食。古代医家提出的膳食结构内涵丰富，离不开中华民族的农耕文化提供的充足的、可供选择的食物。正是中华民族几千年生态农业的成功实践，为"寓医于食"，即利用饮食养生保健，奠定了坚实的物质基础。

四、老年人血液系统的康复护理

预习案例

患者，男，71岁，因非霍奇金淋巴瘤行第3次化疗后1周余入院。既往体健，无家族史。体格检查：T 37.9°C，P 88次/分，R 20次/分，BP 158/89 mmHg。血常规：白细胞 2.1×10^9/L，血小板 23.0×10^9/L。

思考

1. 该患者出现了什么情况？为什么会出现上述情况？
2. 该患者常见护理问题有哪些？护理措施是什么？
3. 如何对患者进行化疗后出院宣教？

我国老年血液病发病率呈上升趋势，发病率、死亡率高，严重威胁着老年人的健康和生命。老年血液病患者大多具有体质差、骨髓增生低、伴有其他系统疾病等特点，加之化疗、放疗、激素、免疫抑制药使用，使其在生理和心理方面受到一定程度的影响。因此做好老年人血液系统的康复护理尤为重要。

(一)心理护理

针对患者的文化程度、心理素质、社会背景，深入浅出地介绍化疗药物的作用、不良反应，讲解在化疗期间自我注意事项等。尽量安排亲近的家属陪伴，使其获得感情支持，鼓励患者做一些生活上力所能及的事情，使其精神放松，减轻心理负担，积极配合治疗。

(二)骨髓抑制的护理

出现骨髓抑制者根据病情遵医嘱定期检查血象和复查骨髓象，护理人员应采取以下保护性护理措施：房间每日用紫外线照射和通风各2次，每次30分钟。当白细胞低于0.2×10^9/L时，对患者实行保护性隔离，所有出入人员均须佩戴口罩，医护人员严格执行手卫生，以降低病原微生物侵入机体的机会。强化和督导患者严格遵医行为，严密观察病情变化，做好防感染、损伤、出血的护理。保持皮肤清洁、干燥，勤洗澡或擦澡，勤换内衣，进行肌肉、静脉注射时，严格执行无菌操作，皮肤瘙痒时，指导患者勿抓皮肤，以免出血。

(三)静脉炎的预防及护理

严格掌握输液速度，建立有效的静脉通路。选用粗、直、弹性较好的血管，遵循由远端向近心端、左右臂交替使用的原则，避免在有肿瘤压迫或循环不良侧的肢体进行液体输注，避免反复穿刺同一部位，输液时可相对抬高该侧肢体，以增加静脉回流，预防性使用复方七叶皂苷钠凝胶涂抹、生土豆片外敷、水凝胶敷贴外贴，减少静脉炎、输液侧肢体肿胀的发生。患者在进行发泡剂类化疗药物治疗前，应建立中心静脉通路，做好宣教，防止化疗药物的外渗。

(四)化疗诱发的周围神经病变的预防及护理

化疗诱发的周围神经病变(CIPN)是细胞毒性化疗药物重要的不良反应之一，严重降低患者对化疗的耐受性，影响治疗效果及生存期。CIPN主要是出现各类感觉异常，例如皮肤针刺感、疼痛感，冷热感不明显、触觉不灵敏等症状或四肢出现麻木感，远端肢体为著；肌肉疼痛、四肢无力甚至肌肉萎缩；便秘、排尿障碍以及无汗、无泪；精细运动减弱等症状。目前尚无高质量的研究证实有效预防CIPN的药物，最新的ASCO指南亦不推荐任何CIPN预防性药物。

预防老年患者发生CIPN，护理人员需要认真观察患者病情，通过交谈、沟通仔细了解患者有无手足麻木、感觉异常、四肢发凉等症状。告知患者及家属禁止使用热水袋热敷，以免烫伤。可使用温水泡脚，适量按摩，在肢体允许范围内进行循序渐进的活动。禁止突然饮用冷水或接触温度较低的物品，洗漱时最好选用温水；进食温软食物，注意防寒保暖。一旦确诊，则可通过调整化疗方案来阻止周围神经病变进一步加重，避免不可逆的神经损害，病情严重者可能会需要接受物理治疗、药物治疗以及必要的神经专科治疗。对不存在维生素缺乏的患者不应给予营养补充剂的治疗，因为这可能会加重神经疾病的表现。

(五)器官功能损害的预防及护理

柔红霉素、阿霉素、高三尖杉脂碱类药物可引起心肌炎及心脏传导损害，甲氨蝶呤等对肝功能有损害，用药期间应观察并记录生命体征及出入量，必要时给氧、心电监护，定期监测心、肝、肾等各脏器功能。在用药前后监测患者的心率、节律及血压，用药时严格遵医嘱使用输液泵控制化疗药物输入速度，注意观察患者面色及心率。一旦出现毒性反应，及时报告医师处理并配合抢救。

（六）尿酸性肾病的预防及护理

制作提示卡片，当患者化疗或者需要多饮水时，护士将此卡片挂于床头，时刻提醒患者保证充足的水分摄入（每天饮水量在 3000 mL 以上），遵医嘱给予呋塞米、美司钠、别嘌呤醇和碳酸氢钠等药物利尿、碱化尿液治疗，及时进行肾功能、尿常规检查，观察有无尿频、尿痛和血尿发生，发现异常及时报告医生处理。

（七）恶心、呕吐的预防及护理

创造安静、干净的休息环境，减少各种不良刺激，如污物、药物、气味、噪声等，以防产生不良的条件反射。化疗前遵医嘱使用止呕药物，给予患者更多的人文关怀，向患者讲明出现恶心、呕吐是化疗药所致，并非病情加重。当患者出现恶心、呕吐时，协助其用温水漱口、清理呕吐物以防窒息，观察呕吐物的颜色、量、性状等，及时告知医生并遵医嘱用药。

（八）便秘的预防及护理

鼓励患者在输液间歇期适当做散步、轻快行走等有氧健身运动，以促进胃肠蠕动，有利于排便。活动量不宜过大过多，以每次 20~30 分钟为宜，在体力接受范围内即可。指导卧床患者床上活动并练习腹式呼吸、顺时针按摩或轻揉腹部，每次 15 分钟左右，每日 2~3 次，以不感到疲劳为度。指导患者少食多餐，进食清淡、易消化、富含粗纤维的食物，增加食物花样以增进食欲。增加饮水量，可在每天清晨、睡前各冲服蜂蜜水一杯，湿润和刺激肠蠕动。重视排便情况，观察并记录排便性状，3 天未排便应给予开塞露或小剂量灌肠，防止排泄物体内滞留过久。

（九）口腔溃疡的预防及护理

化疗期间应给予高蛋白、高维生素、高热量、营养丰富、易消化的饮食。加强口腔黏膜的观察，检查有无充血、糜烂、溃疡等发生，做好口腔护理，督促患者勤漱口，可交替选择 1：5000 呋喃西林溶液、碳酸氢钠溶液漱口 6~7 次/天，亚叶酸钙溶于盐水中含漱，对大剂量甲氨蝶呤化疗引起的口腔溃疡效果显著。当口腔溃疡发生时给予无刺激性饮食，嘱患者使用软毛牙刷刷牙，溃疡处可用德莫林喷剂喷于患处，因口腔疼痛而致进食困难者给予利多卡因含漱。

（十）深静脉血栓的预防及护理

1. 全面评估

采用 Caprini 评分表评估患者深静脉血栓形成的高风险因素，包括高龄、肿瘤压迫、长期卧床、放疗、化疗、中心静脉穿刺置管术、大量使用利尿药和地塞米松、输血、感染、手术等影响。给予系统化护理，注意观察患者病情和四肢状况，出现变化及早采取措施防治。

Caprini 评分表与预防策略

深静脉血栓(视频)

2. 健康教育

向患者及其家属进行深静脉血栓的知识普及，讲解深静脉血栓的早期表现、发生因素、严重后果以及如何预防等相关知识，提高患者及其家属的警惕性，配合护理工作。

3. 饮食指导

老年患者在接受放、化疗后胃肠功能都处于极弱状态，指导患者尽量少食多餐、戒烟酒，饮食保持清淡、易消化，多食新鲜果蔬，忌食辛辣、油腻、高脂和高胆固醇食物，防止血液黏度增高造成堵塞或血液流速减缓。每日饮水量保持在 2000～3000 mL，避免便秘引起腹压增加阻碍下肢静脉血液回流。

4. 早期预防

在患者病情许可的情况下，指导患者进行下肢被动运动，如股四头肌收缩运动、踝泵运动、膝踝关节的环状运动，并且对上侧腿部肌肉进行对称按摩，及时观察患者病情，循序渐进地安排其运动量以及运动动作。遵医嘱予以空气波气压仪治疗，每天 2 次，每次 30 分钟，14 天为一个疗程。下床后控制活动时间，避免过早负重和意外伤害。

5. 防止血液高凝状态

对于病情严重及对化疗反应较大的患者给予静脉补液，防止脱水；定时监测凝血相关指标，若凝血指标发生异常，需仔细观察患者双下肢皮肤颜色，测量双下肢同一平面的周径；观测患者皮肤弹性，尽早发现患者脱水状态，并予以相应处理。

（欧阳玉燕　刘琼）

第十一节　老年人神经系统

课程思政

卒中在中国是导致老年人死亡的第一大类疾病，具有发病率高、死亡率高、致残率高和复发率高的特点。帕金森病、阿尔茨海默病也是常见的老年退行性疾病。一旦发病，老年人生活往往不能自理，需要子女照顾，但现代生活节奏快，压力大，子女又往往没有时间照顾，无法在床前尽孝，而老年人最需要的也是来自子女的温暖。百善孝为先，孝是中华民族传统美德，是中华传统文化的显著特色，是中华文化的首要核心观念和文化精髓。《弟子规》有云：“亲有疾病，药先尝，昼夜侍，不离床。”

一、神经系统老化的改变

预习案例

患者，男，81 岁，因反应迟钝，记忆力下降 3 个月入院。既往 5 年前曾有“脑梗死”病史。入院时 T 36.6℃，BP 152/84 mmHg，P 80 次/分，R 18 次/分，患者神志清醒，双侧瞳孔等大等圆，直径约 3 mm，对光反应灵敏。查体：计算力下降，近期记忆力下降，定向定位尚可。辅助检查：头部 CT 示左颞叶脑梗死(陈旧性)；脑萎缩；可见多发腔隙性低密度灶。

思考

1. 此患者可能的诊断是什么？

2. 目前该患者可能的老化改变有哪些？可以采取怎样的护理措施？

老年人神经系统老化的改变主要表现在解剖及功能方面。

1. 脑与神经元的改变

老年人海马区的神经元损失较明显，脑的体积逐渐缩小，重量逐渐减轻。脑萎缩主要见于大脑皮质，以额颞叶最明显。此外，轴突和树突也伴随神经元的变性而减少，使运动和感觉神经纤维传导速度减慢，老年人可出现步态不稳，闭目难立征等，容易发生跌倒。在老年人的脑中还可见神经纤维缠结，淀粉样沉积等改变。随着年龄的增长，脑内的蛋白质、核酸、神经递质等逐渐减少。

2. 神经功能的改变

随着脑血管的退行性变，脑血流量的减少及耗氧量的降低，老年人常常会出现记忆力减退，思维判断能力降低，反应迟钝，容易失衡等。

护士可以结合各种老化理论开展老年护理工作。衰老的生物学理论提示自由基损伤细胞导致老化。护士可以做如下健康教育：让老年人学会避免一些危险因素，如吸烟、空气污染，从而减少体内自由基的产生。建议老年人保持健康平衡的饮食结构，摄入充足的维生素 C 和维生素 E 等抗氧化剂。鼓励老年人参加散步、放松训练、打太极拳等日常锻炼，从而提高身体平衡性、保持躯体功能、促进精神健康和认知功能。人的免疫功能可随着年龄的增长而降低，可鼓励老年人及时注射流感疫苗等。衰老的心理学理论提示老年人可能面临的发展危机和挑战，应鼓励老年人学习新事物，如书画、阅读、下棋、音乐等，以保持或促进老年人的认知功能。衰老的社会学理论可指导护士对影响老年人适应能力的因素进行评估，这些因素包括社会文化价值、经济状况、生活经历和社会支持等。护士可与老年人一起回顾他们的人生经历，了解老年人目前的健康状况和健康行为。护士也应考虑到从社会隐退的老年人可能出现抑郁等心理问题，鼓励老年人参加力所能及的社会活动，坚持锻炼，从而提高其对生活的满意度。

二、老年痴呆患者的护理

预习案例

患者，女，78岁，初中文化，记忆力下降8年余，因病情加重3个月入院。既往体健，8年前，患者性格和行为异常，性格孤僻易怒、经常丢三落四，3个月前症状加重，饭量大，不知饱；多年街坊邻居不认识；外出不知返回的路。体格检查：T 36.5℃，P 70次/分，R 20次/分，BP 116/70 mmHg。辅助检查：简易精神状态检查(MMSE)得分为14/30分，在查找单词方面表现出很大的困难，同时也表现出理解混乱。MRI表现为严重的弥漫性皮质萎缩(旋回变小，沟变大)；脑脊液检测显示β淀粉样蛋白1-42(Aβ1-42)浓度为373 pg/mL，磷酸化tau蛋白586 pg/mL。

思考

1. 王女士患了什么疾病？常见治疗措施有哪些？
2. 该患者常见护理问题有哪些？护理措施是什么？
3. 该患者病情观察要点有哪些？

老年痴呆是以记忆缺损、智力减退、人格障碍为主要症状的慢性神经系统疾病，主要包括阿尔茨海默病和血管性痴呆。老年痴呆的病因目前尚未明确，属于一种进行性退行性的脑变性疾病。

(一)临床表现

1. 症状和体征

老年痴呆的患者临床表现主要为记忆障碍、认知障碍以及伴随的心境、行为等障碍。早期老年痴呆病患者的临床症状表现不明显，仅会表现为沉默少语，或者不愿意与其他人沟通交流等，随着疾病持续发展，后期患者的临床症状表现越来越严重，其认知功能减退，出现失语、失认，有时有意识障碍。可出现神经系统的定位体征，生活起居已不能自理，常有不耻行为。伦理道德行为均可有改变，甚至出现幻听、幻视、妄想、躁狂或抑郁的症状。老年痴呆病是属于人体大脑持续性退行性病变，随着年龄增长，老年痴呆病发生率也随着增加。

(1)记忆障碍：遗忘及记忆力逐渐减退是老年痴呆最突出的症状之一，表现为一些小事不能记住，刚刚做过的事情或说过的话不记得，熟悉的人名字记不起来，词汇减少等。

(2)认知障碍：认知障碍是老年痴呆特征性的临床表现，患者反应迟钝，出现语言功能障碍，学习、工作、社交能力逐渐下降；随着病程的进展，患者的计算力、定向力和视空间能力出现障碍，常算错账、付错钱，穿外套时手伸不进衣袖，外出时迷路不能回家等。

（3）情感障碍和人格衰退情感障碍：是老年痴呆患者就诊的常见原因，常表现为抑郁、情感淡漠、焦躁不安、欣快兴奋；部分患者出现妄想、幻觉，甚至攻击倾向；多数患者有失眠和夜间谵妄。

2. 辅助检查

（1）实验室检查：血、尿常规以及血生化检查均正常。

（2）脑电图：阿尔茨海默病的早期脑电图改变主要是波幅降低和 α 节律减慢。少数患者早期就有脑电图 α 波明显减少，甚至完全消失。

（3）影像学：CT 检查见脑萎缩、脑室扩大；头颅 MRI 检查显示双侧颞叶、海马萎缩。

（4）神经心理学检查：常使用蒙特利尔认知评估量表（Montreal cognitive assessment，MOCA）、简易精神状态评价量表（mini-mental state examination，MMSE）、日常生活能力评定量表（activities of daily living，ADL）进行评定。

蒙特利尔认知评估量表(MOCA)

（5）基因检测：有明确家族史的患者可进行基因检测，突变的发现有助于病变确诊和疾病的提前预防。

（二）治疗措施

目前没有特效的治疗方案。临床上常用的治疗药物有毒扁豆碱、他克林、安理申等胆碱酯酶抑制剂。由脑血管疾病所致的老年痴呆，即血管性痴呆，还应积极治疗高血压，并维持在适当水平；改善脑循环，促进脑代谢，加强脑保护。另外，应鼓励和指导患者参加一些社会活动和日常活动，重视日常生活能力和语言功能的训练，尽可能维持生活能力。

（三）护理评估

1. 健康史

了解患者既往身体健康状态，有无脑外伤史；询问患者服药情况，了解既往用药史；询问患者的工种、职业，了解有无重金属接触史；询问患者的饮食习惯，有无酗酒、吸烟等嗜好；询问患者亲属中是否有人患病，了解患者家族史。

2. 身体状况

考察患者有无智力减退、记忆力下降，是否反应迟钝，出现计算力、定向力和视空间能力障碍。

3. 辅助检查

患者脑脊液检查、脑电图检查是否正常，影像学检查中脑 CT 和 MRI 检查是否显示脑萎缩、脑室扩大等。

4. 心理—社会状况

评估患者有无情感障碍和人格衰退。了解患者的精神状态，是否有抑郁、焦躁不安等情绪，有无失眠、夜间谵妄或攻击倾向。

（四）主要护理问题

(1)生活自理障碍：与黑质病变，椎体外系功能障碍导致的神经或肌肉协调、运动功能下降、定向障碍有关。

(2)语言沟通障碍：与大脑语言中枢病变或发音器官的神经肌肉受损有关。

(3)情感障碍：与震颤等身体形象改变和语言障碍、生活依赖他人有关。

(4)潜在并发症：肺部感染、压力性损伤。

（五）护理措施

1. 一般护理

定时对患者床单、被褥进行更换。同时对患者口腔、鼻腔等进行清理。

2. 饮食护理

给予易消化、营养丰富且患者喜欢的食品。进食时尽量保持环境安静，以免患者分心造成呛咳、窒息；患者不能自行进食时，喂饭速度不宜过快，应给予患者足够的咀嚼时间；若患者拒绝进食，不要勉强或强行喂食，可设法转移其注意力，使其平静后再缓慢进食；必要时可酌情鼻饲流质，并按鼻饲患者护理。

3. 生活护理

患者走失的防范及处理

对有记忆障碍的患者，应耐心倾听和解释患者的疑问，多与患者交流，鼓励患者多说话，并借助卡片、图片等，帮助患者记忆。同时，可通过指导患者背诵简单诗句、数字等方式，提高其记忆能力；对有语言障碍的患者，应注意交谈内容要正面、直接、简单，说话声音温和、语速缓慢，一次只说一件事，必要时可借用手势或图片文字等其他有效方式；对有精神、智能障碍的患者，应注意患者的安全，防止自伤和伤人。当患者有被害妄想时，不要与患者争论，可先转移其注意力，安慰患者使其保持情绪稳定，然后再进行解释。注意尽量按患者过去的生活习惯安排生活，尽可能多做日常生活自理能力的训练(如自行穿衣、洗漱、修饰、如厕、淋浴等)，并注意做好患者防跌倒、防烫伤、防走失等预防意外发生的工作。

4. 用药护理

告知家属药物作用、用法与用药注意事项。有焦虑、失眠症状时，服用短效苯二氮䓬类药，如阿普唑仑、奥沙西泮、劳拉西泮和三唑仑，注意剂量要小且不宜长期应用，不可以让患者单独拿药，必须在医务人员或家属的陪伴下，监督其按量按时服药。

5. 康复护理

线上和线下的认知训练内容

可采用线下认知训练配合线上康复平台，加入脑电、电(磁)刺激等技术设备，根据神经心理评估报告制定个性化的认知康复训练。

6. 心理护理

关心爱护患者，指导家属用合适的方法与患者沟通，给予家庭社会系统的支持，使患者避免焦虑、抑郁、绝望等不良心理，保持平和安静心态，减少情绪变化，树立信心，积极配合治疗，争取达到最佳康复水平。

三、老年人帕金森病的护理

预习案例

患者，男，70岁。行动迟缓15年，肢体抖动10年，因病情加重4个月入院。既往有“高血压”病史20余年，血压最高180/105 mmHg，长期服用氨氯地平片降血压，血压控制基本正常，无药物过敏史。体查：T 36.3℃，P 85次/分，R 18次/分，BP 129/80 mmHg。慢性病容，营养中等。专科情况：神清语利，面部表情稍减少，双侧瞳孔等大等圆约3 mm，光反射灵敏，眼球活动可，伸舌示齿可，咽反射存在；颈软，自主动作迟缓，四肢肌力5级，肌张力齿轮样增高，左侧肢体明显，四肢腱反射存在，四肢可见静止性震颤，共济运动正常，步态笨拙，肢体联带动作减少，深浅感觉正常，踝阵挛(-)，双侧巴氏征(-)。辅助检查，磁共振成像示：脑内多发腔隙脑梗死，脑白质疏松；SWI示未见异常低信号。

HBV. DNA荧光定量(高敏)915.0 IU/mL。嗅觉检查患者嗅觉减退。CT胸部平扫无异常。SAS、SDS、PSQI评分：患者有轻度焦虑、轻度抑郁症状，睡眠质量差。

思考

1. 该患者可能患了什么疾病？常见治疗措施有哪些？
2. 该患者常见护理问题和护理措施是什么？
3. 该患者病情观察要点有哪些？

帕金森病，又称震颤麻痹，是中老年常见的神经系统变性疾病，以静止性震颤、运动减少、肌强直和体位不稳为临床特征，主要病理改变是黑质多巴胺能神经元变性和路易小体形成。

（一）临床表现

1. 症状和体征

帕金森多发于50~60岁以上人群，临床表现以静止性震颤、肌强直、运动减少和姿态步态异常为特征；起病常隐袭，缓慢发展，逐渐加剧。疾病晚期，由于全身僵硬而致卧床不起引起肺部感染、骨折等各种并发症是其主要死亡原因。

帕金森病的临床表现

（1）静止性震颤：多从一侧上肢开始，呈现有规律的拇指对掌和手指屈曲的不自主震颤，类似“搓丸”样动作。具有静止时明显震颤，动作时减轻，入睡后消失等特征；随病程进展，震颤可逐步涉及下颌、唇、面部和四肢。少数患者无震颤，尤其是发病年龄在70岁以上者。

(2)肌强直：多从一侧的上肢或下肢近端开始，逐渐蔓延至远端、对侧和全身的肌肉。肌强直与锥体束受损时的肌张力增高不同，后者被动运动关节时，阻力在开始时较明显，随后迅速减弱，呈所谓折刀现象，故称“折刀样肌强直”。本病患者的肌强直表现为屈肌和伸肌肌张力均增高，被动运动关节时始终保持阻力增高，类似弯曲软铅管的感觉，故称“铅管样肌强直”。多数患者伴有震颤，检查时可感到均匀的阻力中出现断续停顿，如同转动齿轮感，称为“齿轮样肌强直”，这是由于肌强直与静止性震颤叠加所致。

1)运动迟缓：患者随意动作减少、减慢。多表现为开始的动作困难和缓慢，如行走时启动和终止均有困难。面肌强直使面部表情呆板，双眼凝视和瞬目动作减少，笑容出现和消失减慢，造成“面具脸”。手指精细动作很难完成，系裤带、鞋带等很难进行；有书写时字越写越小的倾向，成为“写字过小征”。

2)姿势步态异常：早期走路拖步，迈步时身体前倾，行走时步距缩短，颈肌、躯干肌强直而使患者站立时呈特殊屈曲体姿，行走时上肢协同摆动的联合动作减少或消失；晚期由坐位、卧位起立困难，有时行走中全身僵住，不能动弹，称为“冻结现象”；有时迈步后碎布往前冲，越走越快，不能立刻停步，称为“慌张步态”。

(3)自主神经症状：出现便秘、出汗异常、流涎等症状，约半数患者伴有抑郁症和/或睡眠障碍。15%~30%的病例在疾病晚期出现智能障碍。

2. 辅助检查

血、脑脊液常规化验多无异常；脑电图检查除基础波形稍呈慢波以外，无明显变化。CT、MRI等影像学检查一般无特征性改变，偶见脑萎缩；采用PET或SPECT与特定的反射性核素检查，可发现帕金森患者脑内多巴胺转运体功能显著降低，且疾病早期即可发现。高效液相色谱(HPLC)检测时脑脊液和尿中高香草酸含量可降低。

(二)治疗措施

1. 药物治疗

早期无需药物治疗，当疾病影响患者日常生活和工作能力时，则根据患者情况，采取抗胆碱能药物和多种改善多巴胺递质功能的药物，以恢复纹状体多巴胺和乙酰胆碱两大递质系统的平衡，由于这些药物只能改善症状，不能阻止病情的发展，所以需要终身服用，且都存在不良反应和长期应用后药效衰减的缺点。

2. 外科治疗

对于长期药物治疗疗效明显减退，同时出现异动症的患者可以考虑手术治疗，但手术只是改善症状，不能根治，术后仍需药物治疗。如立体定向手术、细胞移植及基因治疗等，其中立体定向神经核损毁术和脑深部电刺激术(deep brain stimulation，DBS)因其微创、安全和可控性高而作为主要选择。

3. 康复治疗

如进行肢体运动、语言、吞咽进食等训练，可改善患者生活质量，同时注意心理疏导；晚期的患者应加强基础护理以减少各类并发症的发生。

（三）护理评估

1. 健康史

了解患者是否有长期毒物接触史；询问是否有烟酒、槟榔嗜好；了解患者休息与睡眠是否充足规律，了解患者情绪是否稳定、精神是否愉快、是否因为睡眠不足致使情绪低落、亢奋、易怒；评估患者既往身体状况如何，了解患者是否有脑炎、中毒、脑血管病或颅脑外伤；询问患者是否服药，用药情况及有不良无毒性反应；询问患者家族近亲中有无类似疾病发作患者。

2. 身体状况

观察患者神志、瞳孔及生命体征情况，分别测量患者站立位、坐位、平卧位三位血压；询问患者日常生活情况，检查肌力、肌张力变化；检查患者动作姿势、平衡能力及全身协调情况；询问患者日常进食情况，了解有无饮水反呛、吞咽困难、言语不清等现象。

3. 辅助检查

评估患者影像学检查中脑 CT 和 MRI 检查是否显示脑萎缩，了解高效液相色谱指标是否正常，了解功能显像检测中指标是否正常。

4. 心理—社会状况

了解患者的精神状态，是否有抑郁、焦躁不安等情绪及自卑、脾气暴躁、绝望心理，是否有幻听、幻视、精神错乱、多虑等现象。

（四）主要护理问题

（1）躯体活动障碍：与静止性震颤、肌强直、随意运动异常有关。

（2）语言沟通障碍：与咽喉部、面部肌肉强直有关。

（3）知识缺乏：缺乏对疾病的相关认识和对所用药物的治疗知识。

（4）自尊低下：与流涎、震颤等身体形象改变和语言障碍、生活依赖他人有关。

（5）营养失调：低于机体需要量，与吞咽困难、进食减少和肌强直、震颤所致机体消耗能量增加有关。

（6）排便异常：便秘，与消化系统障碍或活动量减少有关。

（7）潜在并发症：外伤、压力性损伤、感染。

（五）护理措施

1. 一般护理

（1）保持清洁：应满足患者舒适和基本生活需要，保持床单位及衣物整洁、干燥。对于出汗多、皮脂腺分泌亢进的患者，应及时给予擦洗，指导其穿柔软、宽松的棉布衣服。

（2）鼓励沟通交流：对于言语不清、构音障碍的患者，应耐心倾听患者的主诉，了解患者的生活需要和情感需要。可指导患者采用手势、纸笔、画板等沟通方式与他人交流。沟通过程中，态度要和蔼、诚恳。尊重患者，不可随意打断患者说话。

（3）预防跌倒：指导和鼓励患者做好自我护理，协助患者洗漱、进食、沐浴等并做好安全防护。对于下肢行动不便、起坐困难者，应配备高位坐厕、坚固且带有扶手的高脚椅、床铺护栏、卫生间和走道扶手等必要的辅助设施；传呼器置于患者床边；提供无需穿鞋带的鞋子，便于穿脱的衣服、粗柄牙刷等；生活日用品放在患者伸手可及处，以方便患者使用。

(4)预防压力性损伤：定时翻身，有气垫床者每4小时翻身一次，无气垫床者每2小时翻身一次，注意骨突处保护，预防压力性损伤。

(5)预防便秘：对于顽固性便秘者，应指导患者多食用含纤维素多的食物，多吃新鲜蔬果、多喝水，每天双手顺时针按摩腹部，促进肠蠕动；还可指导患者适量服用蜂蜜、麻油等帮助通便，必要时遵医嘱口服液状石蜡等缓泻剂，或给予开塞露塞肛等。

(6)缓解排尿困难：对于排尿困难的患者应评估患者有无尿潴留和尿路感染的症状体征，可指导患者放松身心，按摩腹部、做热敷以刺激排尿，必要时给予导尿和留置尿管。

2. 饮食护理

告知患者及家属导致营养低下的原因、饮食治疗的原则与目的，指导患者合理选择饮食和正确进食。应摄取高热量、高维生素、高纤维素、低盐、低脂、适量优质蛋白的易消化食物，并戒烟酒、槟榔。主食以五谷类为主，多选粗粮，多食新鲜蔬菜、水果，多喝水(2000 mL以上)。进食或饮水时，应注意抬高床头，保持坐位或半坐位；注意力集中，并给予患者充足的时间和安静的进食环境，不催促、打扰患者进食；对于流涎过多的患者可使用吸管吸食流质；对于咀嚼和吞咽功能障碍者应选用稀粥、面片、蒸蛋等精细制作的小块食物或黏稠不易返流的食物，并指导患者少量分次吞咽，避免吃坚硬、滑溜的食物，如果冻等；对于进食困难、饮水反呛的患者要及时插胃管给予鼻饲，防止经口进食引起误吸、窒息或吸入性肺炎。

3. 用药护理

(1)告知患者本病需要长期或终身服药治疗，认真检查患者是否按时服药，有无错服或误服，药物代为保管，每次送服到口。

(2)指导患者及家属认真记录常用药物种类与名称、剂型、用法、服药注意事项、疗效，了解不良反应的观察及处理，包括“开—关现象”“剂末现象”和“异动症”。开—关现象指症状在突然缓解与加重之间波动；剂末现象指每次用药的有效作用时间缩短，表现为症状随血药浓度发生规律性波动；异动症表现为舞蹈症或手足徐动样不自主运动、肌强直或肌痉挛，可累及头面部、四肢和躯干，有时表现为单调刻板的不自主动作或肌张力障碍。

(3)用药期间的注意事项：不可私自调整药物的剂量、频次。普拉克索片、复方左旋多巴服用后易导致体位性低血压可引起跌倒，用药后应卧床休息，预防跌倒/坠床。可制作表格提醒患者按时、准确地服药。

常用药物介绍及服药时间安排

4. 康复护理

(1)疾病早期：起病初期患者主要表现为震颤，应指导患者维持和增加业余爱好，鼓励患者积极参加家务活动和社交活动，坚持适当运动锻炼，如养花、下棋、散步、打太极拳、做体操等，注意保持身体和各关节的活动强度与最大活动范围。

(2)疾病中期：如患者感到从椅子上起立或坐下有困难，应每天做完一般运动后，反复多次练习起坐动作；起步困难者可以在患者脚前放置一个小的障碍物作为视觉提示，帮助起步，也可使用有明显节拍的音乐进行适当的听觉提示，练习走路；步行时要目视前方、不要目视地面，应集中注意力，以保持步行的幅度与速度；鼓励患者步行时两腿尽量保持一定距离，双臂要摆动，以增加平衡；转身时要以弧线形式前移，尽可能不要在原地转弯；提醒患者不可一边步行一边讲话、碎步急速移动、拖着脚走路、双脚紧贴地面站立或穿着拖鞋行走等，以免引起跌倒；护士或家人在协助患者行走时，不要强行拉着患者走，当患者感到脚粘在地上时，可告诉患者先向后退一步，再往前走，这样会比直接向前走容易得多。

(3)疾病晚期：患者出现显著的运动障碍而卧床不起，应帮助患者采取舒适体位，被动活动关节，按摩四肢肌肉，注意动作要轻柔，勿造成患者疼痛和骨折，同时预防静脉血栓的发生。

5. 心理护理

细心观察患者的心理反应，鼓励患者表达想法并注意倾听他们的心理感受，与患者讨论身体健康状况改变所造成的影响、不利于应对的因素，及时给予正确的帮助和引导，使其能够接受和适应自己目前的状态并能设法改善。鼓励患者尽量维持过去的兴趣与爱好，多与他人交往；指导家属关心体贴患者，多鼓励、少指责，为患者创造良好的亲情氛围，减轻他们的心理压力。告诉患者本病病程长、进展缓慢、治疗周期长，而疗效的好坏常与患者精神情绪有关，鼓励他们保持良好心态。

四、老年人脑梗死的护理

预习案例

患者，男，72 岁，因左侧肢体乏力，言语不清 3 小时入院，入院后头部 CT 示基底节区低密度灶。既往发现血压高有 2 年，最高达 200/90 mmHg，未规律服用降压药。查体：T 36.5℃，P 82 次/分，R 20 次/分，BP 170/90 mmHg. 入院后给予抽血，护脑等治疗。

思考

1. 此患者可能的诊断是什么？

2. 目前该患者主要的护理问题是什么？可以采取怎样的护理措施？

脑梗死又称缺血性脑卒中，是指因脑部血液循环障碍，缺血、缺氧所致的局限性脑组织的缺血性坏死或软化。脑梗死是脑血管病中最常见的一种类型，约占全部急性脑血管病的 70%。当前国际广泛使用的 TOAST(trial of org 10172 in acute sroke treatment)分型将脑梗死按病因的不同分为 5 种类型：大动脉粥样硬化型、心源性栓塞型、小动脉闭塞型、其他明确病因型和不明原因型。

(一)临床表现

脑梗死发病年龄多在50～70岁，有动脉粥样硬化，高血压，糖尿病等病史。安静或睡眠时发病，急性起病，在几小时或几天内逐渐加重。神经系统局灶体征明显，重者出现不同程度的意识障碍。发病早期可以用FAST简易识别法进行识别。CT扫描显示低密度灶(发病24～48小时)；MRI检查显示异常信号(发病4小时后)。下面介绍不同血管闭塞所致脑梗死的临床表现。

FAST简易识别法

1. 颈内动脉系统(前循环)脑梗死

(1)颈内动脉闭塞：颈内动脉闭塞的临床表现复杂多样，取决于侧支循环代偿的状况和发病前颈内动脉的狭窄程度。如果侧支循环代偿良好，可以无症状。若侧支循环不良，可引起短暂性脑缺血发作(transient ischemic attack，TIA)，也可表现为大脑中动脉和(或)大脑前动缺血症状，或分水岭梗死(位于大脑前、中动脉或大脑中、后动脉之间)，临床表现可同Horner征，对侧偏瘫、偏身感觉障碍、双眼对侧同向性偏盲，优势半球受累可出现失语，非优势半球受累可有体象障碍。当眼动脉受累时，可有单眼一过性失明，偶尔成为永久性视力丧失。颈部触诊发现颈内动脉搏动减弱或消失，听诊可闻及血管杂音。

(2)大脑中动脉闭塞：大脑中动脉闭塞的临床表现可以很轻微，也可以致命，主要取决于闭塞的部位及侧支循环的状况。大脑中动脉主干闭塞可出现对侧偏瘫、偏身感觉障碍和同向性偏盲，可伴有双眼向病灶侧凝视，优势半球受累可出现失语，非优势半球病变可有体象障碍。由于主干闭塞引起大面积的脑梗死，患者多有不同程度的意识障碍，脑水肿严重时可导致脑疝形成甚至死亡。皮层支闭塞引起的偏瘫及偏身感觉障碍，以面部和上肢为重，下肢和足受累较轻，累及优势半球可有失语，意识水平不受影响。深穿支闭塞更为常见，表现为对侧偏瘫，肢体、面部和舌的受累程度均等，对侧偏身感觉障碍，可伴有偏盲、失语等。

(3)大脑前动脉闭塞：如果前交通动脉开放，一侧大脑前动脉近段闭塞可以完全没有症状。非近段闭塞时，出现对侧偏瘫，下肢重于上肢，有轻度感觉障碍，优势半球脑病变可有Broca失语，可伴有尿失禁(旁中央小叶受损)及对侧强握反射等。深穿支闭塞，出现对侧面、舌及上肢轻瘫(内囊膝部及部分内前肢)。双侧大脑前动脉闭塞时，可出现淡漠、欣快等精神症状，双下肢瘫痪，尿潴留或尿失禁，及强握等原始反射。

2. 椎—基底动脉系统(后循环)脑梗死

(1)大脑后动脉闭塞：大脑后动脉闭塞引起的临床症状变异很大，动脉的闭塞位置和Willis环的代偿功能在很大程度上决定了脑梗死的范围和严重程度。

主干闭塞表现为对侧偏盲、偏瘫及偏身感觉障碍，丘脑综合征，优势半球受累可伴有失读。皮质支闭塞出现双眼对侧视野同向偏盲(但有黄斑回避)，偶为象限盲，可伴有视幻觉、视物变形和视觉失认等，优势半球受累可表现为失读及命名性失语等症状，非优势半球受累可有体象障碍。基底动脉上端闭塞，尤其是双侧后交通动脉异常细小时，会引起双侧大脑后动脉皮层支闭塞、表现为双眼全盲，光反射存在，有时可伴有不成形的幻视发作；累及颞叶的下内侧时，会出现严重的记忆力损害。

深穿支闭塞的表现：①丘脑膝状体动脉闭塞出现丘脑综合征，表现为对侧偏身感觉障碍(以深感觉障碍为主)，自发性疼痛，感觉过度，轻偏瘫，共济失调，舞蹈—手足徐动；②丘脑穿动脉闭塞出现红核丘脑综合征，表现为病灶侧舞蹈样不自主运动、意向性震颤、小脑性共济失调，对侧偏身感觉障碍；③中脑脚间支闭塞出现 Weber 综合征，表现为同侧动眼神经麻痹，对侧面瘫；或 Benedikt 综合征，表现为同侧动眼神经麻痹，对侧不自主运动。

(2)椎动脉闭塞：若两侧椎动脉的粗细差别不大，当一侧闭塞时，通过对侧椎动脉的代偿作用，可以无明显的症状。约 10%的患者一侧椎动脉细小，脑干仅由另一侧椎动脉供血、此时供血动脉闭塞引起的病变范围等同于基底动脉或双侧椎动脉阻塞后的梗死区域，症状较为严重。

延髓背外侧综合征(Wallenberg syndrome)：在小脑后下动脉，或椎动脉供应延髓外侧的分支闭塞时发生，临床表现为眩晕、恶心、呕吐和眼球震颤(前庭神经核受损)；声音嘶哑、吞咽困难及饮水呛咳(疑核及舌咽、迷走神经受损)；病灶侧小脑性共济失调(绳状体或小脑损伤)；交叉性感觉障碍，即病灶同侧面部痛、温觉减退或消失(三叉神经脊束核受损)，病灶对侧偏身痛，温觉减退或消失(对侧交叉的脊髓丘脑束受损)；病灶同侧 Horner 征(交感神经下行纤维损伤)。由于小脑后下动脉的解剖变异很大，除上述症状外，还可能有一些不典型的临床表现，需仔细识别。

(3)基底动脉闭塞：基底动脉主干闭塞，表现为眩晕、恶心及呕吐、眼球震颤、复视、构音障碍、吞咽困难及共济失调等，病情进展迅速可出现延髓性麻痹、四肢瘫、昏迷、中枢性高热、应激性溃疡，常导致死亡。基底动脉分支的闭塞会引起脑干和小脑的梗死，表现为各种临床综合征，下面介绍几种常见的类型。

脑桥前下部综合征：Millard-Gubler 综合征是基底动脉的短旋支闭塞，表现为同侧面神经和展神经麻痹，对侧偏瘫；Foville 综合征是基底动脉的旁正中支闭塞，表现为两眼不能向病灶侧同向运动，病灶侧面神经和展神经麻痹，对侧偏瘫。

闭锁综合征(locked-in syndrome)：脑桥基底部双侧梗死，表现为双侧面瘫、延髓性麻痹、四肢瘫、不能讲话，但因脑干网状结构未受累，患者意识清楚，能随意睁闭眼，可通过睁闭眼或眼球垂直运动来表达自己的意愿。

基底动脉尖综合征(top of the basilar syndrome，TOBS)：基底动脉尖端分出两对动脉，大脑后动脉和小脑上动脉。供血区域包括中脑、丘脑、小脑上部、颞叶内侧和枕叶。临床表现为眼球运动障碍，瞳孔异常，觉醒和行为障碍，可伴有记忆力丧失，病灶对侧偏盲或皮质盲。

(二)治疗措施

1. 急性期治疗原则

超早期治疗力争在 3~6 小时治疗时间窗内溶栓治疗，并降低脑代谢，控制脑水肿及保护脑细胞，挽救缺血半暗带；个体化治疗根据患者年龄，缺血性卒中类型，病情程度和基础疾病等采取最适当的治疗；防治并发症如感染等；整体化治疗采取支持疗法，对症治疗和早期康复治疗，对卒中危险因素如高血压、糖尿病和心脏病等采取预防性干预，减少复发率和降低病残率。

2. 治疗方法

提倡低盐低脂饮食，维持内环境和生命体征平稳；及时应用脱水剂，消除脑水肿；应用抗血小板聚集药，钙拮抗剂，血管扩张剂；防止再形成新的梗死灶；加强侧支循环。

（三）主要护理问题

（1）清理呼吸道无效：与患者神志改变，呼吸道感染有关。

（2）潜在并发症：出血，与抗凝药和抗血小板药物的使用有关。

（3）躯体活动障碍：与疾病致偏瘫及平衡能力降低有关。

（4）生活自理能力下降：与偏瘫，肢体乏力有关。

（5）潜在并发症出血：与患者应用抗血小板聚集的药物有关。

（6）有受伤的危险：与疾病致躯体活动障碍有关。

（7）有皮肤完整性受损的危险：与肢体偏瘫，卧床有关。

（8）有深静脉血栓形成的危险：与长期卧床，血液黏滞度改变有关。

（9）便秘：与长期卧床有关。

（四）护理措施

1. 一般护理

指导患者使用呼叫器，了解患者所需并及时解决。协助患者做好洗漱、穿衣、修饰等个人卫生护理；出汗多时、大小便后，需及时擦洗，更换干净衣裤；保持口腔清洁，及时更换床单。保持床单位清洁、干燥、平整、无渣屑。饮食以软食为主，忌坚硬、油炸类食物，给予高维生素、高膳食纤维素的流质食物，保证合适的热量和蛋白质、维持足够的水分摄入。指导患者最大限度地活动，根据病情变换体位，侧卧或半卧位时保证不超过30°；翻身时避免推、拉、拖的动作，以免擦伤皮肤。指导家属定时协助患者排便，必要时遵医嘱应用促进肠蠕动的药物，防止便秘发生。

2. 专科护理

（1）告知患者不能用手挖鼻，应用软毛牙刷刷牙；将危险物品（如水果刀、指甲剪等）放在患者不能接触的地方，防止碰伤、划伤等。

（2）观察病情变化：观察口腔、皮肤黏膜等处有无出血倾向；观察大小便情况，注意内脏有无出血；观察有无恶心、呕吐、头痛等脑出血症状；如有异常，立即通知医生进行处理；有创性操作后，按压穿刺部位5分钟以上。

（3）告知患者及家属跌倒、坠床风险及防范措施，有针对性地进行防跌倒、防坠床知识教育；指导患者熟悉床单位和病房的设置，在床头设立标识；指导患者家属做好陪护，注意安全防止意外发生；保持病区环境安全，加强对患者的陪护，加用床档；用局部减压装置，按时巡视，每2小时翻身一次，做好床头交接班。指导卧床患者床上运动，必要时使用足底泵预防深静脉血栓。指导患者正确服药，配合治疗。

3. 心理护理

关心患者，建立良好的护患关系，亲切而又耐心地解释患者疑惑和尽可能解决患者实际需要；做好脑梗死知识宣教，讲解本病的预后效果，使患者了解病情，从而消除紧张心理，积极配合治疗和护理；多与家属沟通，让其多关心患者，给予患者心理安慰。嘱患者保持情绪稳定，避免激动，烦躁不安。

4. 康复护理

选取舒适的体位，患肢保持功能位；向家属讲解功能锻炼与疾病恢复的关系，指导患者进行患肢被动功能锻炼；密切观察肢体肌力变化；鼓励患者用健侧手进食，消除患者依赖心理；具体内容详见本节老年神经系统的康复护理。

五、老年人脑出血的护理

预习案例

患者，男，80 岁，因突发右侧肢体无力，言语不清 1 天入院。7 年前曾有“脑梗死”病史。入院时 T 36.6℃， P 100 次/分，R 18 次/分，BP 132/84 mmHg，患者神志清醒，情绪躁动，言语含糊，双侧瞳孔等大等圆，直径约 3 mm，对光反应灵敏，腱反射(++)。辅助检查：头部 CT 示左颞叶出血和脑萎缩；同型半胱氨酸 23.55 μmol/L(正常值：0~20 μmol/L)

思考

1. 此患者可能的诊断是什么？

2. 目前该患者主要的护理问题是什么？可以采取怎样的护理措施？

脑出血是指原发性非外伤性脑实质内出血，也称自发性脑出血，占急性脑血管病的 20%~30%。年发病率为(60~80)/10 万人，急性期病死率为 30%~40%，是急性脑血管病中病死率最高的。在脑出血中大脑半球出血约占 80%，脑干和小脑出血约占 20%。最常见的病因是高血压合并细、小动脉硬化，其他病因包括脑动静脉畸形、动脉瘤、血液病、梗死后出血、脑淀粉样血管病、Moyamoya 病、脑动脉炎、抗凝或溶栓治疗、瘤卒中等。

(一)临床表现

脑出血最常见的病因为高血压和动脉粥样硬化。高血压性脑出血常发生在 50~70 岁年龄段，男性略多，冬春季易发。出血前多无预兆，少数有头昏，头痛，肢体麻木和口齿不清等前驱症状。患者起病突然，临床症状常在数分钟至数小时达到高峰。多在情绪紧张，兴奋，用力大便或寒冷刺激时发病，少数在安静时发病。急性期多表现为突然头痛、呕吐、偏瘫、失语、意识障碍、大小便失禁等，血压多增高。临床症状体征因出血部位和出血量不同而异。

1. 基底节区出血

壳核是高血压脑出血最常见的出血部位，占 50%~60%，丘脑出血约占 24%，尾状核出血少见。

(1)壳核出血：主要是豆纹动脉尤其是外侧支破裂引起。血肿常向内扩展波及内囊。

临床表现取决于血肿部位和血肿量。损伤内囊常引起对侧偏瘫、对侧偏身感觉障碍和同向性偏盲。还可表现有双眼向病灶侧凝视，优势半球受累可有失语。出血量大时患者很快出现昏迷，病情在数小时内迅速恶化。出血量较小时则可表现为单纯运动或单纯感觉障碍，仅凭临床表现无法与脑梗死区分。

(2)丘脑出血：主要是丘脑穿动脉或丘脑膝状体动脉破裂引起。出血侵及内囊可出现对侧肢体瘫痪，下肢重于上肢；感觉障碍较重，深、浅感觉同时受累，但深感觉障碍明显，可伴有偏身自发性疼痛和感觉过度；优势半球出血的患者，可出现失语，非优势半球受累，可有体象障碍及偏侧忽视等。丘脑出血可出现精神障碍，表现为情感淡漠、视幻觉及情绪低落等，还可出现丘脑语言(言语缓慢不清、重复言语、发音困难、复述差、朗读正常)和丘脑(记忆力减退、计算力下降、情感障碍、人格改变)障碍。

丘脑出血向下扩展到下丘脑或中脑上部时，可引起一系列眼位异常，如垂直凝视或侧视麻痹、双眼分离性斜视、凝视鼻尖、瞳孔对光反射迟钝、假性展神经麻痹及会聚障碍等。血肿波及丘脑下部或破入第三脑室，表现为意识障碍加深，瞳孔缩小，中枢性高热及去大脑强直等症状。

(3)尾状核头出血：较少见。一般出血量不大，多经侧脑室前角破入脑室。临床表现为头痛、呕吐、对侧中枢性面舌瘫、轻度颈项强直；也可无明显的肢体瘫痪，仅有脑膜刺激征，与珠网膜下隙出血的表现相似。

2. 脑叶出血

脑叶出血占脑出血的5%~10%。常见原因有脑动静脉畸形、血液病、高血压、moyamoya病等。血肿常局限于一个叶内，也可同时累及相邻的两个脑叶，一般以顶叶最多见，其次为颞叶、枕叶及额叶。与脑深部出血相比，一般血肿体积较大。临床可表现为头痛、呕吐等，癫痫发作比其他部位出血常见，肢体瘫痪较轻，昏迷较少见。根据累及脑叶的不同，可出现不同的局灶性定位症状和体征：①额叶出血，可有前额痛及呕吐，痫性发作较多见，对侧轻偏瘫、共同偏视、精神障碍，尿便障碍，并出现摸索和强握反射等，优势半球出血时可出现运动性失语；②顶叶出血，偏瘫虽较轻，而偏瘫侧感觉障碍显著，对侧下象限盲，优势半球出血时可出现混合性失语，非优势侧受累有体象障碍；③颞叶出血，表现为对侧中枢性面舌及上肢为主的瘫痪，对侧上象限盲，优势半球出血时可出现感觉性失语或混合性失语，可有颞叶癫痫、幻听、幻视等；④枕叶出血，可表现为对侧同向性偏盲，并有黄斑回避现象，也可表现为对侧象限盲，可有一过性黑矇和视物变形，多无肢体瘫痪。

3. 脑干出血

脑干出血约占脑出血的10%，绝大多数为脑桥出血，由基底动脉的脑桥支破裂导致。偶见中脑出血，延髓出血极为罕见。

脑桥出血临床表现为突然头痛、呕吐、眩晕、复视、眼球不同轴、侧视麻痹、交叉性瘫痪或偏瘫、四肢瘫等。出血量少时，患者意识清楚，可表现为一些典型的综合征，如Foville综合症、Millard-Guber综合征、闭锁综合征等。大量出血(超过5 mL)时，血肿波及脑桥双侧基底和被盖部，患者很快进入意识障碍，出现针尖样瞳孔、四肢瘫痪、呼吸障碍、去大脑强直、应激性溃疡、中枢性高热等，常在48小时内死亡。

中脑出血少见，轻症患者表现为突然出现复视、眼睑下垂、一侧或两侧瞳孔扩大、眼球不同轴、水平或垂直眼震、同侧肢体共济失调，也可表现 Weber 或 Benedikt 综合征。严重者很快出现意识障碍、四肢瘫痪、去大脑强直，常迅速死亡。

延髓出血更为少见，临床表现为突然猝倒，意识障碍，血压下降，呼吸节律不规则，心律失常，继而死亡。轻症患者可表现为不典型的 Wallenberg 综合征。

4. 小脑出血

小脑出血约占脑出血的 10%。最常见的出血动脉为小脑上动脉的分支，病变多累及小脑齿状核。发病突然，眩晕和共济失调明显，可伴有频繁呕吐及后头部疼痛等。当出血量不大时，主要表现为小脑症状，如眼球震颤、病变侧共济失调、站立和行走不稳、肌张力降低及颈项强直、构音障碍和吟诗样语言，无偏瘫。出血量增加时，还可表现有脑桥受压体征，如展神经麻痹、侧视麻痹、周围性面瘫、吞咽困难及出现肢体和(或)锥体束征等。大量小脑出血，尤其是蚓部出血时，患者很快进入昏迷，双侧瞳孔缩小呈针尖样，呼吸节律不规则、有去脑强直发作，最后致枕骨大孔疝而死亡。

5. 脑室出血

脑室出血占脑出血的 3%~5%。分为原发性和继发性脑室出血。原发性是指脉络丛血管出血或室管膜下 1.5 cm 内出血破入脑室，继发性是指脑实质出血破入脑室，在此仅描述原发性脑室出血。出血量较少时，仅表现头痛、呕吐、脑膜刺激征阳性，无局限性神经体征。临床上易误诊为蛛网膜下腔出血，需通过头颅 CT 扫描来确定诊断。出血量大时，很快进入昏迷或昏迷逐渐加深，双侧瞳孔缩小呈针尖样，四肢肌张力增高，病理反射阳性，早期出现去脑强直发作，脑膜刺激征阳性，常出现丘脑下部受损的症状及体征，如上消化道出血、中枢性高热、大汗、应激性溃疡、急性肺水肿、血糖增高及尿崩症，预后差，多迅速死亡。

(二)治疗措施

嘱患者卧床，保持安静；严密观察患者生命体征及神志、瞳孔变化；保持呼吸道通畅；控制血压，控制血管源性脑水肿，常用的药物有 20%甘露醇、甘油果糖、呋塞米、地塞米松等；运用洛赛克等药物预防应激性溃疡；保证营养和维持水电解质平衡；防治并发症；必要时手术治疗。

(三)主要护理问题

(1)低效型呼吸型态：与呼吸中枢受累有关。
(2)潜在并发症：脑疝，与颅内压增高有关。
(3)躯体活动障碍：与疾病致偏瘫及平衡能力降低有关。
(4)生活自理能力下降：与偏瘫，肢体乏力有关。
(5)有受伤的危险：与疾病致躯体活动障碍有关。
(6)有皮肤完整性受损的危险：与肢体偏瘫，卧床有关。
(7)潜在并发症：深静脉血栓，与活动减少，血液黏滞度改变有关。
(8)便秘：与长期卧床有关。

(9)焦虑：与担心疾病预后及用药费用有关。

(10)知识缺乏：缺乏疾病防治的有关知识。

(四)护理措施

1.休息与安全

急性期患者要绝对卧床休息，卧床时床头抬高15°~30°，减轻脑水肿。保持环境安静，减少探视，避免各种刺激。老年患者、神志模糊及谵妄患者应加床栏。带有胃管、尿管及其他引流管的患者要评估是否为高危拔管患者，做好患者及家属健康宣教，必要时予以保护性约束。保持患者呼吸道通畅，昏迷患者平卧时头偏向一侧，防止分泌物堵塞呼吸道，有活动性义齿应取下。

2.一般护理

保持床单位整洁干燥，协助患者每两小时翻身一次，并轻拍背部。不能自行翻身的患者睡气垫按摩床。协助和指导患者家属做好口腔护理和大小便护理。做好良肢位的摆放，保持肢体功能位置。宜摄取高蛋白、富含维生素、易消化、低脂、无刺激性且营养丰富的清淡食物。有消化道出血迹象时应查胃液隐血，必要时暂禁食。并遵医嘱给予胃黏膜保护剂。不能经口进食者，应留置胃管给予鼻饲流质。鼻饲流质时和鼻饲后30~60分钟应抬高床头30°，避免食物返流。

良肢位的摆放要点

良肢位的摆放(视频)

肌力的评估(视频)

3.专科护理

观察患者有无剧烈头痛，喷射性呕吐，躁动不安，血压升高，脉搏减慢，呼吸不规则，瞳孔不等大，意识障碍加重等脑疝的先兆表现。一旦出现应马上报告医生配合抢救。观察有无呃逆，上腹部饱胀不适，胃痛，呕血，便血，尿量减少等症状。插胃管鼻饲的患者，注意回抽胃液，并观察胃液的颜色是否为咖啡色或血性，观察有无黑便。评估患者是否为高危血栓患者。指导卧床患者多饮水，做床上运动，必要时使用足底泵预防深静脉血栓。每班评估肌力，记录肌力分级，注意观察肌力的动态变化并及时告知医生。

4.用药护理

使用甘露醇等脱水降颅压药物时要防止药物外漏，甘露醇要保证快速滴入，必要时加压静脉滴入。降压药要严格遵医嘱服用，不可骤停或自行更换，服药过程中如出现不适及时告知医生处理。

六、老年人神经系统的康复护理

预习案例

患者，男，66岁，一周前吃饭时突发右侧肢体乏力，口角歪斜，言语不清被家属送往医院，入院后予以头部CT检查，显示基底节区低密度灶。现神志清楚，右侧肢体活动不利，言语表达不清，饮水呛咳。既往有高血压病史数年。查体：T 36.5℃，P 82次/分，R 20次/分，BP 150/90 mmHg。

思考

1. 如何对该患者进行康复护理评估？
2. 可以采取怎样的康复护理措施？

神经系统疾病常常造成一系列的功能缺损，严重影响到老年人的寿命和生活质量，积极的康复治疗可以大大提高老年人的预后，提高老年人的生活质量。老年人的神经系统康复与成人有所不同的是老年人各个器官功能下降，产生退行性病变，并且可能存在多种并发症，这导致老年人神经系统疾病康复的风险较高。另外，很多老年人可能无法面对疾病导致失能的压力，对功能重建没有信心。

（一）主要的功能障碍

1. 运动功能障碍

运动功能障碍是神经系统最常见的功能障碍。脑卒中所致运动功能障碍多表现为一侧肢体不同程度的瘫痪或乏力，即偏瘫。帕金森病所致运动功能障碍有：震颤性功能障碍，强直所致功能障碍，运动迟缓，步态异常，姿势不稳定，冻结现象。

2. 言语功能障碍

神经系统疾病引起的言语功能障碍主要包括失语症和构音障碍两个方面。构音障碍是由于口、唇、舌、下颌运动功能障碍导致发声困难，发音不准，吐字不清，音量降低，语调减弱等。失语症的语言症状为听觉理解障碍，口语表达障碍，阅读障碍，书写障碍。

3. 吞咽功能障碍

吞咽功能障碍常常导致老年人营养不良，吸入性肺炎等并发症。吞咽过程一般分为准备期、口腔期、咽期、食管期，其中任何一期单独或同时出现问题都会导致吞咽困难，而神经系统疾病主要引起前三期出现障碍。老年人原本口齿功能退化，当合并神经系统疾病时，食物在上消化道任一部分停留，进入胃的时间延长，风险更大。

4. 感觉障碍

常见的感觉障碍有感觉过敏、感觉减退和感觉缺失、感觉倒错、内感性不适。大部分老年神经系统疾病患者出现痛觉、温觉、触觉、位置觉、实体觉的减退或丧失。

5. 认知障碍

认知障碍主要包括智力障碍、记忆力障碍、注意力障碍、视空间障碍、语言和情感反应障碍，失认、失用等。

6. 精神和心理障碍

老年人罹患神经系统疾病，病程时间长，会产生巨大的精神压力。常出现抑郁、焦虑、恐惧、悲观、失望等不良情绪。

7. 日常生活能力障碍

神经系统疾病导致老年人出现吃饭、穿衣、上下床、上厕所、室内走动等基本生活能力障碍。

（二）康复护理评估

1. 运动功能评估

运动功能的评估包括 Brunnstrom 评估法、简化 Fugl-Meyer 法、关节活动度测量、肌力评定、肌张力评定、平衡能力评定、步行能力评定。

（1）Brunnstrom 运动功能评定：是根据脑卒中恢复过程中的变化，将手、上肢及下肢运动功能分为 6 个阶段。Brunnstrom 运动功能评定方法简单，在临床中运用较多，科研中运用较少。

Brunnstrom运动功能评定

简化Fugl-Meyer运动功能评分

（2）简化 Fugl-Meyer 运动功能评分：是一种偏瘫综合躯体功能的定量评定法，省时、简单、科学，科研中运用较多。

（3）老年人功能性的全关节活动度和正常的全关节活动度略有不同，一般而言，功能性全关节活动所需的角度要比正常的关节活动度要小。老年人至少要能达到功能性的全关节活动角度，方能应付生活所需。

正常的关节活动度

MMT肌力分级标准

（4）肌力的评定普遍采用徒手肌力检查（manual musle test，MMT）肌力分级标准，实施徒手肌力检查时，患者采取不同的体位，根据肌肉或肌群功能，在减重、抗重或抗阻状态下使受检肌肉做出标准检测动作，观察该肌肉完成动作的能力。在给老年患者做检查时，需密切观察老年人的耐受情况，并且预防并发症的发生。

(5)肌张力评定一般使用改良 Ashworth 量表。

改良Ashworth量表

Berg平衡量表

(6)平衡能力常采用 Berg 平衡量表，老年人平衡功能及协调性较年轻人差，会影响到日常生活的安全性，评估时也需保护好老年人的安全。

(7)老年人步态由于受正常老化影响，与年轻人不太一样。老年人身体较为僵硬，步伐小且慢，步宽较大，脚步离地高度低，髋关节及肩关节旋转不充分，走路较为费力。在进行步态分析时要充分考虑到老年人本身步态的特点，并排除其他因素的影响，结合神经系统疾病后的步态综合分析。可用步态评估量表(tinetti gait analysis)进行评估。

步态评估量表

2. 言语功能评估

主要通过观察、交流、使用量表及仪器检查等方法了解患者言语功能的情况。在进行言语评估时需充分考虑到老年患者的心理状况，保证环境安静，无闲杂人员，以免伤害到老年人的自尊心及扰乱其注意力。一般采用汉语失语症成套检测或汉语标准失语症检测(中康法)方法。

3. 吞咽功能评估

(1)常用的吞咽评估方法为饮水试验，即常用的“洼田饮水试验”，分级明确清楚，操作简单，但该试验只能反应液体误吸且不能发现隐匿性误吸，过度依赖患者主观感受。临床还常使用标准吞咽功能评定量表(standardized swallowing assessment，SSA)。

微课：老年人吞咽功能评估

(2)吞咽造影检查(VFSS)被认为是诊断吞咽障碍的首选的方法，是评价吞咽障碍的“金标准”，它不仅可以发现吞咽障碍的结构性或功能性异常的病因及其部位、程度和代偿情况，及有无误吸等，而且是选择治疗措施和观察效果的有效依据。

标准吞咽功能评定量表(SSA)及洼田饮水试验

4. 认知功能及心理评定

参见第二章老年人健康评估第三节“老年人心理健康状况评估”内容。

5. 日常生活能力评定

参见第二章老年人健康评估第二节“老年人身体健康状况评估”内容。

（三）康复护理措施

1. 运动功能康复

（1）脑卒中急性期：应在病情稳定48小时后尽早开始康复治疗。急性期时主要预防并发症和继发性损害，调节心理状态，促进各项功能障碍恢复。良肢位的摆放及偏瘫侧被动活动可以预防关节畸形、挛缩、压力性损伤、深静脉血栓等。

1）体位及注意事项：①平卧位时床铺必须尽量平整，头部要固定于枕头上，不能灵活转动，双侧肩关节固定于枕头上，偏瘫侧上肢固定于枕头上和躯干呈90°；肘、腕、指关节尽量伸直，手心向上；偏瘫侧臀部垫于枕头上；膝关节微屈并向内；踝关节背屈。②患侧卧位为首选卧位，躯干略为后仰，背后和头部放一枕头固定；偏瘫侧肩关节向前平伸内旋；偏瘫侧上肢和躯干呈90°角，肘关节尽量伸直，手掌向上；偏瘫侧下肢、膝关节略为弯曲，臀部伸直；健侧上肢放在身上或枕头上；健侧下肢保持踏步姿势，放枕头上，膝关节和踝关节略为屈曲（不能压迫肩关节）。③健侧卧位时躯干略为前倾，偏瘫侧肩关节向前平伸；偏瘫侧上肢放枕头上，和躯干呈100°；偏瘫侧下肢，膝关节、臀部略为弯曲；腿脚放枕头上，保持背屈；健侧上肢自然放置；健侧下肢膝关节、臀部伸直。④床上坐位时床铺尽量平整，患者背部下放枕头；头部不要固定，能自由活动；躯干伸直；臀部90°屈曲，重量均匀分布于臀部两侧；上肢放在一张可调节桌上，上置一枕头。

2）指导患者翻身：Bobath翻身法由仰卧位—侧卧位。双髋膝屈曲，双上肢Bobath握手伸肘，肩上举约90°，头转向侧方，健上肢带动患肢伸直时向前送，向翻身侧用力转动躯干，同时向同侧摆膝，完成肩胛带、骨盆带的共同摆动达到侧卧。这一过程治疗者应站在转向的一侧，以解除患者害怕摔下的顾虑。初期可给予适当的帮助，治疗者用手做目标，引导患者上肢向一侧带动或帮助摆膝。向患侧翻身较向健侧容易，但需注意勿使患肩受损。

3）床上活动：偏瘫肢体被动活动一般由近端关节至远端关节，每天2~3次，每次至少15分钟，注意要在老年患者正常的关节活动范围内进行，并经常观察并询问患者有无不适。

（2）脑卒中恢复期：康复治疗急性期过后，患者生命体征稳定，意识清楚，即可进行功能训练，此期的目的在于进一步恢复神经功能，争取达到能步行和生活自理。

1）床上翻身训练：上下左右移动身躯，呼吸运动，桥式运动，床上进食，洗漱等训练。

2）从坐到站立训练：要求达到三级平衡，即人体在外界干扰下，例如推、拉等、恢复稳定状态。掌握重心转移，要求患腿负重，体重平均分配。

3）站立及站立平衡训练：目的是为步行做准备。要求能单腿独立负重，主动屈髋、膝和踝关节。可进行起立床训练，坐位提腿踏步，站立位双下肢重心转移，上下台阶及患腿向前向后迈步等训练。

4）步行训练：包括步行前准备，在扶持立位下患腿前后摆动，踏步，屈膝，伸髋训练；在患腿支撑期，避免膝关节过伸。扶持步行或平衡杠内行走、徒手行走，改善步态训练。

5）上肢及手功能训练：一般大关节活动恢复较早较好，手的精细动作恢复较慢较差，需进行强化训练。包括肩关节和肩胛带的活动，如仰卧位上举手臂并向不同方向移动、坐位直臂前举、上举或外展等，主要目的是训练肩关节控制力和防止肩胛骨的退缩、下降及不全脱位；肘关节活动；腕关节屈伸及桡尺侧偏移；掌指、指间关节各方向的活动以及对掌、对指等活动；手的灵活性、协调性和精确动作训练，如拍球、投环、写字和梳头等。

（3）脑卒中恢复后期：康复治疗 3 个月以后，此期继续训练和利用残余功能，防止功能退化，并尽可能改善患者的周围环境条件以适应残疾，争取最大限度的日常生活自理。适时使用必要的辅助器具（如手杖、步行器、轮椅、支具、功能性电刺激）以补偿患肢功能，对家庭、社会环境做必要的和可能的改造。

（4）帕金森病可进行松弛训练，关节活动度训练，姿势训练，步态训练等康复训练。

松弛训练是通过缓慢的前庭刺激，如柔顺的、有节奏的来回摇动技术，使全身肌肉松弛；治疗时体位可以是卧位、坐位和站立位；开始时要缓慢，转动时要有节奏，从被动转动到主动转动，从小范围转动到全范围转动，转动时使患者没有牵拉的感觉，而只有松弛的感觉。关节活动度训练中伸髋—屈膝训练是非常重要的内容。姿势训练的重点是活动伸肌，如上肢外展、外旋；下肢外展、内旋；加强对平衡控制能力的训练，如坐位和站立位静态平衡和动态平衡的训练。步态训练的重点是加快起动速度和步行速度、加大步幅的训练，以保证躯干和上肢摆动之间的相互交替的协调，确保重心的顺利转移及步态中足跟—足趾的顺序触地运动。

（5）作业治疗：主要是进行上肢精细动作训练以及日常生活活动训练或文体活动。可以采用老年人感兴趣且能帮助其恢复功能和技能的作业，让老年人按指定要求进行训练，以逐步恢复其功能。例如刺绣、针织、工艺品等手工操作，或书法、绘画及拼七巧板等游戏。作业疗法可使老年人集中精力，增强注意力和记忆力，放松身心、调节情绪、增强体力和耐力，增强独立感、愉快感，重建对生活的信心。

（6）其他运动：包括有氧运动、体育运动、打太极拳、做单侧健脑操、不对称运动游戏等。

2. 吞咽功能康复

（1）唇功能异常可进行缩唇训练。尽量使患者缩拢双唇，维持 10 秒左右放松，反复练习。或者缩拢双唇进行小口呼吸。练习吹气或吹口哨或微笑等动作来促进唇的运动，加强唇的力量。或者用吸管进行吸气运动。通过发音来完成张、闭口动作促进口唇肌肉运动，比如发“a”“yi”“wu”“f”等音。

微课：吞咽功能障碍的特点与护理

（2）舌肌功能异常可用冰过的不锈钢勺柄，依次在舌的上表面做按摩动作，将舌尖反复挑起，将舌体向左右两侧拨动，以诱发舌的运动以及对勺柄的抵抗运动，促进舌肌肌力的恢复。

（3）颊肌能力低下，流涎可用冰块或刷子刺激颈部，颊部，按摩患侧皮肤。

（4）咽反射启动延迟可用冰的喉镜或者勺柄反复刺激腭帆及扁桃体，刺激后令患者做空吞咽动作，反复进行。最初患者在进行空吞咽时可能比较困难，随着反复训练之后，可逐渐缩短启动空吞咽所需要的时间，即吞咽反射触发得越来越快，最后达到正常。

(5)当患者逐步好转，可进行进食训练。进食时选择坐位，无法坐的患者，开始可先尝试30°仰卧、颈部前倾的体位。偏瘫患者应将患侧肩背部垫高，护理者于健侧喂食。

1)食物的选择：容易吞咽的食物一般具有下述特征：①柔软、密度及性状均一；②有适当的黏性、不易松散；③易于咀嚼，通过咽及食道时容易变形；④不易在黏膜上滞留等。应根据患者的具体情况及饮食习惯进行选择，兼顾食物的色、香、味等。

2)掌握合适的一口量：一口量即最适于患者吞咽的每次喂食量。一口量过多，食物易从口中漏出或引起咽部滞留，增加误咽的危险；一口量过少，则难以触发吞咽反射。应从小量(1~4 mL)开始，逐步增加。

3)调整进食速度：指导患者以较常人缓慢的速度进行摄食、咀嚼和吞咽。一般每餐进食的时间控制在45分钟左右为宜。

4)去除咽部滞留的食物：可通过以下方法训练患者去除滞留在咽部的食物残渣。①空吞咽，每次吞咽食物后，再反复做几次空吞咽，使食丸全部咽下，然后再进食；②交互吞咽，让患者交替吞咽固体食物和流食，或每次吞咽后饮少许水(1~2 mL)，这样既有利于激发吞咽反射，又能达到去除咽部滞留食物的目的；③点头样吞咽，颈部后仰时会厌谷变窄，可挤出滞留食物，随后低头并做吞咽动作，反复数次，可清除并咽下滞留的食物；④侧方吞咽，梨状隐窝是另一处吞咽后容易滞留食物的部位，通过颏部指向左、右侧的点头样吞咽动作，可去除并咽下滞留于两侧梨状隐窝的食物。

3. 言语功能康复

失语症的康复方法主要有语音训练、听理解训练、口语表达训练、朗读训练及书写训练等，以认知刺激法(Schuell刺激法)为代表。构音障碍康复训练包括构音器官训练、发音训练，语音训练、语言节奏训练等。在给老年人进行训练时，要考虑到老年人的听力及视力的情况，给予适当的帮助，如提供放大镜，提高对话音量等，来减少训练过程中的其他因素的影响。

4. 感觉障碍康复

感觉障碍的治疗方法分为三种：感觉再教育、感觉脱敏治疗、代偿疗法。感觉再教育是让患者多次感受各种刺激，通过视觉或其他反馈教育患者注意和理解这种刺激，如让患者睁眼触摸不同材质的物品，再闭眼触摸物品，并描述特征等。感觉脱敏治疗是不断的刺激易激部位，增加患者的耐受力，一般刺激强度要由轻到重，可借助扣打、不同水温的刺激等。代偿疗法即教给患者积极保护感觉丧失部位的各种方法，如勤翻身、防烫伤等。

5. 认知功能、精神心理功能康复

详见第四章第九节。

6. 日常生活活动能力康复

为了让老年患者恢复生活自理能力，早期就可进行日常生活活动训练，提高老年患者生活质量。包括训练梳头、洗脸、刷牙、进食、穿脱衣裤袜、床椅转移、洗澡等。偏瘫患者可用健侧手辅助患侧手进行活动。为了让老年患者更容易地完成日常生活活动能力训练，可以选择更易使用的物品，如带吸盘的碗、粗柄勺、改装牙刷、魔术贴的鞋等。

(李育　陈华　孙慢艺)

第十二节 老年人风湿免疫系统

一、风湿免疫系统老化的改变

预习案例

患者，女，59 岁，已婚，反复出现四肢多关节疼痛近 10 年，以双膝、双肘及左踝关节最明显，因活动时症状加剧半月入院，既往无高血压、糖尿病、冠心病史。实验室辅助检查：C 反应蛋白(CRP)20.60 mg/L；类风湿性因子(RF)1075 IU/mL；血沉(ESR)56 mm/h；补体 C3、C4 均升高。体格检查：T 37.4℃，P 80 次/分，R 20 次/分，BP 130/85 mmHg，可见双手指关节明显变形，呈“天鹅颈”样，右肘关节屈曲畸形。肘及左踝关节 DR 示双肘关节及左踝关节骨质疏松，关节缘骨质增生，关节间隙狭窄。自诉起病以来，不规律就医、服药，现使用筷子进食困难，右手肘无法伸展，需依赖老伴照顾衣食起居。

思考

1. 该患者可能患了什么疾病？
2. 老年人风湿免疫系统有哪些老化改变？

风湿免疫性疾病泛指病变累及骨、关节及周围软组织如肌肉、滑膜、肌腱、筋膜、神经等的一组疾病。其主要临床表现是关节疼痛、肿胀、活动功能障碍，部分患者可发生脏器功能损害，甚至功能衰竭。其病因及发病机制复杂多样，部分疾病的确切病因尚未明确，常见的病因包括感染性、免疫性、代谢性、内分泌性、退行性、地理环境性、遗传性和肿瘤性等因素。在老年风湿免疫性疾病中，免疫性及退行性因素为主。老年人免疫机制失调与监视功能受损，不仅可引发癌变或使感染呈持续状态，还可因不能清除体内衰老细胞或损伤细胞，失去内环境的平衡，而引起自身免疫性疾病。老年风湿性免疫疾病的发生及发展特点建立在老年人的病理生理特点之上。

微课：老年人风湿免疫性疾病

课程思政

中医学对类风湿关节炎病因的认识最早见于《黄帝内经》，《素问·痹论》指出：“风、寒、湿三气杂至，合而为痹，其风气胜者为行痹，寒气胜者为痛痹，湿气胜者为着痹也。”中医认为类风湿关节炎属于“痹证”范畴，是因正气亏虚，复感风、寒、湿、热等致病邪气所引起，以肢体关节甚至肌肉出现酸痛乏力、麻木、重着、屈伸受限，关节肿胀、灼热、疼痛等为主症的一类病症。

（一）免疫衰老

免疫衰老（immune aging）称免疫老化，是指机体免疫系统随增龄而发生的一系列退化、代偿与重建，是老年人生命过程中最明显的特征之一，主要有以下老化表现。

1. 免疫屏障受损

特异性免疫屏障易受内因、外因所干扰破坏，特别常受微生物感染、药物刺激、异常代谢产物、过敏应激等因素影响使免疫屏障受损。例如，老年人易患不同程度或顽固性皮肤病，使多层鳞状上皮和间质受损，皮肤结构变化，同时汗腺分泌乳酸、皮脂腺分泌不饱和脂肪酸的功能常失调，易导致多种病原微生物，特别是细菌和真菌的入侵。

2. 免疫器官

（1）胸腺：60 岁以上老年人的胸腺重量仅是成年时的 30%～40%。老年胸腺的皮层细胞数未见减少，髓层细胞（含表皮及胸腺细胞）明显减少，腺体萎缩以致胸腺激素分泌减少，其调节胸腺细胞分化成 T 细胞、淋巴因子的产量、吞噬细胞的移动活力、自然杀伤细胞（NK 细胞）分泌干扰素的活力、脾细胞分泌 IL-2 和造血功能等作用均相应减弱。胸腺老龄性退化是老年免疫衰退最重要的特征。

（2）脾脏：健康老年人脾生发中心所含 B 细胞的数量无明显变化，而产生 NK 细胞数量下降，总体免疫能力呈下降趋势。在 60～70 岁以上的老年人群中，50%以上可检出自身抗体，血清 γ 球蛋白普遍增高。有自身免疫病和慢性伴发病的老年人，脾脏多肿大。

（3）淋巴结：是老年人清除病原微生物和抗原异物的全身网状结构组织屏障。扁桃体、腺样体等淋巴组织随增龄明显萎缩，全身淋巴网在 60 岁以上老年人中清除病原菌的能力有所下降，表现在老年人化脓性淋巴结的炎症病程相对延长，患淋巴瘤和恶变比例相应增多。

3. 组织细胞

（1）T 淋巴细胞：T 淋巴细胞是最重要的免疫细胞，主要介导细胞免疫，其变化在老年机体免疫反应性的降低中发挥着重要的作用。随年龄增长，机体 T 细胞亚群、功能以及 T 细胞活化途径等均发生显著改变。随年龄增长，机体的 T 细胞在外周血的总数变化虽不大，但增殖力和活性随胸腺退化而渐趋下降。

（2）B 细胞：老年人 B 细胞的成熟过程明显减慢，其成熟周期延长。B 细胞各亚型的活力不同程度地下降，其周转率也呈不同程度的减退。B 细胞表面免疫球蛋白（Ig）浓度降低，产生抗体活力亦随增龄而下降，免疫应答亦降低。

（3）NK 细胞：NK 细胞不需要经过抗原性致敏作用，具有直接杀伤病毒感染细胞与肿瘤细胞的功能。老年人主要因骨髓与脾产生 NK 细胞的数量减少，活力亦趋下降，但杀伤力是否下降暂不清楚。

（4）吞噬细胞：包括中性粒细胞和单核/巨噬细胞，主要起吞噬抗原、分泌淋巴因子、促进 T 细胞与 B 细胞增殖力的免疫作用。老年人巨噬细胞的代谢活力下降，吞噬作用亦见下降。

4. 非特异性免疫物质

老年人的人体免疫因子、补体、干扰素（IFN）都有不同程度的改变。如补体系统的免疫防护作用在正常老年人中仍然保持，但在慢性肝脏病（乙肝、丙肝、肝硬化）老年人中补体系统功能呈总体衰退，特别在清除免疫复合物方面有明显影响。老年人病毒感染后诱生干扰素的量比青年人明显减少。在正常老年人中，尚未发现溶菌酶的活力下降。

（二）老年常见关节炎

1. 类风湿关节炎（rheumatoid arthritis，RA）

2. 骨关节炎（osteo arthritis，OA）

骨关节炎是一种常见于老年人的关节退行性疾病，其特征包括关节软骨的侵蚀、边缘骨增生、软骨下硬化，以及滑膜和关节腔的一系列生化和形态学改变。其患病率在60岁以上人群为50%，而在75岁以上人群则高达80%。

3. 痛风性关节炎（gouty arthritis，GA）

痛风性关节炎是长期嘌呤代谢紊乱及血尿酸排泄减少所引起的一组异质性、代谢性疾病，尿酸盐易沉在关节囊、滑囊、软骨、骨质及其他组织中导致结缔组织炎症反应，常见于中老年人群，男性多发。

（三）老年常见结缔组织病

1. 风湿性多肌痛（polymyalgia rheumatic，PMR）

风湿性多肌痛是50岁以上老年人中常见的炎症性风湿性疾病，临床主要表现为肩胛区、臀部及颈部肌肉疼痛和晨僵，常出现于晨起或长时间休息后。其平均发病年龄为73岁，发病率随年龄的增长而增加。

2. 多发性肌炎（polymyositis，PM）和皮肌炎（dermatomyositis，DM）

PM和DM是一组病因尚不明确、以横纹肌为主要病变部位的非化脓性炎症性肌病，主要表现为对称性近端肌无力、肌压痛，表现为下蹲、起立、上楼、举物、抬头困难，吞咽困难，发音不清。皮肌炎（DM）除有前述的表现外，还有多样性皮疹。老年患者肌无力症状表现以轻度肌无力为主，重度肌无力相对较少。发病年龄越大，预后越差，恶性肿瘤发生的风险越高，另外，老年患者还有心肌受累的可能。

3. 原发性干燥综合征（primary sjogrem syndrome，PSS）

原发性干燥综合征是一种以侵犯泪腺、涎腺等外分泌腺体为主的慢性炎症性自身免疫病，口、眼干燥为其常见的症状，老年人群发病率为3%~4%，老年患者体内的免疫反应弱于青中年患者。

4. 系统性红斑狼疮（systemic lupus erythematosus，SLE）

系统性红斑狼疮是一种累及多系统、多器官并有多种自身抗体出现的自身免疫性疾病，老年发病患者占总SLE患者的3%~18%。老年SLE患者临床表现具有其特殊性，特异性低，临床症状常不典型，尤其是皮疹发生率低，但低热、浆膜炎、关节痛、肌痛肌无力、肺间质病变、血小板减少发生率高，重要脏器影响少，复发率低。

二、老年类风湿关节炎患者的护理

预习案例

患者，女，63岁，晨起手指关节僵硬、关节畸形10余年，伴全身关节肿痛加重，活动受限10天入院。既往有高血压病史，无糖尿病、冠心病史。实验室辅助检查：C反应蛋白（CRP）21.60 mg/L；类风湿性因子（RF）2160 IU/mL；血沉（ESR）62 mm/h。体格检查：T 36.4℃，P 81次/分，R 20次/分，BP 140/95 mmHg。自诉起病以来，不规律就医、服药。

思考

1. 简女士患了什么疾病？常见治疗措施有哪些？
2. 针对该类患者常见护理问题有哪些？护理措施是什么？

类风湿关节炎（RA）是一种原因不明的，以慢性、进行性、侵袭性关节炎为主要表现的全身性自身免疫性疾病，主要病变部位在关节滑膜，也可累及关节外的其他器官和系统。随病情进展，逐渐出现滑膜、软骨和骨质的破坏，最终导致关节畸形，出现功能障碍。

EORA与NEORA临床特点的比较

目前其发病机制仍未完全阐明，可能与遗传、感染免疫及激素水平等因素有关。本病呈全球性分布，是造成人类丧失劳动力和致残的主要原因之一。我国RA的患病率为0.32%～0.36%，略低于世界平均水平0.5%～1%，男女比例为1：2～3；可发生在任何年龄，发病高峰年龄为30～50岁，女性高发年龄为45～55岁，其患病率随年龄的增加而增加。随着人口老龄化，老年RA越来越受到人们的关注。通常把60岁以上的RA患者称为老年RA，这其中又分两种情况：一种是60岁以后发病的RA，称为老年发病的类风湿关节炎（elderly-onset rheumatoid arthritis，EORA）；另一种是60岁以前发病，携带疾病进入老年，即非老年发病的类风湿关节炎（non-elderly-onset rheumatoid arthritis，NEORA）。老年类风湿关节炎在临床表现、诊断和治疗等方面都有与非老年类风湿关节炎不同的特点。

（一）临床表现

RA作为一种全身性自身免疫性疾病，临床表现虽然以关节症状为主，但全身表现及脏器受累亦不少见。大多数RA隐匿起病，即起病缓慢，发病初期症状不典型，可表现为一个或几个关节的僵硬、肿胀或疼痛。有8%～15%的RA起病快速，几天或数周内出现典型的关节症状，这种起病方式虽然可见于各个年龄段人群的患者，但以老年人为主。约有15%～20%的患者起病介于前两者之间，称为亚急性起病。

1. 关节表现

RA的关节症状表现多样，早期主要表现为关节的滑膜炎症，因此与其他关节病相比均具有炎症性(红、肿、热、痛)关节病的共同点。主要受累关节为有滑膜的可动关节，以手、腕、足小关节受累多见，也可出现肩、肘、膝、髋等大关节炎症。各关节受累频率从高到低依次为：掌指、腕、近端指间关节、跖趾、肩、膝、踝、肘、颈及下颌关节。典型关节表现为缓慢起病的对称性、多小关节炎症。而在老年起病的RA患者中，急起、单关节或少关节炎更为常见。

(1)晨僵：是指患者清晨起床后出现关节部位的发紧和僵硬感(日间长时间静止不动也可出现)，这种感觉在活动后可明显改善。晨僵是许多关节炎的表现之一。但RA表现最为突出，可持续1个小时以上。晨僵时间和程度可作为评价病情活动和观察病情变化的指标。

(2)关节痛及压痛：常常是RA发病的最早症状。多呈持续性、对称性，常见部位是近端指间关节、掌指关节、腕关节，也可累及肘、膝、足等关节。

(3)关节肿胀：常呈对称性，可见于任何关节，但以双手近端指间关节、掌指关节及腕关节受累最为常见，主要是由于关节腔积液滑膜增生及组织水肿所致。

类风湿关节炎常见的手和腕部畸形(图)

(4)关节畸形：见于较晚期患者，关节周围肌肉的萎缩、痉挛则使畸形加重，最为常见的晚期关节畸形是腕和肘关节强直、掌指关节的半脱位、手指向尺侧偏斜和呈“天鹅颈样”及“纽扣花样”表现。

(5)骨质疏松：骨质疏松在RA患者中最为常见，并随病程迁延而增多。其原因可能与失用、成骨骨细胞功能降低、溶骨作用增强有关。

(6)关节功能障碍：由于关节炎症的持续存在，导致受累关节局部的损害和修复反复进行，最终使增生的滑膜发生纤维化及钙化，导致关节强直，晚期患者可失去关节功能，影响生活自理能力和工作能力。美国风湿病学会将关节功能障碍按轻重程度分为以下4级。

Ⅰ级：能正常地进行各种工作和日常生活活动。

Ⅱ级：能正常地进行各种日常生活活动和某些特定工作，其他工作受限。

Ⅲ级：能正常地进行各种日常生活活动，不能胜任工作。

Ⅳ级：各种日常生活和工作活动均受限。

2. 关节外表现

RA虽以关节受累为特征，但关节外表现也很常见。某些全身表现如乏力、发热、消瘦、贫血等可先于关节表现出现于发病的早期，同时，关节外表现往往与关节症状伴发，有些关节外受累会导致严重的后果，甚至危及患者的生命。

(1)类风湿结节：有15%~20%的类风湿因子阳性的RA患者有类风湿结节，结节呈圆形或椭圆形，质地较硬，直径自数毫米至数厘米不等，多见于关节隆突部及经常受压处，如前臂尺侧及鹰嘴突处。出现类风湿结节提示RA病情活动，经治疗病情缓解后，结节可软化、缩小乃至消失。

(2)血管炎：类风湿血管炎的发生率低于1%，是重症RA的表现之一，多伴有淋巴结病变及骨质破坏。血管炎也可累及内脏，如心、肺、肠道、肾、胰、脾、淋巴结及睾丸等，导致相应器官动脉炎。

(3)血液系统表现：贫血是RA关节外表现较为常见的症状，大多为轻度、正细胞正色素性贫血。

(4)肺及胸膜表现：10%~30%的本病患者可出现肺部病变，较常见的有肺间质纤维化、胸膜炎，也可见结节性肺病、肺血管炎和肺动脉高压。

(5)心脏病变：心血管疾病是RA患者的主要死因之一，约占50%。心脏病变可分为心包炎、偶见传导障碍。心包炎最常见，发生率可达10%以上。另外，本病也是早发动脉粥样硬化和心血管疾病的独立危险因素，对于老年类风湿关节炎应警惕心脏病变。

(6)其他：肾脏病变、眼部干燥性角结膜炎、继发性干燥综合征等。

3. 特殊类型的RA

特殊类型的RA包括Felty综合征、反复型风湿症、缓解型血清阴性对称性滑膜炎伴凹陷性水肿综合征，后者多见于老年人。

3种特殊类型的RA

4. 辅助检查

(1)血液学检查：①血沉(ESR)升高不具有诊断特异性，但有助于反映组织损伤和炎症的存在和程度，可以作为药物治疗的评价指标；②C反应蛋白(CRP)升高见于各种感染、创伤、炎症状态，在风湿性疾病中提示疾病活动；③类风湿因子(RF)是诊断类风湿关节炎的指标之一，RF阳性不仅常见于类风湿关节炎，也常见于其他风湿免疫疾病和各种急慢性炎症；④抗链球菌溶血素“O”(ASO)的正常效价小于1：200，阳性提示为风湿热可能；⑤补体(C3、C4)的降低常见于系统性红斑狼疮活动，类风湿关节炎等。

(2)关节滑液检查：可区别感染性关节炎、结晶性关节炎等。

(3)关节影像学检查：X线、CT、MRI对类风湿关节炎的诊断、强直性脊柱炎、关节破坏的程度、对治疗反应及预后的判断都有帮助。定期进行关节影像检查，可前后对比，以判断病情有无进展。

(4)其他：滑膜活检、类风湿结节活检、关节镜检查等也有助于诊断RA。

5. 诊断标准

2010年8月，ACR和欧洲抗风湿病联盟(EULAR)共同制定了RA的分类标准，与1987年ACR推荐的RA分类标准相比，新分类标准能更早地识别RA患者，有利于早期诊断及治疗。

EULAR制定的RA分类标准

(二)治疗措施

RA目前尚无法根治，发病初期2~3年的致残率较高，如不及早合理治疗，3年内关节破坏率可达70%。因此积极治疗关节炎症、控制临床症状、防止关节破坏、保护关节功能、最大限度提高患者生活质量，是现阶段RA的治疗目标。RA治疗的基本原则是：及早、联合应用改善病情的抗风湿药物，控制RA病变的进展，根据患者的病情特点及对药物的反应和副作用选择个体化治疗方案，适时开展功能锻炼，保护关节功能。

RA 的治疗主要包括一般治疗，药物和外科治疗等。

1. 一般治疗

关节肿痛明显时应强调休息及关节制动，而在关节肿痛缓解后应注意关节的功能锻炼。此外，理疗、外用药对缓解关节症状有一定作用。

2. 药物治疗

遵循早期、联合、规范、强化和个体化的治疗原则，并注意加强用药指导。治疗 RA 的常用药物分为以下五大类。

（1）非甾体抗炎药（nonsteroidal anti-inflammatory drugs，NSAIDs）：有抗炎、止痛、退热、消肿作用。常用的有洛索洛芬、双氯芬酸、塞来昔布等。不良反应中胃肠道反应最为常见，如恶心、呕吐、腹痛、腹泻、腹胀、食欲不佳，严重者有消化道溃疡、出血、穿孔等；其他不良反应有肝肾损害、骨髓造血障碍、过敏反应、耳鸣、听力下降、无菌性脑膜炎等。老年患者脏器功能减退，长期应用 NSAIDs 更易引起严重消化系统不良反应和肾脏损害，甚至可能诱发和加重心力衰竭，因此使用时更应慎重选择。使用时应避免两种或以上的 NSAIDs 联合应用，因为联用不会增加药效，但可增加副作用。

（2）抗风湿药（disease modifying anti-rheumatic drugs，DMARDs）：它虽不具备即刻止痛和抗炎作用，但起效后抗炎效果持久，有减缓关节的侵蚀、破坏，改善和延缓病情进展的作用。该类药物多为免疫抑制剂或免疫调节剂，常用的有甲氨蝶呤、羟氯喹、来氟米特、柳氮磺吡啶等，目前国内外一般首选甲氨蝶呤，并且将它作为联合治疗的基本药物。使用该类药物可出现相应的毒性反应，如甲氨蝶呤的副作用有恶心、口腔炎、腹泻、脱发、皮疹、肌肝酶升高的表现，少数出现骨髓抑制，听力损害和肺间质变，要正确使用，避免过量。

（3）糖皮质激素（glucocorticoid，GC）：一般不作为治疗 RA 的首选药物。使用原则是小剂量、短疗程，同时应用 DMARDs 治疗。小剂量糖皮质激素（每日泼尼松 10 mg 或等效其他激素）能迅速减轻关节疼痛、肿胀，缓解多数患者的症状，但不能根本控制本病，可作为 DMARDs 起效前的“桥梁”；对于因不良反应等原因不宜使用 NSAIDs 的老年患者，小剂量激素是较为安全的一线药物。需要注意的是，应用激素同时需要联合使用 DMARDs，以达到完全控制病情的目的。激素可导致骨量减少增加骨折的危险性，建议同时适量补充钙剂及维生素，预防骨质疏松及缺血性骨坏死。

（4）生物制剂：是在 RA 治疗中应用的具有明确靶点的新型药物，包括肿瘤坏死因子-α 抑制药（TNF-α），主要包括依那西普、英夫利西单抗及阿达木单抗，目前在国内新上市的戈利木单抗。与传统 DMARDs 相比，TNF-α 抑制剂的主要优点是起效快、防止骨破坏作用明显、患者耐受性好。生物制剂常见的不良反应包括过敏反应、注射部位反应、皮疹，常见的感染有上呼吸道感染、尿路感染、中耳炎、带状疱疹、鼻炎和肺炎等。近年来有研究指出在应用过程中须重视其对肾脏的损害。

（5）植物药：常见的有雷公藤，白芍总苷、青藤碱等，对 RA 有肯定的疗效。

3. 外科治疗

经规范内科治疗无效及关节功能障碍严重的患者，可采用外科治疗。常用的手术主要有滑膜切除术、关节成形术、股骨关节置换术等。但手术并不能根治 RA、术后仍需内科药物治疗。

4. 达标治疗的理念

达标治疗又称目标治疗，就是以降低 RA 患者病情活动度，以临床缓解为目标的个体化治疗方案。与传统治疗比较，其特点是密切观察病情变化，每 1~3 个月随访 1 次；以病情活动度为依据，及时调整治疗方案；强调早期强化、个体化治疗。2013 年 EULAR 在 RA 治疗推荐更新中再次强调，RA 患者的治疗均应以达到缓解或降低疾病活动度为目标。RA 患者疾病活动度一般采用类风湿关节炎 DAS28 疾病活动评估。

类风湿关节炎DAS28
疾病活动评估(视频)

（三）护理评估

1. 健康史

了解患者的性别、年龄、职业、婚姻状况、营养状况、疾病史、药物过敏史等基本情况，评估患者有无风湿免疫病家族史，生活职业环境气候因素，如是否寒冷、潮湿，是否暴露在强烈日晒、电离辐射下等。

2. 身体状况

了解患者类风湿关节炎的发病时间、发病特点，有无红肿热痛及症状发生时间，有无晨僵、晨僵程度，是否表现为乏力、发热、消瘦、贫血等全身症状。评估患者的身体状态，有无对患者生活质量造成影响。

3. 辅助检查

辅助检查有血液学检查，包括血沉(ESR)、C 反应蛋白(CRP)、类风湿因子(RF)等指标；关节影像学检查，关节镜检查等。

4. 心理—社会状况

评估患者的心理状态是否能承受疾病的压力，有无抑郁、焦虑等不良情绪。

（四）主要护理问题

(1)疼痛：与炎性反应有关。
(2)躯体移动障碍：与关节疼痛反复发作，关节僵硬，关节、肌肉功能障碍等有关。
(3)睡眠型态紊乱：与关节疼痛有关。
(4)有跌倒的危险：与关节疼痛、功能障碍有关。
(5)有废用综合征的危险：与关节炎反复发作、关节疼痛和关节功能障碍有关。
(6)自理能力下降/缺陷：与关节疼痛、关节功能障碍有关。
(7)焦虑/抑郁：与疾病久治不愈、关节可能致残、生活质量下降有关。
(8)知识缺乏：缺乏疾病治疗、用药和自我护理知识。

（五）护理措施

1. 一般护理

(1)休息与活动：保持病室环境安静、整洁，温度适宜。急性活动期的患者应以卧床休息为主，病情缓解后可正常工作，但应避免过度劳累，应注意关节的保暖，避免潮湿寒冷加重关节症状。缓解期的患者应加强活动，在医护人员的指导下进行功能锻炼。

（2）饮食护理：应以高热量、高维生素、高蛋白饮食为主，避免进食辛辣等刺激性食物，多摄取粗纤维食物，保持排便通畅，预防便秘。

2. 病情观察

观察关节疼痛的部位、性质、程度；有无出现晨僵及其程度；是否累及关节外的其他器官和系统；观察有无关节疼痛反复发作，关节僵硬，关节、肌肉功能障碍等症状；定期监测肝功能的变化，注意监测药物副作用。

3. 对症护理

（1）疼痛的护理（具体参见第四章第五节）。

（2）躯体移动障碍/自理能力下降/缺陷与乏力的护理：协助卧床患者洗漱、进食、排泄及个人卫生活动等；卧床期间做好患者生活护理，鼓励患者使用健侧从事力所能及的自我照顾活动，鼓励患者适当使用辅助器材并协助患侧被动活动；勤翻身，保持皮肤完整，预防坠积性肺炎；预防便秘、预防下肢深静脉血栓形成；对于有晨僵的患者，评估晨僵程度、持续时间，晨起用热水浸泡僵硬的关节，睡眠时戴弹力手套保暖，疼痛者可遵医嘱服消炎止痛药；讲解活动的重要性，指导患者对没受影响的肢体实施主动的全关节活动的锻炼，对患肢实施被动的全关节活动的锻炼；从主动的全关节活动锻炼到功能性锻炼，要求循序渐进。进行功能锻炼的目的在于维持关节的正常生理功能，最大限度地保持日常生活和工作能力。功能锻炼要遵循循序渐进、量力而行、持之以恒的原则，锻炼前应做好充分的准备活动，强度以不引起关节疼痛加重为度。

（3）睡眠型态紊乱的护理：参见第四章第四节“老年人睡眠的护理”。

（4）预防跌倒的护理：具体参见第四章第六节“跌倒与坠床的护理”。

（5）心理护理：患者对自身疾病的担心、对治疗效果的质疑、给家庭经济或家庭成员造成的负担，极易引起患者产生焦虑、抑郁等消极心理情绪，此时护理人员应主动热情地与患者沟通，告知患者疾病治疗方式、效果以及治疗效果良好的病例，提高患者的信任度及信心，使患者保持乐观的心态接受治疗；对于有中重度焦虑、抑郁的患者，应及时转诊心理医师治疗并积极提供社会支持系统，如社工等，预防因焦虑、抑郁导致的自暴自弃、自残、自杀行为。

（6）健康教育：患者居住环境应干燥、安静、阳光充足、通风好、安全，切勿住在阴暗潮湿的地方；指导患者及家属（陪护人员）及时监测老年患者生命体征和病情的变化，出现异常时要及时报告医生，及时处理。做好用药指导，使用明显的标记保证老年患者定时、定量、准确服药，并告知患者及家属药物可能的不良反应及其监测方法，做到早发现、早处理，使药物治疗取得最佳疗效。若病情需要使用大剂量糖皮质激素，在病情基本控制时，激素宜逐渐减量，若减量太大、太快或突然停药，可出现“反跳现象”，应逐渐减量至 30 mg/d 以下，维持量尽量小；需适当补充钙剂及维生素 D 预防激素相关的骨质疏松；积极向老年患者宣传疾病预防和治疗知识，提供健康咨询和卫生指导。鼓励老年人参加社会活动，做好老年疾病保健，督促患者定期检查，坚持康复训练。

三、老年人风湿免疫系统的康复护理

预习案例

患者，女，59 岁，已婚，反复出现四肢多关节疼痛近 10 年，以双膝、双肘及左踝关节最为明显，因活动时症状加剧半月入院，既往无高血压、糖尿病、冠心病病史。实验室辅助检查：C 反应蛋白（CRP）20. 60 mg/L；类风湿性因子（RF）1075 IU/mL；血沉（ESR）56 mm/h。体格检查：T 37. 4℃，P 80 次/分，R 20 次/分，BP 130/85 mmHg，可见双手指关节明显变形，呈“天鹅颈”样，右肘关节屈曲畸形。肘及左踝关节 DR 示双肘关节及左踝关节骨质疏松，关节缘骨质增生，关节间隙狭窄。自诉起病以来，不规律就医、服药，现使用筷子进食困难，右手肘无法伸展，需依赖老伴照顾衣食起居。

思考

1. 该患者的关节功能分级如何?

2. 如何根据疾病活动、关节功能分级、关节活动度为该患者设计关节康复训练方案?

关节活动度（range of motion，ROM）是指关节从起始端至终末端的正常运动范围，如该关节活动度不属于完全正常，即判断为活动受限。关节活动度检查是肢体运动功能检查中最常用的项目之一。

对老年风湿免疫系统患者，主要是进行四肢关节活动度的评估、脊柱关节活动的评估，根据病情及评估结果、受累关节的不同部位及病变特点制定功能锻炼方法。指导患者有规律地进行针对性的功能锻炼，特别要注意配合日常居家生活需要来进行锻炼，运动的方式须循序渐进，先减轻关节疼痛，然后逐渐增进关节活动度，再做肌力调练，最后再加强肌力训练。活动中患者可能会感到短时间的疼痛，若活动后疼痛持续数小时，说明活动过量，应适当调整活动量，活动量应控制在患者能忍受的程度。

1. 四肢各关节的正常活动范围

2. 四肢关节活动度的评估

四肢各关节的正常活动范围

常用测量工具有以下两种：

（1）通用量角器检查法：通用量角器在临床上已应用了近 100 年。通用量角器由半圆规或全圆规加一条固定臂及一条移动臂构成。检查时首先使身体处于检查要求的适宜姿势，在待测关节按待测方向运动到最大幅度时，将量角器圆规的中心点准确地放在代表关节活动中心的骨性标志上，把固定臂对向肢体一端上的骨性标志或沿一端肢体的纵轴位置放置，或处于垂直线水平的标准位置，再将移动臂旋转至另一端肢体的骨性标志或此端肢体的纵轴位置平行放置，然后读出所处角度，即为所测得的关节活动度。

（2）四肢关节活动度的测量：先确定相邻的每一肢段的测量轴线，而且此轴线在活动时不变位。量角轨的轴线与关节轴线应一致或者正确地画投影线于后者，确定所测的运动平面，按常规可选额位、矢位及横位测量。让被检查者运动其关节，记录关节的活动角度，具体方法有两种，一是中立位0°法：先确定每一关节的中立位，以中立位为0°来计算，中立位必须固定不动。例如肘关节直伸时为中立位0°，完全屈曲时可到140°；另一种是邻肢成角法：是以夹角的两个相邻肢段互相移位时抬高肩形成的角度计算。

3. 制定关节功能锻炼方法的一般原则

（1）急性活动期：除关节疼痛外，常伴有发热、乏力等全身症状，患者应卧床休息，以减少体力消耗，保护关节功能，避免脏器受损，但不宜绝对卧床。限制受累关节活动，保持关节功能位。

如何保持关节功能位

（2）缓解期：每天定时做局部、全身的关节运动。

（3）关节功能Ⅱ、Ⅲ级：日常生活尽可能自理。关节动作幅度及时依据个人身体状况而定，以不感到劳累和疼痛为度。活动前可适当先局部热敷和按摩，轻拉肢体，维持功能位。可每天进行全面关节操2~3次。

指关节：做握拳、合掌、对指运动，手指平伸，可紧贴桌面。

腕关节：合掌，交替向一侧屈腕，可扶持物体练习旋腕。

肘关节：两臂向前或者两侧平举，握拳屈肘达到肩高，然后伸肘伸拳，反复练习。

肩关节：可练习反手背部相扣、梳头、用手摸对侧耳朵，滑轮拉绳练习。

踝关节：取坐位练习屈伸、旋转动作。

膝、髋关节：原地踏步、滚圆木，逐级上下楼梯，抬腿，下蹲训练。

（4）关节功能Ⅳ级：需制动休息，保持关节于功能位，避免受压和负重，进行力所能及的肌力锻炼和小幅度屈伸活动，辅助被动活动，例如热敷、按摩，必要时短时间小夹板固定。

4. 简单手指操

（1）上下摆手：将双臂平放于桌面上，双手掌向下。以腕关节为支点，手向上抬起，左右摆动，类似打招呼。仍以腕关节为支点，手缓慢放下，低于腕关节平面，前臂有向前牵拉的感觉。保持6秒钟时间放松。

（2）左右摆手：肘关节支撑在桌面上，手背面对自己。以腕关节为支点，手指向小指方向。以腕关节为支点，手向大拇指方向倒，姿势如同摇手。

（3）逐一对指：用示指、中指、无名指、小指分别接触大拇指。

（4）握拳平展：五指屈曲，握成拳头状，然后五指放开，尽量伸直。

5. 及时效果评价

评估类风湿关节炎临床缓解的情况，并根据评估结果及时调整功能锻炼方案。类风湿关节炎临床缓解的指标有：RA活动性的关节表现基本消失，如晨僵时间小于15分钟；类风湿因子滴度下降或转阴、血沉、C反应蛋白接近正常，DAS28评分低于2.6分等，上述指标持续监测至少2个月。

6. 加强康复日常护理

(1)晨起洗脸时，用温水浸泡双手10~15分钟，同时用另一只手揉捏关节部位，可有效缓解晨僵；脚有肿痛的患者每晚可用同样的方式做脚部的水浴。

(2)指导患者进行达标治疗，加强功能锻炼，及时评估康复效果。

(3)心理支持：评估患者心理情况，如焦虑、抑郁程度，鼓励患者说出自身的感受，与患者一起分析原因，并进行心理疏导，介绍成功病例及治疗进展，帮助患者树立战胜疾病的信心。

(4)社会功能支持：劝导患者家属多给予患者关心、理解。观察患者的精神状态是否正常，发现意识不清、有精神障碍症状时，应做好安全防护和急救准备，防止自伤或者意外受伤的发生。

（陈江艳　廖竹君）

本章小结

随着年龄的增长，老年人的老化表现为各个系统在生理结构、生理功能等方面一系列的改变。本章节描述了老年人常见疾病的健康问题与护理，详细介绍了老年人皮肤系统、感觉器官、心血管系统、呼吸系统、泌尿系统、生殖系统、运动系统、内分泌系统、消化系统、血液系统、神经系统以及风湿免疫系统的老化改变及常见疾病护理。

由于老年人皮肤萎缩变薄、屏障功能受损、免疫功能衰退等更容易造成皮肤病的发生。近年来，老年皮肤病的患病率也在不断增加。其中，带状疱疹、湿疹是老年人最常见的皮肤病，严重影响老年人的生活质量。加强老年人的皮肤护理，对于改善皮肤异常，促进老年皮肤病的康复及提高生活质量具有重要意义。

老年人晶状体的组织结构发生改变，进而衰老而发生渐进性视力下降乃至失明。由于老年人大多合并高血压、糖尿病、心血管疾病等慢性疾病，导致一些老年患者白内障、青光眼发病早、治疗效果不佳，治疗过程中容易出现并发症。因此加强对老年人健康教育，对预防老年性白内障的发生可起积极的作用。

老年人的口腔健康问题应纳入全民口腔健康计划之中。牙周炎是导致我国成年人牙齿丧失的首要原因。牙周病的治疗目标是保持牙齿长期的功能舒适和美观，而不仅仅是着眼于治疗期间能保留多少颗牙。老年人口腔保健的目标要求80岁的老年人至少能保持20颗功能牙。

老年人呼吸系统发生一系列的解剖和生理学变化。这既是呼吸系统正常老化的结果，同时又难以完全排除老年人常见的呼吸系统疾病造成的病理性损害。由于老年人肺功能、肝脏储备功能和肾脏清除能力降低，骨髓造血功能减退以及合并多种老年性疾病等因素，导致老年患者治疗耐受性低，治疗过程中出现复杂多样的临床状况。积极有效地防治和护理老年人的呼吸系统疾病，持续跟踪实施肺康复。

生殖系统功能逐渐发生形态改变和功能减退，给老年人带来许多痛苦和不便，影响着老年人的身心健康。但有些老年人因为有“害羞”心理，即使有不适也往往不愿意接受生殖系统检查，以致延误诊断与治疗。因此，认识老年生殖系统的生理改变，了解生殖系统的常见疾病，及时地进行诊断、治疗与护理，对促进老年人健康十分重要。

老年人体内激素水平的失调，导致乳腺组织学改变，出现一系列乳腺疾病。老年乳腺癌尚无有效的一级预防措施；老年乳腺癌的预后总体来说比非老年乳腺癌预后差（由于相当部分老年乳腺癌未能得到合理的综合治疗）。

老年人内分泌系统发生相应变化，主要影响内分泌腺体的功能。由于老年人伴发病多，且内分泌系统疾病症状常常不典型，因此要定期检查内分泌系统功能，避免误诊和漏诊。老年糖尿病症状缺乏特异性，常常合并很多且较严重的急慢性并发症，低血糖症状也不典型，老年糖尿病的治疗目标是减少急慢性并发症导致的伤残和早亡，改善生存质量，提高预期寿命。因此，要做好糖尿病健康教育，指导患者合理饮食、适当运动、正确用药、监测血糖及预防并发症。

老年人风湿免疫系统会发生一定的变化，风湿免疫病的发病率逐年增加，有必要向基层卫生所、养老院等老年人聚居处普及风湿免疫病学知识，让患者获得及时正确的诊治，预防因风湿免疫病致残致畸，及时进行关节功能康复，将有助于提高老年人的生活质量。

综上，通过老年老化改变进行针对性的护理，加强对老年人的健康教育，有助于积极防治老年常见疾病，提高老年人生活质量，促进患者康复，有利于医疗护理资源的合理应用。

客观题测验

主观题测验

主观题测验–案例分析题

第六章

老年人的临终护理

学习目标

1. 识记：临终关怀的概念、临终老年人的心理问题、老年人临终前症状。

2. 理解：老年人临终关怀的意义。

3. 运用：运用老年人临终护理理论，扮演好护士在老年人临终护理中的角色、为临终老年人提供死亡教育、帮助老年人制定生前预嘱及做好丧偶老年人的哀伤辅导。

第一节　概述

一、老年人临终关怀现状

预习案例

李爷爷，89 岁，因膀胱癌晚期由肿瘤病区转至安宁疗护病区。接受临终关怀护理以来，李爷爷的疼痛得到了很好的控制，每天睡眠时间增加，精神状态十分稳定，偶尔还能与家人或者护工下下最爱的象棋，脸上露出了久违的笑容。家人们常常抽空陪伴在李爷爷身边，直到他平静安详地离开人世。

思考

1. 什么是临终关怀？

2. 老年人临终关怀的现状是什么？

生老病死是人类生命进化过程中不可逆转的自然法则，每个人都要面临衰老和死亡。莎士比亚曾写道“人在临终的时候总比他们的过往更引人注目，如同夕阳的余晖、乐曲的终响、杯底的美酒，留给人的记忆最温馨、最甜蜜，也最久远”，人生最后的一段旅程即使短暂，人们也希望它是壮丽的。正如印度诗人泰戈尔所道“生如夏花之绚烂，死如秋叶之静美”，死亡对于人类来说同样充满着意义。

随着我国经济社会的发展和医疗水平的提高，老年人口死亡率降低，人口老龄化趋势日益明显。根据国家统计局2021年公布的最新数据，中国60周岁以上的人口数量为2.64亿，占总人口的18.7%，其中65周岁以上的人口数量为1.91亿，占总人口的13.5%。中国正进入深度老龄化社会。我国老年人当下死亡的主要原因已由传染和急性疾病转变为癌症及慢性疾病，它们往往不可逆且难以治愈，治疗期间老年临终患者长期遭受身心痛苦。随着我国老年临终患者日益增多，如何使老年人度过一个安宁、幸福的晚年，减少临终时的痛苦，提高死亡质量成为当前迫切需要解决的问题，而临终关怀是解决这一问题的最好方式。

随着社会老龄化问题日趋严重，加强临终老年人医疗护理服务已成为社会客观需求，临终关怀服务应运而生。目前，我国政府已通过各项制度对临终关怀提供政策扶持，例如全国老龄委办公室等部门发布的《关于加快发展养老服务业的意见》明确指出今后发展养老服务业要支持发展老年护理、临终关怀等服务业务。临终关怀服务的开展和推广虽能让更多临终老年人平静舒适、有尊严地走完人生最后旅程，但临终关怀也面临着来自社会、经济、伦理等诸多方面的压力和挑战。

（一）国内外临终关怀发展历史

1967年7月，现代临终关怀的倡导者和先驱者西斯莉·桑德斯博士（Dr. Dame Cicely Saunders）在英国伦敦东南的希登汉创办了人类史上第一所具有现代意义的临终关怀医院——圣克里斯多弗临终关怀院（Saint Christopher´s Hospice），率先尝试医疗团队全程陪伴临终癌症患者并辅导家属共同度过哀恸期，开创了现代临终关怀事业的先河。从20世纪70年代开始，在圣克里斯多弗临终关怀院的影响和带动下，临终关怀服务率先在英国得到快速发展，至20世纪80年代中期，英国已有大约100所由国家卫生局或癌症护理慈善机构资助的临终关怀医院。继英国之后，美国、加拿大、瑞典、法国、澳大利亚、新西兰等60多个国家陆续建立了临终关怀机构。至20世纪末，世界范围内大约有3000所临终关怀医院成立。

1988年8月，天津医学院成立了临终关怀研究中心。1990年该中心设置了临终关怀病房；同年10月，我国第一家临终关怀医院——南汇护理院在上海诞生。此后，许多地区开始建立临终关怀服务机构或平台，如1992年6月，中国第一所民办临终关怀医院——松堂医院在北京成立；1998年，汕头大学医学院第一附属医院建立的宁养院，2006年4月，李家熙教授发起与倡导成立的中国生命关怀协会，标志着我国临终关怀事业进入了发展

国家卫生计生委办公厅关于印发安宁疗护实践指南(试行)的通知

新时期，同年原国家卫生部与国家中医药管理局共同发布了《关于印发城市社区卫生服务中机构管理办法(试行)的通知》，提倡全国社区卫生服务机构开展临终关怀服务；2012—2014 年，上海市政府实施舒缓疗护(临终关怀)项目，共发展住院床位 890 张，居家临终护理床位 850 张。为进一步推进安宁疗护发展，满足人民群众健康需求，2017 年原国家卫生计生委员会制定和下发了《安宁疗护中心基本标准及管理规范(试行)》以加强各地安宁疗护中心的建设和管理指导，规范安宁疗护服务行为。经过近 50 年的实践探索，中国在临终关怀领域取得了一定成绩。目前，我国已有上百家临终关怀服务机构，为提高临终患者生活质量，关爱生命，造福社会做出了积极贡献。

国家卫生计生委关于印发安宁疗护中心基本标准和管理规范(试行)的通知

2005 年 10 月 8 日，是第一个世界临终关怀及舒缓治疗日。以后每年的 10 月 8 日，各个国家临终关怀及舒缓治疗组织都会积极开展系列服务活动以增加社会对临终关怀事业的关注。临终关怀作为一种新型综合性医疗服务模式，因其更注重临终患者的真正需求，强调人性化关爱和照顾，促进医疗资源的公平合理利用，在国内外备受关注。

(二)老年人临终关怀基本概念

1. 临终(dying)

临终是指临近死亡的阶段，指由于疾病末期或意外事故而造成人体主要器官的生理功能趋于衰竭、生命活动走向终结、死亡不可避免的过程。关于临终时限的界定，目前国际上尚无统一标准，一般认为患者在经过积极治疗后，仍无生存下去的希望，直到生命结束之前这段时间称为临终期。结合临床实际，我国将临终期界定为患者处于疾病末期，死亡在短期内发生，存活时间在 6 个月甚至更短。2012 年美国临床肿瘤学会(American Society of Clinical Oncology)在《姑息治疗与标准肿瘤护理整合》(*The Integration of Palliative Care into Standard Oncology Care*)中明确提出有癌症转移和/或高症状负担的患者应在治疗过程中尽早接受临终关怀。不应拘泥于临终的时间概念，而应该更多地关注基于对临终者身体功能状况的认知，及医患沟通所达成的共识。

2. 临终患者(dying patient)

临终患者是指在医学上已经判定在当前医学技术水平条件下治愈无望，预估存活期在 6 个月左右的患者。具体包括各种患有急性或慢性恶性疾病的濒死状态患者，如严重心肺疾病失代偿期病情危重者、中风偏瘫危及生命者、恶性肿瘤晚期患者、多器官功能衰竭者、身体机能衰老至极度衰竭者等。

3. 临终关怀

“临终关怀”由英文“hospice care”译来，英文“hospice”一词原意为“收容院”“救济院”“驿站”“安息所”等，指的是欧洲中世纪时一些向贫困老年人、孤儿、流浪汉、旅者提供庇护和食物的修道院及寺庙。现代临终关怀的服务形式远远超出中世纪欧洲提供休息住所的模式，具有了医学意义上为提高人的生命尊严和质量，社会各界共同参与的综合服务体系。提供临终关怀的人员包括临床医生、心理医生、营养师、护士、护理员、社会志愿者及家属。WHO认为“临终关怀是一种照护方法，通过运用早期确认、准确评估和治疗身体疼痛及心理和精神疾病等其他问题来干预并缓解临终患者的痛苦，使患者及其家属正确面对所患有威胁生命的疾病所带来的问题”。目前舒缓治疗、缓和医疗、安宁疗护作为临终关怀的同义词在文献中被广泛应用。老年人临终关怀是指对临终老年人及其家属提供缓和性和支持性的全方位服务，涵盖医学、护理学、心理学、伦理学、社会学等多学科领域，目标是提高临终老年人的生命质量，最大限度地减轻临终老年人的痛苦，使他们有尊严并且舒适地走完人生最后旅程。

（三）老年人临终关怀模式

经过近50年的实践探索和发展，现代“临终关怀模式”已发展成一种“综合照护模式”，是指由医生和专科临终关怀团队共同为患者提供的临终关怀服务，是目前最适合晚期疾病患者的临终关怀模式。该模式具有以下特点。

1. 专科临终关怀团队的介入

医学模式中各学科间的关系基本上是相互独立或互补的关系，一般的多学科合作的特征是根据患者不同症状交由不同学科领域的医生处理，综合照护模式与一般的多学科合作模式略有不同，强调了专科临终关怀团队的介入。国外专科临终关怀团队的组成人员由临终关怀科医生、护士、牧师、社会工作者、艺术治疗师、临床心理学家、药剂师、营养师等专业人员中的两种或两种以上人员组成。该团队的介入可以协助医生分担责任，协作照护又可发挥各专科临终关怀的效能，从而更好地为临终老年人提供整体服务。

2. 以患者及家属为中心

“综合照护模式”强调以患者及家属为中心，根据患者及家属的特点和需求提供针对性的照护，建立一种关怀者与被关怀者的合作关系，主要包括“指导合作型”“共同参与型”和“主动被动型”。

3. 以“姑息照护”为导向

临终关怀既不能挽救临终患者的生命，也不能使临终患者的家属避免丧失亲人，因此只有将“姑息照护”作为临终关怀导向，才能最大限度地提高临终患者的生命质量。

（四）老年人临终关怀服务机构类型

临终关怀机构是通过控制患者痛苦和不适症状，为疾病终末期患者在临终前提供身体、心理、精神等方面的照护和人文关怀等服务，以提高生命质量，帮助患者舒适安详、有尊严离世的医疗机构。现阶段我国老年人临终关怀服务模式主要包括三种类型：独立的临终关怀机构、附设的临终关怀病房和居家临终关怀。

1. 独立的临终关怀机构

独立的临终关怀机构指不隶属于任何医疗、护理或其他医疗保健服务机构的临终关怀机构。例如英国的圣克里斯多弗临终关怀院、美国的新港临终关怀院、香港地区的白普里宁养中心、北京松堂关怀院、浙江老年关怀医院等，这些都是独立的临终关怀机构。

2. 附设的临终关怀病房

附设的临终关怀病房指在医院、护理院、养老院、社区、家庭卫生保健服务中心等机构中设置的临终关怀病区、病房或护理单元。我国目前的临终关怀机构中多数是采用综合医院附设临终关怀病房的形式来开展临终关怀服务，指在综合医院中划出特定的病区或病房以收治临终患者，如中国医学科学院肿瘤医院的“温馨病房”、北京市朝阳门医院的老年临终关怀病区。由于不必筹集大量人力、财力、物力，具有投资少，启动快的优点，社区健康中心或社区医院开设的临终关怀病房也十分常见。

3. 居家临终关怀

居家临终关怀又称作居家照护，由医生、护士等组成的临终关怀团队到患者家中为患者和家属提供指导和帮助，临终患者在家中就可得到基本的日常护理和临终关怀服务。该模式很好地满足了临终患者在临终期希望与家人共处的心愿，家属也可以更好地给患者提供关爱和照顾。

二、影响我国老年人临终关怀的主要因素

我国的临终关怀服务起步较晚，缺乏相关法律法规，老年人临终关怀事业发展仍然面临诸多挑战，需社会各界不断探索。目前，影响我国老年人临终关怀事业发展的因素主要表现在以下几个方面。

1. 老年人临终关怀从业人员不足

国外临终关怀机构配备有专业的临终关怀团队，由医生、护士、心理医生、社会工作者等组成，规定团队成员必须接受专业的培训并取得相应的资质才可以为患者提供临终关怀服务。除了必备的医学知识外，从业人员还要具有较为广博的人文科学知识、崇高的职业道德和正确的死亡观，这样才能给予临终者身体、精神和情感的全面照护。目前我国大陆从事临终关怀的专业人员数量极其有限，且大多数是医护人员，临终关怀社会工作者尤其稀缺。有关临终关怀的教育，我国多数医学院校只在“医学伦理学”和“基础护理学”课程中设有相关章节，缺乏规范化系统培训。

2. 服务资源缺少和资金来源不足

我国大部分临终关怀机构靠慈善基金维持运营，并未纳入到国家医疗保障体系中，限制了我国老年人临终事业的发展。目前我国大陆临终关怀服务覆盖面小，专业机构数量有限，大多数医院尚未开展临终关怀服务项目。

3. 受传统观念束缚，临终关怀社会接受度及关注度低

我国受传统文化影响，社会普遍对死亡持避讳态度。我国死亡教育的欠缺使人们缺乏对死亡的正确认识，容易对临终关怀产生误解甚至抗拒，从而导致其接受度和关注度低。即使治疗毫无意义甚至增加了老年人身心痛苦，导致其不能安详而有尊严地走向死亡，子女担心不要求积极救治也会被认为是不孝。

4. 法规和制度政策方面支持不足

我国目前有关临终关怀的法律法规、质量标准还未完善，临终关怀还处在无法可依和无章可循的初步阶段，使不少开设临终关怀服务的医疗机构陷入了尴尬的境地。应加

强临终关怀制度化、法律化建设，立法机关应尽快出台有关临终关怀的法律。同时设立专门的管理机构，组织协调医疗、卫生、人事、财政等相关部门，保障每位临终老年人享有临终关怀的权利。

三、老年人临终关怀的意义

伴随着我国老年人口规模的快速增加以及家庭核心化、空巢化、失能化的新格局，临终关怀服务需求无疑呈现增长态势。发展老年人临终关怀事业，提高老年人生命质量，对于个体、家庭、国家和社会，都具有十分积极的意义。

1. 对个体的意义

提高老年临终者生命质量，维护生命尊严。临终关怀可以减少老年临终者无意义延长生命的过度治疗和无休止的疼痛抗争，为临终老年患者及家属提供心理上的关怀与安慰。大量研究也显示临终关怀期间患者生命质量普遍提高，死亡认知度提升，情绪稳定，疼痛缓解，身心疲劳感减轻，临终患者更易获得身心的平静、舒适与安宁，从而有尊严、有质量地走完人生最后的旅程。

2. 对家庭的意义

解决老年人家庭照护困难。临终关怀不仅满足了老年人自身的需要，也安抚了老年人的家属和子女。

3. 对国家的意义

减少医疗资源浪费。临终关怀事业是一项利国利民的事业。针对目前存在的过度治疗、医疗资源大量浪费的情况，临终关怀的实施更好地促进了我国对医疗资源公平合理的分配和利用，临终患者不需要承担大量甚至巨额的医疗费用进行毫无意义的治疗，也为解决贫困患者家庭照料困难提供了重要途径。

4. 对社会的意义

彰显人道主义精神。推广临终关怀是一场思想观念的革命。一方面教育人们要转变传统死亡观念，无论是临终者、家属及医护人员都要坚持唯物主义，面对现实，承认死亡；另一方面，承认继续医治某些濒死患者是无意义的客观现实，通过临终关怀替代卫生资源的无谓消耗，合理分配利用有限的卫生资源，以保证卫生服务的公平性和可及性。它实质上体现了对患者及大多数人真正的人道主义精神，充分彰显了生命的价值和尊严。临终关怀不仅是社会发展与人口老龄化的需要，也是人类文明发展的重要标志。

四、临终老年人的心理问题

预习案例

王奶奶，72 岁，3 个月前被确诊为肺癌晚期，如今王奶奶的健康状况每况愈下，常常伴有呼吸困难，需要长期吸氧和监护。这个月在医生建议下，王奶奶搬去了社区医院的养护病房接受治疗，家人也可以长期陪伴在王奶奶的身边进行照顾。然而近几日王奶奶开始变得沉默不语，家人询问她的情况也爱答不理，想要为她提供帮助，她也都一一拒绝，常常叹息并且哀伤哭泣，家人轮番劝阻都于事无补。家属感到十分困惑，便立马找到养护病房的刘护士来咨询王奶奶发生这些变化的原因和处理方法。

思考

1. 王奶奶目前存在什么心理问题？
2. 针对临终老年人出现的不同心理问题该如何帮助他们？

临终老年患者的心理受到各个方面因素影响，它涉及老年人的社会、家庭、职业、经济和自身经历，加之身体机能衰退及疾病使得器官结构发生变化而产生不同心理反应。护理人员应结合老年人不同的心理问题，给予针对性的心理支持，让老年临终患者感受到关爱和照顾，促进心理的健康发展。

（一）老年临终者的心理特征

死亡是不可避免的自然客观规律，在死亡来临之际，老年人往往经受着否认、愤怒、妥协、忧郁、接受等复杂的心理变化。随着衰老和身体功能的不断退化和丧失，老年临终者可能更容易产生害怕、回避和焦虑心理。在临终期，老年人主要会出现以下两种心理特征：

1. 心理障碍

老年临终者可能会出现孤僻、依赖性增强、脾气暴躁、情绪多变、控制能力差等表现。老年临终者常常感到孤独和焦虑，希望与亲友有更多机会交谈和陪伴。心情差时容易发脾气，甚至拒绝治疗，用语言攻击身边的人。而忧郁时又沉默寡言，陷入悲伤和绝望的情绪中无法自拔。

2. 留恋家人

老年临终者在经历过害怕死亡和回避死亡的过程后将会慢慢进入接受期，此时老年人不再惧怕，对于后事会有更多的思考，期望能够很好地满足自己的遗愿，如遗体处理、家人生活、财产分配等。

（二）老年临终者心理支持

1969年美国著名心理学家伊丽莎白·库伯·罗斯（Elisabeth Kübler Ross）博士总结了临终患者心理发展规律，并发表出版了研究专著《论死亡与临终》（*On Death and Dying*），引起了临终关怀理论研究和实践领域的广泛关注和高度评价。该著作表明当患者进入临终期，其心理发展大致会经历以下5个时期，应有针对性地给予心理支持，帮助老年人保持乐观顺应的态度度过生命终期，从而舒适、安详、有尊严地离世。

1. 否认期

在该阶段，老年临终者常常会对即将面临的死亡感到震惊和否认，多发生于突然被诊断患有难以治愈疾病的老年人。此时，老年人往往认为是误诊，四处求医，内心深处无法接受自己患病的现实，对于以后发生的事情无法做出决定和处理，缺乏心理准备。这是一种应对突然降临不幸的一种正常防御心理。医护人员此时不应急于揭穿老年人，可顺应老年人的思路，给予希望，耐心倾听，适当给予引导，否则老年人的心理防卫瞬间被打破，容易出现精神崩溃和意外。应及时与医护团队和老年人家属沟通协调，根据老年人的性格、经历等情况全方位考虑后告知其病情的程度，做到留有余地，循序渐进，方可让老年人接受。

2. 愤怒期

当对于病情的否认无法维持时，老年临终者往往会产生愤怒的情绪反应，脾气暴躁，难以控制，只要不顺心则指责医护人员和家属，甚至拒绝任何治疗。事实上，愤怒是临终老年人的一种健康的适应性反应，护理人员应给予理解和宽容，做到耐心倾听，适当表达对老年人的理解和同情，及时提供安慰和情感支持。此时医护人员和家属的陪伴十分关键，让老年人充分发泄自己的愤怒情绪，有利于心理的健康发展。

3. 协议期

此阶段老年临终者已经开始接受自己即将面临死亡的现实，不再愤怒和抱怨，老年人性格变得和善，愿意配合治疗，以求延长生命。此时应积极引导宣教，为老年人树立正确的死亡态度，同时耐心倾听，允许不良情绪的发泄。可运用触摸等技巧表达对老年人的关爱和照顾，让其感受到身边人对他的理解和爱，减轻其孤独恐惧感，获得安全感。

4. 忧郁期

进入该阶段老年人往往表现出意志消沉和悲伤，可有哭泣哀伤等反应。老年人充分了解自身衰竭状态已经无法避免，对于即将离世感到不舍，开始准备身后事宜，给予家人嘱咐。老年人可能常常沉默不语，要注意不要打断老年人的沉默，应悉心陪伴，耐心倾听。可安排老年人的亲朋好友与其见面、交谈，尽量让老年人有更多与家属和亲友相处的时间，尽力安抚，积极帮助老年人处理未完成的事宜，实现未完成的心愿。

5. 接受期

此阶段老年人已经接受了一切现实，准备安然地面对即将到来的死亡。老年人的情绪变得平静、祥和，情感减退，对于外界的事物变得淡漠。此时不应做过多打扰，给予老年人一个安静、明亮、舒适的环境，不要勉强与老年人交谈，可运用非语言的方式来体现对老年人的关怀和安抚。而恰当地运用沟通技巧在此阶段显得尤为重要，注意观察和采集临终老年人出现的生理和心理反应，及时给予满足和慰藉。

五、老年人临终阶段的常见症状

预习案例

张大爷，65 岁，肝癌晚期，住院治疗半年但效果不佳，常常出现腹痛、腹胀症状。疼痛剧烈时满头大汗，不能自行缓解，需要镇痛药物维持才能控制。病房刘护士观察到张大爷已经有 3 天没有自行排便，询问后张大爷诉腹胀较前有所增加。

思考

1. 针对张爷爷目前存在的症状该如何护理？
2. 临终老年人临终期常见的症状有哪些？

老年人步入临终期后身体各项机能衰退，出现相应症状，这些症状增加了老年人对于痛苦的体验。医护人员应及时识别临终阶段常见的症状，并针对性地给予处理，可有效地减轻老年人的痛苦，促进老年人身心舒适，改善临终体验，提高临终阶段生命质量。

1. 疼痛

疼痛是临终老年人最常见最严重的症状。疼痛不仅影响老年人的睡眠、饮食、活动，导致身体功能极度衰弱，病情恶化，还能影响老年人和家属的情绪反应，引起焦躁、沮丧和抑郁，导致心理问题加重。此外，疼痛还能影响老年临终者的认知功能，包括注意力和记忆力，进一步影响老年临终者的心理健康，加重了老年人消极情绪。老年患者也存在疼痛治疗不足的风险，因为他们常常低估自己对疼痛的敏感性，觉得自己可以很好地忍受疼痛，有些老年人对于阿片类药物的使用存在误解，认为长期使用会导致成瘾，因此拒绝止痛药物的维持使用。当老年临终者出现疼痛症状时，首先应科学地使用疼痛评估量表进行疼痛评估，准确记录疼痛的发生部位、持续时间、性质和程度变化，最终选取合适的镇痛方法，具体参见第四章第五节疼痛的护理。

2. 呼吸困难

呼吸困难是临终老年人常见的症状之一，诱发原因可有呼吸道梗阻、肺炎、肿瘤栓塞浸润、心包积液、胸腔积液、心力衰竭、腹水等。慢性疾病引起长期贫血也可降低血氧含量，刺激呼吸中枢，导致呼吸困难。老年人在发作呼吸困难时往往伴随着精神紧张、出汗症状，较重者可有濒死感，极易产生恐惧、焦虑心理。临终老年人呼吸困难的护理措施参见第五章第五节老年人呼吸系统。

3. 谵妄

老年人在临近死亡时更容易发生谵妄等神志改变，包括感知觉改变、情绪反常、记忆力下降、出现幻觉、语无伦次、定向障碍等。导致临终老年人谵妄发生的原因错综复杂，主要包括药物使用，如阿片类、苯二氮䓬类、皮质激素等，癌症脑转移，代谢性脑病，电解质致代谢失衡如高血糖、高血钙，败血症和其他系统衰竭。护理人员应根据临终老年人出现的具体症状详细评估可能存在的危险，保证环境安全舒适。如老年人出现明显的躁动不安，可根据医嘱使用氯丙嗪等镇静药物，注意用药安全，密切观察不良反应。及时解除病因，如急性高热或脑水肿诱发的谵妄。尽量减少打扰老年人的次数，协助其建立良好规律的作息。

4. 皮肤、黏膜症状

许多临终老年人在临终期可能会出现恶病质，需要长期卧床。由于机体退化，皮肤老化，变得干燥、弹性差、关节部位突出，极易诱发压力性损伤。伴有腹泻、大小便失禁、胃肠造瘘的老年人是压力性损伤的高危人群，更应引起重视。护理人员应做好基础护理，保持床单位清洁干燥，按时翻身，如有大小便失禁，应注意及时清除排泄物，保持其会阴、肛周皮肤清洁干燥，必要时留置导尿管。每班查看老年人皮肤，积极预防压力性损伤的发生。注意临终老年人口腔和牙齿的清洁和卫生，保持口腔黏膜湿润，警惕口腔黏膜炎的发生。如出现黏膜炎可使用抗感染的漱口水或药物进行对症处理。

5. 消化道症状

临终老年人由于自身胃肠道功能退化、原发疾病（如颅内压增高、消化道溃疡、尿毒症）或者药物（阿片类止痛药）的影响，可能会出现一系列消化道症状，如恶心、呕吐、腹胀、腹泻和便秘。恶心呕吐较为常见，通常可使用一些镇吐药进行拮抗，如甲氧氯普胺、昂丹司琼、氯丙嗪、阿瑞匹坦及一些皮质类固醇和抗组胺药物，应根据导致患者恶心呕吐的原因来对症下药。呕吐严重可致脱水和电解质紊乱，应选择静脉途径补充液体和电解质，注意监测电解质和出入水量的变化，及时调整补液速度和量。长期使用阿片类药物止痛的临终老年人便秘的发生率较高，可预防性使用通便润肠药物，如多库酯钠片、乳果糖口服液等。注意饮食健康，尽量选择新鲜瓜果蔬菜，保证足量水分摄入。若仍然排便困难，可予以灌肠。及时评估老年人的排气排便情况，警惕肠梗阻的出现。临终老年人出现长期消化道症状容易导致营养状况受损，应根据情况适当予以营养治疗。

课程思政

古代中国传统文化经典中在讨论养老和孝道时就已特别提及应对老年人进行心灵照顾、精神赡养和临终关怀。《论语·学而》里曾记载："曾子曰：慎终追远，民德归厚矣。"大致的意思是说，应该谨慎地对待先人的去世，追念久远的先辈，则可以培养出具有忠厚朴实道德的百姓。我国自古以来把人的生死当做大事，重视老年人善终，也就是现代所说的临终关怀，这样的思想文化影响了中国几千年的文明发展史。百姓常常会提到"五福临门"，五福源至《书经·洪范》，其中提及的最后一福便是"考终命"，即临命终时，没有遭到横祸，身体没有病痛，心里没有挂碍和烦恼，安详而且自在地离开人间，也就是所说的寿终正寝。

（张京慧　曾巧苗）

第二节　老年临终护理

老年临终护理是一门以老年临终患者的生理和心理特征及相关的社会、伦理等问题为研究对象，将医护的专业化及科学化知识相互结合的新兴交叉科学。它是一种组织化的护理方案，强调精神照顾，为老年临终患者及亲密家属提供全面支持性和缓和性照顾。临终关怀是一种照护方法，通过运用早期确认、准确评估和治疗身体疼痛及心理和精神疾病等其他问题来干预并缓解临终患者的痛苦，使患者及其家属正确面对所患有的威胁生命的疾病所带来的问题。通常由医生、护士、社会工作者、其他专业人员及患者家庭成员共同组成的团队来为临终者及亲密家属提供全面照护与支持，主要包括临床症状控制、心理和社会各方面支持等在内的专业医疗照顾服务。临终护理则是护理团队实施临终关怀的形式，目标是帮助临终者和亲密家属了解生命和死亡的意义和价值，减轻他们的生理和心理痛苦，维护临终者的尊严和权利，给予全面支持照护，从而改善临终者及家庭成员的生活质量，使临终者得以善终。临终护理对护士提出了更高的要求，需要其具备崇高的职业道德，拥有良好的素质修养，具有同情心和责任心，尊重临终者的人格及尊严，熟练掌握整体护理知识和技术的运用，这样才能更好地为临终者提供关怀服务。

一、护士在老年人临终护理中的角色

临终护理质量对提高老年人临终生活质量起着决定性作用，护士在临终护理过程中担任以下重要角色。

1. 沟通者

护士在患者和家庭的疾病管理及照护等方面发挥关键作用，可促进临终关怀医疗计划的沟通与实施，对早期帮助患者接受治疗和促进病患观念的转变起到重要的作用。因此，护士在临终关怀照护干预措施实施过程中不仅要了解相关政策和临床知识，还要提高沟通技巧，成为一名积极的沟通者，这样才能真正深入临终老年人内心世界，给予其有效的心理支持。护士要有高度的责任心和同情心，应经常与老年人交谈，积极和耐心地鼓励老年人倾诉内心想法，宣泄不良情绪，有利于他们缓解内心恐惧和焦虑。此外，安抚家属，给予他们心理疏导，鼓励他们尽快走出丧失亲人的痛苦，建立新的生活方式，开始新生活，也是护士作为沟通者的主要工作内容之一。

2. 照顾者

基础护理是临终关怀护理中的重要环节，促进临终老年人的舒适，是实施整体护理的基础。护士应全面评估临终老年人的情况，例如日常生活能力、视力听力情况、记忆与理解能力、大小便排泄情况等，以制定全面的护理措施。对于临终老年人实施的基础护理主要有：①保持病室环境舒适、安静、整洁，光线适当，温湿度适宜；②保持口腔、会阴及皮肤清洁，预防感染；③排泄护理，对于大小便失禁的老年人应尤其注意保护周围皮肤，防止失禁性皮炎和压力性损伤的发生；④维持舒适的体位，对于长期卧床的老年人，应按时为其翻身拍背，保持床单位整洁，预防压力性损伤和肺炎的发生；⑤饮食护理，随着身体机能的衰退或者由于疾病的影响，老年临终者常出现精神状况差，食欲不佳或无法经口进食症状，导致营养不良，甚至出现恶液质，应及时进行营养评估和诊断，必要时邀请营养师处理。

3. 监护者

临终期老年人可出现许多躯体症状，例如疼痛、呼吸困难、谵妄等，严重影响老年人的身心舒适。护士作为病情的监护者，应严密观察老年人的生命体征变化，及时评估和处理症状，以减轻或消除痛苦，让临终老年人获得安全感。

4. 教育者

护士不仅是临终关怀的实施者，也是教育者。护士应该适时地对临终老年人和家属进行死亡教育，帮助他们树立正确的生命价值观和重新思考死亡的意义，从而安然地接纳死亡。

二、老年人的死亡教育

死亡教育通过探讨死亡的本质以及各种濒死、丧恸主题与现象，促使人们深刻反思自己与他人、社会和自然的关系，从而使人们对生命的自然规律有正确、科学的认知，缓解和消除人们对死亡的焦虑和恐惧，清楚生命的本质和意义，最终帮助人们树立正确的死亡观，以健康、开放的态度谈论生死。进行死亡教育可以说是实施临终关怀的前期基础。通过对老年人进行死亡教育可以帮助老年人正视死亡，在有限时间内积极应对，家属也能较为平静而理智地接受亲人即将死去的现实，对于提高老年人及其家属的生活质量有着不可忽视的作用。目前，荷兰、美国等西方发达国家甚至把死亡教育引入到学生教育的每一个阶段。在荷兰“有尊严地死”的死亡观不仅成为公民日常文化的重要内容，还纳入了国家的法律规范之中。我国虽然对于死亡教育的开展仍不足，但随着人民生活质量的逐步提高，对于优生优死有着更高的追求，对死亡的认知也发生了巨大的转变，对临终关怀有了更高的接受度，死亡教育也日益受到全社会的重视和关注。

（一）老年人的死亡态度

死亡是每一位老年人需要正确面对和解决的问题，但受传统观念的影响，在临终时仍不可避免地会产生恐惧、焦虑等心理。在面临死亡时，老年人通常会出现以下几种表现：

1. 积极应对

老年人往往拥有更强烈的生存意识，此时他们积极配合治疗，想尽各种办法希望能够延长生命。

2. 害怕死亡

老年人希望能够逃避死亡，无法正确地认识到死亡的意义，对于死亡极端害怕。一些经济状况较好，拥有一定社会地位的老年人更容易持有这样的死亡态度，他们害怕死亡会剥夺他们原本美好幸福的生活，不愿接纳死亡的现实，老年人可能会出现精神方面的问题，如脾气暴躁、神经衰弱等症状。

3. 接纳死亡

此时老年人能够从容面对即将到来的死亡，对于死亡有着正确的认识，内心平静接受即将到来的死亡，并能尽可能地安排好后事。他们能意识到自己的死亡对于身边亲友来说将是痛苦的体验，会尽量避免给身边人带来压力。有些老年人被迫接受死亡，虽然对死亡有恐惧，但也充分了解死亡是正常的自然现象，内心仍然愿意接受这样的现实。

4. 无所畏惧

老年人清楚自己的生命意义及所追求的生活，满意目前处境，往往不再局限于死亡这个话题，更多是体验当下的快乐。

5. 获得身心解脱

老年人不再留恋当前自身的生活，死亡对其而言反而是脱离痛苦的最好方式。

（二）老年人死亡教育的意义

1. 有利于树立积极的生命价值观

死亡教育对老年人生命价值观和死亡观的确立有着重要的影响。死亡教育是将死亡与濒死，以及与生命相关的知识传递给个体及社会的教育过程，死亡教育不仅仅是在谈论生老病死，实质是在探讨人生、阐述生命的意义，建立唯物主义的全新生命观。人的生命是对人生价值和意义的深刻体验。通过死亡教育可以使人们珍惜生命，提高生命质量，赋予生命更高的价值和意义。

2. 有利于促进社会文明的发展

死亡教育教会人们追求生命的价值，促进人类社会文明的发展。死亡文明具有三个环节：文明终——临终抢救的科学和适度；文明死——从容、有尊严地接受死亡现实；文明葬——丧葬的文明化改革。文明死是死亡文明的核心环节。由于精神文明发展的滞后性，使得目前社会上关于死亡还存在着落后和愚昧观念，只有加强健康的生死观和死亡文明教育，充分发挥伦理学、心理学、社会学等学科在死亡教育中的作用，才能促进社会形成崇尚科学，崇尚文明的新风气，推动人类社会文明的进步。

3. 有利于提高老年人的生命质量

死亡教育可以引导人们对死亡本质做深层次的思考，进而追寻人生的意义和探寻内心深层的精神世界。死亡教育还可以使人们更加珍惜时间，更好地安排自己的生活。开展死亡教育，可以使人们正确地认识死亡和濒死，善待人生，让自己的人生更充实、更有意义和价值。

4. 有利于在全社会开展和普及临终关怀工作

死亡教育实施的过程是人文护理实施的过程，不仅减轻了临终老年人对于死亡的恐惧和焦虑情绪，让他们找到了生命的意义和死亡的价值，还帮助临终老年人和家属在接受教育的过程中感受到了医护人员和社会各界人士的关爱和支持，使得医患关系和护患关系进一步改善和加强，临终患者和家属更加信任医护人员，更愿意与医护人员沟通和表达内心的想法，有利于临终关怀工作的进一步开展和普及，形成良性循环。

（三）老年人死亡教育内容

1. 了解死亡的本质及意义

死亡是机体生命活动和新陈代谢的终止，是每个人一生中不可避免的一部分，也是我们生活经验的一部分。为老年人阐述什么是死亡及其意义，包括生命过程及循环和老化过程，哲学和伦理学及宗教关于死亡及濒死的观点，医学、心理学、社会学及法律对死亡的定义，死亡禁忌及死亡文化相关内容，这些内容都可以帮助老年人揭开死亡的神秘面纱，在真正面临它时才能战胜恐惧，做到从容和坦然面对。

2. 处理临终期间和死亡后的事宜

临终期和死亡后事宜包括如何与临终期的亲人沟通、亲人死亡对生者的影响、如何与儿童解释亲人的死亡、遗体处理方式、葬礼仪式和丧事的费用预算、亲友的吊慰方式安排、器官捐献与移植、遗嘱和继承权及健康保险等与死亡相关的问题。了解这些问题可以缓解临终老年人对于死亡不确定性的焦虑，引导他们更好地安排身边的事物，同时做好心理准备，在死亡来临时刻才不会遗憾和后悔。同时对于家属来说亲人的死亡不再是突然事件，而有一个长期的心理准备，也能在老年人最后的时刻给予老年人更多关爱，尽更多孝道。

3. 了解与死亡相关的特殊议题

常见与死亡相关的特殊议题包括自杀及自毁行为、安乐死、意外死亡、暴力行为等。对于这些议题可以引导老年人以旁观者的身份客观地思考、评价和讨论，让他们对自身死亡有着更理性的认识，无形中也帮助他们树立了正确的死亡观。

三、生前预嘱

随着老龄人口的不断增多，老年医学领域中越来越多的人开始关注生前预嘱这一概念。早在1976年8月，美国加州首先通过了《自然死亡法案》（*Natural Death Act*），如果医生判断该患者确实已处于不可治愈的疾病末期，可根据患者事先完成的“生前预嘱”（living will）法律文件，允许不使用生命支持系统来延长不可治愈的临终过程，也就是允许患者依照自己的意愿自然死亡。此后，美国各州相继制定此种法律，以保障患者医疗自主的权利。这项法律允许不可治愈患者依照自己的愿望选择是否使用生命支持系统，通过让当事人签署“生前预嘱”的办法，使它具有一定的可操作性。在短短不到20年的时间里，这种法律扩展到几乎全美国及加拿大。在相对保守的亚洲地区，生前预嘱和自然死亡法的理念也逐渐普及，1996年新加坡制定了《预先医疗指示法令》（*Advance Medical Directive Act*），并于1997年7月实施；2004年中国香港特别行政区法律改革委员会研究决定，以非立法的形式推广“预前指示”（亦称“生前预嘱”）；2013年6月，中国第一个“生前预嘱”协会——北京生前预嘱推广协会（Beijing Living Will Promotion Association，LWPA）在北京成立。“尊严死”的概念，引发人们对死亡的权利和尊严等问题进行深入思考。人人都希望自己的生命旅程善始善终，人们对于死亡的观念也将影响医学的价值取向和社会文明进程，因此，死亡质量如同生活质量一样，也应该是国家社会保障体系中不可缺失的重要组成部分。从体现临终关怀意义的缓和医疗模式初步形成到未来可能会实现的预立医疗照护计划立法，我国仍在不断地探索。

四、丧偶老年人的哀伤辅导

预习案例

张爷爷，62岁，今年因为老伴李奶奶的过世，原本开朗乐观的他变得忧郁颓废，以前他经常会跟小区里面的爷爷奶奶们下棋遛鸟，而现在却天天待在家里，不愿意接触外面的世界，对任何事情都提不起兴趣。最近一周，张爷爷一直觉得胸闷气短，女儿小张担心老年人心脏有问题便带他去医院做检查，医生结合了张爷爷的状况和检查结果建议小张带爷爷去找心理医生就诊，最终确定为抑郁症，医生建议对张爷爷进行哀伤辅导。

思考

1. 丧偶老年人一般会有什么心理反应？
2. 丧偶老年人哀伤辅导内容有什么？

丧偶对于老年人来说是十分沉痛的打击，失去亲人尤其是心爱之人的痛苦往往让人难以承受，是生命中最大的失落。丧偶老年人可能面临着比临终者更巨大的情感折磨，常会出现悲伤、痛苦、焦虑、抑郁、内疚等情绪反应，这些情绪往往从临终者死亡前就开始，一直延续到死亡后。有些丧偶老年人甚至无法承受这种痛苦选择轻生。哀伤辅导是指临终护理从业人员协助丧亲者或即将离世的患者疏导哀伤情绪，促进丧亲者适应亲人离世后的生活。做好丧偶老年人的哀伤辅导，为其提供适时的照护与心理精神支持，也是老年临终关怀不可或缺的部分。

（一）丧偶老年人的心理反应

面对配偶的死亡，老年人最主要的情绪反应是悲伤。悲伤程度可因老年人的性格、与配偶的关系、文化水平、宗教信仰不同而表现得不同。悲伤反应通常是正常的，护理人员不应阻止老年人对悲伤情绪的自然表达，但应注意如果老年人悲伤持续时间长、反应剧烈不能自我控制，甚至达到非理性状态时应及时识别和干预，必要时应请专业心理咨询师进行指导，可调动社会支持系统进行哀伤辅导。老年人丧偶期间主要面临以下4个阶段的心理反应。

1. 麻木

通常表现为震惊、麻木、对任何事情失去兴趣，常常木然地发呆。这是心理上对噩耗的排斥反应，此时不能通过正常途径宣泄悲伤。

2. 内疚

对配偶的离世耿耿于怀，产生发自内心的悲痛，希望逝去的故人能回来。后悔没有在配偶生前更好地善待他，或者认为配偶离世是自己导致的，负有不可推卸的责任，常常陷入自责。

3. 怀念

常常有孤独无助感，怀念配偶生前的音容笑貌，内心十分痛苦。常常表现为哭泣、易激、谵妄、梦魇，可持续数月甚至数年。

4. 复原

此阶段老年人已经慢慢从悲伤的情绪中走出来，能够控制感情，痛苦的体验逐渐减轻，偶尔会有悲伤，但是整体生活轨迹恢复，老年人能重新融入新的社会关系中去，开始新的生活。

（二）丧偶老年人哀伤辅导内容

国外哀伤辅导的形式主要有个人心理治疗、同伴支持干预、团体支持干预、在线干预等。提供辅导的人员可以是亲友、经过培训的志愿者、社区团队，也可以是医生、护士、心理咨询师等医疗保健专业人员。开展地点可以在医院、社区、疗养院等实际场所，也可以是网络上的虚拟场所。哀伤辅导工作一般持续一年的时间，主要内容包括以下4个方面。

1. 陪伴、聆听与支持

应常常陪伴在丧偶老年人身边，耐心倾听其诉求，及时给予精神安慰，并适时地引导其表达内心的悲伤和痛苦，既是聆听者，又是引导者和支持者。丧偶初期的老年人可能沉浸在巨大的悲痛中，对于周围人的安慰和关心难以做出适当的回应，应理解老年人的处境，继续陪伴在其身边，让他感受到安全和关爱，而不是自己一个人独自面对悲伤。

2. 协助情绪宣泄

老年人在面临丧偶事件时可能会强忍悲痛的心情，不愿意与周围人谈论和倾吐，久而久之容易导致抑郁，十分不利于老年人的身心健康。应鼓励和诱导老年人宣泄内心的悲痛情绪。哭泣是纾解悲伤情绪的有效方式，不应阻止老年人哭泣。可引导老年人采用不同的方式来宣泄，例如：回忆诉说、写日记、写书信等形式来表达对亲人的怀念之情。面对愧疚自责的老年人，可协助老年人表达内心的愧疚和罪恶感，引导他们学会自我原谅。

3. 转移精力和注意力

转移丧偶老年人的注意力，走出自己的悲痛世界。如鼓励老年人到亲戚或朋友家小住，或出门旅游一段时间，以缓解悲哀的情绪。也可鼓励老年人培养一些诸如书法、绘画、垂钓等业余爱好，或者参与公益事业发挥余热，从而缓解焦虑孤独的情绪。

4. 有效的社会支持

调动丧偶老年人的社会关系如亲朋好友、单位领导、同事等，关心帮助老年人，解决老年人的各种实际困难。丧偶老年人原有生活习惯被打破，需要建立新的情感依恋关系，可以培养与子女、亲友之间的和谐温暖依赖关系，也可以通过再婚获得新的情感依恋关系，补偿丧偶后的心理失落感。

课程思政

《列子》中提及的“生不如死，死不知生”和庄子所讲的“方生方死，方死方生”，均表达了正视死亡和追求生命内涵的生命哲学。老年人虽到临暮之年，但可以在有限的生命内创造出无限的精神文化财富，做到超越死亡，这也就是所说的向死而生。老子在《道德经》中多次提及面对死亡的观点，主要有两个方面，一方面是认同死亡，人们应该以顺应的态度来面对死亡，而不是一味地逃避，另一方面强调了长生、久视，不仅要注意肉体的长生，更要注重精神的永恒。道家的这些死亡观点与西方哲学有相通之处，人的生命有限，但是不应避讳死亡，人在生时所创造的价值是永恒存在的。

微课：临终关怀

（张京慧　曾巧苗）

本章小结

老年人临终关怀的实施可以为临终老年人提供全身心的照顾和支持，满足其生理、心理、精神及社会功能等各方面的需求，减少临终老年人的痛苦，提高老年人的生命质量，使老年人感到舒适、欣慰而满足，从而有尊严地离开人世，同时给予家属精神上的支持和安慰。

临终关怀的内容包括对临终老年人的症状护理，还包括心理、精神、社会支持。死亡教育以及家属的哀伤辅导，是一项满足老年临终患者多方面需求的整体护理，而且把临终者和照顾者作为一个整体照护单元，兼顾了照顾者的需求。

随着中国社会人口老龄化，需要临终关怀的老年人数量将与日俱增，大力发展临终关怀事业尤为迫切。全体医护人员应提高临终关怀的理论知识水平与职业素养，以促进临终关怀事业的全面发展。

客观题测验

主观题测验

参考文献

[1] 改革开放 40 周年中国医疗卫生领域大事记.[EB/OL].[2018-12-19]. http://www.sohu.com/a/282970961-120058732.

[2] LEVY B, BANAJI M. Implicit ageism[J]. Ageism: stereotyping and prejudice against older persons, 2002: 49-75.

[3] KITE M, WAGNER L. Attitudes toward older and younger adults[J]. Ageism: stereotyping and prejudice against older persons, 2002: 129-61.

[4] 董克用. 中国人口老龄化及其经济、社会影响[EB/OL]. [2016-8-1]. https://max.book118.com/html/2018/0215/153345041.shtm.

[5] World Health Organization. 关于老龄化与健康的全球报告[J]. 2015.

[6] 肖游. 全国老龄办发布《中国人口老龄化发展趋势预测研究报告》[J]. 人权, 2006(02): 60.

[7] International Institute for Applied Systems Analysis (IIASA). Aging Demographic Data Sheet 2018[M]. IIASA: Laxenburg, Austria. 2018.

[8] Population Division, United Nations Department of Economic and Social Affair. World Population Ageing 2015[M]. 2015.

[9] 老龄社会研究中心. 大转折: 从民生、经济到社会——老龄社会研究报告(No. 1) [EB/OL].[2019-03-03]. http://mp.cnfol.com/26119/article/1551548736-138340624.html.

[10] 中华人民共和国国家统计局. 中国统计摘要[M]. 北京: 中国统计出版社, 2017.

[11] 奚兴, 郭桂芳. 我国老年护理学科发展展望[J]. 中华现代护理杂志, 2016, 22(29): 4145-4150.

[12] 刘宇, 孙静, 郭桂芳. 国外老年护理学发展状况及其发展对我国的启示[J]. 中国护理管理, 2014, 14(1): 22-26.

[13] 傅映平, 郭趣, 王丽霞. 美国老年护理人才培养经验与启示[J]. 中华医学教育探索杂志, 2018, 17(7): 675-679.

[14] 朱琴, 颜巧元. 互联网用于老年患者延续护理的研究进展[J]. 中华护理杂志, 2016, 51(17): 1221-1225.

[15] 孙建萍, 张先庚. 老年护理学[M]. 第 4 版. 北京: 人民卫生出版社, 2018.

[16] 化前珍, 胡秀英. 老年护理学[M]. 第 4 版. 北京: 人民卫生出版社, 2017.

[17] 孙玉梅, 张立力. 健康评估[M]. 第 4 版. 北京: 人民卫生出版社, 2017.

[18] 宋岳涛. 老年综合评估[M]. 北京：中国协和医科大学出版社，2012.

[19] 于普林. 老年医学[M]. 北京：人民卫生出版社，2017.

[20] 董碧蓉. 新概念老年医学[M]. 北京：北京大学医学出版社，2015.

[21] 顾敏华，宋佳，王雯晶，等. 老年综合征的评估现状及展望[J]. 上海护理，2016，16(05)：64-67.

[22] 中国老年学和老年医学学会心脑血管病专业委员会，中国医师协会心血管内科医师分会. 老年高血压的诊断与治疗中国专家共识(2017 版)[J]. 中华内科杂志，2017，56(11)：885-893.

[23] MARIE B, ELIZABETH C, TERRY F, et al. Evidence-Based geriatric Nursing Protocols for Best Practice: Fourth Edition[M]. New York: Springer Publishing Company, LLC, 2013.

[24] TABLOSKI P A. Gerontological Nursing: Third Edition [M]. New Jersey: Pearson Education, Inc, 2012.

[25] 牛亚南，李娟. 我国老年抑郁筛查工具及流行病学研究述评[J]. 中国老年学杂志，2010，30(20)：3014-3016.

[26] PATRICIA A T. Gerontological nursing (3rd) [M]. New Jersey: Pearson Education, 2013.

[27] 美国精神医学学会. 精神障碍诊断与统计手册(第 5 版)[M]. 北京：北京大学出版社，2015.

[28] 吴仕英，肖洪松. 老年综合健康评估[M]. 四川：四川大学出版社，2015

[29] JESTE D, BLAZER D, FIRST M. Aging-related diagnostic variations: need for diagnostic criteria appropriate for elderly psychiatric patients[J]. Biol Psychiatry, 2005, 58(4): 265-271.

[30] SINGLETON N, BUMPSTEAD R, O'BRIEN M, et al. Psychiatric Morbidity Among Adults Living in Private Households[M]. London: The Stationery Office, 2000.

[31] KING-KALLIMANIS B, GUM A, KOHN R. Comorbidity of depressive and anxiety disorders for older Americans in the NationalComorbidity Survey-Replication[J]. Am J Ger Psychiatry, 2009, 17(9): 782-792.

[32] SCHOEVERS R, BEEKMAN A, DEEG D, et al. Comorbidity and risk patterns of depression, generalised anxiety disorder and mixed anxiety-depression in later life: results from the AMSTEL study [J]. Int J Ger Psychiatry, 2003, 18(11): 994-1001.

[33] PRINA A M, FERRI C P, GUERRA M, et al. Prevalence of anxiety and its correlates among older adults in Latin America, India and China: cross-cultural study[J]. Br J Psychiatry, 2011, 199(6): 485-491.

[34] 苏亮，蔡亦蕴，施慎逊，等. 中国老年焦虑障碍患病率 Meta 分析[J]. 临床精神医学杂志，2011，2：87-90.

[35] ALLGULANDER C, LAVORI P. Causes of death among 963 elderly patients with "pure" anxiety neurosis in Stockholm and in patients with depressive neurosis or both diagnoses[J]. Compr Psychiatry, 1993, 34(5): 299-302.

[36] van HOUT H, BEEKMAN A, de BEURS E, et al. Anxiety and the risk of death in older men and women [J]. Br J Psychiatry, 2004, 185: 399-404.

[37] SEEMAN T, BERKMAN L, CHARPENTIER P, et al. Behavioral and psychosocial predictors of physical functioning: MacArthur studies of successful aging[J]. J Gerontol A BiolSci Med Sci, 1995, 50(4): 177-183.

[38] BRENES G, GURALNIK J, WILLIAMSON J, et al. The influence of anxiety on the progression of disability[J]. J Am GeriatrSoc, 2005, 53(1): 34-39.

[39] AYERS C, SORRELL J, THORP S, et al. Evidence-based psychological treatments for late-life anxiety [J]. Psychol Aging, 2007, 22(1): 8-17.

[40] BYERS A L, YAFFE K, COVINSKY K E, et al. High occurrence of mood and anxiety disorders among older adults: the national comorbidity survey replication[J]. Arch Gen Psychiatry, 2010, 67(5): 489-496.
[41] KIRMIZIOGLU Y, DǦAN O, KUǦU N, et al. Prevalence of anxiety disorders among elderly people [J]. Int J GeriatrPsychiatr, 2009, 24(9): 1026-1033.
[42] CHOU K L. Specific phobia in older adults: evidence from the national epidemiologic survey on alcohol and related conditions[J]. Am J Geriatri Psychiatry, 2009, 17(5): 376-386.
[43] KESSLER R C, BERGLUND P, DEMLER O, et al. Lifetime prevalence and age-of-onset distributions of DSM-IV disorders in the national comorbidity survey replication[J]. Arch Gen Psychiatry, 2005, 62(6): 595-606.
[44] RHEBERGEN D, BATELAAN N M, de GRAAF R, et al. The 7-year course of depression and anxiety in the general population[J]. Acta Psychiatr Scand, 2011, 123(4): 297-306.
[45] BEEKMAN A T, BREMMER M A, DEEG D J, et al. Anxiety disorders in later life: a reportfrom theLongitudinal Aging Study Amsterdam[J]. Int J Geriatr Psychiatry, 1998, 13(10): 717-726.
[46] CHOU K L. Age at onset of generalized anxiety disorder in older adults[J]. Am J Geriatr Psychiatry, 2009, 17(6): 455-464.
[47] SEGAL, D L, JUNE A, PAYNE M, et al. Development and initial validation of a self-report assessment tool for anxiety among older adults: The Geriatric Anxiety Scale[J]. Journal of Anxiety Disorders, 2010, 24(7): 709-714.
[48] YOCHIM B P, MUELLER A E, JUNE A, et al. Psychometric properties of the Geriatric Anxiety Scale: Comparison to the Beck Anxiety Inventory and Geriatric Anxiety Inventory[J]. Clinical Gerontologist, 2011, 34(1): 21-33.
[49] PACHANA N A, BYRNE G J A, SIDDLE H, et al. Development andvalidation of the Geriatric Anxiety Inventory[J]. International Psychogeriatrics, 2007, 19(1): 103-114.
[50] 唐丹，王大华. 社区老年人焦虑水平及影响因素[J]. 心理与行为研究，2014，12(1)：52-57.
[51] YAN Y, XIN T, WANG D, et al. Application of the Geriatric Anxiety Inventory- Chinese Version(GAI-CV) to older people in Beijing communities[J]. International Psychogeriatrics, 2014, 26(3): 517-523.
[52] 牟新渝. 新常态下如何重新定位老年人社会角色[J]. 中国民政，2016(11)：43-44.
[53] 纪竞垚. 我国老年人退休适应及影响因素研究[J]. 老龄科学研究，2016，4(3)：71-80.
[54] 何伋，栾清明，谢传革，等. 离退休老年人生活质量及心理状态调查[J]. 中国心理卫生杂志，2002，16(3)：177-178.
[55] 吴仕英，肖洪松. 老年综合健康评估[M]. 成都：四川大学出版社，2015.
[56] 清华大学老年学研究中心. 老年长期照护体系的规划与发展[J]. 社会福利，2010(4)：31-32.
[57] 孙红. 老年护理学——问题与实践[M]. 北京：人民卫生出版社，2018.
[58] 尚少梅. 老年护理学[M]. 北京：中国协和医科大学出版社，2013.
[59] 许方蕾，戴慰萍，姚丽文. 老年保健[M]. 上海：复旦大学出版社，2013.
[60] 孙峥，张静，宋润珞. 老年护理学[M]. 郑州：郑州大学出版社，2017.
[61] 赵美玉. 老年护理学[M]. 郑州：郑州大学出版社，2011.
[62] Patricia A T. Gerontological nursing [M]. 3rd. New Jersey: Pearson Education, 2013.
[63] 栾伟，刘阳，陈烨，等. 积极老龄化框架下老年人健康自助行为的研究进展[J]. 护理研究，2018，32(18)：2823-2825.

[64] 中国老年医学研究会内分泌代谢大会，中国毒理学会临床毒理专业委员会. 老年人多重用药安全管理专家共识[J]. 中国糖尿病杂志，2018，15(10)：627-640.
[65] 陈静雅，石清华，周爱萍. 护理人文关怀的现状与展望[J]. 国际护理学杂志，2018，37(13)：1864-1867.
[66] 陈社英. 人口老化与社会政策：中国人的“家”与养老研究[J]. 人口与社会，2017，33(1)：63-72.
[67] 周滢，李峥. 人工智能技术在老年护理中应用的研究进展[J]. 中国护理管理，2018，18(6)：777-780.
[68] 郭桂芳. 老年护理学[M]. 北京：人民卫生出版社，2012.
[69] 孙红. 老年护理学[M]. 北京：人民卫生出版社，2018.
[70] (美)利平科特. 老年专业照护[M]. 程云译. 上海：上海世界图书出版公司，2016.
[71] 李慧，温笑峰，郭宪美. 老年宜居环境规划与建设研究综述[J]. 建筑科学，2018，34(9)：154-158.
[72] 周燕珉. 推进老年宜居环境建设不可或缺[J]. 中国社会工作，2017(20)：38-39.
[73] 杨泽，唐振兴，苏志刚，等. 老年健康生活环境的宜居(适老)性评估标准(草案)[J]. 中国老年保健医学，2018，16(5)：12-18.
[74] SOGA M，GASTON K J，YAMAURA Y. Gardening is beneficial for health：A meta-analysis[J]. Prev Med Rep，2017，5：92-99.
[75] CHAN H Y，HO R C，MAHENDRAN R，et al. Effects of horticultural therapy on elderly´ health：protocol of a randomized controlled trial[J]. BMC Geriatr，2017，17(1)：192.
[76] 马玉琴，董刚，熊林平，等. 我国老年医疗卫生服务保障研究：基于医疗卫生服务需求[J]. 中国卫生经济，2012，31(7)：20-22.
[77] 佚名. 国务院办公厅关于全面放开养老服务市场提升养老服务质量的若干意见[J]. 辽宁省人民政府公报，2017(3)：71-77.
[78] 佚名. 国务院关于印发"十三五"国家老龄事业发展和养老体系建设规划的通知 国发[2017]13号[J]. 中华人民共和国国务院公报，2017(9)：5-16.
[79] 全国老龄办. 关于推进老年宜居环境建设的指导意见 [Z]. 2016-10-13.
[80] 老年慢性非癌痛诊疗共识编写专家组. 老年慢性非癌症药物治疗中国专家共识[J]. 中国疼痛医学杂志，2016，22(5)：321-325.
[81] 李小寒，尚少梅. 基础护理学[M]. 第6版. 北京：人民卫生出版社. 2017.
[82] 胡爱玲，郑美春，李伟娟. 现代伤口和肠造口临床护理实践[M]. 北京：中国协和医科大学出版社. 2010.
[83] BERGSTROM N，BRAEDN B J. The Braden scale for predicting pressure sore risk [J]. Nursing Research，1987，36(4)：205-210.
[84] 王彩凤，巫向前. 3种评估表对住院老年人压疮预测能力的比较研究[J]. 中华护理杂志，2008，43(1)：15-18.
[85] 薛小玲，刘惹，景秀，等. 3种评估表预测压疮效果的比较研究[J]. 中华护理杂志，2004，39(4)：241-243.
[86] 殷美杏. 老年患者发生褥疮的危险因素及预防[J]. 解放军护理杂志 2002，19(2)：23-25.
[87] BAUM G M，MARGOUS D，BERLIN J A，et al. Risk factors for pressure ulcers among elderly hip fracture patients[J]. Wound Rep Reg，2003，11(2)：96-103.
[88] 张春梅，景秀孫. Norton评估表预测老年患者压疮发生的研究[J]. 现代护理，2005，11(9)：663

-665.
[89] CHAN W H, CHOW K W, French P, et al. Which pressure sore risk calculator? A study of the effectiveness of the Norton scale in Hongkong[J]. Joumal of Nursing Standard, 1997, 34(2): 165-169.
[90] DEFOR T, GRYPDONCK M F. Presure ulers: validation of two risk asse-ssment scales[J]. Joumal of Clinical Nursing, 2005, 14(3): 373.
[91] ANTHONY D, REYNOLDS T, RUSSELL L. A regression analysis of the Wa-terlow score in pressure uler risk assessment[J]. Clinical Rehabilitation, 2003, 17(2): 216-223.
[92] WATERLOW J. Pressure sores: A risk assessment card[J]. Nurs Times, 1985, 81(48): 49-55.
[93] 王泠. 压疮的管理(二)[J]. 中国护理管理, 2006, 6(2): 62-64.
[94] 谢小燕,刘雪琴,李满. 应用 Braden 量表评估压疮危险因素[J]. 中华护理杂志,2004,39(12): 941-942.
[95] National Pressure Ulcer Adivisory Panel staging report[EB/OL]. [2006-6-20]. http://www.NPUap.org.
[96] NORTON D. Calculating the risk: Reflections of the Norton Scale[J]. Decubitus, 1989, 2(3): 24-31.
[97] 窦祖林. 吞咽障碍评估与治疗[M]. 第 2 版. 北京: 人民卫生出版社,2017.
[98] 中国吞咽障碍康复评估与治疗专家共识组. 中国吞咽障碍评估与治疗专家共识(2017 年版)[J]. 中华物理医学与康复杂志, 2017. 39(12): 881-892.
[99] 夏能翠. 老年精神障碍的护理[J]. 安徽卫生职业技术学院学报, 2010, 9(1): 80-81.
[100] 刘英. 老年性精神障碍的病因与护理对策[J]. 中国民康学, 2014, 26(11): 127-128.
[101] 塔其一. 老年性精神障碍的诊断与治疗[A]. 中华中医药学会、吉林省中医药管理局.
[102] 2009 年全国中医药科普高层论坛论文集[C]. 中华中医药学会、吉林省中医药管理局: 中华中医药学会, 2009: 3.
[103] 于恩彦. 实用老年精神病学[M]. 杭州: 浙江大学出版社, 2013.
[104] 宋燕华. 精神障碍护理学[M]. 长沙: 湖南科学技术出版社, 2006.
[105] 季建林. 老年抑郁障碍的诊治进展[J]. 实用老年医学, 2013, 27(9): 774-776.
[106] 郝伟, 陆林. 精神病学[M]. 北京: 人民卫生出版社, 2018.
[107] 美国精神医学学会. 精神障碍诊断与统计手册[M]. 第 5 版. 北京: 北京大学出版社,2014.
[108] Sretn TA, Fricchione GL. 麻省总医院精神病学手册[M]. 北京: 人民卫生出版社, 2017.
[109] 格尔德, 梅奥考恩. 牛津精神病学[M]. 刘协和等译. 成都, 四川大学出版社, 2010.
[110] 郝伟, 王学义. 酒精相关障碍的临床表现[J],中国药物滥用防治杂志,2017(4): 192-195.
[111] 赵媛媛, 黄玉君, 孙业桓. 老年虐待的研究进展[J]. 中华流行病学杂志,2019,16(4): 279-283.
[112] 张敏杰. 美国学者对虐待老年人问题的研究[J]. 国外社会科学, 2002.
[113] 徐凤麟, 孙建萍, 吴红霞. 老年人被虐待现状及护理对策[J]. 中国实用护理杂志, 2016, 32(36): 2826-2829.
[114] 刘珊. 中国"虐待老年人"现象、成因及对策[J]. 中国老年学杂志, 2016, 36(1): 221-223.
[115] 高晓宁, 陈珊珊, 王云云, 等. 虐待老年人评估量表研究进展[J]. 中国老年学杂志, 2017, 37(23): 5998-6000.
[116] MOMTAZ Y A, HAMID T A, IBRAHIM R. Theories and measures of elder abuse[J]. Psychogeriatrics, 2013, 13(3): 182-188.
[117] YAN E, CHAN K L, TIWARI A. A systematic review of prevalence and risk factors for elder abuse in asia[J]. Trauma, Violence, & Abuse, 2015, 16(2): 199-219.

[118] DONG X Q . Elder Abuse in Chinese Populations：A Global Review[J]. Journal of Elder Abuse & Neglect，2015，27(3)：196-232.
[119] 安力彬，陆虹. 妇产科护理学[M]. 第6版. 北京：人民卫生出版社，2017.
[120] 陈红，梁燕，王英. 风湿免疫科护理手册[M]. 第2版. 北京：科学出版社，2015.
[121] 陈楠. 警惕生物制剂相关的肾脏损害[J]. 肾脏病与透析肾移植杂志，2018(6)：549-550.
[122] 成蓓，刘承云. 老年病科疑难问题解析[M]. 南京：江苏科学技术出版社，2010.
[123] 崔妙玲，应燕萍，彭雪娟，等. 96 例住院患者跌倒的根本原因分析及对策[J]. 中国护理管理，2013，13(2)：43-45.
[124] 范珍明，迟立萍. 眼耳鼻咽喉和口腔科护理学[M]. 第2版. 北京：中国医药科技出版社，2012.
[125] 房兆. 老年护理学[M]. 上海：第二军医大学出版社，2012.
[126] 菲尔斯坦，粟占国，唐福林. 凯利风湿病学[M]. 第9版. 北京：北京大学医学出版社，2015.
[127] 郭坚，王宁利. 眼科学[M]. 3 版. 北京：人民卫生出版社，2015.
[128] 韩杰，刘淑贤. 眼科临床护理思维与实践[M]. 北京：人民卫生出版社，2012.
[129] 侯文婷，冷一平. 脂褐素与心肌老化[J]. 中华老年心脑血管病杂志，2013，15(1)：102-103.
[130] 葛均波，徐永健，王辰. 内科学[M]. 第9版. 北京：人民卫生出版社，2018.
[131] 黄玲玲，徐建华，徐胜前，等. 类风湿关节炎达标治疗相关影响因素的临床研究[J]. 中华疾病控制杂志，2016，20(6)：586-589.
[132] 李虹，白小涓，陈香美. 血管衰老机理及检测指标的研究进展[J]. 中华医学杂志，2005，85(3)：212-215.
[133] 李慧，马向华，沈捷. 老年甲状腺功能亢进的研究进展[J]. 实用老年医学，2011，25(1)：74-76.
[134] 李洪梅. 老年甲状腺功能亢进症的诊治进展[J]. 中华老年多器官疾志，2015(10)：728-731.
[135] 李乐之，路潜. 外科护理学[M]. 第6版. 北京：人民卫生出版社，2017.
[136] 李伟玲，赖丽萍，陈楠，等. 家庭干预对预防老年高血压患者跌倒的影响[J]. 现代临床护理，2013(7)：30-32.
[137] 刘洪臣. 老年口腔医学[M]. 北京：人民军医出版社，2002.
[138] 刘梅林. 老年心血管病[M]. 北京：人民军医出版社，2011.
[139] 刘慧茹，金杰，裘轶辉，等. 上海市杨浦区老年人鼾症流行病学调查[J]. 中国耳鼻咽喉头颈外科，2016，23(3)：163-166.
[140] 刘雯雯，刘梅林. 心脏衰老相关疾病的发生发展机制[J]. 中国心血管杂志，2018，23(4)：347.
[141] 刘亚东，卫中庆，张思聪，等. 糖尿病膀胱的研究进展[J]. 临床泌尿外科杂志，2018，33(7)：582-585.
[142] 刘艳锋，谢鼎骏. 老年性鼻出血的诊治分析[J]. 中华急诊医学杂志，2017，26(2)：227-228.
[143] 马虹颖，赵海英. 老年患者跌倒原因的调查[J]. 解放军护理杂志，2011，28(7)：33-34.
[144] 马远征，王以朋，刘强，等. 中国老年骨质疏松症诊疗指南(2018)[J]. 中国骨质疏松杂志，2018，24(12)：1541-1567.
[145] 梅芳芸，曲伸. 老年内分泌代谢性疾病的诊疗策略[J]. 老年医学与保健，2017，23(5)：12-16.
[146] 孟焕新. 牙周病学[M]. 第4版. 北京：人民卫生出版社，2012.
[147] 那彦群，叶章群，孙颖浩，等. 中国泌尿外科疾病诊断治疗指南(2014 版)[M]. 北京：人民卫生出版社，2014.
[148] 邵志敏，沈镇宙，徐兵河. 乳腺肿瘤学[M]. 第2版. 上海：复旦大学出版社，2018.
[149] 石一复，周坚红. 实用老年妇科学[M]. 北京：人民卫生出版社，2017.
[150] 宋宏宾，江时森. 血管增龄性变化及其可能机制[J]. 中华老年心脑血管病杂志，2011，13(2)：

179-180.
[151] 宋洁，高静. 老年护理学[M]. 长沙：湖南科学技术出版社，2013.
[152] 陶军，靳亚非，王礼春，等. 年龄对血管弹性和内皮细胞功能的影响[J]. 中华心血管病杂志，2003，31(4)：250-253.
[153] 田勇泉，韩东一，迟放鲁，等. 耳鼻咽喉头颈外科学[M]. 第8版. 北京：人民卫生出版社，2013.
[154] 汪耀. 实用老年病学[M]. 北京：人民卫生出版社，2014.
[155] 王芳. 不同训练方法对神经源性膀胱患者排尿功能的影响[J]. 承德医学院学报，2017，34(3)：252-253.
[156] 席淑新，陶磊. 实用耳鼻咽喉头颈外科护理学[M]. 北京：人民卫生出版社，2014.
[157] 燕铁斌，高焱，章马兰，等.《国际功能、残疾和健康分类・康复组合》评定量化标准(二)[J]. 康复学报，2018，28(5)：5-9.
[158] 燕铁斌，尹安春. 康复护理学[M]. 第4版. 北京：人民卫生出版社，2017.
[159] 杨培增，范先群. 眼科学[M]. 第9版. 北京：人民卫生出版社，2018.
[160] 杨莹，白小涓. 增龄过程中心肌纤维化的发生机制及研究进展[J]. 中国老年学杂志，2004，24(2)：166-168.
[161] 杨岫岩. 需要在全科医生中普及风湿免疫病学[J]. 中华全科医师杂志，2017，16(7)：497-499.
[162] 殷敏，李静，程雷. 老年阻塞性睡眠呼吸暂停综合征的病理生理学及临床特征[J]. 实用老年医学，2014，28(5)：367-370.
[163] 玉燕萍，郑松柏. 免疫衰老及其影响老年病发生机制的研究进展[J]. 老年医学与保健，2018，24(6)：732-734.
[164] 张建，范利. 老年医学[M]. 北京：人民卫生出版社，2014.
[165] 张建超，刘长娟. 老年康复护理手册[M]. 河北：科学技术出版社，2015.
[166] 张乐，张存泰. 血管钙化和血管老化[J]. 中华老年医学杂志，2016，35(10)：1046-1050.
[167] 张卫泽，王方正，张澍. 老年心脏起搏传导系统与多脏器疾病[J]. 中华老年多器官疾病杂志，2002，1(2)：153-155.
[168] 赵堪兴，杨培增. 眼科学[M]. 第8版. 北京：人民卫生出版社，2015.
[169] 郑彩娥，李秀云. 康复护理技术操作规程[M]. 北京：人民卫生出版社，2018.
[170]《中国高血压防治指南》修订委员会. 中国高血压防治指南2018年修订版[J]. 心脑血管病防治，2019，19(1)：1-45.
[171] 中国老年医学学会神经医学分会，天津市卒中学会，王毅. 卒中后神经源性膀胱诊治专家共识[J]. 中国卒中杂志，2016，11(12)：1057-1064.
[172] 中国老年学学会老年医学会老年内分泌代谢专业委员会，老年糖尿病诊疗措施专家共识编写组. 老年糖尿病诊疗措施专家共识(2013)[J]. 中华内科杂志，2014，53(3)：243-25.
[173] 中国老年学和老年医学学会心脑血管病专业委员会，中国医师协会心血管内科医师分会. 老年高血压的诊断与治疗中国专家共识(2017)[J]. 中华内科杂志，2017，56(11)：885.
[174] 中国老年医学学会高血压分会. 高龄老年人血压管理中国专家共识[J]. 中国心血管杂志，2015，20(6)：401-409.
[175] 中国医师协会皮肤科医师分会带状疱疹专家共识工作组. 带状疱疹中国专家共识[J]. 中华皮肤科杂志，2018，51(6)：403-408.
[176] 中华医学会老年医学分会，中国医师协会疼痛科医师分会纪泉，易瑞，等. 老年患者慢性肌肉骨骼肌疼痛管理中国专家共识(2019) [J]. 中华老年医学杂志，2019，38(5)：500-507.
[177] 中华医学会老年医学分会，《中华老年医学杂志》编辑委员会杨云梅，拓西平，等. 老年人肌少症

口服营养补充中国专家共识(2019) [J]. 中华老年医学杂志, 2019, 38(11): 1193-1197.

[178] 中华医学会糖尿学分会. 中国 2 型糖尿病防治指南(2017 年)[J]. 中国实用内科杂志, 2018, 38(4): 34-86.

[179] 中华医学会皮肤性病学分会免疫学组. 湿疹诊疗指南(2011 年) [J]. 中华皮肤科杂志, 2011, 44(1): 5-6.

[180] COWDELL F, GARRETT D. Older people and skin: challenging perceptions [J]. British Journal of Nursing, 2014, 23 (12) : S4-S8.

[181] HEITZ - MAYFIELD L J, LANG N P. Surgical and nonsurgicalperiodontaltherapy. Learned and unlearned concepts[J]. Periodontol 2000, 2013, 62(1): 218-231.

[182] MICHAEL G. The oral-systemic health connection[M]. Berlin: Quintessence Pub Co, 2014.

[183] NEWMAN M G, TAKEI H, KLOKKEVOLD P R, et al. Carranza's clinical periodontology[M]. 12th ed. Philadelphia: WB Saunders, 2014.

[184] ROCHLANI Y, KHAN M H, ARONOW W S. Managing Hypertension in Patients Aged 75? Years and Older[J]. Current Hypertension Reports, 2017, 19(11): 88.

[185] SMOLEN J S, LANDEWĚ R, BREEDVELD F C, et al. EULA Rrecommendations for the management of rheumatoid arthritis with synthetic and biological disease-modifying antirheumatic drugs: 2013 update [J]. Ann Rheum Dis, 2014, 73(3): 492-509.

[186] WANG L, GAO P, ZHANG M, et al. Prevalence and ethnic pattern of diabetes andprediabetes in China in 2013[J]. JAMA, 2017, 317(24): 2515-2523.

[187] Yusur AI-Nuaimi, MICHAEL J, et al. Skin health in older age [J]. Maturitas, 2014(08): 256-264.

[188] 强万敏, 姜永亲. 肿瘤护理学[M]. 天津: 天津科技翻译出版有限公司, 2016.

[189] 唐咏. 多元化学科维度下老年人临终关怀服务的挑战与对策[J]. 中华医学杂志, 2018, 98(2): 84.

[190] Evangelista CB, Lopes ME, Costa SF, etal. Palliative care and spirituality: an integrative literature review. Rev Bras Enferm, 2016, 69(3): 591-601.

[191] BRIGHI N, BALDUCCI L, BIASCO G. Cancer in the elderly: Is it time for palliative care in geriatric oncology? [J]. Journal of Geriatric Oncology, 2014, 5(2): 197-203.

[192] 朱意. 美国缓和医疗和临终关怀开展的背景与展望[J]. 中国护理管理, 2018, 18(3): 4.

[193] HUI D, CRUZ M D L, MORI M, et al. Concepts and definitions for"supportive care" "best supportive care" "palliative care" and "hospice care" in the published literature, dictionaries, and textbooks[J]. Supportive Care in Cancer, 2013, 21(3): 659-685.

[194] 施永兴. 临终关怀学概论[M]. 上海: 复旦大学出版社, 2015.

[195] 施小明. 我国老年流行病学研究进展[J]. 中华流行病学杂志, 2021, 2(10): 1713-1721.

图书在版编目(CIP)数据

老年护理学 / 杨晔琴，张京慧主编. —长沙：中南大学出版社，2022.2

百校千课共享联盟护理学专业融媒体教材

ISBN 978-7-5487-4062-9

Ⅰ. ①老… Ⅱ. ①杨… ②张… Ⅲ. ①老年医学—护理学—医学院校—教材 Ⅳ. ①R473.59

中国版本图书馆 CIP 数据核字(2020)第 124027 号

老年护理学

LAONIAN HULIXUE

主编　杨晔琴　张京慧

□**出 版 人**　吴湘华
□**责任编辑**　陈　娜
□**封面设计**　李星星
□**责任印制**　唐　曦
□**出版发行**　中南大学出版社
　　社址：长沙市麓山南路　　邮编：410083
　　发行科电话：0731-88876770　　传真：0731-88710482
□**印　　装**　长沙市宏发印刷有限公司

□**开　　本**　787 mm×1092 mm 1/16　□**印张** 28　□**字数** 673 千字
□**互联网+图书 二维码内容**　字数 102.4 千字　视频 505 分 59 秒　PPT 758 页　图片 14 张
□**版　　次**　2022 年 2 月第 1 版　□**印次** 2022 年 2 月第 1 次印刷
□**书　　号**　ISBN 978-7-5487-4062-9
□**定　　价**　89.00 元